신체활동과 공중보건

Foundations of Physical Activity and Public Health

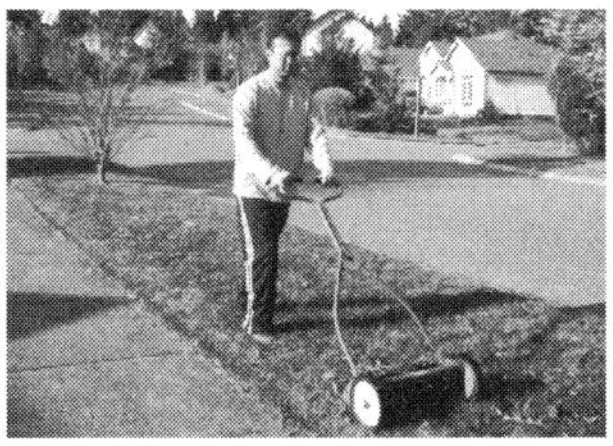 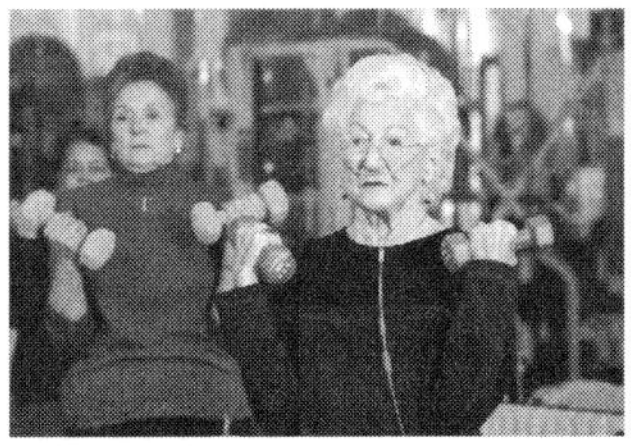 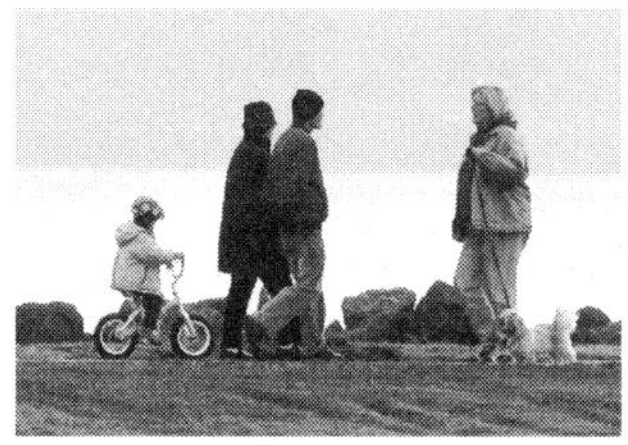

Harold W. (Bill) Kohl, III & Tinker D. Murray 저

지역보건연구회 역

계축문화사

지역보건연구회 역자 명단 (가나다 순)

감 신 (경북대학교 의학전문대학원 예방의학교실)
고광욱 (고신대학교 의과대학 예방의학교실)
김건엽 (경북대학교 의학전문대학원 예방의학교실)
김창훈 (부산대학교병원 공공보건의료사업실)
김형수 (건국대학교 의학전문대학원 예방의학교실)
남해성 (충남대학교 의학전문대학원 예방의학교실)
박기수 (경상대학교 의학전문대학원 예방의학교실)
손혜숙 (인제대학교 의과대학 예방의학교실)
오경재 (원광대학교 의과대학 예방의학교실)
유원섭 (한양대학교 건강과 사회연구소)
이건세 (건국대학교 의학전문대학원 예방의학교실)
이상원 (지성의원)
이영성 (충북대학교 의과대학 의료정보학 및 관리학교실)
이주형 (전북대학교 의과대학 예방의학교실)
이혜진 (강원대학교병원 예방의학과)
채유미 (단국대학교 의과대학 의학교육학과)
황인경 (부산대학교 의학전문대학원 예방의학 및 산업의학교실)
강윤식 (경상대학교 의학전문대학원 예방의학교실)
권근상 (전북대학교 의과대학 예방의학교실)
김상규 (동국대학교 의과대학 예방의학교실)
김춘배 (연세대학교 원주의과대학 예방의학교실)
나백주 (서울특별시 서북병원)
류소연 (조선대학교 의과대학 예방의학교실)
박웅섭 (가톨릭관동대학교 의과대학 예방의학교실)
신지연 (을지대학교 의과대학 예방의학교실)
오무경 (강원대학교병원 예방의학과)
은상준 (충남대학교 의학전문대학원 예방의학교실)
이무식 (건양대학교 의과대학 예방의학교실)
이석구 (충남대학교 의학전문대학원 예방의학교실)
이영훈 (원광대학교 의과대학 예방의학교실)
이진용 (서울대 보라매병원 공공의료사업단)
정백근 (경상대학교 의학전문대학원 예방의학교실)
홍지영 (건양대학교 의과대학 예방의학교실)
황태윤 (영남대학교 의과대학 예방의학교실)

FOUNDATIONS OF PHYSICAL ACTIVITY AND PUBIC HEALTH
by Harold W. Kohl, III, and Tinker D. Murray

역자 서문 Preface

수십조 개의 세포로 구성된 인체를 지닌 수십억의 인류가 만물의 영장이 된 것은 걷기, 달리기, 인지 능력, 사회적 협동능력을 통해서라고 한다. 그러나 수렵채집과 농경생활 이후 도시화의 진전 등으로 최근 인류의 신체활동은 급격히 줄어들었다. 우리나라도 하루 30분 걷는 인구가 몇 년 사이에 40% 이하로 줄어드는 등 급속히 줄어들고 있고 고강도 및 중강도 유산소 신체활동 실천율은 20% 이하에서 답보상태를 보이고 있다. 근력운동 실천율까지 포함하면 국가 신체활동 기준을 지키는 국민은 11%에 불과하다는 것이 최근 국민건강영양조사와 지역사회건강조사의 결과이다.

신체활동은 신체적 · 정신적 · 사회적 측면에서 '기적의 신약'으로 일컬어질 만큼 그 예방효과와 치료효과의 근거를 인정받아 왔다. 반면에 신체활동부족은 심뇌혈관질환과 당뇨병을 비롯하여 많은 비전염성질환의 독립적 위험요인으로 심각한 공중보건 문제가 되고 있다. 하지만, 이에 대처하기 위해 국가적 · 지역적으로 어떻게 접근해야 할지에 대한 대처방안은 단편적이고 미미하였다. 그런 측면에서 신체활동과 공중보건의 역사를 일별하며 그 통합방법을 체계적으로 논의하고 있는 소중한 저서인 이 책을 지역보건에 종사하는 전국 의과대학 교수진들과 함께 번역 출간하게 된 것은 시의적절하다고 할 것이다.

신체활동에 대한 접근방법은 1990년대 이후 국가적 패러다임의 큰 변화를 거쳐 선진각국에서 정착되어 왔다. 굳이 격렬한 신체활동이나 굳이 긴 시간의 신체활동을 한꺼번에 하지 않아도, 굳이 여가시간의 활동이 아니더라도 만성질환과 그 위험인자를 예방하고 관리할 수 있다는 공중보건학적 진실이 1998년 캐나다, 1999년 호주, 2004년 영국, 2006년 일본, 2008년 미국 등 구미 선진국의 국가 신체활동 지침으로 자리 잡았다. 이 책에서는 신체활동과 공중보건이 어떻게 결합되게 되었는지 그리고 캠페인과 정보접근법, 맞춤형 카운슬링 등 사회행태적 접근법, 환경과 정책 접근법와 파트너십 접근법과 건강프로그램 기획에 이르기까지 종합적 대안을 국내 최초로 제시하고 있다. 또한 건강한 국민을 만들기 위한 초기단계의 노력에서부터 최근 미국 국가 신체활동 계획의 보건, 체육, 교통, 문화, 환경, 언론, 녹지, 자원봉사에 이르는 다수의 파트너십적 접근과 이 분야에 헌신해 온 선구자들의 노력도 찾아볼 수 있다.

출간 과정에서 국어교정에 이르기까지 많은 수고를 아끼지 않았던 지역보건연구회 박기수 총무이사, 남해성 학술이사, 채유미 · 이혜진 출간이사, 신지연 정보이사를 비롯한 임원진 여러분의 땀방울이 대한민국 곳곳에서 신체활동적 지역사회라는 결실로 꽃피울 것을 믿어 의심치 않는다. 또한, 여러 차례에 걸친 번역과 검독 과정의 긴 수고에 동참한 지역보건연구회원들께도 감사인사를 드린다.

2016년 4월

지역보건연구회장 고 광 욱

저자 서문 Preface

신체활동과 공중보건(Foundations of Physical Activity and Public Health) 독자 여러분, 반갑습니다. 이 책에는 신체활동과 공중보건이라는 새로운 분야의 내용을 모았습니다. 공중보건에 미치는 영양과 흡연의 영향처럼 이미 잘 정립된 영역들과 마찬가지로 신체활동과 공중보건도 서로 다른 두 영역에 뿌리를 두고 있습니다. 즉, 보건학자와 운동과학자들은 신체활동 연구와 증진을 통한 건강증진의 장을 함께 열었습니다. 역학, 건강증진, 행동과학, 환경보건과 같은 공중보건과학과 운동생리, 운동과학, 스포츠, 운동심리학과 같은 신체운동학으로부터 그 방법과 근거를 가져와 건강정책에 대한 다양한 시각을 조합하여 이러한 영역을 구성하였습니다. 또한 이 책에서는 신체활동 증진 프로그램의 기획, 적용, 평가에 필요한 배경과 도구에 대한 소개를 담았습니다. 이 책은 이 영역에서 한 학기 동안의 과정을 위해 고안된 최초의 교과서입니다.

신체활동 만큼이나 개인과 인구집단에 광범위한 영향을 주는 건강행태는 잘 없습니다. 신체활동이 심장질환, 일부 암, 당뇨병, 골다공증 같이 다양한 비감염성질환으로 인한 이환율과 사망률에 끼치는 영향에 대한 믿을만한 과학적 근거가 점차 많아지고 있습니다.

최근 신체활동과 공중보건 분야에는 괄목할 만한 성장이 이루어지고 있습니다. Jeremy N. Morris 박사와 Ralph S. Paffenbarger Jr. 박사의 중대한 과학적 업적은 만성질환 및 다른 위험요인에 대한 예방과 치료를 위해 신체활동부족 감소와 규칙적인 신체활동의 이득 촉진과 같이 전 세계적으로 중점을 두는 과학의 진전을 위한 장을 마련하는데 도움이 되었습니다. 과학과 실천이 발전하면서 신체활동은 보건부장관을 포함하여 전 세계적 정책 및 조직 의사결정자들로부터 더 많은 관심을 받게 되었습니다. 전문가 집단이 창설되어 이 분야의 연구와 실행에 더욱 집중하게 되었고 과학적 문헌들은 다양한 전선으로 확대되어 신체활동과 신체활동부족은 모든 곳에서 중요한 보건정책결정의 일부가 되었습니다. 이를 보여주는 좋은 사례는 신체활동을 위한 토론토 헌장 : 실행을 위한 전 세계적 요청(Toronto Charter for Physical Activity: A Global Call to Action; www.globalpa.org.uk/charter)입니다. 이 헌장은 건강증진에 있어서 신체활동 역할을 지지하는 전 세계적인 정책을 촉진하는 옹호 도구(advocacy tool)입니다.

이 책의 구성

신체활동과 공중보건(Foundations of Physical Activity and Public Health)은 3개의 부와 16개의 장으로 이루어져 있습니다.

제1부 : 공중보건학적 관점에서 신체활동

제1부에서는 공중보건, 신체운동학과 그 측정의 개념을 소개합니다. 여기에 속한 장에서는 각각의 기초적인 내용과 신체활동과 공중보건이 어떻게 통합되었는지를 설명하고 있습니다.

제1장에서는 공중보건의 기초를 소개하고 다양한 세부 영역과 공중보건이 의학과 어떻게 다른지 알려줍니다. 마지막으로 공중보건 정책이 종종 법적 및 규제제도와 어

떻게 연결되어 있는 지와 공중보건에서 새롭게 대두되는 전문분야에 대한 토론 내용이 있습니다.

제2장에서는 신체운동학의 기초를 다루고 있습니다. 과거에는 운동을 모든 사람의 기본적 건강이득 촉진에 활용하기 보다는 운동선수의 최대 성과를 높이기 위한 방법으로 연구하고 활용했습니다. 여기에서는 운동 훈련(exercise training)의 구성요소들과 목표 인구집단에게 적용하기 위한 방법들을 설명하고 있습니다. 일반적 건강, 신체적성(fitness), 신체활동과 운동의 수행효과에 대해서도 다루고 있습니다. 끝에서는 전통적인 운동처방을 신체활동과 운동 프로그램으로 통합하는 법에 대해 설명하였습니다.

제3장에서는 신체활동과 공중보건 세부 분야의 등장에 초점을 두었습니다. 신체활동과 공중보건 영역에서 학제 간 관심이 모아지는 사례를 검토하고 신체활동과 공중보건 분야에서의 경력을 위한 지식, 술기, 자격에 대한 내용을 제공하였습니다.

제4장에서는 신체활동 측정의 중요성을 소개하고 간접 열량측정법, 이중표지물(이중표지수 ; doubly labled water), 가속도계, 계보기, 직접관찰법, 자기기입식 도구들을 포함하여 여러 가지 실험적, 현장 방법의 강점과 약점에 대해 논합니다. 신체활동 모니터링과 같은 관찰기법과 자료에 기초한 비교 자료원에 대해서도 논의합니다.

제2부 : 운동과 신체활동의 건강효과

신체활동과 신체활동부족의 건강효과에 대한 과학적 근거는 규모와 복잡성이 매우 큽니다. 이는 매년 늘어나고 있으며 신체활동의 건강이득과 위험에 대해 넘쳐나는 근거들은 실행의 상당한 이유를 제공해줍니다.

제5장에서는 심혈관 질환, 대사성 질환과 신체활동의 관련성을 보여줍니다. 이 장은 심혈관 질환과 대사성 질환의 유병률과 경제적 비용에 대한 논의로 시작합니다. 신체활동과 운동에 대한 생리적·생체역학적·행태적 적응에 대해서도 확인합니다. 대사성 질환의 예측과 진단을 위한 일반적인 방법도 알려줍니다. 심폐 및 대사성 질환의 신체활동의 영향에 대한 근거에 대해서도 논합니다.

제6장에는 과체중과 비만에 대한 일반적인 정의와 유병률, 경제적 비용에 대한 논의를 담고 있습니다. 열량 균형을 포함하여 신체활동과 운동이 균형에 기여하는 내용을 강조합니다. 과체중, 비만과 관련된 다양한 위험요인들과 신체활동 및 운동에 대한 생리학적·생체역학적·행태적 적응을 알아봅니다. 신체구성 평가 방법들도 제시합니다. 체중감소, 체중유지, 체중재증가에 대한 신체활동의 효과도 열량 균형과 건강 체중을 위한 신체활동 지침에 따라 논의합니다.

제7장에서는 근골격계 이상과 기능적 건강에 초점을 둡니다. 근골격계 이상과 장애의 위험요인, 유병률, 경제적 비용을 논의합니다. 근육 기능과 기능적 건강에 대한 일반적인 검사 방법을 포함하여 이에 대한 신체활동과 운동의 생리학적·생체역학적·행태적 적응을 제공합니다. 신체활동이 근골격계 이상과 기능적 건강에서 장애에 미치는 효과의 근거에 대해서도 논의합니다.

제8장에서는 신체활동부족과 암의 관련성에 대해 논의하고 각각의 유병률을 강조합니다. 암의 위험요인과 신체활동이 몇몇 암의 위험을 낮추는 기전을 포함하여 암 생존자의 신체활동 이득과 암 예방에서 신체활동 역할에 대한 과학적 근거, 이에 대한 신체활동과 운동의 생리학적·생체역학적·행태적 적응을 논의합니다.

제9장에서는 신체활동의 정신건강에 대한 영향을 조사합니다. 정신건강 이상의 유병률, 경제적 비용, 위험요인을 논의합니다. 정신건강 문제의 연구 틀과 신체활동 개입에 대한 반응을 신체활동이 뇌기능(반응시간, 학습과제, 인지기능, 학습 성취)에 미치는 영향과 함께 규정하고 신체활동 권고내용으로 마무리합니다.

제10장에서는 신체활동의 부작용에 대해 논의합니다. 규칙적인 신체활동과 운동은 근골격계 손상과 경우에 따라 심정지 사망의 위험을 증가시킵니다. 여기에서는 부작용의 정의, 문제의 유병률, 손상과 관련된 위험, 손상 예방을 위한 적응 과정에 대해서도 논합니다.

제3부 : 효과적인 신체활동 증진을 위한 전략

제3부에 속하는 장에서는 개인과 인구집단에서의 신

체활동 증가를 위한 근거기반 전략들을 소개합니다. 공중보건의 특징은 인구집단의 건강향상을 위해 과학을 행동으로 옮기는 것입니다. 제3부에서 보여주는 전략들은 신체활동을 증가시키고 다양한 환경에서 활용할 수 있다는 것이 과학적으로 입증된 것들입니다.

제11장에서는 신체활동 증진을 위한 방법을 논의하며 효과적인 신체활동 중재 프로그램을 찾기 위해 지역사회 예방서비스 지침(Guide to Community Preventive Services)을 사용하는 것의 중요성으로 시작합니다. 대중매체 캠페인과 신체활동 증가를 위한 지역사회 기반 캠페인의 영향에 대해 논의합니다.

제12장에서는 학교기반 신체활동 개입의 이유를 얘기합니다. 청년기 신체활동의 과학적 이득과 학교환경에서 일반적으로 가능한 신체적성 검사에 대해 논의합니다. 미국의 학교기반 프로그램을 통한 신체활동 증진 전략과 정책을 강조하고 근거기반 학교 신체활동 프로그램의 사례를 보여줍니다.

제13장에서는 신체활동 증진을 위한 근거기반 전략을 위한 행태적·사회적 접근에 주목합니다. 여기에서는 개인의 신체활동 행태를 설명하기 위한 현재의 행동 이론들과 이론적 모형들을 논합니다. 지역사회에서 신체활동 증진을 위한 사회적 지지 전략을 정의하고 강조하면서 행태적·사회적 접근의 사례를 소개합니다.

제14장에서는 신체활동에 미치는 환경적, 정책 영향과 변화를 위한 전략을 살펴봅니다. 신체활동을 격려하거나 방해하는 물리적·인공적 환경을 살펴보고 인구집단의 신체활동을 늘리기 위한 도시설계와 변화를 위한 근거기반의 전략을 논의합니다.

제15장에서는 신체활동 프로그램을 소개하며 미국 질병관리본부에서 개발한 6단계 신체활동 평가 틀에 대한 얘기로 시작합니다. 형성 평가, 과정 평가, 결과 평가, 비용효과 평가의 개념과 논리적 모형을 소개합니다. 평가설계, 자료수집, 분석, 출판, 결과 공유에 대한 내용도 담고 있습니다.

제16장은 이 책의 마지막 장으로, 효과적인 파트너십 형성과 신체활동 프로그램에 주목합니다. 효과적인 파트너의 예로 주단위 계획(활동적인 텍사스 2020, Active Texas 2020), 국가단위 계획(미국 신체활동 종합계획, U.S. National Physical Activity Plan), 국제헌장(신체활동을 위한 토론토 헌장, Toronto Charter for Physical Activity)이 있습니다. 이 장은 신체활동 옹호를 위한 전략을 포함하여 옹호 모형과 효과적인 리더십에 대한 내용으로 마무리합니다.

이 책의 특징

신체활동과 공중보건(Foundations of Physical Activity and Public Health)의 내용과 구성은 학생들의 학습기회 극대화를 위한 현대의 교수 원칙에 기반하고 있습니다. 각 장은 다음의 특징을 갖고 있습니다.

- **학습목표** : 이 책을 읽고 공부하면서 꼭 알아야 할 내용을 요약한 내용입니다.
- **들어가기에 앞서** : 이 책의 내용을 어떻게 활용할 수 있을지에 대한 내용입니다.
- **하이라이트 박스** : 각 장에서 다루는 주제에 대해 이론적 내용을 실제에 활용하는데 도움을 주기 위한 예시입니다.
- **사례연구** : 각 장에서 다루는 개념에 대해 실생활에서 볼 수 있는 사례들로 제3부에서 볼 수 있습니다.
- **핵심 리더 소개** : 신체활동과 공중보건 분야에서 전 세계 핵심 리더들에 대한 짤막한 자기소개의 글입니다. 리더들은 자기 분야에서 하는 일과 관련하여 4가지 주요 질문에 대해 답을 하고 있습니다.
- **핵심정리** : 각 장에서 다루는 주요 내용을 학습하기 쉽도록 강조한 내용입니다.
- **핵심용어** : 이 책에서 다루는 주요 용어들입니다.
- **연습문제** : 이 책에서 다루는 내용 전반을 대표할 수 있는 질문들입니다.
- **인터넷 자료** : 각 장에서 다루는 내용과 관련된 자료원이 있는 웹사이트입니다.
- **참고문헌** : 좀 더 자세한 내용을 알고 싶을 때 추가적으로 볼 수 있는 출판 자료입니다.

학생을 위한 조언

신체활동과 공중보건 영역은 점차 커지고 있으며 미국 신체활동협회(National Physical Activity Society, 2006년에 National Society of Physical Activity Practitioners in Public Health로 개정)에서 정하고 있는 핵심 역량을 갖춘 이들에게는 더 많은 기회가 주어질 것입니다. 신체활동과 공중보건을 다루는 과정을 마치면 공중보건, 의료기관, 기업과 산업체, 비영리 부문, 교육, 대중매체, 도시계획 및 건축, 공원과 레크리에이션과 같이 다양한 분야에 진출하는 데 도움이 될 것입니다. 신체역동학, 육상훈련, 물리치료, 의학, 간호학, 영양학을 전공하거나 부전공하는 대학생들은 소방, 경찰, 군인 등 공공서비스 훈련가나 재활전문가, 웰니스 강사처럼 그들의 전문가적 의무, 신체활동 증진의 필요성, 공중보건이 여러분의 동료, 지역사회와 서로 자연스럽게 연결되어 있다는 것을 알게 될 것입니다.

교수를 위한 조언

이 책은 운동과학이나 공중보건 프로그램을 전공하는 학생들에게 기존의 기초과정에서 배우는 것보다 좀 더 이해를 높이기 위한 선택과목으로 고안한 것입니다. 이 책의 틀을 만드는 데 미국 신체활동지침 2008(www.health.gov/PAGuidelines), 신체활동지침 전문가위원회보고서(www.health.gov/PAGuidelines/committeereport.aspx), 미국 질병관리본부의 지역사회 예방서비스 지침(www.thecommunityguide.org)이 중요한 자료원이 되었습니다.

이 책을 보신 선생님들은 다음의 보조자료를 무료로 이용하실 수 있습니다.

- **교수지침** : 강의요강 예시, 교수 조언, 학급과제 사례가 있습니다.
- **문제은행** : 다중응답, 예-아니요 문제, 단답형 주관식을 포함하여 300개 이상의 문제가 있습니다. 교수 요구에 따라 다양한 형태로 자료를 받을 수 있고 필요에 따라 수정하여 사용할 수 있습니다.
- **그림자료** : 이 책에 담긴 모든 그림과 표가 있습니다. 선생님의 파워포인트 자료, 강의안, 과제자료 등에 활용하실 수 있습니다.

이 자료들은 www.HumanKinetics.com/FoundationsOfPhysicalActivityAndPublicHealth에서 받을 수 있습니다. 신체활동과 공중보건에 대한 수업을 진행한 저자들이 이 모든 보조자료를 만들었습니다.

우리들은 이 책이 학생들로 하여금 신체활동과 공중보건 분야에서 일하도록 영감을 주는 교육과정을 개발하는데 도움이 될 것이라고 믿습니다.

감사의 말 Acknowledgments

인생에서 우리는 본연의 모습을 볼 수 있는 많은 상황을 마주하게 됩니다. 그동안 나에게 가르침과 영향을 준 사람들 모두에게 감사의 말을 전하는 것이 쉽지 않으나, 몇몇 사람들에게는 꼭 감사의 말을 전하고 싶습니다. Thom McCurdy와 Louis E. Burnett Jr.은 내가 과학에 대한 관심을 키우고 꽃피우도록 해 주었습니다. Caroline A. Macera는 나에게 역학과 공중보건을 알려주었고, Milton Z. Nichaman은 나를 역학자로 만들어 주었습니다. Steven N. Blair는 이 모든 것이 어떻게 맞아 들어 가는지 보여주었고 나의 역할모델이 되어 주었습니다. 이처럼 나의 생각을 만들어 가는데 도움을 준 멘토들에게 감사드립니다.

나의 아내 Ann은 이 모든 과정을 함께하고 나의 많은 도전을 지켜봐 주었습니다. 나의 부모님 Harold W. Kohl. Jr.과 Rose Ann Kohl은 나의 모든 편의를 봐주고 내가 매일 도전할 수 있도록 지지하고 도와주었습니다. 이 모든 과정에 도움을 준 Virginia Michell도 있습니다. 이들이 없었다면, 이 책을 만들지 못했을 것입니다.

– HWK –

적극적인 삶과 나의 학문추구를 지지해 준 나의 부모님 Bob과 Louise Murray에게 감사드립니다. 이 책을 쓰도록 응원해 준 Karen Mitchell, Bill, Ann Kohl 그리고 이 모든 과정을 의미 있게 만들어 준 그들의 우정과 재치에 감사합니다.

– TDM –

우리는 Geoffrey P. Whitefield, MS, RCEP와 이 책을 좀 더 체계적으로 만들어준 이름 모를 두 사람에게 깊이 감사드립니다. Mariya Grygorenko가 이 책의 편집에 많은 도움을 주었습니다. Human Kinetics 사람들도 이 책을 마무리할 수 있도록 인내, 촉구, 재능을 적절히 발휘해 주었습니다. Myles Schrag, Judy Park, Brendan Shea도 큰 도움을 주었고 그들과 함께 일한 것을 기쁘게 생각합니다.

목 차 Contents

역자 서문 / iii

저자 서문 / v

감사의 말 / ix

제 1 부 공중보건학적 관점에서 신체활동 1

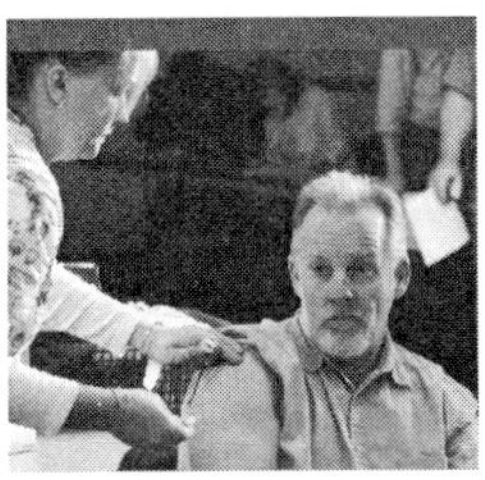

제1장 공중보건 ······ 3

1. 공중보건의 시대적 접근 / 4
2. 공중보건의 전문화 시대 / 6
3. 공중보건의 핵심기능 / 9
4. 공중보건법 / 12

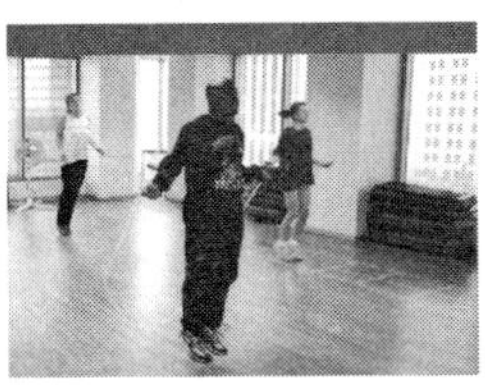

제2장 신체운동학의 기본 ······ 17

1. 신체운동학 분야와 운동훈련 / 20
2. 운동훈련, 처방, 계획의 원리 / 22
3. 신체활동 및 운동훈련의 원칙 적용 / 32
4. 신체활동과 운동에 따른 건강 및 신체적성의 편익 / 37

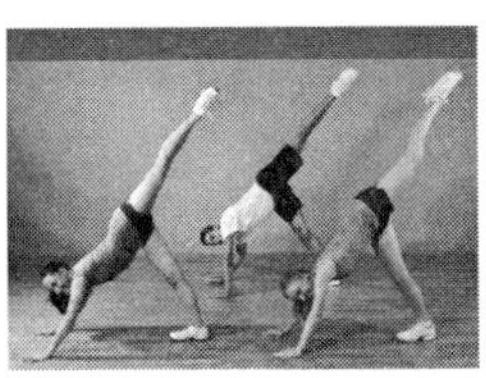

제3장 공중보건과 신체활동의 통합 ······ 41

1. 신체활동과 공중보건의 역사 / 42
2. 만성질환 발생에 있어 신체활동의 역할 / 44
3. 과학적 지식에서 실천과 근거 생산까지 / 45
4. 건강을 위한 신체활동 증진 / 47
5. 공중보건에서 신체활동 전문가 / 49

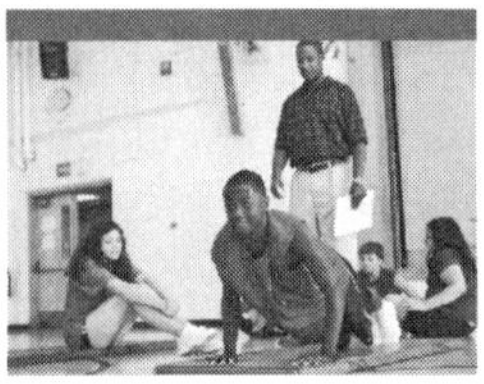

제4장 신체활동의 측정 53

1. 체력평가의 중요성 / 54
2. 실험실에서의 에너지 소비 측정 / 54
3. 에너지 소비를 추정하기 위한 전기적 측정방법 / 56
4. 직접관찰 기법들 / 58
5. 자가보고 도구들 / 59
6. 인구집단 감시 / 61

제 2 부 운동과 신체활동의 건강효과 69

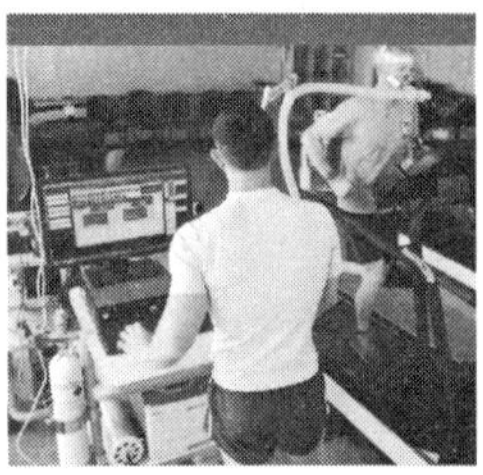

제5장 심폐 및 대사 건강 71

1. 심혈관 질환의 유병률 / 74
2. 심혈관 질환의 위험 인자 / 74
3. 운동과 심폐건강 / 75
4. 심폐지구력 평가 / 79
5. 심폐건강을 위한 일반적인 권고 / 80
6. 대사 질환의 유병률과 경제적인 비용 / 82
7. 대사 질환의 위험 요인 / 84
8. 신체운동학과 대사증후군 / 85
9. 대사기능 평가에 자주 사용되는 검사 / 85
10. 대사 건강을 위한 일반 권고 사항 / 86

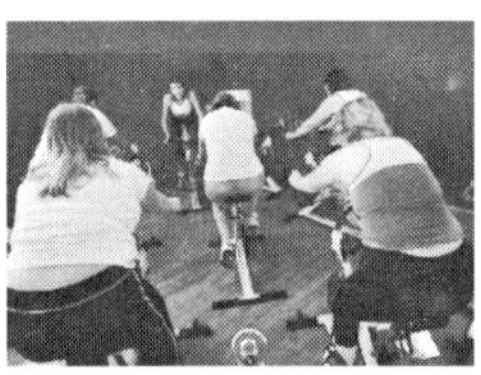

제6장 과체중과 비만 93

1. 열량 균형 / 98
2. 비만 및 과체중 유병률과 관련 건강문제 / 99
3. 비만과 과체중의 위험요인 / 102
4. 비만과 과체중의 극복 / 103
5. 신체운동학과 체중 / 104
6. 비만과 과체중에 대한 일반적인 평가 / 105
7. 건강 체중을 위한 신체활동 기준 / 108

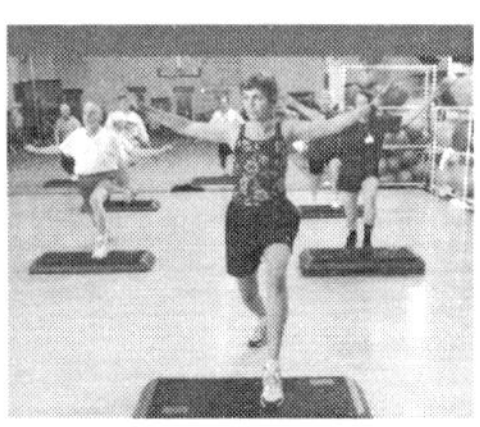

제7장 근골격계와 기능적 건강 115

1. 근골격계 장애와 관련 건강문제의 유병 양상 / 116
2. 근골격계 장애와 관련 건강문제의 위험요인 / 117

3. 신체운동학과 근골격계 건강 / 119
4. 근골격계 체력 또는 기능에 대한 일반 검사 / 121
5. 신체활동과 근골격계 건강 / 125
6. 기능적 건강 / 128
7. 나쁜 기능적 건강의 위험요인 / 130
8. 기능적 건강의 일반적 검사 / 130
9. 기능적 건강을 위한 운동 권고 / 130

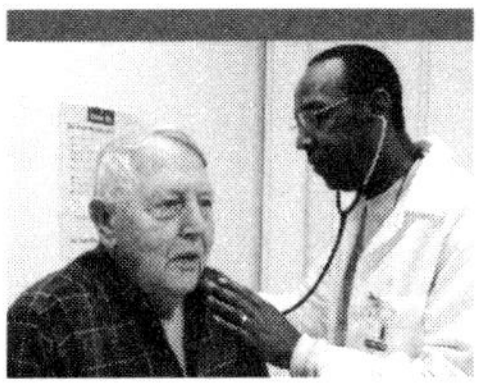

제8장 암 ········ 137
1. 암의 유병률 / 138
2. 암 위험요인 / 140
3. 신체운동학과 암 / 142
4. 암 생존자의 신체활동 / 144
5. 암 예방을 위한 신체활동지침 / 145

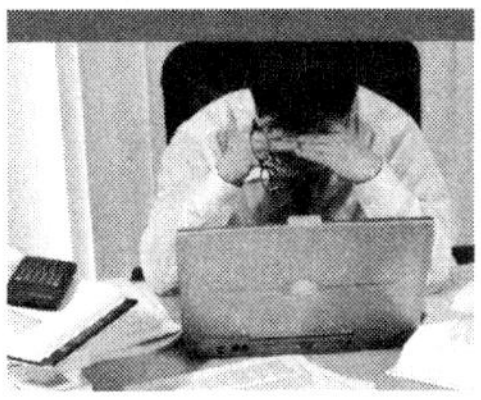

제9장 정신건강 ········ 149
1. 정신건강 장애 유병률과 경제적 비용 / 150
2. 일반적 정신장애 / 151
3. 정신건강 장애 관련 위험요인 / 152
4. 신체활동, 운동 및 정신건강 / 153
5. 운동, 신체활동, 뇌 기능 / 154
6. 정신건강을 위한 신체활동지침 / 155

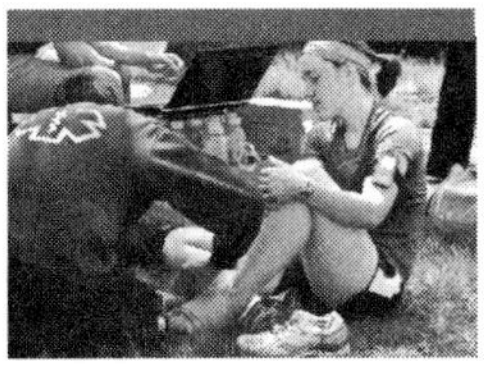

제10장 운동과 신체활동의 건강위험 ········ 161
1. 근골격계 손상 / 162
2. 신체운동학과 근골격계 손상 / 165
3. 돌발성 심장 사건 / 167

제 3 부 효과적인 신체활동 증진을 위한 전략 173

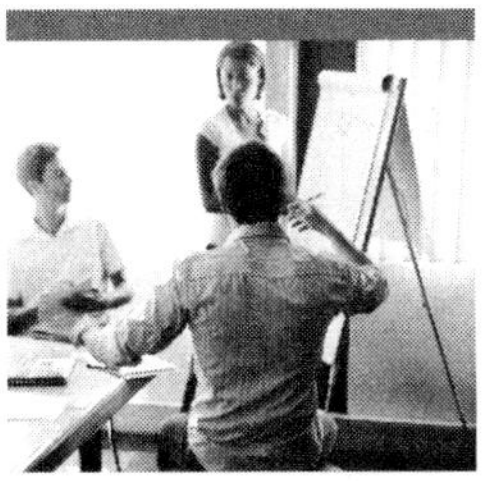

제11장 정보 제공을 통한 신체활동 증진 전략 ········ 175
1. 지역사회 지침 개요 / 176
2. 정보 제공 전략의 이론적 근거 / 177

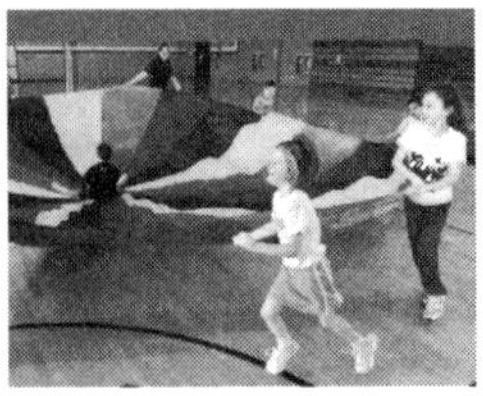

제12장 신체활동 증진을 위한 학교기반 접근법 189
1. 학교기반 신체활동 프로그램의 이론적 근거 / 190
2. 신체운동학과 청소년 신체활동의 결과 / 191
3. 학교기반 신체활동과 청소년의 체력 평가 / 193
4. 어린이와 청소년의 신체활동 / 194
5. 학교기반 체육 / 196
6. 청소년 신체활동을 위한 발전 고찰 / 198

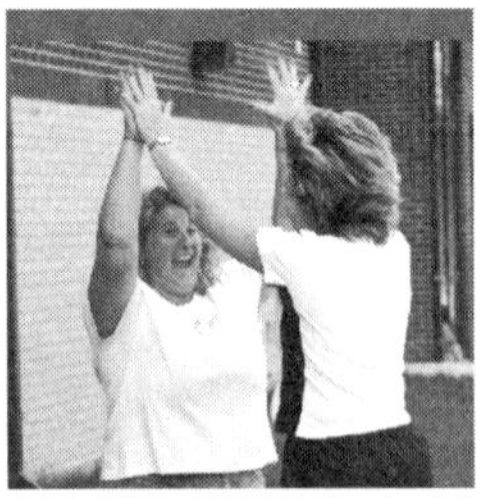

제13장 신체활동 증진을 위한 행태적·사회적 접근 205
1. 행태 변화의 행동이론과 이론적 모형 / 206
2. 건강행태 변화를 위한 사회적 지지 / 209
3. 개인별 맞춤형 건강행태 변화 프로그램 / 211
4. 지역사회 생활 터에서의 사회적 지지 중재 / 212

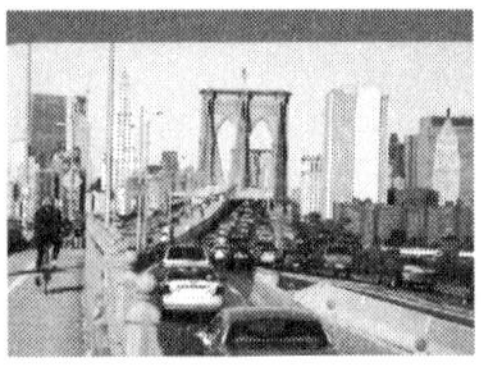

제14장 신체활동 증진을 위한 환경과 정책 차원의 접근법 221
1. 접근성 / 223
2. 도시계획과 토지이용 정책 / 224
3. 건축 환경과 물리적 환경의 측정 / 226
4. 신체활동 정책 / 229

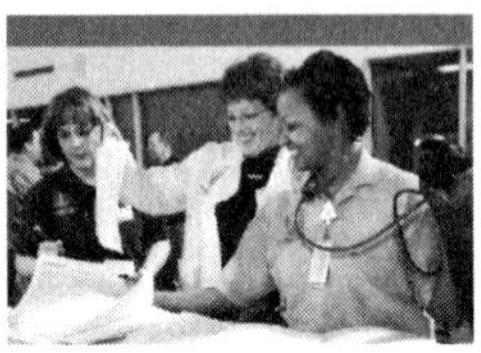

제15장 신체활동과 공중보건 프로그램 및 정책 평가 235
1. 프로그램 및 정책 효과 측정 방법 / 238
2. 신체활동 증진과 정책의 논리모형 / 241
3. 평가 설계 / 245
4. 자료수집과 분석 / 245
5. 발표하기 그리고 결과 소통하기 / 247

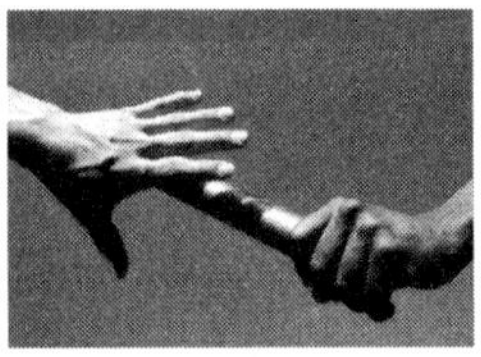

제16장 파트너십 개발과 옹호 251
1. 파트너십 구축에 중요한 요소 / 253
2. 신체활동 옹호를 위한 전략 / 256

부 록 미국 공중보건 분야의 신체활동 지도자 협회에서 제시한 역량 분야, 지식, 술기, 기량 / 263
찾아보기 / 273

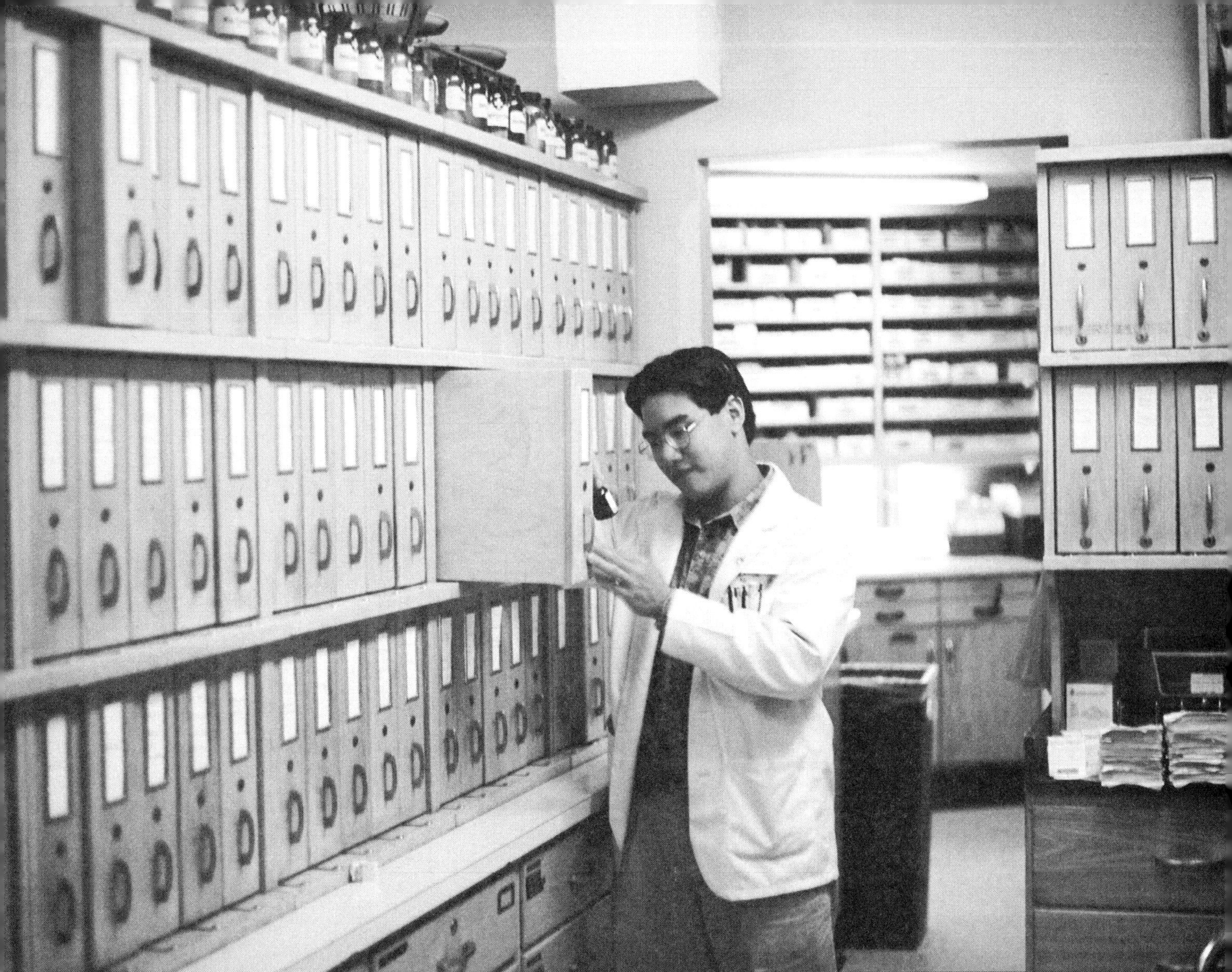

제 1 부

공중보건학적 관점에서 신체활동

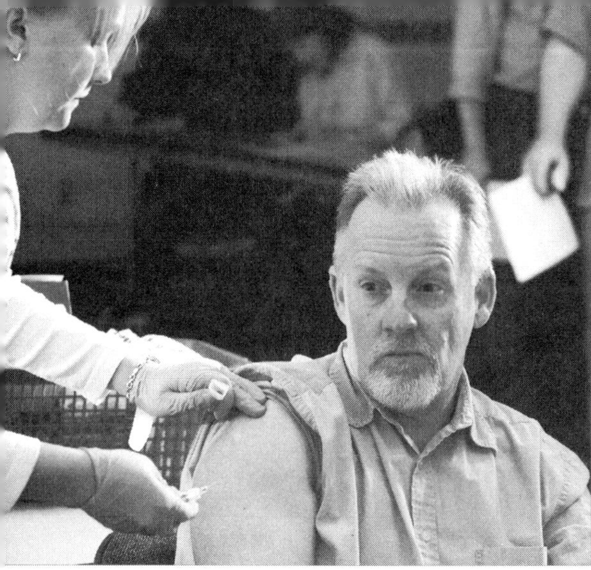

제 1 장

공중보건

학습목표

이 장을 마치면, 다음을 설명할 수 있어야 한다.

- 공중보건의 정의와 역사
- 어떻게 공중보건이 전문화되어 왔으며 5개의 주요 영역은 무엇인가?
- 공중보건 영역에서 건강증진과 보건교육에 관한 5개의 주요 원칙
- 공중보건의 10대 필수기능
- 공중보건정책이 법제도나 규제체계와 관련되어 있는 이유가 무엇인가?
- 공중보건에서 새롭게 대두되는 신체활동에 있어서의 전문화 문제

들어가기에 앞서

공중보건이라는 단어를 읽을 때 여러분은 무엇이 떠오릅니까?
- 영양실조 어린이를 선별하기 위한 건강검진?
- 감염병 유행 예방을 위해 결핵환자를 격리하는 검역조치?
- 허리케인이나 지진 발생 시에 감염병 전파 차단을 위한 재난대응?
- 예비 엄마를 위한 산전교육?
- 심장질환이나 당뇨병과 같은 만성 비감염병성 질환을 줄이려는 신체활동 강화?

만일 이러한 질문에 '예'라고 대답한다면 모두 맞는 말이다. 공중보건은 이 모든 것에 해당될 뿐만 아니라 그 이상의 활동을 의미한다.

공중보건은 특정 인구집단과 지역사회에서의 건강을 증진하고 보호하며, 질병이나 장애를 예방하는 활동에 있어 관련되는 많은 학문영역을 포괄하는 분야이다. 물론 질병의 전파를 이해하는 것과 같이 의학이나 의료적 훈련이 공중보건의 핵심이기는 하지만, 의학은 개인 차원의 질병이나 장애의 치료에 더 관심이 있다. 공중보건과 의학의 중요한 차이는 전통적으로 공중보건은 개인이나 질병치료보다는 인구집단이나 질병예방에 더 관심을 가지고 있다는 점이다.

공중보건은 인구집단에 영향을 끼치거나 그러할 우려가 있는 문제에 관심을 두어야 한다. 이러한 이유 때문에 드문 질병이나 장애, 일시적 건강문제는 인구집단 중 많은 사람들에게 영향을 끼칠 가능성이 있는 문제보다 관심을 받지 못한다. 그렇다고 사람들에게 위해가 되는 이러한 문제가 중요하지 않다는 말이 아니라 공중보건은 전체로서 인구집단에 초점을 더 두고 있다는 말이다. 결론적으로 인구집단의 건강은 소수에게 영향을 미치는 드문 질병이나 건강문제에 초점을 두어서는 별다른 개선이 없을 것이다.

이 장은 공중보건의 원칙과 주요 영역, 그리고 공중보건의 주요 서비스에 대해서도 기술할 것이다. 다행히 공중보건은 처음보다 더 영역을 확장하여 성장해 왔으며 새롭게 대두되는 건강문제에 대항하여 인구집단의 번영에 도움이 되어 왔다.

1. 공중보건의 시대적 접근

공중보건의 역사를 모두 다루는 것은 이 장의 목적이 아니므로 공중보건의 일부 사건을 이해하는 것으로 시작하고자 한다. 이러한 이해는 공중보건의 상황 속에서 서로 분리된 학문영역으로서의 신체활동과 공중보건이 새로 생겨나서 자리매김하는 데 도움을 주게 된다. Winkelstein(2011)은 공중보건의 역사와 변천을 모두 다루어줄 것을 요구하기도 하였다.

질병과 유행병은 수천년 동안에 걸쳐 발생해 왔지만 최초의 조직화된 공중보건이 나타난 것은 14세기 중엽의 일이다. 그 당시에 흑사병(Black death, Bubonic plague)은 유럽을 황폐화 시켰으며, 인구의 약 25%가 사망하였다. 지금 우리가 알고 있는 것처럼 이 질병은 검은 시궁쥐와 관련이 있는데 검은 시궁쥐의 혈액을 먹고 사는 진드기(Xenopsylla cheopis)와 이 진드기가 온혈동물인 사람을 흡혈하여 여분의 영양분을 얻을 때 도움을 주는 Pasteurella pestis와 관련이 있다. 그러나 당시는 아직 나쁜 공기(bad air) 또는 무생물학적인 원인이 아니라 미생물이 감염이나 질병의 원인이 된다는 세균설(germ theory)에 대한 이해가 있기 400-500년 전이었다. 유럽과 중동 사이의 선박교통의 발달은 이들 질병을 다른 지역으로 전파시켰다. 비록 누구도 언제 또는 어떻게 이러한 질병이 발생하는지 몰랐지만 공중보건은 사망자들을 헤아리고 자료를 모으는 보건부서

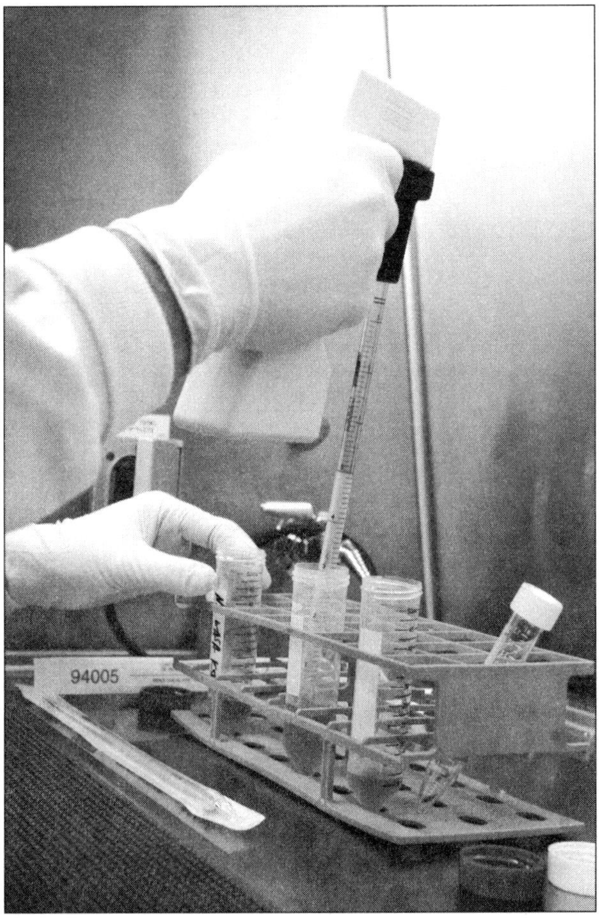

비록 당시에 흑사병의 원인을 알 수는 없었지만, 사망자 수를 헤아린 것은 공중보건통계를 탄생시킨 첫 사건이었다. 여러분들은 현대의 질병에 대해 추적할 수 있는 사례를 생각해 볼 수 있겠는가?

와 관련 체계의 출범으로 나아가고 있었다. 이것이 최초의 생정통계체계인데, 현재는 모든 국가들의 공중보건조직에서 통상적으로 볼 수 있는 것이다.

공중보건에 있어 또 다른 진전은 19세기 산업혁명 초기에 만연한 특히 어린이와 같은 근로자들의 건강과 노동조건에 대한 관심이 증가하였다는 것이다. 당시에는 규제장치가 거의 없었으며, 공장은 오염되어 있었고, 안전하지 못했으며, 질병이나 손상이 빈번히 생겨났다. 어린 아이들은 가족을 부양하기 위해 노동을 했으며, 가난한 사람들과 취약계층은 특히 취약하였다. 19세기 초, 가난과 건강의 연관성을 인식하게 되었으며 이러한 격차를 해결하기 위한 프로그램들이 생겨나기 시작하였다. 영국의 Edwin Chadwick은 빈곤지역의 위생, 주거환경, 근로안전, 생활폐기물처리 개선에 있어 선구자였다. 이러한 것들은 건강을 개선하기 위한 정책과 입법활동의 첫 번째 사례이다.

공중보건에 있어 또 다른 분기점은 20세기 초를 들 수 있다. 1800년대 후기에 비록 같이 활동하지는 않았지만 질병전파에 있어 Robert Koch와 Louise Pasteur의 세균설이 입증되었다. 이로 인해 질병을 예방하고 치료하는 새로운 방법이 생겨났다. 지역사회의 건강문제를 다루기 위해 보건국이 생겨나게 되었다. 백신과 항생제가 발견되었으며 질병관리에 있어 급격한 기념비적인 개선을 가져왔다.

20세기는 감염병과 비감염성(만성)질환 사이의 연결점이 된다. 감염성질환이 점차 영향력이 감소되면서 주로 미량원소 결핍과 관련된 영양관련 질환이 우선순위로 되었다. 모자보건 또한 20세기 공중보건의 퍼즐을 구성하는 중요한 요소가 되었다. 모성사망률과 함께 영아사망률은 매우 부담스러운 것이었다. 조산사의 의무훈련과 면허제도는 이러한 부담을 줄이려는 공중보건학적 개입이었다.

마지막으로, 감염성질환과 영양실조질환의 감소와 함께 20세기 중반 이후는 가장 많은 사람들에게 영향을 미친 비감염성(만성)질환의 출현을 목격하게 된 시기이며, 공중보건의 관심을 끌게 되었다. 사망과 질병의 주요 원인은 감염성질환과 영양관련질환에서 심장질환, 당뇨병, 암, 정신질환, 근골격계질환들로 바뀌었다. 2011년 세계보건기구 보고서(WHO; 2011a)는 2008년을 기준으로 세계 전체 사망의 60% 이상이 만성질환 때문이라고 설명하고 있다(표 1–1).

불과 과거 150년 전만 해도 감염성질환이 질병과 사망의 주요 원인이었다. 현재는 생활양식과 인체유전학적 요인에 영향을 받는 질환이 가장 중요한 공중보건학적 관심사항이 되었다. 이렇게 놀랄 만한 공중보건학적 변천은 신체활동에 대한 이야기를 시작하게 만들었다.

[표 1-1] 세계 10대 사망원인(2008)

원인	백만명당 사망수	% of deaths
허혈성심질환	7.25	12.8%
뇌경색 및 기타 뇌혈관질환	6.15	10.8%
하기도 감염	3.46	6.1%
만성폐쇄성 폐질환	3.28	5.8%
설사질환	2.46	4.3%
에이즈	1.78	3.1%
기도, 기관지, 폐의 암	1.39	2.4%
결핵	1.34	2.4%
당뇨	1.26	2.2%
교통사고	1.21	2.1%

World Health Organization, 2011, World Health Organization fact sheet에서 허락을 받아 재인용함.

2. 공중보건의 전문화 시대

공중보건의 발전과 역사에 있어 중요한 부분은 공중보건의 도전에 대응하기 위한 훈련프로그램과 기술을 들 수 있다. 20세기 초반 영국에서 런던 열대의학위생대학원과 미국에서 존스홉킨스 공중보건대학원의 설립은 공중보건 문제를 다루는 데 필요한 기술을 지닌 인력들을 양성하는 데 중요한 출발점이 되었다. 이러한 노력들에 곧이어 미국에서는 추가 훈련 및 인증 학과프로그램이 개설되었다. 2011년에 미국과 멕시코는 석사 및 박사 학생들을 위한 리더십과 훈련 기회를 제공하는 50개의 보건대학원을 승인하였다. 이러한 훈련 프로그램은 수년에 걸쳐 발전되어 왔으며, 공중보건영역에서 훈련과 전문화의 표준으로 폭 넓게 받아들여 지고 있다.

[그림 1-1]은 5개의 공중보건 전문영역을 보여주고 있으며, 이들 영역들은 동등한 역할을 하고 있다.

1) 역학과 질병통제

역학은 공중보건의 기초가 되는 학문이다. 역학(epidemiology)은 그리스어인 '사람'의 의미를 가진 epidemia와 '연구한다'는 ology로부터 유래하였다. 여러 정의가 존재하지만 역학에 대한 최근의 정의는 "인구집단에서의 질병과 장애의 분포와 결정요인을 연구하는 것"(Mausner와 Bahn 1974)이라고 할 수 있다. 이러한 정의에서 이전의 여러 토론에서 제시되고 주목할 만한 것은 '인구집단'이라는 단어이다. 역학자는 한정된 인구집단과 어떻게 어떤 질병이나 장애가 이들 인구집단에 영향을 주는가에 관심이 있다. 질병이나 장애의 전파 원인은 무엇인가? 어떻게 예방할 수 있는가? 얼마나 많은 사람들이 영향을 받았는가? 어떤 유형의 사람과 기관들이 영향을 받겠는가? 향후에는 얼마나 많은 사람들이 영향을 받을 것 같은가? 이러한 모든 것들은 역학자들이 대답할 수 있도록 훈련받는 질문들이다.

역학은 통계학과 연구설계에 주로 의존하는 계량적 과학분야이다. 20세기에 질병부담이 주로 비감염성질

아는 것에서 실천으로

공중보건학은 단순히 새로운 지식을 축적하는 것뿐만 아니라, 건강 향상을 위해 이러한 지식이 실제로 적용되는 것을 특징으로 한다. 공중보건연구는 질병예방, 건강증진 또는 이들 모두를 위하여 행동으로 전환될 수 있도록 해야 한다.

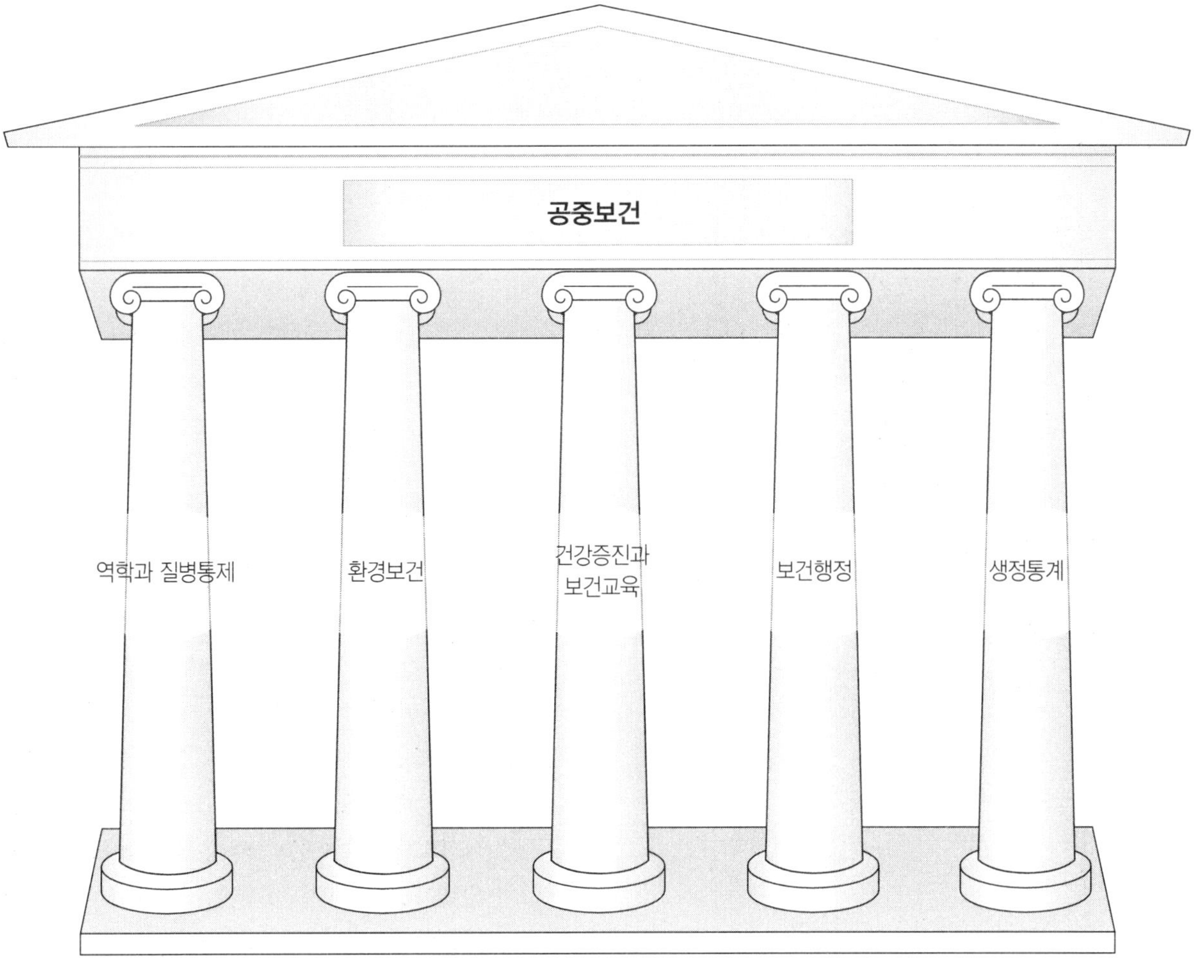

[그림 1-1] 5개의 공중보건 범주

환으로 이행하면서 역학적 방법들은 감염병의 유행뿐만 아니라 장기적 만성질환의 연구에도 적용할 수 있는 발전을 가져왔다. 예를 들면 나쁜 지방과 지단백, 높은 혈압, 흡연, 낮은 신체활동과 같은 심장질환의 위험요인에 대해 우리가 알고 있는 많은 것들은 이러한 특성들을 가지고 있거나 그렇지 않은 남자(거의가 남자들임)들에 대한 초기 연구와 현재에도 진행되고 있는 연구에서부터 얻은 결과이다. 연구자들은 어떤 조건을 갖거나 가지지 않은 연구참여자들을 비교하거나 대조하는 방법을 사용한 다음 질병의 발생과 관련이 있는 위험을 계산하였다. 보다 복잡한 분석적 질문들을 해결해야 하는 요구가 증가될수록 동시에 이러한 기술들도 발전되어 왔다.

2) 환경보건

환경이란 물리적, 생물학적, 문화적 영향요인들을 포함하는 "인체에 대하여 외부에 존재하는 모든 것"(WHO 2011b)으로 정의된다. 우리가 살고, 일하고, 즐기는 우리의 물리적 환경은 우리의 건강에 지대한 영향을 가지고 있다. 공기, 물, 음식, 작업환경의 안전, 방사선에 대한 폭로 그리고 그러한 환경요인들을 통제하는 방법들은 국민의 건강을 증진하거나 해칠 수 있다. 그러므로 공중보건의 많은 부분들이 환경보건에 역점을 두고 다루어야 한다.

환경보건에 대한 연구결과들이 공중보건에 있어 지대한 발전을 가져왔다. 어린이 학습장애 위험요인인 납

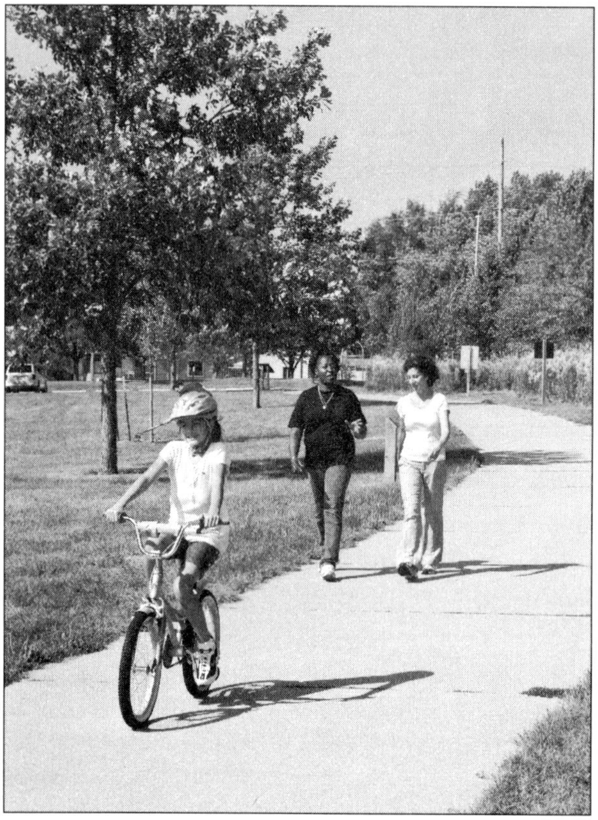

자전거와 보행자 친화적 도로의 건설은 지역사회가 활동적이 되는 장소적 접근성을 높여준다. 이러한 노력들의 신체활동 이외의 다른 효과는 무엇이 있겠는가?

성 페인트의 규제, 지역사회 구강 불건강을 줄이려는 수돗물 불소화, 깨끗한 공기를 공급하기 위한 자동차 제조사 및 산업오염제공자에 대한 대기 질 규제 그리고 식품매개 전염병의 위험을 줄이기 위한 물과 음식의 안전기준과 같은 모두는 환경보건에 대한 연구결과로부터 나온 공중보건사업의 예들이다.

명백하게도 건강에 대한 환경의 영향은 수세기에 걸쳐 알려져 왔다. 건강 환경영향 연구에 대한 체계적 접근, 이러한 영향에 대한 계량화, 자원의 우선순위설정, 그리고 이러한 건강위해를 줄이기 위한 접근들은 비교적 최근에 개발되었다.

신체활동을 저해하거나 증진하는 데 있어 환경의 역할에 대한 이해는 1990년대 중반부터 급속히 발전되었으며 14장에서 논의될 것이다. 신체활동 참여에 영향을 미치는 물리적, 사회적, 문화적 환경에서의 장애요인이나 관련 있는 것들을 우리는 이제 알게 되었다. 이러한 사실들은 신체활동과 공중보건 영역의 발전을 가져왔고 앞으로도 계속 이어질 것이다.

3) 건강증진과 보건교육

왜 꾸준히 운동하고, 담배를 멀리하며, 적절히 먹고, 절제된 음주를 하고, 마약을 안하며, 의사를 규칙적으로 방문할 뿐만 아니라 건강을 유지하기 위하여 필요한 일들을 하는 사람들이 있는 반면에 그렇지 않은 사람들도 있는가? 효과가 지속될 수 있는 기초 건강개념을 가장 잘 가르칠 수 있는 방법은 무엇인가? 10대 임신모들이 건강한 출산을 하려면 가장 효과적인 교육전략은 무엇인가? 어떻게 기대여명이나 삶의 질이 최대화될 수 있도록 인구집단 차원에서 건강행동을 변화시킬 수 있는가? 이러한 것들이 공중보건에서 흔히 맞닥뜨리는 건강증진과 보건교육 영역에서의 주된 질문의 예들이다. 비록 환경과 인체유전학적인 구성들이 우리의 건강수준에 직접적으로 기여된다고 해도, 어떻게 우리가 우리의 건강행동을 통하여 건강위협을 다루어낼 것인가는 공중보건의 중요 논점이 되어 왔다.

공중보건분야에서 건강증진과 보건교육의 상당한 기초들이 사회정의의 개념으로부터 나왔으며, 이러한 사회정의는 많은 공중보건학적 아이디어들의 핵심이 되고 있다. 공중보건영역에서 사회정의는 인구집단에서의 건강부담과 건강이익이 균형있게 분포되어야 한다는 가정 또는 명령으로 언급되고 있다. 우리는 수세기에 걸쳐 빈곤이 질병, 장애, 낮은 삶의 질의 예측인자라는 것을 알고 있다. 공중보건 영역에서 건강증진과 보건교육 전략을 장려하는 사람들은 이러한 차이를 줄이려는 방안으로서도 건강증진과 보건교육의 목적을 두어야 한다.

세계보건기구는 공중보건 영역에서 건강증진과 보건교육에 관한 5가지 원칙을 제시하였다(WHO, 2011b). 다음에 나오는 음영으로 강조된 글상자는 이러한 원칙들을 설명한 것이다.

세계보건기구의 건강증진 원칙

역량강화와 포괄성
건강증진은 개인의 건강영향에 책임이 있다고 생각하는 모든 개인과 지역사회들의 역량이 강화되어야 한다.

부문간 협력
건강증진 프로그램은 관련된 모든 건강 결정요인 또는 원인들에 초점이 맞춰져야 하며, 따라서 보건이나 의료영역을 넘어서 건강에 영향을 미치는 기관이나 영역들 사이의 협력을 포함해야 한다.

다차원
건강증진의 가치는 건강위해 요소를 최소화하고 긍정적 건강을 증진하는데 요구되는 가능한 모든 수단들을 사용하여야 한다. 이러한 차원들은 의사소통, 제도화/정책, 교육, 지역사회/조직 변화, 재정 등이 포함된다.

참여
건강증진 프로그램은 개인적 · 집단적으로 참여를 최대화하고 모든 단계에 참여가 일어날 수 있도록 노력해야 한다.

옹호
의료체계를 포함하여 건강에 관심이 있는 모든 사람들은 건강증진과 보건교육에 책임을 가져야 있다.

WHO, 2011b에 기초함.

4) 보건행정과 정책

보건행정과 정책은 공중보건의 네 번째 범주이며 공중보건서비스의 전달에 관심이 있다. 이러한 전문분야는 예산, 정책개발과 분석, 계획과 우선순위, 의사소통과 같은 중요한 기술을 다룬다. 공중보건이 실천중심이라는 것을 염두에 두고 보면, 보건행정 기술은 연구로부터 이론적으로 도출된 프로그램의 적합한 실제 적용을 지원해 준다. 에이즈 유행사례가 그 좋은 예이다. 연구결과 주사바늘교환프로그램은 정맥 투약 마약 사용자들의 주사침 공동사용을 줄임으로써 에이즈 감염 위험을 감소시키는 것으로 나타났다(Palmateer 등, 2010). 보건행정전문가들은 그러한 프로그램들을 지원하는 지역사회 기반의 프로젝트를 계획하는 데 연구자료와 결과를 활용할 수 있다.

신체활동과 공중보건 영역에서 정책이나 프로그램 시행의 효과는 새로운 지식의 기반이 된다. 이 책의 제3장에서 기술된 바와 같이 신체적으로 활동적이 되는 장소를 제공하는 정책은 신체활동의 증진을 가져올 것이라는 가능성을 보여주고 있다. 보건행정전문가는 이러한 노력을 실제 수행하고 평가하는 데 중요하다.

5) 생정통계

공중보건은 지식을 실천으로 전환하는데 있어 질적 · 계량적 방법 모두에 의존한다. 생정통계는 계량적인 기반을 제공한다. 지역사회에서 유방암 검진을 촉진하기 위한 두 가지 중재의 차이가 중재의 효과인가? 아니면 우연인가? 금년도 인플루엔자 발병수는 얼마일까? 수학이론에 따르면 생정통계는 자료의 실무적이고 합리적 분석, 연구결과의 해석, 이러한 연구결과의 실천으로의 이행을 가능하게 해준다. 생정통계학자나 역학자들은 공중보건학을 발전시키기 위하여 서로 밀접히 일하고 있다.

3. 공중보건의 핵심기능

앞서 언급한 특화된 공중보건기능에 더해, 공중보건 전문가와 사업기관의 핵심기능을 정의할 필요가 있다. 이러한 전문가들과 사업기관의 역할은 무엇인가? 공중보건 사업기관은 지역사회의 건강증진과 보호를 위해 어떻게 의료제도와 소통해야 하는가? 공중보건 업무관련 기준은 존재하는가? 1999년 질병예방보건증진국의 공동프로젝트(ODPHP; 2011)는 공중보건의 기본 서비스를 정의하고 설명하기 위해 시행되었다. 이 공중보건

핵심 리더 소개

Ross C. Brownson, PhD

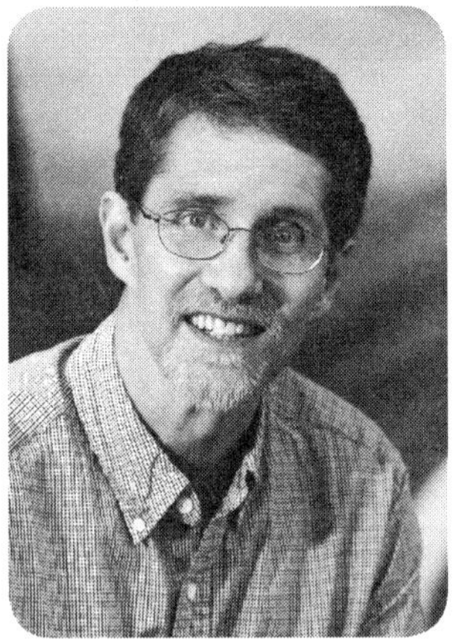

왜, 어떻게 이 분야에서 일하게 되었습니까?
나는 서부 콜로라도에서 자랐고 어린 시절 많은 시간을 백패킹, 낚시, 자전거 타기 등을 하며 보냈습니다. 그렇기에 신체활동은 내 인생에서 중요한 부분을 차지했습니다. 대학원에서 환경위생과 역학을 전공했고 졸업 후 공중보건 분야에서 첫 직업은 미주리 보건부에서 암 역학자로 일하는 것이었습니다. 그곳에는 아직 분석되지 않은 많은 데이터가 있었는데 흡연, 알코올, 직업기록을 포함한 암 등록 자료 등이 있었습니다. 이러한 데이터를 통해 우리는 직장 신체활동과 관련된 암 위험 연구를 할 수 있었습니다. 비록 직업 초기에는 만성질환 관련요인 연구(흡연이 백혈병을 유발하는가? 신체 비활동이 대장암을 유발하는가?)에 집중했지만, 중재(intervention)가 얼마나 효과적인지, 공중보건과 지역사회에 효과적인 프로그램과 정책을 적용시키는 방법이 무엇인지(중재연구)를 찾아내는 것이 더 중대하고 시급한 일임을 깨달았습니다.

당신의 연구에 원동력이 된 사람이 있습니까?
많은 사람들이 내 연구와 경력에 긍정적인 영향을 주었습니다. 그 중 나의 지도교수였던 John Bagby, 그는 천연두 퇴치 초기 단계에 일조하신 분이었습니다. 이 연구를 통해 나는 공중보건이 성취할 수 있는 성공사례에 대해 알게 되었습니다. 운 좋게도 마이크 프렛, 에두와도 시몬즈, 톰 슈미드를 포함한 미국 질병관리본부의 과학자들과 신체활동의 이해와 증진에 관한 일을 할 수 있었습니다.

현재 연구관심사는 무엇입니까?
나는 세인트 루이스 예방연구센터의 공동 디렉터(세인트 루이스 공중보건대학교 출신 Beth Baker와)를 맡고 있습니다. 우리 센터는 미국 질병관리본부의 지원을 받고 있는 국내 37개 센터 중 하나입니다. 우리는 지역사회, 공중보건 사업기관, 학 계의 파트너들, 그리고 다른 많은 이들과 밀접한 관계를 갖고 일하고 있으며, 심혈관질환, 암, 당뇨병 등과 같은 만성질 환의 위험을 줄이기 위한 중재를 개발, 시험, 전파하는 등의 노력을 하고 있습니다.

연구자와 활동가로서 원동력이 되는 것은 무엇입니까?
연구자로서 나의 원동력은 우리 사회가 더 건강하고 활동적인 삶을 지지해 주는 장소가 되도록 하는 것입니다. 미주리 농촌지역의 지역 산책로 관련 업무를 통해 우리는 계획/건설된 환경변화의 긍정적인 효과를 보았습니다.

2022년까지 다루어야 할 핵심 문제는 무엇입니까?
우리에게 주어진 중요한 연구 주제가 많이 있습니다. 첫째 이미 우리가 알고 있는 신체활동증진(증거기반 중재)의 과학을 어떻게 지역 정책 변화에 적용시킬 수 있는가? 둘째 우리가 전하고자 하는 메시지를 어떤 틀에 맞춰야 신체 비활동 문제를 논할 수 있는 정치적 의지를 개선시킬 것인가? 등이 있습니다.

기능 프로젝트는 그 기회를 통해 공중보건을 정의하는 주요 서비스를 설명함으로써 미국 공중보건 인프라를 강화시켰다. 이러한 기능을 강조함으로써, 공중보건의 5가지 핵심부분에서 숙달되는 기술들을 결합하여 전문가들은 공중보건을 더욱 효과적으로 증대시킬 수 있다. 공중보건의 10가지 필수기능은 [그림 1-2]에 나타나 있다.

10가지 필수 공중보건 기능은 공중보건의 핵심 서비스를 정의하고 지도하는 데 도움을 준다. 기능에 대한

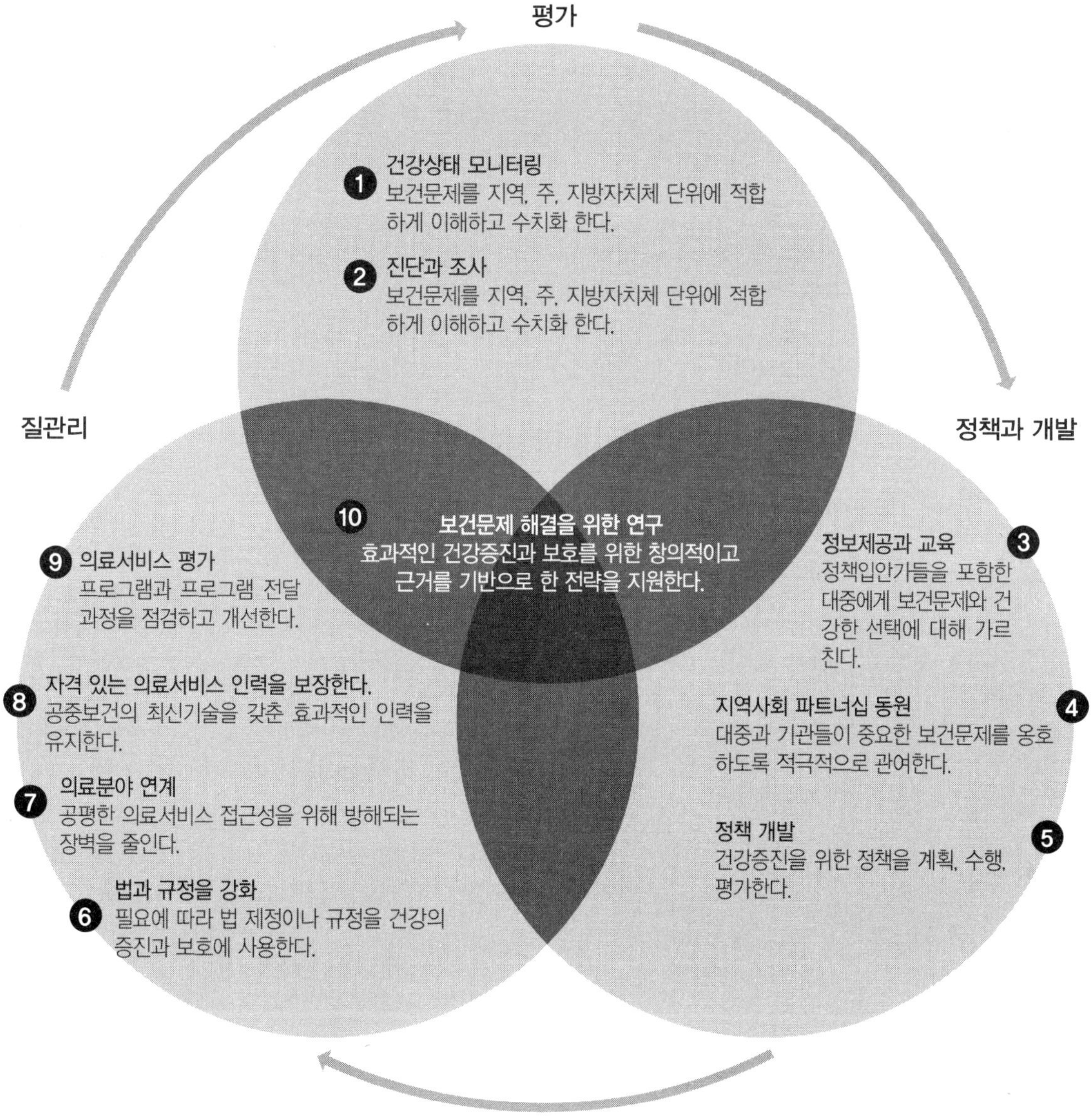

[그림 1-2] 공중보건의 10가지 필수기능의 순환

자격은 5가지 핵심부분에서의 훈련을 통해 개발된다. 사실 이런 기능은 단순한 명목상 의미에서 그치는 것이 아니라 미국 질병관리본부의 국가공중보건성과 표준프로그램(NPHPSP ; 2011) 조직의 주요 틀로 채택되었다. 국가공중보건성과 표준프로그램의 주요 목적은 수행 지침을 제공함으로써 공중보건 실행의 질과 공중보건시스템의 실현 개선, 파트너십 형성, 지속적 질 성장 도모, 공중보건 실행 개선에 도움이 되는 과학기반을 강화하는 것 등이다.

10가지 필수기능은 공중보건의 극대화를 위한 순환 안에서 소통하도록 되어 있다. 평가 단계는 순환의 시작점으로서 건강 모니터링, 진단과 중요하거나 최근 생겨난 건강 문제의 조사를 포함한다. 정책 개발은 정보제공, 교육, 건강관련 위협에 대한 대중을 위한 지원, 건강 위협 최소화와 건강증진을 위한 파트너십 동원과 정책 개발 등을 포함한다. 질관리 단계에서는 법과 규정이 제정되고 강화되며, 관리와 관련된 영역이 생성되며 실력 있는 인력이 개발되고, 효율성이 평가된다. 계속된 모니터링과 함께 지속적인 순환이 가능하다. 가장 중요한 것은 이 순환 절차가 연구 발전과 행정(관리) 기술과 관련되어 이행되는 것이다. 10가지 필수기능의 단계를 적용해 볼 수 있는 특정한 공중보건 문제를 떠올릴 수 있는가?

본문에 언급되었듯이 신체 비활동은 이러한 필수 기능과 관련해 다룰 수 있는 내용이다. 각 기능은 신체활동의 증진을 지원할 수 있도록 해야 한다. 신체활동에 관심과 전문성을 갖춘 공중보건 전문가들은 이를 가능하게 할 수 있다.

4. 공중보건법

비록 인구집단 속 개인의 건강과 행동 변화의 증진을 위해 많은 노력이 이루어져 왔지만, 대부분 공중보건에서 의미 있는 변화를 위해서는 법과 규정을 통한 전략이 가장 효과적이다. 사실 공중보건 성공사례 중 가장 중요한 다음과 같은 사례들은 그러한 변화를 통해 가능했다: 학교 전염병 예방을 위한 예방접종법, 간접흡연 노출을 줄이기 위한 공공장소에서 흡연 금지 규정, 뇌외상성 손상과 사망을 줄이기 위한 오토바이 헬멧 착용법, 직업상해 감소를 위한 직업안전 기준적용과 검사, 식품에 의한 질병 감소를 위한 식품안전과 유통기준법. 이러한 공중보건의 발전은 개인이나 지역사회의 자발적 변화에 의존한 것이 아니라 법과 규정을 통한 행동에 의존한 것이다.

이러한 법적인 방안을 통해 공중보건법이라는 아주 새로운 특수 분야가 생성되었다. 이 분야의 전문가들은 법과 정치적 힘을 사용해 대중의 건강증진과 보호를 도모하고자 한다. 공중보건법의 전문가들은 특히 생화학테러 위협의 출현, 지진 및 허리케인과 같은 대참사, 조류 인플루엔자와 같은 전염병의 출현과 같은 문제의 대비를 위하여 최적의 건강보호를 위한 접근법과 전략, 그리고 연구 아젠다를 개발했다. 이 분야의 전문가들은 인구집단에 대한 위험을 최소화할 윤리적 책임과 개인 권리 사이의 균형을 위해 지속적으로 노력한다.

공중보건의 미래

공중보건은 광대한 학문으로서 많은 전문성과 기능을 포함한다. 공중보건의 핵심은 인구집단의 건강을 증진하고 보호하는 것이다. 선진국은 새로운 문제에 직면하고 개발도상국은 현대화에 따른 문제들에 직면하는 등 건강의 위협이 지속해서 생겨남에 따라 공중보건은 이러한 위협을 예측하고 적합한 대처를 할 수 있어야 한다. 신체활동과 공중보건은 이 분야에서의 새로운 하위 분야로서 공중보건의 전통적인 부분과 신체운동학을 연결시켜 준다. 신체활동과 공중보건에 있어 아직 탐구되지 않은 광대한 분야가 다뤄져야 하는데, 많은 부분이 책에서 소개될 것이다.

핵심 리더 소개

Kenneth E. Powell, MD, MPH

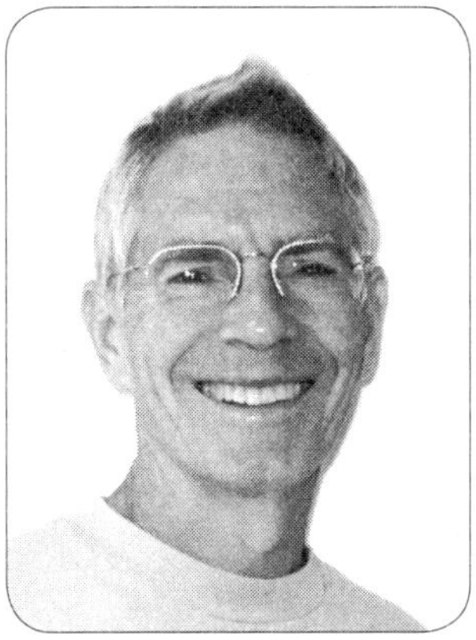

왜, 어떻게 이 분야에서 일하게 되었습니까?

나는 여러분에게 사전에 계획할 것을 권장하고 싶습니다. 20대에 일 년 정도 무엇을 하고 싶은지, 무엇을 해야 하는지 몰랐던 때를 제외하면 나에게 항상 계획이 있었습니다. 의대 3년차 때 나는 의사가 되려고 했던 계획을 버리고 공중보건 활동가가 되기로 결심했습니다. 인도 농촌 병원에서 일정기간 지내는 동안 깨달은 점은 우리나라에서 제공되는 양질의 의료서비스가 인도 사람들의 일상에서 일어나는 환경적 위험 요인에 대한 아주 일시적 해결책밖에 되지 않는다는 사실이었습니다. 널리 공급되는 식수, 효율적인 하수처리 시스템, 예방접종 등의 가치에 대한 공중보건 노력에 존경심을 갖게 되었습니다. 두 번째로 내가 계획을 바꾼 것은 1983년 미국 질병관리본부에서 7년째 일하던 해였습니다. 개발도상국의 주요 공중보건 문제로 만성질환이 부상하는 것을 깨닫고 나는 전염병에서 건강관련 행태로 관심을 옮겼고 행동역학에 집중하기 위해 구성된 조직의 책임자 직책을 맡았습니다. 행태의 결과로 나타나는 것들(예 : 암, 심장병, 당뇨)보다 행동 역학(예 : 흡연, 과식, 알코올중독)에 집중하는 것은 당시 비교적 새로운 개념이었지만 나는 역학적 원리를 적용할 준비가 되어 있었습니다. 새로운 직책을 맡기 전 슈퍼바이저가 나에게 "당신과 당신의 직원들(나를 포함한 4명)이 운동을 시작했으면 좋겠어요"라고 말하더군요. 이 새로운 개념이 마음에 든다는 걸 확신하기까지는 오랜 시간이 걸리지 않았 지만, 내 원래 계획의 일부는 아니었습니다.

당신의 연구에 원동력이 된 사람이 있습니까?

지난 28년간 나는 여러 사람들로부터 많은 것을 배웠습니다. 이 분야에서 일하기 시작한 첫 해에 내가 갈 길을 찾도록 도와준 3명이 있는데, 바로 Ralph Paffenbarger, Marshall Kreuter, Carl Caspersen이 그들입니다. Ralph Paffenbarger에게 자문을 구했고 그의 논문을 연구했습니다. 그는 우리를 위해 역학 기반을 제공했습니다. 건강증진 분야 전문가인 Marshall Kreuter는 나의 슈퍼바이저였습니다. 운동에 집중하라고 말해준 이후로 그는 우리의 초기 역학적 연구에서 나에게 모든 것을 계획하고 실행하도록 자유를 주었습니다. 그의 건강증진에 대한 열정과 성실은 우리가 하는 일의 목적이 대중의 정신적 · 신체적 건강증진을 위한 것임을 기억하게 했습니다. Carl Caspersen은 내 새로운 과제를 위해 처음 고용한 사람이었습니다. 그는 나에게 운동과학에 대해 가르쳐줬고 신체활동과 운동의 정의를 가르쳐 줌으로써 우리가 집중하고 있는 것이 무엇인지 이해할 수 있도록 도와주었습니다. 그는 우리의 행동역학 초기단계에 좋은 아이디어 원천으로서의 역할을 했습니다.

현재 연구관심사는 무엇입니까?

나의 관심은 지금 내가 하고 있는 일(폭력예방, 국가적 만성질환 역학)과 우리가 사용하고 있는 도구(공중보건 조사, 감시 시스템, 중재 평가)와 관련된 주제들입니다. 신체활동은 공중보건의 너무나 많은 부분에 영향을 주기에 포함시키기 쉬웠습니다.

2022년까지 다루어야 할 핵심 문제는 무엇입니까?

먼저, 신체활동의 그 어떤 강도나 양의 증가도 건강증진에 도움이 된다는 사실은 빌 하스켈이 수년에 걸쳐 우리에게 말하고자 했던 용량반응관계를 이해하는 것의 중요성을 말해줍니다. 둘째, 우리가 해온 역학 연구는 신체활동이 건강증진에 도움이 되지만 얼마만큼의 신체활동이 필요한지를 알려주지는 않습니다. 이를 위해서는 새로운 접근법이 필요합니다. 셋째, 인구집단으로 확산되는 중재에 더 큰 중점을 두어야 합니다. 사람들이 실제로 운동을 하게끔 만드는 중재를 해야 합니다.

이 장을 마치며

핵심정리

- 공중보건은 특정한 인구집단과 지역사회의 건강증진과 보호, 질병과 장애를 예방하기 위해 여러 가지 지식분야를 포함한다. 공중보건과 의료서비스의 주요 차이점은 공중보건이 전통적으로 개인과 치료보다는 인구집단과 예방에 집중해 왔다는 점이다.
- 만성질환은 전염병을 넘어서 세계 사망원인 1위가 되었다.
- 역학은 공중보건의 기본과학이다.
- 공중보건의 5가지 핵심주제는 역학, 환경위생, 건강증진과 보건교육, 보건행정과 정책, 생정통계학이다.
- 공중보건의 10가지 필수기능은 공중보건 분야의 핵심 서비스를 정의하고 설명한다. 각 기능의 능숙도는 공중보건의 5가지 핵심주제의 훈련으로 개발된다.

핵심용어

공중보건, 만성질환, 보건교육, 유행, 역학, 보건행정과 정책, 감염병, 환경위생, 생정통계학, 영양관련 질병, 건강증진, 공중보건법

연습문제

1. 공중보건이란?
2. 공중보건이라는 학문의 시발점은 무엇인가? 왜 생겨났는가?
3. 오늘날 공중보건에 있어 만성질환의 예방과 관리는 왜 중요한가?
4. 공중보건 분야는 어떻게 전문화 되었는가?
5. 공중보건의 핵심주제 5가지는 무엇인가?
6. 역학은 무엇이며 어떻게 공중보건을 발전시키는가?
7. 환경위생의 정의는?
8. 공중보건의 10가지 필수기능은 무엇이며, 신체활동이 어떻게 한 영역으로 포함되는가?
9. 정책 발전이 공중보건에 어떻게 도움을 줄 수 있나?
10. 당신은 신체활동이 왜 공중보건의 특수 분야로서 새롭게 부상하는 분야라고 생각하는가?

인터넷 자료

신체활동, 건강 및 공중보건과 관련된 이슈는 다음의 웹사이트에서 검색할 수 있다.

미국 학교보건위원회 : 공중보건이란?	www.whatispublichealth.org/what/index.html#Administration
미국 질병관리본부 : 신체활동	www.cdc.gov/physicalactivity/
미국 질병관리본부 : 국가공중보건 수행 표준프로그램	www.cdc.gov/nphpsp/index.html
미국 질병관리본부 : 공중보건법 프로그램	www.cdc.gov/hplp
세계보건기구	www.who.int

참고문헌

Mauisner J and Bahn AK. 1974. Epidemiology: An Introductory Text. Philadelphia: Saunders.

Palmateer N, Kimber J, Hickman M, Hutchinson S, Rhodes T, Goldberg D. 2010. Evidence for the effectiveness of sterile injecting equipment provision in preventing hepatitis C and human immunodeficiency virus transmission among injecting drug users: A review of reviews. Addiction 105: 844-859.

U.S. Centers for Disease Control and Prevention. 2011. National Public Health Performance Standards Program. www.cdc.gov/nphpsp/index.html. Accessed 17 June 2011.

U.S. Department of Health and Human Services, Office of Disease Prevention and Health Promotion. 2011. Public Health Functions Project. www.health.gov/phfunctions/Default.htm. Accessed 16 June 2011.

Winkelstein W. 20114. History of Public Health. www.enotes.com/public-health-encyclopedia/history-public-health. Accessed 16 June 2011.

World Health Organization. 2011a. Global Statur Report on NCDs. www.who.int/chp/ncd_global_statur_report/en/index.html.Accessed 16 June 2011.

World Health Organization. 2011b. Milestones in Health Promotion: Statements From Global Conferences. www.who.int/healthpromotion/milestones/en/index.html. Accessed 16 June 2011.

공중보건 전문가의 신체활동

이 장의 내용은 미국 공중보건 분야의 신체활동 지도자 협회에서 제시한 역량 분야 코드 중 다음에 해당한다.
1.4.1, 1.4.2, 1.4.3, 2.1.1, 2.2.1, 2.4.1, 2.4.6, 3.3.1, 3.3.2, 3.4.2, 3.4.3, 4.3.3, 5.1.1

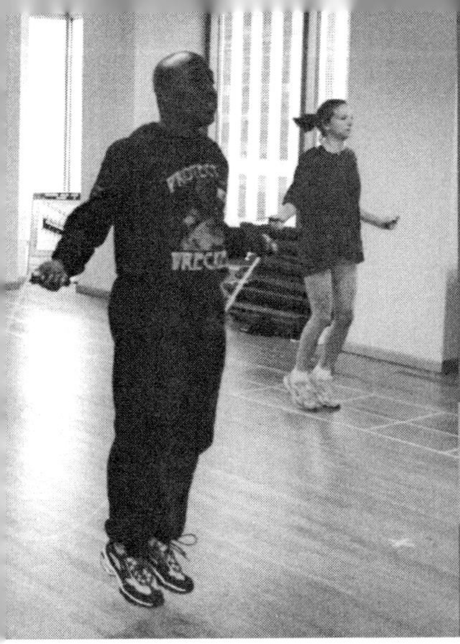

제 2 장

신체운동학의 기본

학습목표

이 장을 마치면, 다음을 설명할 수 있어야 한다.

- 신체운동학 분야와 신체운동학 세부 영역들이 운동, 신체적성, 수행능력 최대화하기, 신체활동을 통한 공중보건 편익 증진의 패러다임 전환에 대한 우리의 이해에 어떻게 기여해 왔는지 설명할 수 있다.
- 운동훈련의 개념과 원리를 설명할 수 있다.
- 신체활동과 운동에 따른 효과를 일반적인 건강, 신체적성, 수행능력 측면에서 설명할 수 있다.
- 개인을 위한 전통적인 운동처방 프로그램의 원칙을 인구집단을 위한 신체활동과 운동계획에 어떻게 통합할 것인지를 설명할 수 있다.

들어가기에 앞서

- 전통적 운동훈련 모형 관점에서 개인의 건강과 신체적성에 긍정적 영향을 미치는 것은 신체운동학의 어떤 영역들일까요?
- 신체운동학과 운동훈련의 기본 원리를 알게 되면 공중보건 모형 관점에서 인구집단의 건강과 신체적성을 증진시킬 수 있을까요?

제2장에서는 1960년대와 1970년대부터 개인의 활동(human performance)과 신체적성(physical fitness)을 증진하기 위해 사용되어 왔고 전통적인 훈련 모형으로 알려져 있기도 한 신체운동학 분야와 운동훈련의 기본 개념을 소개한다. 여러분은 신체운동학에 기초한 운동훈련의 전통적인 모형이 어떻게 공중보건의 증진을 포함하는 것으로까지 발전하게 되었는지 배우게 될 것이다. 인구집단 신체활동 계획의 적용을 통해 신체활동을 증가시킴으로써 공중보건을 증진시킨다는 최근에 생겨난 개념은 이 장 끝부분에 소개하고, 제3장에서 더 자세히 기술할 것이다.

신체운동학에 대한 논의에 앞서 사용할 용어에 대한 정의가 필요하다. 신체활동(physical activity)은 에너지 소비(즉, 열량의 연소)를 유발하는 육체적 움직임을 말한다(Caspersen 등, 1985). 책상에서 팔을 위와 아래로 움직이기, 스케이트보드 타기, 자동차 트렁크에서 식료품 봉지를 들어올리기, 마라톤 하기는 신체활동 유형 중 하나이다. 운동(exercise)은 계획적 · 반복적이며 특정 목표에 따라 행해지는 신체활동의 특정 유형을 말한다(Caspersen 등, 1985). 매일 밤 개와 2마일(3.2 km)을 걷는 것, 축구 경기를 위해 훈련하는 것, 왕복 수영을 하는 것, 체육관에서 연습하는 것 등이 운동의 사례이다. 신체적성의 요소들을 향상시키기 위해 훈련하는 선수들은 운동을 한다. 아침에 잠자리에서 일어나는 모든 사람은 일종의 신체활동을 하는 것이다.

신체활동 및 운동과 달리, 신체적성(physical fitness)은 측정 가능한 생리적 지표를 의미한다(Caspersen 등, 1985). 대부분의 사람들은 신체적성이 무엇인지에 대해 각자의 관점을 가지고 있다. 당신은 어떻게 생각하는가? 올림픽 역도선수인가? 마라톤 선수인가? 농구장에서 가장 민첩한 어린이인가? 어떠한 제한도 없이 원하는 무엇이든 신체적으로 할 수 있으면서 행복하기까지 한 당신의 할아버지, 할머니는 어떠한가?

신체적성에 대해 여러 관점이 있으나, 매우 유용한 정의들은 '신체적성의 분류(Taxonomy of Physical Fitness)'라는 제목의 아래 네모 칸에 정리되어 있다. 신체적성은 건강이나 기술과 관련된다. 건강관련 신체적성은 만성질환, 손상, 장애율의 감소와 같이 건강증진과 관련된 것들을 포함한다. 이들은 흔히 공중보건에 있어 신체활동과 운동을 증진시키고자 할 때 변화 또는

신체적성의 분류

건강 관련 신체적성	기술 관련 신체적성
유산소능력 또는 유산소체력	균형
완력	민첩
근지구력	조정
유연성	힘
체성분	속력

이들 용어들의 더 자세한 정의에 대해서는 U.S. Department of Health and Human Services (USDHHS)와 Physical Activity Guidelines Advisory Committee (PAGAC)(2008)의 문헌을 참조하시오.

증진하고자 하는 것들이다.

기술 관련 신체적성 기여요인들은 완전한 동작 및 스포츠 활동에 있어 가장 중요한 요인이다. 기술 관련 신체적성 매개변수는 특정한 훈련으로 향상되는 것일 수도 있으나, 주로 신체활동이나 운동보다는 유전자에 의해 결정되는 경향이 크다. 그러나 이들은 건강결과와 관련될 수도, 아닐 수도 있다. 예를 들어, 속력은 육상경기와 같은 경쟁운동에 있어 매우 중요한 신체적성 매개변수이다. 그러나 사람들은 빠르지 않고도 건강할 수 있다. 반면 균형 감각이 좋은 것은 체조에서 중요하고 고령자의 낙상을 예방하는 데에도 매우 중요하다.

신체적성은 매우 엄격히 통제되는 실험실 환경이나 여러 사람을 동시에 검사할 수 있는 야외 환경에서 측정되거나 추정될 수 있다. 지난 수년 동안 신체적성을 정확하게 측정하기 위해 유용한 기술들이 개발되었다. 신체적성을 측정하기 위한 접근방법들은 이 교재의 범위를 넘어서지만 신체적성, 특히 유산소 신체적성과 근지구력은 신체활동과 운동의 측정값이 타당한지 확인하거나 비교하는 데에 흔히 사용된다는 것을 아는 것이 중요하다(더 자세한 내용은 제4장을 보시오).

운동과학은 생리학적 과정 및 인체해부학과 움직임 간의 연관성을 알려주는 신체운동학(kinesiology) 학문분야의 기초를 제공한다. 신체운동학 연구는 운동생리학의 주요 운동과학, 동작과학, 스포츠 및 운동심리학을 포함하며, 이들은 전통적인 운동훈련 모형을 촉진하기 위해 지난 30여 년간 사용되어 왔다. 신체운동학의 다른 중요한 운동과학 분야는 체육, 보건교육, 해부학, 교육학, 운동학습, 운동조절, 생체역학, 영양학, 스포츠 사회학, 스포츠 관리, 선수 훈련, 물리치료, 특수집단 등이 있다.

[그림 2-1]은 전통적인 운동훈련 모형이 주요 운동과학을 통합적으로 사용하여 최상의 수행능력을 이끄는 데 적용되는 것을 보여준다. 이들 동일한 운동과학의

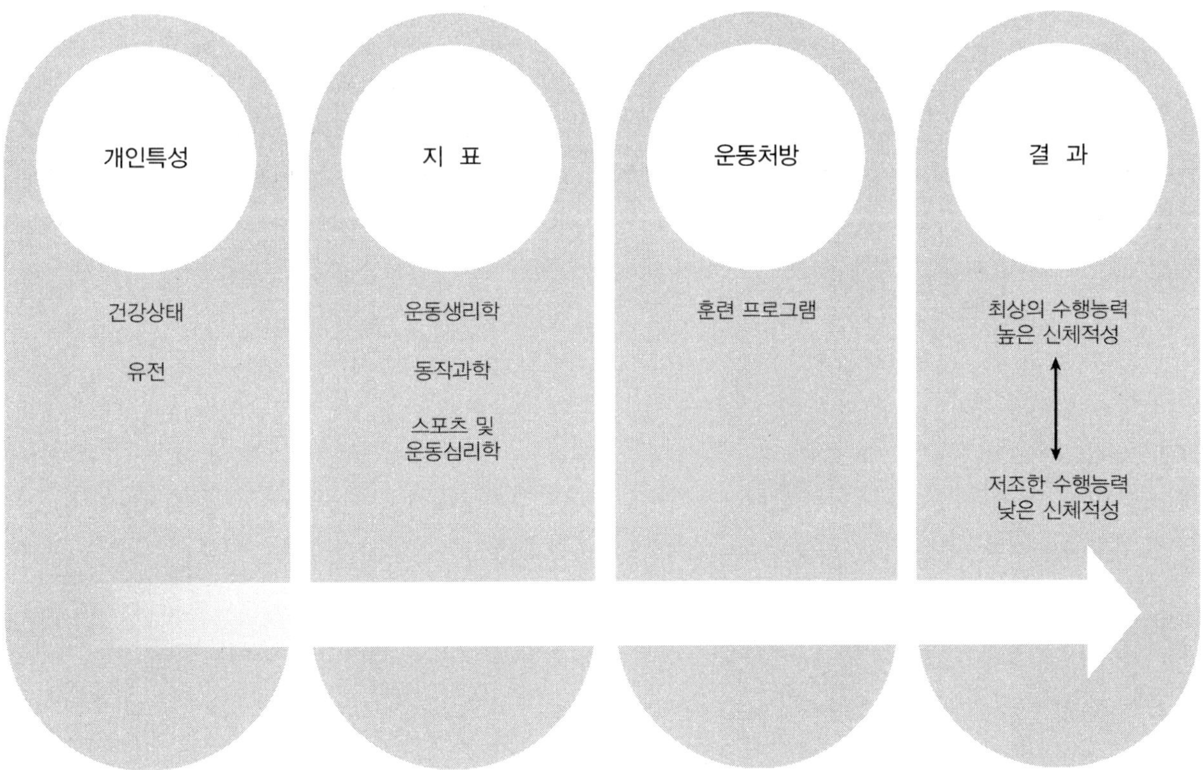

[그림 2-1] 전통적인 신체운동학에 근거한 운동훈련 모형은 높은 신체적성 수준이나 최상의 수행능력 또는 둘 모두의 개발을 촉진한다. 운동생리학, 동작과학(운동학습, 운동조절, 생체역학), 스포츠 및 운동심리학은 전문가들이 긍정적인 결과를 가져오는 훈련프로그램을 개발하는 데에 사용해 온 주요 통합체들이다.

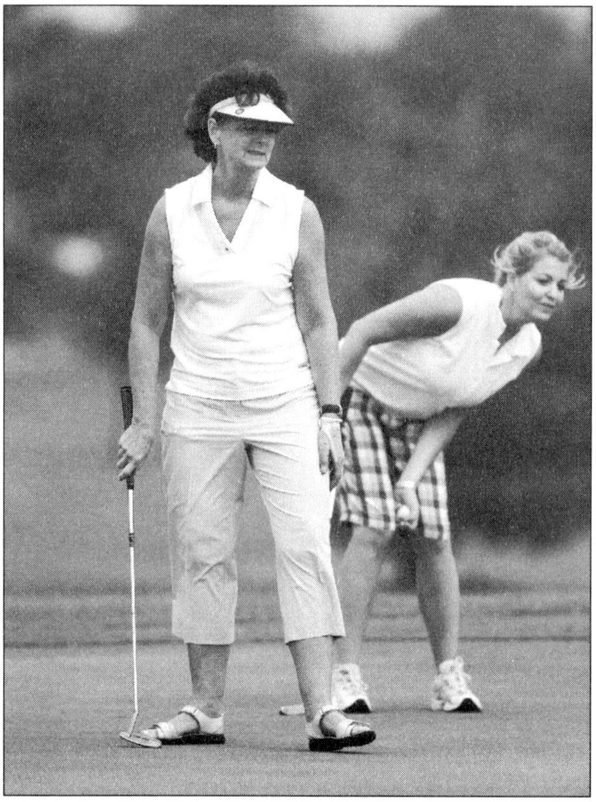

18홀 모든 라운드를 직접 골프채를 운반하며 골프를 치면 얼마만큼의 열량이 소비될까?

개념들이 신체활동과 접목되는 때에는 공중보건정책 목표를 설정하는 데에도 사용될 수 있다.

이 장에서 소개된 것과 제1장에서 설명된 공중보건 개념이 결합되면, 운동훈련과 최대 수행능력 향상에 초점을 두었던 것(1970대와 1980년대 모델)에서 긍정적인 건강 결과를 위해 신체활동을 증진시키는 것(현대 모델)으로 패러다임이 전환되었음을 알 수 있다. 신체운동학 개념을 공중보건의 결과와 통합하여 해석한 것은 2008년 미국인을 위한 신체활동지침(USDHHS, 2008)과 2008년 신체활동지침 자문위원회보고서(USDHHS과 PAGAC, 2008)로부터 유래되고 이 책의 제2부에서 상세히 다루어진다.

1. 신체운동학 분야와 운동훈련

신체운동학 분야와 관련된 세부 영역에 대한 완전한 고찰은 이 교재의 범위를 넘어선다. 앞으로 전개될 내용은 운동생리학, 동작과학, 스포츠 및 운동심리학에 초점을 맞춘 내용들이다. 이들 운동과학이 선택된 이유는 전통적인 운동훈련 모형과 떠오르는 공중보건 신체활동 모형(3장과 제2부를 참조하시오) 모두에서 공통된 통합기능을 해왔기 때문이다.

영양학이나 행동과학과 관련된 스포츠 사회학 등과 같은 다른 중요한 신체운동학의 세부분야는 신체활동과 운동 실천을 위한 공중보건 계획의 개발에 기여할 수도 있다. 영양학에서의 공중보건 목적과 중재의 적용은 2010년 미국인을 위한 식생활지침(www.cnpp.usda.gov/dietaryguidelines.htm)과 Nutrition.gov (www.nutrition.gov)과 같은 다른 자료에서도 광범위하게 다루어졌다. 신체활동과 운동을 증진하는 행태 및 사회적 방법들은 제13장에서 좀 더 자세하게 다루어질 것이다.

1) 운동생리학

Kenney 등(2012)에 따르면 운동생리학은 급격한 운동이나 신체활동에 의해 신체구조와 기능이 어떻게 변화하고, 신체훈련과 같은 만성적 스트레스에 신체가 어떻게 적응하는가를 파악하는 학문이다. 운동생리학은 근골격계, 신경계, 순환계, 호흡기계, 면역계, 내분비계, 소화기계, 비뇨기계, 피부기계, 생식기계 등의 신체 시스템이 항상성을 유지하는 데 필요한 통합 및 조정을 다룬다. 1960년대부터 수행되어온 운동생리학 연구결과들은 처음에는 심혈관질환과 같은 만성질환의 예방과 치료에 적용되었고, 현재는 질병 예방과 재활에서 신체활동과 운동의 역할을 설명하는 주요 학문분야가 되었다(그림 2-2).

운동생리학은 히포크라테스(460~377 B.C.)와 갈렌(130~200 A.D.) 등 여러 의사 및 과학자에 의해 고대 그리스 · 로마 시대에 시작된 "운동은 의료이다"라는 기본 개념에서 진화하여 다양한 분야로 발전하였다. 이제 운동생리학은 신체활동과 운동을 통한 긍정적인 생리학적 적응과 관련된 분자기전에서부터 공중보건정책의

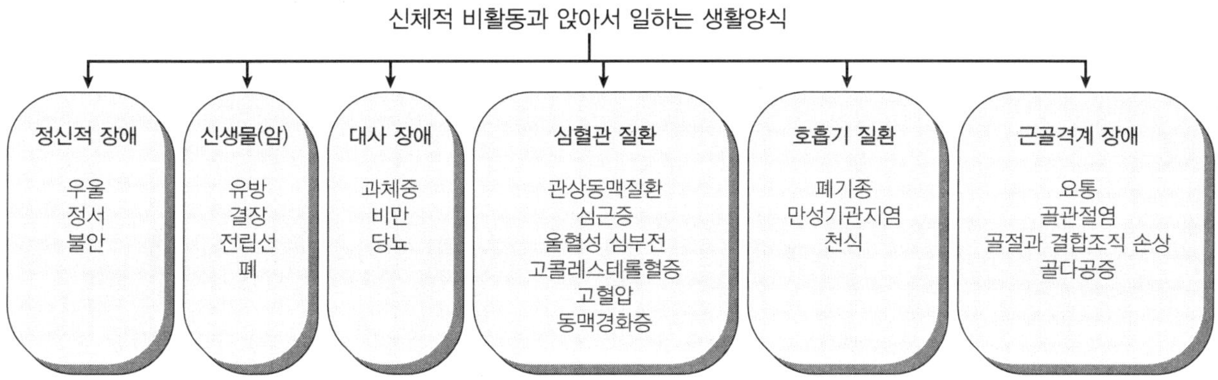

[그림 2-2] 만성질환 예방과 재활에서 신체적 활동과 운동의 역할
V. Heyward, 2010, Advanced fitness assessment and exercise prescription, 6th ed. (Champaign, IL: Human Kinetics), 2에서 허락을 받아 재인용함.

개발 및 증진에 이르는 광범위한 주제를 다룬다. 운동생리학 연구는 신체활동 및 운동과 관련된 다양한 환경 및 아래와 같은 연구 주제에 적용될 수 있다.

- 어떤 종류의 운동훈련 프로그램이 최대산소섭취량을 가장 많이 높일 수 있는가?
- 부상의 위험은 최소화하고, 운동으로부터 얻을 수 있는 이익을 최대화하려면 얼마만큼의 운동이 필요한가?
- 건강을 위해 일주일에 얼마만큼의 신체활동이 필요한가?
- 적절한 체중 유지를 위해 어느 정도의 신체활동이나 운동이 필요한가?

2) 동작과학(Movement Sciences)

동작과학은 운동학습(motor learning), 운동조절(motor control), 생체역학(biomechanics)과 같은 학문 영역을 포함한다. 운동학습은 사이클링이나 댄싱과 같은 운동기술을 어떻게 배우고 수행하는가에 대한 학문이다. 이것은 또한 운동기술에 부정적·긍정적으로 영향을 주는 개념에 대해서도 다룬다. 운동조절은 운동계획과 실행을 포함하는 운동 동작에 관한 인체 정보처리 및 통합 과정에 관한 학문이며, 생체역학은 생명체의 움직임을 이해하는 데 적용되는 물리학이다.

동작과학자들은 고속촬영을 이용하여 동작 패턴을 관찰하고, 동작에 관여하는 힘을 측정하며, 동작 효율성을 연구하여 운동수행을 최대화하거나 과도한 동작으로 인한 부상으로부터 운동참여자를 보호할 수 있는 기구를 개발한다. 또한 그들은 교육용 정보의 영향과 기술개발 환류에 대해서도 연구한다. 동작과학과 관련된 정보들은 다양한 신체활동 및 운동 환경과 아래와 같은 연구주제에 적용될 수 있다.

- 우리는 어떻게 개인의 걷기 효율성 또는 경제성(즉, 에너지 비용을 줄이는 것)을 높일 수 있는가?
- 기본적인 운동기술이 어떻게 신체활동 행태와 신체적성 향상에 영향을 줄 수 있는가?
- 어떤 도전적인 운동들이 낙상과 관련이 있는가, 신체활동 및 운동은 낙상을 예방할 수 있는가?
- 노화는 걷기의 생체역학과 에너지 소비에 어떤 영향을 주는가?

동작과학의 기본 개념은 신체 동작, 균형, 신체적 이동성과 관련된 경제성 등과 같은 요소에 대해 이해할 수 있도록 해준다. 이러한 이해를 바탕으로 인구집단을 대상으로 하는 신체활동 및 운동 중재방법을 계획할 수 있다.

3) 스포츠 및 운동심리학

스포츠 및 운동심리학은 스포츠나 운동프로그램 참

여와 관련된 행태 및 결과에 대한 학문이다. 스포츠 감독들은 선수들이 최상의 능력을 보일 수 있도록 동기부여하거나 다른 다양한 이유로 스포츠 심리학에 많은 관심을 갖는다. 행태 계기는 운동선수들이 주요한 동작 요소에 집중하여 자신의 실력을 최대화시키는 것을 돕고, 선수들은 이 특정 계기를 사용하여 어떻게 긍정적인 반응을 이끌어 낼 지에 대해 정신적으로 학습할 수 있다.

최근 신체활동과 공중보건 연구자들은 개인의 긍정적인 건강행태를 이해하고 증진하기 위해 형태변화에 대한 범이론적 모형과 사회인지적 모형 같은 행태 모형을 적용한다. 스포츠 또는 행태 심리학에 관한 연구는 여러 신체활동과 운동 환경(장소) 및 아래와 같은 연구 주제에 적용될 수 있다.

- 경쟁 욕구를 유발시키는 요인에는 어떤 것이 있는가?
- 사람들이 신체적으로 활동적이도록 동기를 부여하는 것은 무엇인가?
- 평생에 걸쳐 신체적으로 활동적이게 하는데 동기를 부여하는 것은 무엇인가?
- 노화는 신체활동 또는 운동에 참여하고자 하는 동기에 어떤 영향을 주는가?
- 신체활동에 참여하고자 하는 인구집단의 태도와 동기에 대해 어떻게 이해할 수 있는가?

몇 가지 스포츠 및 운동심리학 이론 또는 전략을 이해하는 것은 공중보건, 신체활동, 운동 목적을 달성하기 위한 행태변화 촉진에 중요하다. 스포츠 및 운동심리학의 전통적 기반은 이 교재 나머지 부분에서 행동과학이라 칭하는 내용의 일부이다.

신체운동학 원칙(특히 운동생리학, 동작과학, 행동과학)의 통합은 최상의 기량을 위한 운동훈련프로그램에서 광범위하게 사용되어 왔지만, 효과적인 인구집단 신체활동 및 운동 증진과 계획에 필수적이다. 이 교재의 제3장과 제2부에서 더 배우게 되겠지만, 신체운동학의 원칙들은 일상생활, 활동적 이동, 레크리에이션 및 여가, 직업과 같은 인구집단의 생활습관 영역에서 신체활동과 운동을 증진하는 데에 사용될 수 있다.

2. 운동훈련, 처방, 계획의 원리

신체운동학에 의해 정립된 운동훈련 이론의 원리들은 최적의 운동 수행 능력을 이끌어내고 신체적성을 향상시키는 것과 관련되어 있다. 운동훈련 이론은 1970년대 후반부터 개인의 운동 처방에 대한 근간을 제공해왔으나, 신체활동과 개인에게 맞춘 운동계획을 개발하기 위해서는 운동훈련 이론에 대한 이해가 필요하다. 개인과 인구집단 모두에서 기초적인 기능적 건강을 달성하기 위해서는 규칙적인 신체활동 및 운동 프로그램에 대한 참여가 필수적이며, 이에 대한 자세한 내용은 제7장에서 다룰 것이다. 기능적으로 건강한 사람이란 "건강하지만 약간의 장애를 가진 상당히(완벽함이 아닌) 건강한 사람"으로 정의되어 왔으며(USDHHS 2008), 기능적 능력과 역할 능력의 유지도 포함된다. 다음 장에서는 운동과학을 장기적인 신체활동 및 운동계획과 통합하는데 도움을 주는 일반적인 신체 훈련 원리에 대해 강조한다.

건강 및 피트니스 전문가 (Health and Fitness Professions)

학문적인 신체운동학 분야와 더불어, 다른 전문적인 하부분야는 공중보건교육과 재활계획과 관련된 주된 임무로써 신체활동 증진을 포괄하기 시작하였다. 보건교육, 체육, 선수 훈련, 물리치료, 스포츠 관리와 같은 분야들은 모두 신체활동 및 운동과 관련된 공중보건 중재에 적용될 수도 있고 적용되어야만 하는 정보를 포함하고 있다. 사실, 신체운동학 하부분야 개념들의 통합은 '미국 신체활동협회(National Physical Activity Society, NPAS)'를 통한 고용 기회와 협회의 증명 기회로 이어졌다(자세한 내용은 3장에서). 미국 신체활동협회(NPAS)는 2006년 설립되어 원래 '미국 공중보건 신체활동 지도자 협회(National Society of Physical Activity Practitioners in Public Health, NSPAPPH)'로 알려졌었다. 연구결과를 효과적으로 전환하여 임상에 응용할 수 있는 능력은 신체활동, 공중보건 증진과 관련된 많은 새로운 일자리 기회에서 새로이 필요한 요소가 되었다.

1) 훈련 이론과 원리

운동훈련 이론은 "운동과학으로부터 나온 정보(연구 문헌에 의한 자료에 근거한 결과)를 어떻게 활용할 것인가?"와 "효과적으로 운동 수행 능력을 향상시키기 위해 그것을 어떻게 적용할 것인가(지식과 경험에 근거한 훈련 원리의 활용에 대한 임상적인 실천)?"에 대한 이해를 포함한다.

운동 처방에 대한 과학은 종종 FITT라는 개념에 근거를 둔다. FITT란, 운동의 빈도(frequency), 강도(intensity), 시간[time(duration)] 및 유형[type(mode)]을 의미한다. FITT 개념은 다음과 같이 상세히 설명될 수 있다.

- **빈도** : 운동 혹은 신체활동을 얼마나 자주 수행하는가. 빈도는 특정 활동 훈련 기간(세션), 회(에피소드), 주당 시합 횟수로 표현될 수 있다.
- **강도** : 신체활동 또는 운동을 수행하기 위해 얼마나 열심히 하는가? 혹은 신체적 노력을 기울였는가? 강도는 절대적 용어 혹은 낮음, 중등도, 격렬함과 같은 상대적 용어로 제시될 수 있다(좀 더 자세한 것은 강도에 대한 토의 참조).
- **시간** : 신체활동 혹은 운동을 수행하는데 사용된 시간의 양. 지속시간은 보통 분으로 표현된다.
- **유형** : 신체활동 또는 특별한 형태

적응을 실현하기 위해서는 훈련의 여러 가지 요인 혹은 원리가 고려되어야 한다. 훈련 이론의 전통적인 개념은 원래 개인에 적용되어 왔으나 적절한 신체활동이나 운동을 위한 인구집단에 대한 중재에도 적용되고 있다. 다음은 훈련의 원리에 대한 설명이다(표시나 기술은 참고문헌에 따라 다를 수 있다).

- **실천목표 설정**(Practical goal setting) : 개인 혹은 인구집단의 필요와 목표의 설정
- **유전적 변이와 개인적 변이**(Genetics and individual variation) : 훈련받는 개인 혹은 인구집단의 변화를 위한 유전적 특성과 잠재력
- **동기부여**(Motivation) : 개인 혹은 인구집단의 충동 혹은 개인적인 동기부여에 대한 평가와 신체활동 프로그램의 성공을 위한 적절한 환류와 강화를 제공하고자 하는 필요성
- **교습 모형**(Teaching model) : 운동 수행 능력은 향상시키는 반면, 부상의 위험은 줄이면서 신체활동 또는 운동에 효과적으로 참여하는 방법을 개인이나 인구집단에게 가르칠 필요성
- **신체적성 평가**(Fitness evaluation) : 나이, 건강상태, 경험 같은 것에 근거하여 효과적으로 신체활동과 운동에 참여시키기 위해 신체 능력을 평가하는 것
- **점진적 과부하**(progressive overload) : 생리적, 동작, 정신적 적응을 향상시키기 위한 계획에서 FITT 변수들을 변화시키는 것
- **특이도**(Specificity) : 적용된 특정한 요구에 따른 결과로 발생하는 특정한 생리적, 동작, 정신적 적응
- **교정**(Modification) : 질병, 부상 및 복용하는 약물의 변화와 같은 요소들에 근거하여 신체활동 및 운동 요법을 조정하는 것
- **주기화**(Periodization) : 적절한 휴식과 회복 기간을 제공하는 계절적 변이에 근거한 다양한 훈련 양의 주기를 포함하는 전반적인 신체 훈련 계획
- **과훈련**(Overtraining) : 부정적인 운동 수행 능력을 유발할 수 있는 과도한 신체활동 및 운동에 참여하는 것. 만약 과훈련이 지속된다면, 부정적인 정신적 효과와 근골격계의 부상 위험을 증가시킬 수 있다.
- **디트레이닝**(Detraining) : 신체활동 혹은 운동을 중단하는 것. 훈련으로 인한 편익의 비율과 규모가 손실됨
- **회복**(Recovery) : 신체활동 혹은 운동 프로그램에 참여한 사람이 어떻게 회복되는지와 회복 시간을 향상시키기 위한 전략들
- **순응**(Compliance) : 개인 혹은 인구집단이 무슨 이유로 혹은 어떻게 신체활동 혹은 운동 프로그램을 지속하거나 혹은 중단하는가?

전통적 운동과학 처방을 개인 또는 인구집단의 운동계획에 통합시키기

미국 스포츠 의학회와 같은 전문가 조직과 협회는 1970년대부터 개인의 운동 처방을 개발하기 위하여 전통적 운동과학 방법을 장려하여 왔다. 비록 이들 전통적 운동 처방 방법론들은 대중에게 신체활동과 운동을 장려하는데 유용할 수 있지만, 많은 사람들은 전통적 운동 처방이 너무 복잡하고 따라 하기 어렵다고 느낄 수 있다. 이것은 특히 오직 그들의 건강과 신체적성을 유지, 증진시키는 것에 관심이 있는 사람들에게는 그럴 것이나 운동 수행 결과에 관심이 있는 사람들에게는 그렇지 않다. 2008년 미국인을 위한 신체활동지침(USDHHS 2008)은 신체적으로 활동적인 어린이, 청소년, 성인, 노인의 실생활 예들을 가지고 개발되었다.

전 세계적으로 비활동적인 사람이 만연한 상황에서 2008년 미국인을 위한 신체활동지침에 있는 사례들과 친숙해지는 것이 중요하다. 그 보고서에 기술된 사례들을 위한 개인과 인구집단 전략을 이해하는 것, 이 장에서 보여주고 있는 신체훈련 개념을 어떻게 통합할 것인가를 학습하는 것은 신체활동 증진의 성공을 극대화 하는데 도움이 될 것이다.

2) 용적(Volume)과 양(Dose) 반응

총 칼로리 소비량(total caloric expenditure)의 개념은 시간에 따라 축적되는 훈련(신체활동 혹은 운동)의 용적, 또는 양과 직접적으로 연관되어 있다. 일일 의도적 열량 소비량은 개인의 총 칼로리 소비량의 15~30% 정도이다. 신체활동과 운동훈련으로 인한 편익의 많은 부분이 칼로리 소비량과 연관되어 있다. 이것은 운동 처방과 공중보건, 신체활동 또는 운동계획을 개발할 때 칼로리 소비량이 반드시 고려되어야 하는 이유이다(에너지 혹은 칼로리 균형에 대한 자세한 내용은 제6장에 기술되어 있다).

필연적으로 신체활동을 하는 경우는 움직이지 않는 경우에 비해 더 많은 칼로리를 소비한다. 예를 들어, 약 70kg의 체중을 가진 사람이 앉아서 휴식을 취할 때 분당 약 1.2kcal를 소비한다. 흔히 대사를 측정하는데 사용하는 지표가 대사활동량(metabolic equivalent, MET)이다; 1 MET(3.5mL · kg^{-1}.min^{-1})는 위의 예시와 같은 70kg의 사람이 휴식을 취할 때 에너지 소비량과 동일하다. 총 에너지 소비량(gross energy expenditure)과 순 에너지 소비량(net energy expenditure)의 차이점을 이해하는 것 또한 중요하다. 왜냐하면 두 가지 모두 운동지도자가 총 칼로리 소비량을 측정하거나 추정하는데 사용되기 때문이다. 총 에너지 소비량(METs의 경우)은 신체활동이나 운동으로 인한 에너지 요구량과 휴식 시 에너지 소비량을 합한 것이지만, 순 에너지 소비량은 단지 신체활동이나 운동으로 인한 에너지 요구량만을 반영한다.

용적, 혹은 양은 수행된 신체활동이나 운동의 합계이며 빈도, 기간, 강도에 달려있다. 축적(accumulation)은 몇 회의 짧은 운동을 수행하고, 그 운동 횟수를 추가함에 따라 신체활동 또는 운동 목적을 달성하거나 신체활동 또는 운동의 특정 양을 얻는 것을 나타낸다(예를 들어 30분의 일일 운동량 혹은 신체활동량을 달성하기 위해서는 회당 10분이 소모되는 운동의 3회가 필요).

양-반응 관계는 건강, 신체적성, 또는 운동수행 목적을 달성하기 위해 필요한 신체활동 혹은 운동의 합계양을 나타낸다. 양-반응 관계는 신체활동 또는 운동, 일의 전체 용적의 빈도, 기간, 강도로 측정될 수 있다. 신체활동 혹은 운동과 연관된 양-반응 관계는 약물의 용량에 따라 반응이 달라지는 약물 양-반응 관계와 유사하다. [그림 2-3]은 다양한 건강결과와의 관계에 있어서 신체활동 또는 운동의 양-반응 관계 곡선을 보여준다.

3) 유형(Type)

운동 처방 또는 신체활동과 운동계획에서 FITT를 고려할 때, 대부분의 운동 전문가들은 개인이나 인구집단에서 실제적인 목표 설정 과정에 근거한 신체활동 혹은 운동 유형을 첫 번째로 선택할 것을 권고한다.

신체활동이나 운동은 무산소 운동, 유산소 운동, 또

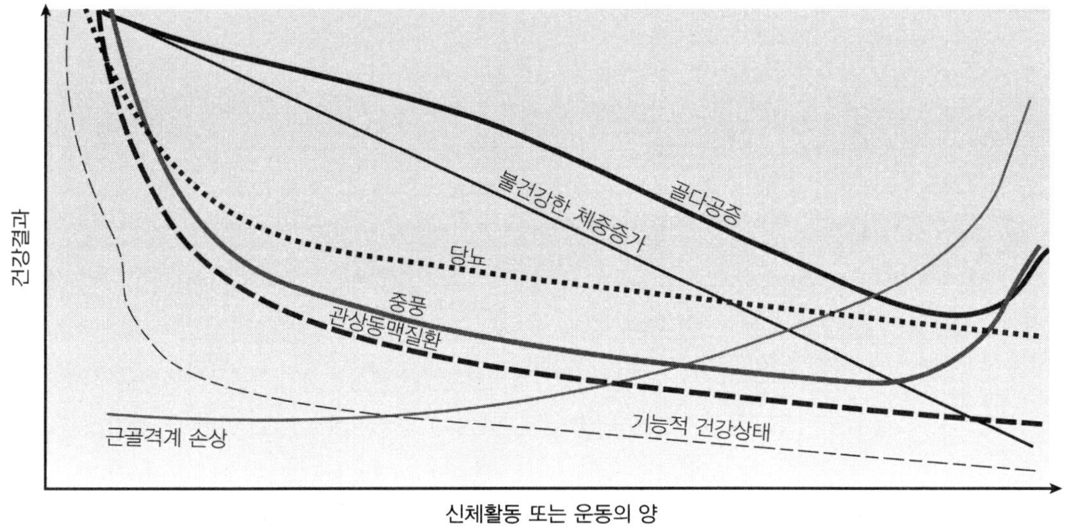

[그림 2-3] 신체활동, 운동, 그리고 건강결과

는 복합적인 운동으로 분류하거나 정적인 것과 동적인 것으로 분류할 수 있다. 2008년 미국의 신체활동지침에 따르면 무산소 운동은 비산화적 에너지 시스템을 사용하는 것으로 이것은 우리 몸에서 산소를 필요로 하지 않고 에너지를 산출하는 반응이다. 무산소 운동은 높은 강도의 운동을 하는 동안 산-염기 불균형을 극복할 수 있는 내성을 증가시켜 짧은 기간 동안 높은 강도로 일하는데 더욱 효과적이다. 무산소 운동의 예는 100미터 달리기, 체육관 운동, 저항훈련(근육 힘, 강도, 지구력, 근육량을 높이기 위한 웨이트 트레이닝)이다. 유산소 운동은 심장, 폐와 같은 거대한 산화시스템을 사용하며, 심폐기능을 향상시킨다. 대표적인 유산소 운동의 예로 30분 이상 걷기, 자전거타기, 조깅 등이 있다.

복합적 신체운동은 축구, 테니스, 라켓볼과 같은 스포츠에서 일어나는데 무산소와 유산소 시스템을 이용하여 상당한 에너지를 필요로 한다. 복합적 신체운동은 일련의 인터벌 트레이닝(interval training)이 관여된다. 인터벌 트레이닝은 몇 초 또는 몇 분의 고강도 운동 이후 비슷한 시간 동안의 저강도 또는 회복 운동이 따르게 된다. 이것은 건강을 향상 또는 운동역량 최대화에 사용할 수 있다.

정적 신체활동 또는 운동(또는 등척 운동, isometric 신체활동)은 무산소 운동으로 제한된 운동범위(ROM, range of motion)내 힘의 발생을 증가시키는 활동이다. 손의 악력(handgrip) 테스트가 대표적인 예이다. 동적 신체활동 또는 운동은 구심적 운동(concentric)과 근육의 원심성(eccentric) 운동을 필요로 한다. 이것은 정적인 활동보다 커다란 운동범위(ROM, range of motion)를 요구하고 보다 지속적이고 리드미컬한 활동이 관여된다.

신체활동 및 운동은 운동의 강도와 시간에 따라 에너지에 대한 특정 생리적 요구가 있는데 이에 따라 무산소 파워 활동과 유산소 파워 활동으로 구분되기도 한다. 무산소 파워 활동은 15초 이내 짧은 순간의 강력한 강도 운동이 관여되는데 신체의 무산소 에너지 생산 과정을 거친다. 무산소 운동 역량은 각 개인이 동원할 수 있는 빠른 수축 근육섬유의 숫자에 따라 달라지는데 이것은 유전적인 영향이 크다. 빠른 수축 근육섬유는 일차적으로 높은 강도의 작업에서 요구되며 빨리 피곤해진다. 반면 느리게 작용하는 근육섬유는 낮은 강도나 중간 정도 강도에서 보다 많이 동원되고 잘 피곤해지지 않는다. 무산소성 능력(anaerobic capacity)은 단기적 폭발적 운동으로 15초~3분정도 지속한다. 무산소 파워 활동은 젖산(lactic acid)과 같은 대사산물을 많이 산출하여 산-염기 불균형에 많은 영향을 준다.

유산소 파워 활동은 작동되는 근육에 높은 수준의 산소 공급을 필요로 하며 3~14분간 지속한다. 유산소 파워는 최대산소섭취(maximal oxygen uptake, VO_2max)와 관련이 있다. 최대산소섭취는 활동 및 운동에 필요한 에너지를 산출하기 위해 산소를 사용하는 신체의 최대 능력을 의미한다. [그림 2-4]는 훈련받은 사람과 그렇지 않은 사람의 운동강도와 VO_2max의 관계를 타나낸다. 유산소성 능력 운동은 20분 이상 지속되는 동안 VO_2max를 높은 비율로 유지하는 능력을 강조한다. 훈련되지 않은 사람의 평균적인 VO_2max가 50% 수준이었다면 이 사람이 프로그램화된 훈련 몇 주 이후에는 70%까지 증가시킬 수 있다. 유산소 파워 활동의 향상은 심폐역량의 효율을 증가시키는 것으로 같은 수준의 활동을 하는데 필요한 근육량을 더 적게 동원하여 산소 소모를 줄일 수 있다.

4) 강도

강도는 신체활동 및 운동이 보다 유산소인지 또는 무산소 인지에 따라 다양한 방법에 의해 결정된다. 예를

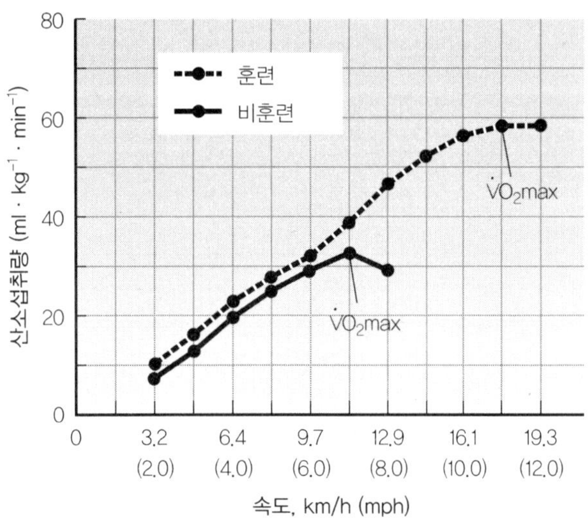

[그림 2-4] 훈련자와 비훈련자에서 운동강도(달기기 속도)와 최대산소섭취량(VO_2max)의 관계

L. Kenney, J. Wilmore, and D. Costill, 2012, Physiology of sport and exercise, 5th ed. (Champaign, IL: Human Kinetics), 122에서 허락을 받아 재인용함.

들어 어떤 사람은 몇 분보다 몇 초에 걸쳐 상당한 강도로 일을 할 수 있다. 강도는 일차적으로 FITT의 변수이며 일정한 시간동안 신체활동에 소요되는 전체 칼로리에 의해 영향을 받는다. 또한 강도는 개인이나 집단의 현재 수준보다 너무 높게 될 경우 손상의 위험에 영향을 미칠 수 있다.

강도는 중간(moderate) 강도 또는 중증(vigorous) 강도로 구분하거나 절대강도와 상대강도로 구분하기도 한다. 2008년 신체활동지침의 자문위원회 보고에는 사람들이 3~5.9 METs로 일할 때 중간(moderate) 강도로 분류하고 6MET 이상일 경우 강한(vigorous) 강도로 구분한다. 절대강도는 kcal/min, MET의 형태로 표현되거나 4miles/hour(6.4km/h)의 걷기 또는 5miles/hour (8km/h)의 조깅으로 표현된다. 저항운동의 경우 절대강도는 들고 있는 무게나 힘을 쓰는 양, 즉 파운드, kilogram의 형태로 표현될 수 있다. 절대강도는 또한 저(low) 강도, 중간(moderate) 강도, 중증(vigorous) 강도, 최대(maximal) 강도로 분류될 수 있는데 [표 2-1]은 2008 미국 신체활동지침에서 분류한 것을 보여준다.

상대강도는 유산소 파워인 VO_2max의 비율이나 측정된 심장박수의 비율, 또는 심박동 여유량(최대 심장박동수-안정시 심장박동수)으로 표현된다. 인지된 활동 점수(perceived exertion rating, 가벼운 활동에서 힘든 것까지 얼마나 힘을 들였는지 느끼는 정도) 또한 상대적인 강도 측정에 사용할 수 있는데 웨이트 운동의 경우 한번에 들어 올릴 수 있는 최대치의 비율로 측정할 수 있다.

2008년 신체활동지침의 자문위원회 보고서에는 신체활동 및 운동의 강도에 따른 분류를 포함하고 있는데 이 강도에 따라 개인, 집단의 VO_2max가 얼마나 차이가 있는지 잘 보여준다. [그림 2-5]에서 보듯이, 14METs를 갖고 있는 평균 VO_2max보다 높은 성인이 3마일(4.8㎞)의 속도로 걷는다면 그 사람의 상대 강도는 24%로 별로 힘들지 않은 강도이다. 그러나 4METs의 낮은 VO_2max를 갖고 있는 성인의 경우, 자신의 최고치의 83% 상대강도를 갖고 있으므로 매우 힘들게 느껴진다. 낮은 유산소 능력인 4METs를 갖고 있는 성인

[표 2-1] 주당 총 유산소 신체활동량의 분류

신체활동 수준	주당 중등도 신체활동 시간의 범위	전반적 건강편익의 요약	설 명
비활동(inactive)	기준치 이상의 활동 없음	없음	비활동은 불건강한 상태임
낮음(low)	기준치 이상의 활동이 주당 150분 미만	약간의 편익	낮은 수준의 신체활동은 비활동적인 생활습관 보다는 분명히 바람직함
중간(medium)	기준치 이상의 활동이 주당 150~300분	상당한 편익	이 범위의 최고수준에서의 신체활동은 부가적이고도 좀 더 광범위한 건강편익을 갖는다.
높음(high)	기준치 이상의 활동이 주당 300분 초과	부가적 편익	현재의 과학수준에서는 연구자가 부가적 건강편익이 없게 되는 신체활동의 상한을 파악하는 것을 허용하지 않는다.

USDHHS, 2008에서 재인용함.

은 오랜 기간 동안 4마일(6.4㎞)의 속도로 걸을 수 없다. 왜냐하면 그에게 이 강도는 VO_2max를 초과하여 대부분 무산소 활동이 되어버리기 때문이다. 이 정도의 운동부하는 절대강도로 5METs를 요구하는 것이다.

신체활동 및 운동의 강도를 결정하는 많은 방법에 대해 이 장에서 완전히 검토하기는 어렵다. 그러나 운동처방의 강도를 결정하는데 사용하는 흔한 유산소, 무산소 방법은 다음에 검토할 것이다.

5) 최대 심박수 대비 백분율(Percentage of Maximal Heart Rate)

최대 심장박동수(Maximal Heart Rate, MHR) 백분율은 단순한 운동생리의 가정에 기초한 유산소 방법이다. 예측된 MHR는 [220−연령]이다(일반적으로 오차는 분당 +10, −10의 심장박동수(beat per minute, bpm)로 설정한다). MHR에 원하는 강도의 비율을 곱하면 된

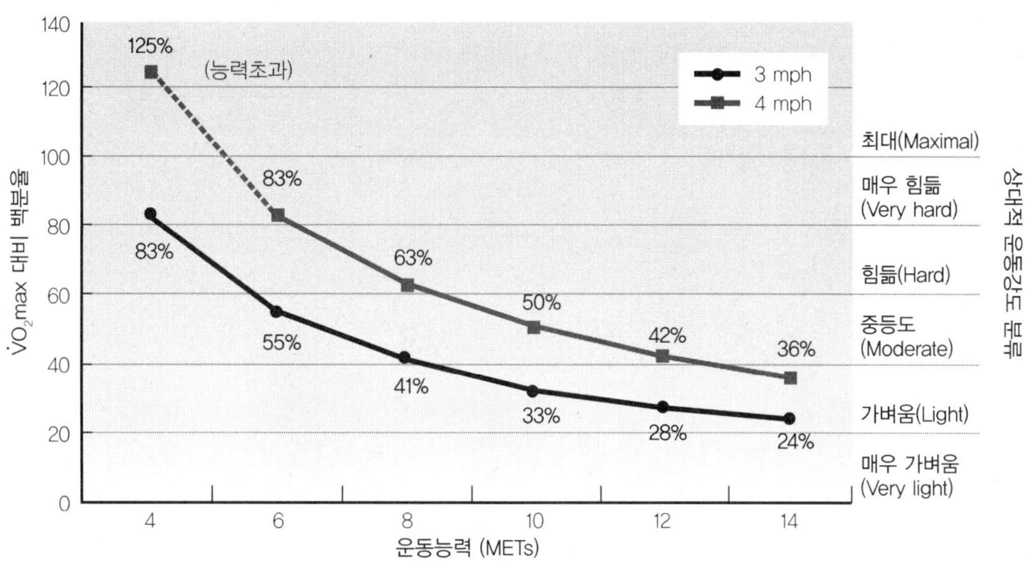

[그림 2-5] 보행속도 3mph(4.8km/h, 3.3METs)와 4mph(6.4km/h, 5.0METs)에서 상대적 운동 강도. 강도는 성인의 운동능력 수준(4~14METs 범위)에 따른 최대산소섭취량(VO_2max)의 비율로 제시함

USDHHS, 2008에서 재인용함.

다. 예를 들어 30세 성인의 강도를 60에서 80으로 높이려면, [220−30]=190이며, 190×0.6=114bpm에서 190×0.8=152bpm으로 계산하면 된다. 이 방법은 건강에 위험도가 있는 처음 운동을 시작하는 사람에게 사용하기 편리하다. 왜냐하면 이것은 낮은 백분율(%)을 사용하면 다른 방법에 비해 상대적으로 낮은 강도가 설정되는 보수적인 특성이 있기 때문이다.

6) 최대심박 여유 비율 또는 목표심박 (Percentage of Maximal Heart Rate Reserve, THR, Target Heart Rate)

이 방법 역시 유산소 방법으로 단순 최대 심장박동수 예측에 기초하고 있다. 이것은 휴식 시 심장박동수(RHR, Resting Heart Rate)를 아래와 같은 식을 통해 산출한다.

1. MHR reserve = MHR − RHR
2. THR = (MHR − RHR) × (요구되는 강도 비율, 예 60%) + RHR

RHR이 80인 40세 성인에서 MHR reserve를 60%에서 70%로 향상하려면 아래와 같이 계산된다. THR = (180−80)×0.6+80=140 bpm에서 THR=(180−70)×0.7+80=157 bpm으로 계산된다. 이 산식은 1950년대 처음 개발한 운동생리학자의 이름을 써서 Karvonen 공식이라 부른다. 이 방법은 정기적인 운동을 하는 사람이나 건강위험이 적은 사람에서 익숙하게 사용되는데 단순 MHR 비율보다는 높은 강도를 요구하기 때문이다.

7) 대사활동량(MET, Metabolic Equivalents)

대사활동량(MET)은 이 장 처음 부분에 기술한 개념에 기초한 유산소 방법이다. 건강한 성인의 경우 1MET=3.5ml · kg^{-1}.mim^{-1}이다. 신체활동 및 운동은 특정한 운동을 수행하는데 있어 요구되는 MET 수준에 따라 중간 및 중등으로 분류될 수 있다. 2008년 신체활동 지침 자문위원회 보고서에는 적어도 6METs 정도의 강도를 요구하는 운동과 활동 목록이 제시되어 있다.

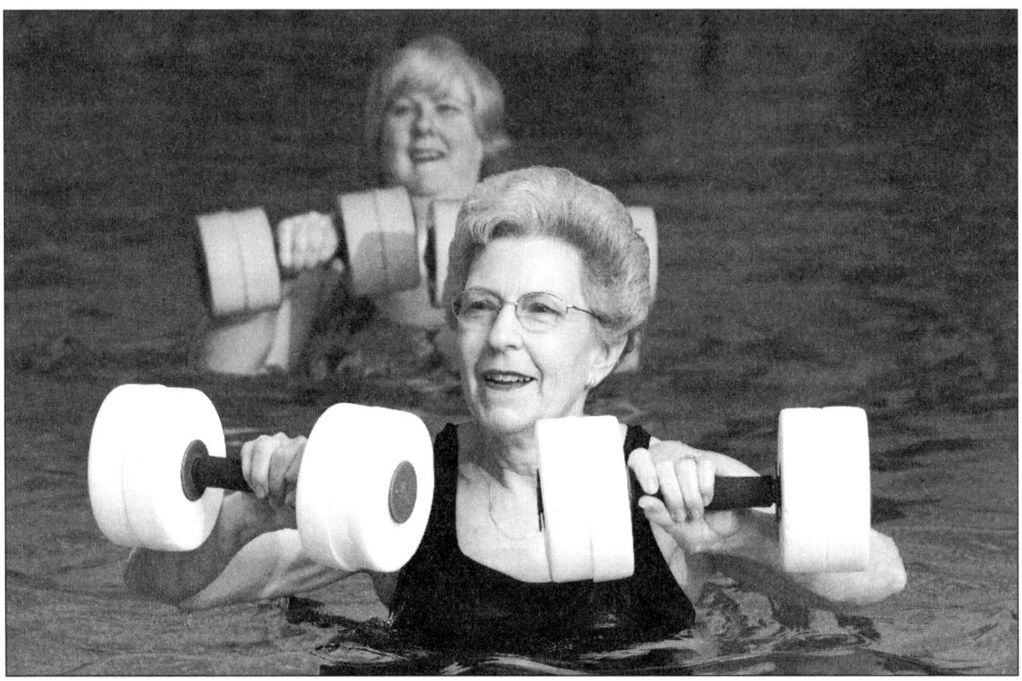

연구결과에 의하면 신체활동 프로그램을 늦은 나이에 시작하는 것은 결코 늦은 것이 아니다. 신체활동이 전 생애에 걸쳐 중요한 이유는 무엇일까?

개인이나 집단에서 최대 운동테스트를 통해 VO_2max가 측정되거나 다른 방법(5장)을 통해 측정 또는 추정될 수 있는데, 이 VO_2max는 METs로 표현될 수 있다. 달성할 수 있는 최대 METs의 비율은 초기 운동훈련 강도나 추적 관찰 시 운동훈련 강도를 계산하는데 사용할 수 있다. 최대 VO_2max에서 12METs인 사람이 그의 최대의 50%로 훈련받는다면 6METs가 된다. 신체활동 훈련자들은 특정 강도로 사람을 훈련하는데 이 방법을 이용한다.

8) 최대산소섭취량 대비 백분율(Percentage of Maximal Oxygen Uptake)

개인이나 집단의 최대산소섭취량(VO_2max)을 안다면 최대의 비율에 기초하여 신체활동 및 운동 강도를 계산하는데 활용할 수 있다. 예를 들어 VO_2max의 70%로 대상집단을 훈련시키는 것이 목표로 설정되고, 이 집단의 VO_2max 평균이 35ml · kg^{-1}.mim^{-1}(10 METs)라면 35 × 0.7 = 24.5ml · kg^{-1}.mim^{-1}(7METs)로 계산할 수 있다. [그림 2-6]에는 심장박동수와 VO_2max의 선형적 관계를 어떻게 사용하는지 보여주고 있다. VO_2max의 비율에 기초하여 75%의 VO_2max에서 대표적인 신체활동 및 운동의 심장박동수 비율을 결정할 수 있다. 이 방법은 아직까지 사용되는 대표적인 방법으로 운동생리학자들이 운동 강도를 결정하는데 주로 사용된다.

9) 분당 또는 시간당 킬로칼로리(Kilocalories)

분당 킬로칼로리 또는 시간당 킬로칼로리는 운동 강도를 결정하는데 사용되는 가장 대중적인 방법이 되었다. 특히 체중 감소나 체중 유지 프로그램에 사용된다. 1리터의 산소 소모는 약 5kcals/min과 동등한 변환요인으로 생각하여 신체활동 운동의 전체 칼로리를 계산하는데 사용한다. 예를 들어 체중이 80Kg인 사람이

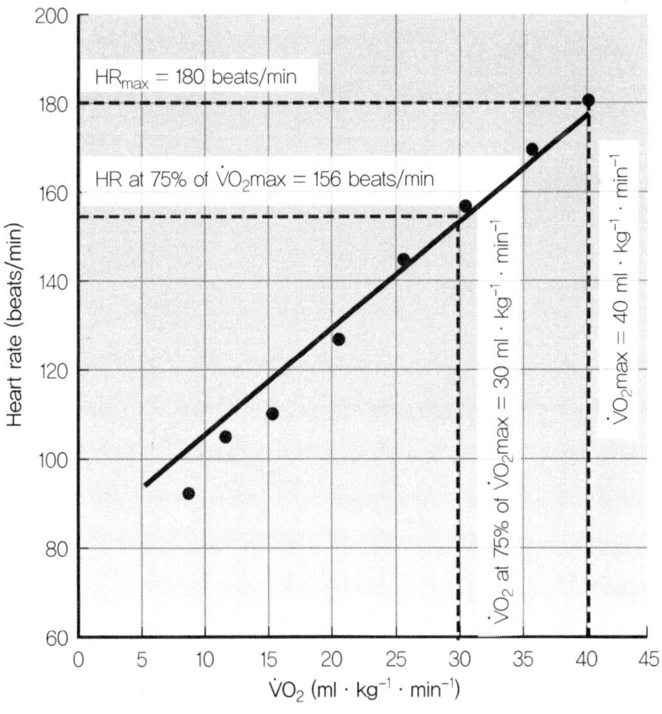

[그림 2-6] 심장박동수(HR)와 산소섭취량(VO_2)의 선형관계

L. Kenney, J. Wilmore, and D. Costill, 2012, Physiology of sport and exercise, 5th ed. (Champaign, IL: Human Kinetics), 511에서 허락을 받아 재인용함.

35ml · kg^{-1}.mim^{-1}(10 METs)으로 운동하고 있다면 전체 칼로리 소비는 다음과 같이 계산할 수 있다. 35ml · kg^{-1}.mim^{-1}×체중(Kg)×1,000=산소섭취 리터/분, 35×80/1,000=2.8 liters/min. 그러면 이것을 분당칼로리로 변환하여 2.8 liters/min×5 kcals/min 하여 약 14 kcals/min를 계산할 수 있고 시간으로 계산하면 840kcals/h(14×60)가 된다.

10) 인지한 힘든 정도 척도와 표현 테스트 (Perceived exertion scales and talk test)

인지하기 힘든 정도(PE, Perceived exertion) 척도와 표현 테스트는 사람들이 얼마나 운동 및 활동이 힘든지 평가하는 방법이며 주어진 강도에서 활동 중에 대화가 가능한지를 평가하여 사용하는 방법이다. [그림 2-7]은 OMNI – Walk/Run 척도로 불리는 인지하기 힘든 정도(PE, Perceived exertion) 척도의 하나이다. 이것은 사람들이 자신의 신체활동과 운동 강도가 어느 정도인지 알 수 있도록 운동지도자가 지도할 때 사용하는 단순한 방법이다. 예를 들어 훈련되지 않은 성인에게 OMNI 척도 7은 '약간 힘든 편이다' 또는 '힘들다'로 나타낼 수 있다. OMNI – Walk/Run 척도와 같이 인지하기 힘든 정도를 나타내는 척도는 사람들이 중간 내지 중증 강도로 신체활동을 수행하는데 초점을 둘 때 사용될 수 있다. 이것은 PE 수준 4 이상의 신체활동에 해당한다. PE 4~6 수준은 중간 강도의 신체활동 또는 운동에 해당하고, 6보다 크면 중증 강도의 신체활동 또는 운동에 해당한다. 표현 테스트는 운동을 하는 사람이 쉽게 이야기할 수 있는 편안한 수준(comfortable)인지 편하게 이야기할 수 없는 힘겨운 수준인지 표현하도록 한다.

인지한 힘듦 척도와 표현 테스트는 신체활동에 대한 반응을 사람들 자신의 느낌(숨차다, 근육이 아프다, 땀이 난다 등) 그대로 보고할 수 있어 매우 실용적이다. 그러나 신체의 반응은 다양한 생리적 요소인 젖산 대사, 호흡 대사의 역치 등이 영향을 미치는 복잡한 과정이다. 운동훈련자들은 이 방법을 사용하기 위해 사람들에게 어느 정도 운동에 대한 경험이 있어야 한다는 것을 이해해야 한다. 운동 경험에 익숙하지 않거나 젊은 사람들은 종종 자신들이 하고 있는 활동, 운동이 얼마나 힘든가를 과소평가하는 경향이 있다.

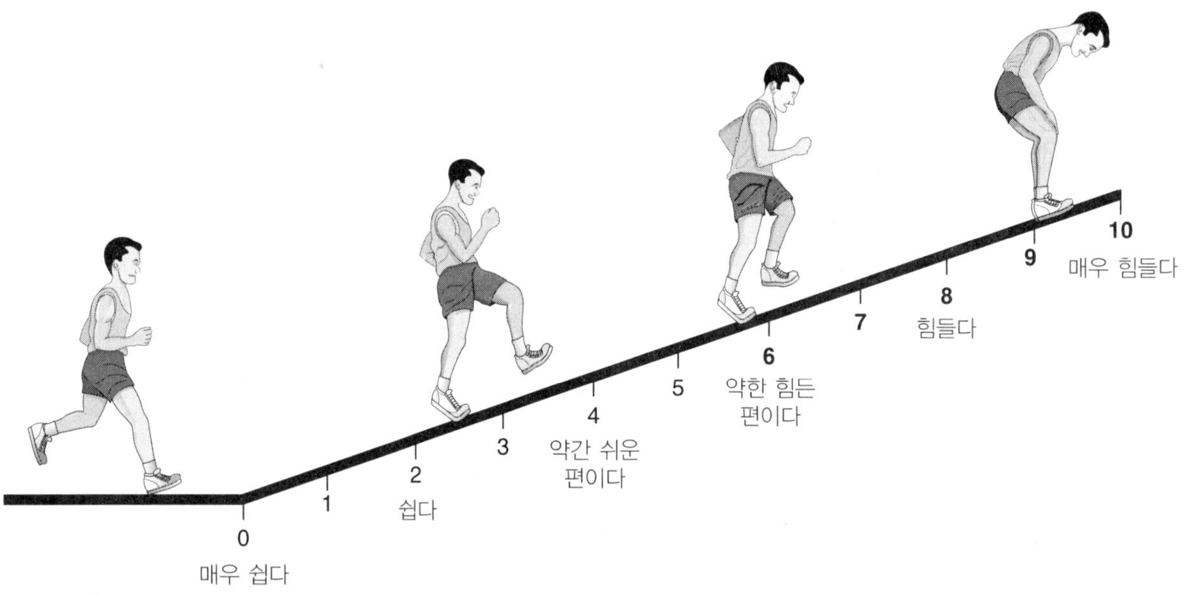

[그림 2-7] OMNI Walk/Run 척도

R.J. Robertson, 2004, Perceived exertion for practitioners: Rating effort with the OMNI picture system (Champaign, IL: Human Kinetics), 142 에서 허락을 받아 재인용함.

11) 최대 반복(Repetition maximum)

최대 1회 반복검사(1 RM, 1-repetition maximum)는 저항적 훈련인 웨이트 트레이닝과 관련된 가장 흔한 무산소 방법이다. 예를 들어 한 번에 자신의 머리 위로 들어 올릴 수 있는 최대한의 무게가 100 파운드(45.5Kg)인 사람은 100 파운드 1RM을 갖는다. 이것은 그 사람의 절대 근력(absolute strength)이라고 할 수 있다. 상대 근력(relative strength)은 자신의 몸무게로 1RM을 나눈 것으로 2008 신체활동지침 자문위원회의 보고서(USDHHS와 PAGAC, 2008)의 표 D-1에 제시되어 있다.

나이 많은 사람이나 웨이트 훈련이 되어 있지 않은 사람이 1RM을 수행하는 것은 쉬운 것이 아니므로, 많은 운동지도자들은 이런 사람들이 5RM(최대치의 5번 반복)이나 10RM(최대치의 10번 반복)을 수행하도록 한다. 이것이 보다 안전하고 수행하기 수월하기 때문이다. 개인이나 집단의 저항운동 역량을 평가하기 위해서는 연령이나 성별에 따라 설정된 명복적인 기준(Normative standards)을 이용할 수도 있다(ACSM, 2010). 또한 5RM, 10RM으로부터 산출되는 값으로 1RM의 역량을 추정하는데 사용할 수도 있는데 이것은 신체 운동, 훈련 계획을 수립하거나 운동 처방을 하는데 활용한다.

12) 운동부하(Workload)

운동부하는 무산소 방법으로 속도, 근력, 근육 지구력, 힘, 특정 부분의 근력과 같은 저항 운동에 영향을 미치는 요소이다. 개인이나 다양한 집단을 위한 특정 저항 훈련 프로그램들이 자세히 소개되어 있다(ACSM, 2010). 그런데 모든 저항 훈련은 다음을 고려하여야 한다. 즉, 강화(근력 또는 근육 지구력), 참여자의 수준(초보 또는 훈련된 사람), 1RM, 5RM, 또는 10RM의 비율, 세트 횟수, 세트 당 반복 횟수(예, 3세트, 세트 당 10회 반복), 운동 속도(느리게, 중간, 빠르게), 주당 운동 횟수 등을 고려하여야 한다.

13) 시간

[표 2-2]에는 운동 시간, 유형을 결정하는데 사용할 수 있는 전통적인 운동처방 프로그램에 기초한 권고가 제시되어 있다. 이 표는 기본적인 기능적 건강(최소한의 장기적 목적)이나 높은 수행능력을 달성하기 위한 권고를 포함하고 있다.

14) 빈도

[표 2-3]에는 운동 유형에 따른 빈도에 대한 권고가

[표 2-2] 기능적 건강 또는 높은 역량을 달성하기 위한 권고 시간

신체활동의 유형	기능적 건강	높은 수행능력
유산소	20-60분	20-120분
무산소	20-30분	20-120분
유산소와 무산소	설정된 실천목표에 근거	설정된 실천목표에 근거

권고량은 하루 한 번의 연속적 신체활동 또는 하루 동안 여러 번의 신체활동을 더하여 성취될 수 있다.

[표 2-3] 기능적 건강 또는 높은 역량을 달성하기 위한 권고 빈도

신체활동의 유형	기능적 건강	높은 수행능력
유산소	3-5일/주	5-7일/주
무산소	2-3일/주	3-4일/주
유산소와 무산소	설정된 실천목표에 근거	설정된 실천목표에 근거

권고량은 하루 한 번의 연속적 신체활동 또는 하루 동안 여러 번의 신체활동을 더하여 성취될 수 있다.

제시되어 있다. 또한 기본적인 기능적 건강(최소한의 장기적 목적)이나 높은 역량을 달성하기 위한 권고를 포함하고 있다.

3. 신체활동 및 운동훈련의 원칙 적용

우선 FITT 개념을 사용하는데 익숙하다면 운동에 관한 원칙을 어떻게 적용하고 개인과 집단의 운동훈련을 어떻게 향상시킬 것인지 배우는 것이 도움이 될 것이다. 앞에서 정의한 이 훈련의 원칙은 다음에 보다 자세히 설명할 것이다.

1) 실천 목표 설정

개인이나 단체의 수요와 목표를 결정할 때 신체활동과 운동의 실천 목표와 달성 목표 등을 포함한 수요조

주당 총 신체활동

주어진 기간 동안 행해지는 신체활동과 운동의 양(보다 자세한 것은 USDHHS와 PAGAC(2008)의 문헌 섹션 D 참조)은 절대강도, 시간(time) 또는 지속시간(duration)과 빈도를 사용해 결정된다. [표 2-4]에서 보듯이 (중간 강도, 강한 강도 혹은 중강도 플러스 강도) 신체활동과 운동의 양(dose)은 주당 분 또는 시간으로, 하루 혹은 주당 걷거나 조깅하거나 달린 거리로 나타낼 수 있다. 신체활동과 운동 양을 나타내는 방법은 또 있다. 하루 혹은 일주당 소모된 킬로칼로리라든가 일일 혹은 일주당 몸무게 1킬로그램에 소모된 킬로칼로리, 또는 일일 혹은 일주당 소요된 MET분 혹은 MET시간 등이다. 상대적 강도, 지속시간 및 빈도 개념을 사용함으로써(예를 들어, 24주 동안 매주 5회 예측 MHR의 70%에서 30분 다양한 FITT 양을 비교하고 일반화하여 인구집단 중재에서 신체활동과 운동에 대한 권장량을 결정할 수 있다.

[표 2-4]는 개인이 주당 2.5시간 신체활동(여성 최소 권장량으로, 중강도에서 시속 4.8km로 걷기)을 한다면, 그녀의 평균치는 주당 495 MET분, 즉 8.25 MET시간이며, 주당 12km에 해당한다. 그녀의 몸무게가 75kg이라면 에너지 소비량은 주당 620kcal다. 그녀가 같은 강도로 주당 5시간 신체활동을 한다면 평균치는 주당 990 MET분, 즉 16.5 MET시간이며 주당 24km, 에너지 소비량은 주당 1240kcal가 될 것이다.

앞에 예를 든 사람이 주당 2.5시간씩 매시 11km로 조깅을 하는 강도의 신체활동이나 운동을 할 수 있다면, 주당 상당량의 (총에너지 소비량에서 620kcal 대 2155kcal) 에너지를 소모시킬 수 있는데, 이것은 FITT 변수 결정과 개인 및 인구집단 목표 설정 시 강도의 중요성을 증가시킨다.

[표 2-4] 걷기, 조깅 및 달리기의 신체활동 양적 지표 (주 단위)

속도 (mph)	MET	주당 150분 (2.5시간) 신체활동					주당 300분 (5시간) 신체활동				
		MET-분	MET-시간	마일	km	Kcal*	MET-분	MET-시간	마일	km	kcal*
휴식	1.0	150	2.5	0.0	0.0	190	300	5.0	0.0	0	380
2.5	3.0	450	7.5	6.25	10.0	565	900	15.0	12.5	20	1130
3.0	3.3	495	8.25	7.5	12.0	620	990	16.5	15.0	24	1240
4.0	5.0	750	12.5	10.0	16.0	940	1500	25.0	20.0	32	1880
4.3	6.0	900	15.0	10.75	17.2	1125	1800	30.0	21.5	34.4	2250
5.0	8.0	1200	20.0	12.5	20.0	1500	2400	40.0	25.0	40	3000
6.0	10.0	1500	25.0	15.0	24.0	1875	3000	50.0	30.0	48	3750
7.0	11.5	1725	28.25	17.5	28.0	2155	3450	56.5	35.0	56	4310
8.0	13.5	2025	33.75	20.0	32.0	2530	4050	67.5	40.0	64	5060
10.0	16.0	2400	40.0	25.0	40.0	3000	4800	80.0	50.0	80	6000

2.5~4.3 mph (4~7 km/h) = 걷기, 5~10 mph (8~16 km/h) = 조깅 또는 달리기

* 75kg의 성인이 주어진 강도에서 150분 혹은 300분 동안 운동할 때 소비하는 킬로칼로리

주 : 이들 수치는 총 에너지 소비값으로, 활동결과로 추가되는 에너지 소비뿐만 아니라 휴식 시 에너지 소비도 포함된다. 킬로칼로리 값은 1 MET = 1 $kcal^{-1} \cdot kg^{-1} \cdot h^{-1}$를 적용해 계산했으며, 5 kcal 단위로 반올림했다. MET 값은 Ainsworth 등(2000)의 문헌 9쪽에서 인용하였다.

USDHHS, 2008에서 재인용함.

사가 수행되어야 한다. 목표설정 기술을 미세조정하기 위해서는 13장에 기술된 행동과학 범이론적 모형의 개념과 전략을 이용하라. 바람직한 단체목표의 하나는 2008년 미국인을 위한 신체활동 가이드라인[2008 Physical Activity Guidelines for Americans (USDHHS, 2008)]의 최소권장량을 달성하는 것이다.

2) 유전적 특성과 개인적 변이

개인 또는 인구집단의 유전적 변이는 신체활동과 운동의 효율성에 영향을 미친다. 또한 유전적 변이는 적응률과 적응최대잠재력과 관계가 있다. 앞서 [그림 2-3]에서 본 바와 같이 신체활동, 운동 및 건강결과에 대한 것처럼 곡선상의 차이와 유사한 중요 신체적성 변수에 대해 개인과 인구집단 내에는 변이의 정도 차이가 확실히 존재한다.

[그림 2-8]은 시간(예를 들면 6개월)에 따른 신체활동 또는 운동과의 관계에서 볼 수 있는 다섯 가지 유전적 변이와 훈련의 차이를 나타낸다. 곡선3은 신체활동과 운동에 대한 적응 프로파일을 나타내는 것으로, 대부분 참여자들의 희망사항이겠지만, 이런 유형으로 반응하는 사람은 많지 않다. 보다 효과적인 건강결과를 얻기 위해서는 여러분의 신체활동과 운동계획을 정기적으로 평가할 필요가 있다.

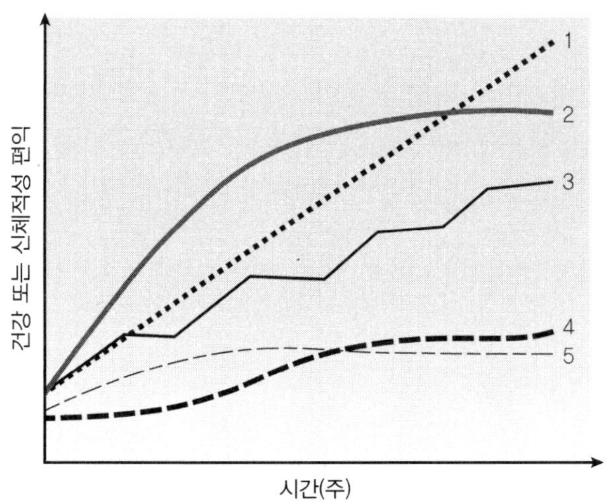

[그림 2-8] 5명의 훈련적응 곡선

3) 동기부여

동기부여란 신체활동과 운동에 규칙적으로 참여하도록 이끄는 내재적 동기목표를 강화하는 것과 관련이 있다. 13장에서 운동지도자가 동기부여 수준을 격려하고 유지하기 위해 공통적으로 사용하는 행동모형을 기술한다.

4) 교습 모형

교습 모형은 유능한 교습자가 되고 싶은 운동지도자의 요구를 반영하여, 대상 인구집단을 동기화시키고 신체활동과 운동의 편익을 강화하기 위한 교육전략이나 논리적 모형(논리적 모형에 관해서는 15장 참조)을 사용한다. [그림 2-9]는 정기적인 신체활동의 채택에 부정적으로 작용할 수 있는 장벽을 최소화하기 위해 운동지도자가 개인이나 인구집단과의 작업에서 사용할 수 있는 단순 교습 혹은 상호교류 모형의 예를 제공한다. 또한 운동지도자는 정기적인 신체활동과 운동의 채택을 증진하는 요인들을 최대화하기 위해 작업할 수도 있다.

5) 신체적성 평가

신체활동과 운동 프로그램을 시작하기 전에 신체적성 수준을 평가하는 것은 프로그램의 유효성을 결정하는데 중요하다. 요구되는 평가수준은 대상 인구집단의 신체능력, 목표와 필요성에 따라 큰 차이가 있다. 목표결정과 연계해 신체적성 평가를 실행하는 것은 프로그램이 대상 인구집단의 필요성에 부합함을 확신하는데 도움이 될 것이다.

6) 점진적 과부하

점진적 과부하 원칙은 건강 및 신체적성의 개선이 FITT 변수의 증가에 따라 이루어진다는 사실과 관련이 있다. FITT 변수의 증가는 우리 몸에 신체적 스트레스를 서서히 증가시키게 되고 이를 통해 건강 및 신체적성의 개선이 이루진다. FITT 변수를 바꾸기 전에 사람들이

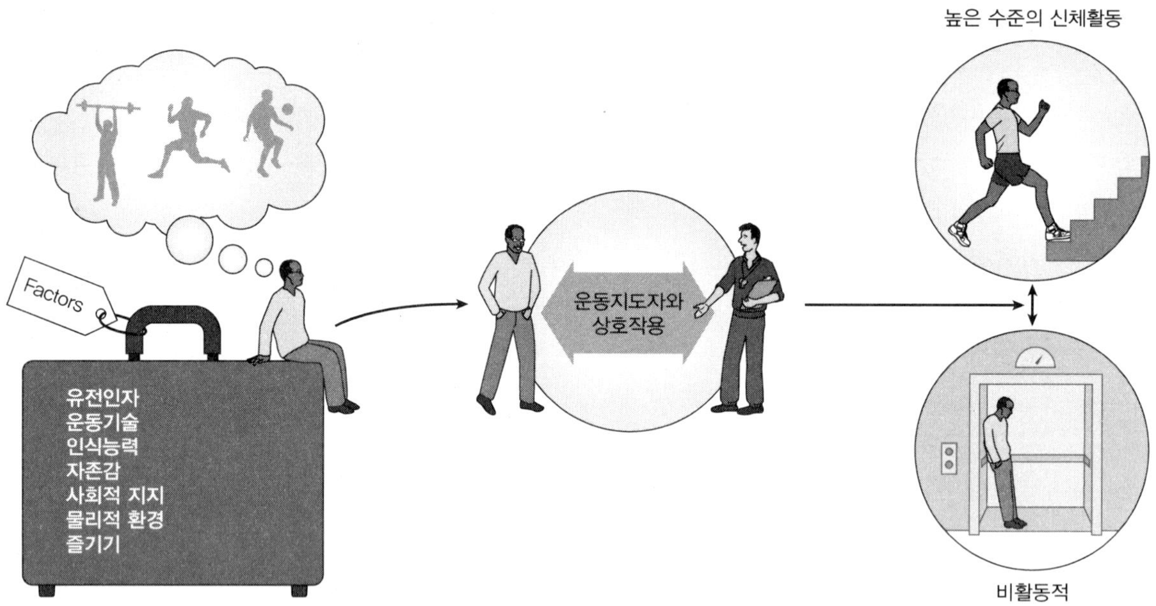
높은 수준의 신체활동
Factors
유전인자
운동기술
인식능력
자존감
사회적 지지
물리적 환경
즐기기
운동지도자와
상호작용
비활동적

[그림 2-9] 개인의 신체활동과 운동 수준 선택에 영향을 미치는 요소들

현재 훈련수준에 적응이 되었는지를 확인하기 위해 점진적 과부하는 유전적 · 개인적 변이와 연관해서 고려되어야 한다. 점진적 과부하의 지나친 변화는 바람직한 결과를 낳지 못한다. 대부분의 경우, 한꺼번에 모든 FITT 변수를 바꾸는 것은 현명하지 못하다. 왜냐하면 사람들이 새 작업량에 적응할 시간을 충분히 가지지 못하고, 그 결과 부상이나 탈진을 초래할 수 있기 때문이다. 점진적 과부하 원칙을 정확하게 적용하기 위해서는 많은 경험이 요구된다. 개인과 인구집단에서 신체활동과 운동에 대한 신체적 적응력은 천차만별이기 때문이다.

7) 특이도

특이도 원칙은 건강과 신체적성의 변화는 바람직한 적응을 가져 올 수 있도록 FITT 변수를 어떻게 맞추느냐에 달려있다는 사실을 말한다. 개인 혹은 인구집단과 작업할 때 신체활동 혹은 운동계획에 대한 대상의 특별한 신체적 요구사항을 고려하는 것이 중요하다. 예를 들어 앉아만 있는 고위험 건강수준의 중년남자들을 위한 최소한의 기능적 신체적성을 달성하려는 목적의 프로그램이라면 숙련된 젊은 여성 주자의 마라톤 완주를 돕는 프로그램과는 엄연히 다를 것이다. 두 프로그램의 목표는 확연히 다르며 각각의 목적 달성을 위해 전혀 다른 FITT 변수 조정을 요구할 것이다.

8) 교정

운동처방과 신체활동과 운동계획은 개인, 인구집단 또는 환경변화에 근거하여 때로 교정이 필요하다. 신체운동과 운동 교정을 요구하는 변수에는 부상, 질병, 약복용, 회복 부족과 훈련과도 증후 등이 포함된다. 교정에는 FITT 변수를 변경해 개인이나 인구집단이 수정된 단계에서라도 계획을 계속 진행할 수 있도록 해주는 것을 포함한다. 이것은 완전한 재발(계획중단과 재시작 안함)의 위험성을 최소화할 수 있다. 신체활동과 운동계획의 수정 방법을 알게 되면 순응을 장려할 수 있다(추가 정보는 아래 순응도 기술 내용을 참고한다).

9) 주기화

주기화는 FITT 변수, 신체활동과 운동의 양, 회복시간의 사이클링(혹은 변화)을 말한다. [그림 2-10]은 30

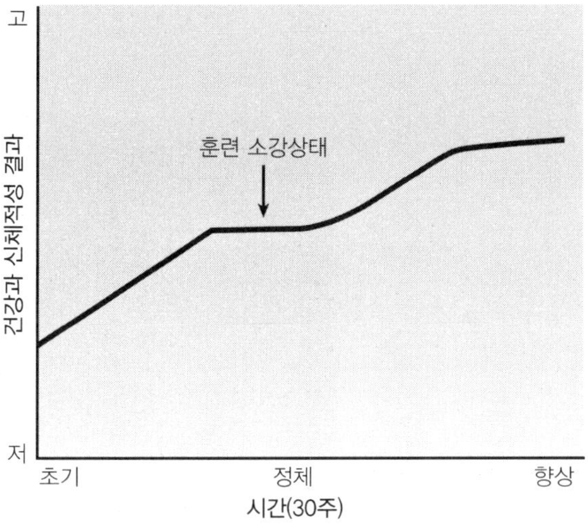

[그림 2-10] 단순 주기화의 예

주에 걸친 건강과 신체적성의 향상을 보여주는 간단한 주기화 계획을 나타낸다. 향상의 진행 정도는 개인이나 인구집단이 계획을 시작할 때 건강 혹은 신체적성 수준이 얼마나 되느냐에 달려 있다(대체로 시작 때의 건강 혹은 신체적성 수준이 낮을수록 초기 이득(gains)이 크다). 표준적인 주기화 계획은 초기단계, 정체단계(소강상태), 향상단계로 되어 있다.

훈련 소강상태는 신체적성의 향상이 거의 일어나지 않은 기간을 말한다. 향상률은 훈련의 효과적인 주기화에 영향을 받을 수 있다. 사람들의 신체활동과 운동행태를 유지하거나 증진시킬 수 있도록 도와주기 위해서는 소강상태 현상을 인식해서 효과적인 행태(13장에 더 많은 관련정보가 있다)와 FITT 전략을 사용하는 것이 중요하다. 왜냐하면 향상의 결핍은 재발(relapse)을 부추길 수 있기 때문이다. 주기화 원칙을 신체활동과 운동 계획에 적용하는 방법은 부지기수다. 이 장 말미의 부록과 e미디어 목록에서 주기화와 관련된 FITT 변수와 계절적 변이에 대한 정보를 제공한다.

10) 과훈련

과훈련은 비정상적인 신체적 · 심리적 반응을 낳을 수 있다. 과훈련이란 적절한 회복 시간 없이 지나친 신체활동이나 훈련을 하는 것을 말한다. 과훈련은 과다사용 손상(근육과 골격의 부상)과 운동중독 행태를 초래할 수 있다. 과훈련에 따른 증상은 지나친 피로, 심한 근육통, 낮은 면역력(높은 상기도염 발병률), 불면증, 체중감소, 심장박동수 증가, 정신적 소진감 등이다.

몇 주 혹은 몇 달에 걸쳐 일어나는 만성적 과훈련은 소진을 초래할 수 있고, 신체활동 혹은 운동중독의 영구적 재발로 이어질 수 있다. 여러분은 개인이나 인구집단이 보이는 운동중독의 징조(예를 들면, 운동은 많이 할수록 더 좋다는 생각)를 깨닫도록 해주고, 그런 징조가 분명하다면 그들의 평상적 신체활동이나 운동에서 잠깐(2~3일) 쉴 수 있도록 배려함으로써 과훈련을 피할 수 있도록 도와줄 수 있다.

11) 디트레이닝

디트레이닝은 규칙적인 신체활동 또는 운동 프로그램을 중지할 때 생기는 건강 혹은 신체적성의 손실을 말한다. 건강 및 신체적성의 편익은 습득 속도와 유사한 속도로 감소한다. 그러나 특정 요소 간(예를 들면, [그림 2-3]의 골다공증 관련 편익 대비 기능적 건강의 편익)에 중요한 변화가 일어날 수 있다. 하루 이틀 만에 유의미한 디트레이닝이 일어나지는 않지만, 2주~1달간 규칙적인 운동을 모두 중단한 사람이라면 본인의 유산소성과 무산소성 능력의 감소를 느낄 것이다.

누워서 쉬는 자세는 디트레이닝의 극단적 예다. 미국 텍사스 주 댈러스 소재의 사우스웨스턴 의과대학(Southwestern Medical School) Jere Mitchell 박사 팀(McGuire et al. 2001)의 유명한 연구보고에 의하면, 20일간 침대에 누워만 있던 20세 남자의 신체적 심폐능력은 30세 남자보다 더 큰 손실을 초래했다. 일부 연구에 의하면 정규 참여 스케줄을 재개하기 전, 훈련량을 줄여서라도 신체활동을 지속하면 디트레이닝 효과는 최소화할 수 있다.

12) 회복

개인이나 인구집단의 회복률은 FITT 변수, 연령, 과

핵심 리더 소개

Gregory W. Heath, DHSc, MPH

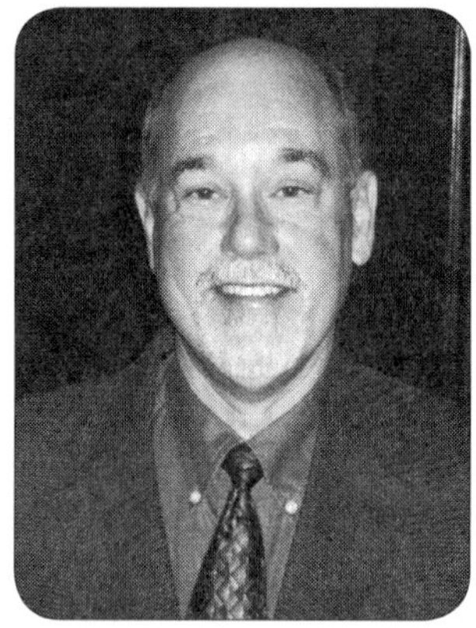

왜, 어떻게 이 분야에서 일하게 되었습니까? 당신에게 지대한 영향을 미친 사람이 있습니까?

나의 건강관련 행태에 대한 학문적 관심은 캘리포니아주 산타바바라 소재 웨스트몬트 대학 심리학 공부를 하면서 시작되었습니다. Mike Rulon 박사의 열정적인 멘토링, 독자적인 연구 프로젝트 수행, 주요 지역단위 학회에서 결과물 발표, 지역 카운티 보건과에서 자원 활동 경험 등이 나에게 대학원과 직업으로서 보건과학 분야 연구를 계속할 수 있는 동기부여가 되었습니다. Loma Linda 대학교 보건대학원에서 고인이 된 Rolan Philips 박사 지도하에 역학 훈련과 공중보건학 석사 필수과정을 이수했습니다. 또한 영양과 생리학에 초점을 둔 새로운 보건학 박사과정 프로그램에 등록했습니다. 석사 및 박사 과정 모두 만성질환 예방과 치료에 집중했습니다.

미주리주 세인트 루이스 소재 워싱턴 대학교 의과대학에서 박사후 연구원 시절 John Holloszy 박사, Ali Ehsani 박사, Jim Hagberg 박사 등의 지도 하에 예방 및 치료적 관점에서 신체활동과 운동의 편익에 대해 연구할 수 있었습니다. 그 후 지역사회 기반의 심장재활 프로그램을 설치하여 학동기 아동 및 청소년과 그들의 부모를 대상으로 한 지역사회 심혈관 질환 예방사업(Heartwatch 프로그램)을 연구했습니다.

심장감시 프로그램의 성공으로 나의 관심은 질병예방과 건강증진에 대한 공중보건 접근방식의 중요성에 더욱 쏠렸습니다. Ken Powell 박사와 Carl Caspersen 박사의 멘토링 하에 미국 질병관리본부에서 역학조사관(Epidemic Intelligence Officer)으로 일할 기회가 생겼습니다. 나는 그곳에서 신체활동을 통한 만성질환 예방과 관리에 관한 현장 역학 기법과 공중보건 접근법에 몰두했습니다. 차타누가(Chattanooga) 소재 테네시 대학(university of Tennessee)에서 건강 · 인간 활동 · 의학(Health and Human Performance and Medicine) 교수로 이 활동을 지속했습니다.

현재 연구관심사는 무엇입니까?

내 연구 활동의 대부분은 신체활동 증진을 위해 설계된 근거기반 지역사회 중재의 기획, 실행, 평가를 위해 역학 및 감시체계 자료를 이용한 것이었고, 앞으로도 그럴 것입니다.

연구자와 활동가로서 당신에게 원동력이 되는 것은 무엇입니까?

나는 신체활동이 건강을 증진시키고 질병을 예방한다는 압도적인 증거들을 보면서 원동력을 얻습니다. 또한 미국과 전 세계 인구의 모든 집단에서 효과적인 신체활동량을 갖는 사람의 비율이 믿을 수 없을 정도로 낮다는 사실에서 추진력을 얻었습니다. 이러한 배경을 바탕으로 인간은 움직이도록 만들어 졌다는 진실과 사람들의 신체활동을 증진시킬 수 있는 근거기반 접근법의 절박한 필요성이 더해져, 신체활동에 관한 연구와 공중보건학적 실천을 추구해왔습니다.

2022년까지 다루어야 할 한 두 가지 핵심 문제는 무엇입니까?

첫째는 사회경제적 수준, 인종 및 민족에 따른 신체활동 격차의 이해와 현황 파악, 둘째는 교통 및 여가에 관한 정책과 계획을 미국 전역의 모든 지역 계획조직으로 통합시키는 것입니다.

거 신체활동과 운동 경험, 열기와 고도 같은 환경요인, 평균 수면량, 신체활동과 운동 요구를 수용할 수 있는 에너지를 재충전(rehydrate)하고 소모할 수 있는 능력 등에 영향을 받는다. 특히, 매일 운동하는 사람이라면 대체로 고강도 운동에서의 완전한 회복을 위하여 적어도 24시간이 필요하다. 주당 2.5시간의 중강도 신체활동의 최소 지침량을 충족시키려는 경우 근골격계 손상, 장애, 복합적인 질병상태 등이 없는 사람이라면 회복

문제는 그다지 신경 쓸 필요가 없다.

13) 순응과 고착(adherence)

순응이란 지속적으로 정규적인 신체활동이나 운동 프로그램에 참여할 수 있는 사람의 능력을 말한다. 순응에 부정적으로 작용하는 장해들은 다음과 같다.

- 시간 부족
- 낮은 신체활동 잠재력
- 빈약한 기동성
- 신체활동 또는 운동에 대한 비현실적 목표나 기대치
- 신체활동과 운동에 대한 지식부족
- 신체활동에 대한 낮은 인식능력(low perceived competency)
- 부상
- 신체활동과 운동에 대한 부정적 과거경험

순응도가 훈련에서 고려할 마지막 항목으로 기술되었지만 가장 중요한 요소의 하나다. 왜냐하면 이것 없이는 최상의 신체활동 혹은 운동계획조차 실패로 돌아가기 때문이다. 순응도 장애를 최소화하면 신체활동과 운동계획이 성공적으로 진행될 기회는 크게 증가한다.

4. 신체활동과 운동에 따른 건강 및 신체적성의 편익

신체활동과 운동에 따른 건강, 신체적성, 수행능력 측면의 다양한 편익은 과학 문헌에서 꾸준히 보고되어 왔다. 모든 편익 항목을 이 장에서 다룰 수는 없고, 다만 일부 세부 항목은 교재 제2부에 제시하였다. 2008

규칙적인 신체활동과 관련된 건강 편익

아동과 청소년

강한 근거
- 심폐능력과 근력 향상
- 골건강 향상
- 심혈관 및 신진대사 건강 생체지표 향상
- 양호한 체성분

중등도 근거
- 우울증 징후 경감

성인과 노년

강한 근거
- 조기사망 위험 경감
- 관상동맥질환 위험 경감
- 뇌졸중 위험 경감
- 고혈압 위험 경감
- 혈중 지질 프로파일 위험 경감
- Type 2 당뇨병 위험 경감
- 대사증후군 위험 경감
- 대장암 위험 경감
- 유방암 위험 경감
- 체중증가 예방
- 체중감소(특히 칼로리 감소제 섭취와 병행 시)
- 심폐능력과 근육적성 향상
- 낙상 예방
- 우울증 경감
- 인지능력 향상(노인층)

중등도~강한 근거
- 기능적 건강 향상(노인층)
- 비정상적 비만 경감

중등도 근거
- 고관절 골절 위험 경감
- 폐암 위험 경감
- 자궁내막암 위험 경감
- 체중감소 후 체중유지
- 골밀도 증가
- 수면 질적 향상

주 : 자문위원회는 신체활동에 따른 건강 편익의 근거 수준을 강함, 중등도, 약함 등으로 등급을 매겼다. 이를 위해 자문위원회는 연구의 유형, 수효 및 질 뿐만 아니라 각 결과를 다룬 연구 전반에 걸쳐 연구결과의 일관성을 고려했다. 또한 자문위원회는 근거 수준 결정 시 인과성 및 양반응(dose response)에 대한 근거도 고려했다.

자료원 : USDHHS과 PAGAC(2008)

년 미국 신체활동지침에서 수확한 일반적 편익의 일부를 정기적 신체활동과 연관된 건강 편익이라는 관련기사로 제공한다.

2008년 미국 신체활동지침 자문위원회 보고서(USDHHS와 PAGAC, 2008)에서 잘 알려진 대로 동작수행과 관련된 신체적성(예를 들면, 민첩성, 균형, 조정, 스피드, 힘, 반응시간 등)을 증진시키는 훈련 프로그램에 관심이 있는 사람들은 스포츠 기술 활동(sport skill activities) 전문가들과 상의해야 한다. 왜냐하면 이런 관심을 가진 사람이라면 건강과 신체적성에 대한 지침서의 권장량보다 더 활동적이기 때문이다. 동작수행 관련 신체적성에 관심 있는 사람은 신체활동 및 운동과 연관된 부상위험도가 더 높을 수 있다. 그러므로 그들이 지속적으로 안전하게 활동하도록 도와주는 요소를 고려해야 한다(10장에서 보다 구체적으로 다룬다).

이 장을 마치며

핵심정리

- 신체활동, 운동, 신체적성, 건강관련 신체적성, 기술관련 신체적성 같은 모든 용어의 정의를 이해하고 사용하는 것은 신체활동과 공중보건 분야의 효과적인 의사소통을 위해 중요하다.
- 공중보건과 관련된 신체운동학 개념 통합은 주로 2008년 미국 신체활동지침서와 2008년 미국 신체활동지침 자문위원회 보고서에 근거하고 있다.
- 신체운동학 연구에는 중요한 운동생리학의 운동과학, 동작과학, 스포츠 및 운동심리학이 포함된다.
- 다양한 신체운동학 하부 분야의 이해와 통합은 운동지도자가 공중보건 목표를 증진시키고 달성하는 신체활동과 운동계획을 성공적으로 발전시킬 수 있도록 도와준다.
- 신체활동과 운동 프로그램에 참여에 따른 건강, 신체적성 및 수행능력 측면의 다양한 편익은 과학논문에 꾸준히 발표되었다.
- 2008년 미국 신체활동지침 자문위원회 보고서에는 신체적으로 활동적이거나 지속적으로 활동적인 아동, 청소년, 성인, 노인층의 실생활 사례들이 포함되어 있다. 본 장에 나타난 신체훈련 개념의 통합법을 배움으로써 본인의 신체활동 및 운동 프로그램 성공률을 극대화할 수 있다.
- 훈련 이론의 이해와 적용은 운동지도자가 최대 수행능력 달성을 위해 고안된 전통적인 훈련 모델과 긍정적인 건강 결과의 촉진을 위한 신체활동과 운동계획을 개발하기 위한 새로운 전략을 비교하여 이해하는데 도움을 줄 수 있다.
- 신체활동량과 운동량은 양–반응 건강 편익에 큰 영향을 미친다.
- 운동과학(자료근거의 연구문헌 결과)에서 나온 정보를 이해하고 그것(지식과 경험에 근거한 훈련원칙을 사용하는 임상적 실습)을 건강, 신체적성과 수행능력 증진에 효과적으로 적용하는 것은 중요하다.
- 지속시간이 일정하게 유지될 때 신체활동과 운동 강도는 분당, 시간당, 일당, 주당 칼로리 소모(양)와 관련해서 가장 중요한 FITT 변수다.
- 강도는 때로(개인의 생리학적 역량을 고려하지 않는 활동을 할 때 요구되는 에너지나 일)는 절대용어로, 때로는 (유산소 능력 백분율 같은 개인운동능력을 고려대상으로 할 때) 상대용어로 분류된다.
- 중강도 신체활동이나 운동은 3~5.9MET에서 수행하는 것으로 분류하는 반면, 고강도 신체활동은 6MET 이상에서 하는 것으로 정의한다.

- 수행된 신체활동과 운동량은 절대강도 혹은 상대강도, 시간 또는 지속시간, 그리고 빈도로 결정될 수 있다.
- 신체활동과 운동훈련 원칙의 적용기술은 운동지도자가 규칙적 신체활동과 운동참여에 필요한 공중건강 권장량 충족의 장애를 최소화하는 데 도움이 된다.

핵심용어

신체활동
운동
신체적성
신체운동학
운동생리학
동작과학
운동학습
운동조절
생체역학
스포츠 및 운동심리학
기능적 건강
빈도
강도
시간 또는 지속시간
유형
실천목표 설정
유전적 변이와 개인적 변이
동기부여
교습 모형
신체적성 평가
점진적 과부하
특이도
교정
주기화
과훈련
디트레이닝
회복
순응도
총 칼로리 소비량
용적(volume)
대사활동량(MET)
총 에너지 소비량
순 에너지 소비량
축적
양-반응
무산소 운동
저항훈련
유산소 운동
복합적 신체운동
인터벌 트레이닝
정적 신체활동 또는 운동
동적 신체활동 또는 운동
무산소 파워(최대력)
무산소성 능력(평균 최대력)
유산소 파워
유산소성 능력
경제성
중강도
고강도
절대강도
상대강도
절대근력
상대근력
훈련 소강상태

연습문제

1. 신체활동, 운동과 신체적성 등의 용어를 정의하라.
2. 신체운동학 분야의 다섯 가지 하부구조는 무엇인가?
3. 건강관련 신체적성과 기술관련 신체적성의 차이는 무엇인가?
4. 기존 운동훈련 모형의 발전에 주로 관련된 세 가지 운동과학은 무엇인가?
5. 신체활동과 운동 행태에 긍정적인 영향을 미치는 여섯 가지 훈련원칙은 무엇인가?
6. 양(dose), 축적, 양-반응 등의 용어는 신체활동 및 운동과 관련해 어떻게 정의될 수 있는가?
7. 유산소 운동과 무산소 운동의 차이는 무엇인가?
8. 절대강도, 상대강도, 중강도, 고강도 등의 용어를 정의하라.
9. 규칙적인 신체활동과 운동에 따른 건강 및 신체적성 측면의 일반적 편익 여섯 가지는 무엇인가?
10. 2008년 미국 신체활동지침 자문위원회 보고서에 사례소개가 된 Harold는 아동을 위한 신체활동과 운동 권장수준을 어떻게 충족시키고 있는가?

인터넷 자료

신체활동, 건강 및 공중보건과 관련된 이슈는 다음의 웹사이트에서 검색할 수 있다.

Human Kinetics	www.HumanKinetics.com
U.S. Department of Health and Human Services: Physical Activity Guidelines for Americans	www.health.gov/PAGuidelines
World Health Organization	www.who.int
International Society for Physical Activity and Health	www.ispah.org
U.S. Centers for Disease Control and Prevention: Physical Activity	www.cdc.gov/physicalactivity/
American College of Sports Medicine	www.acsm.org
President's Council on Fitness, Sports & Nutrition	www.fitness.gov

참고문헌

Ainsworth BE, Hskell WL, Whitt MC, Irwin ML, Swartz AM, Strath SJ, O' Bassett DR.JR., SchmitzKH, Emplaincourt PO, et al.2000. Compendium of physical activities:An update of activity codes and MET intensities. Medicine & Science in Sports&Exercise 32(9Suppl): S498-S504.

American College of Sports Medicine.2010. ACSM's Cuidelines for Exercise Testing and Prescription, 8th ed. Philadelphia: Lippincott Williams&Wilkins.

Blair SN.Kohl HW, Ⅲ, Paffenbarger RS.Jr., Clark DG, Cooper KH, Gibbons LW. 1989. Physical fitness and all-cause mortality. A prospective study of healthy men and women. Journal of the American Medical Association 262(17):2395-2401.

CaspersenCJ, Powell KE, ChristensonGM.1985. Physical activity, exercise, and physical fitness: Definitions and distinctions for health-related research. Public Health Reports 100: 126-131.

Haskell WL, et al. 2007. Physical activity and public health: Updated recommendations for adults from the American College of Sports Medicine and the American Heart Association. Medicine & Science in Sports & Exercise 39: 1423-1434.

Kenney, WL, Wilmore, JH, Costill, DL, 2012. Physiology of Sport and Exercise, 5th ed. Champaign, IL : Human Kinetics.

McGuire DK, Levine BD, Wiliamson W, Snell PG, Blomqvist G, Saltin B, Mitchell J. 2001. A 30-year follow-up of the Dallas Bed Rest and Training Study: I, effect of age on the cardiovascular responses to exercise. Circulation 104: 1350-1357.

U.S. Department of Health and Human Services. 2008. 2008 Physical Activity Guidelines for Americans. Washington, DC : U.S.Department of Health and Human Services. www.health.gov/PAGuidelines.

U.S. Department of Health and Human Services, Physical Activity Guidelines Advisory Committee. 2008. Physical Activity Guidelines Advisory Committee Report, 2008. Washington, DC:U.S. Department of Health and Human Services. www.health.gov/PAGuidelines.

공중보건 전문가의 신체활동

이 장의 내용은 미국 공중보건 분야의 신체활동 지도자 협회에서 제시한 역량 분야 코드 중 다음에 해당한다.

1.2.2, 2.3.3, 2.5.2, 3.1.3, 6.1.3, 6.1.4, 6.2.1, 6.2.2, 6.2.3, 6.2.4, 6.3.3, 6.3.5, 6.4.1, 6.4.2, 6.5.4, 6.5.5

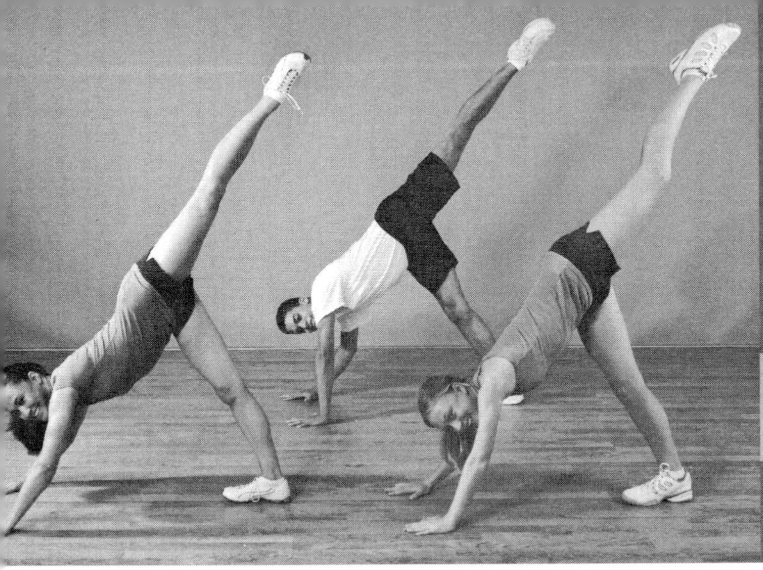

제 3 장

공중보건과 신체활동의 통합

학습목표

이 장을 마치면, 다음을 설명할 수 있어야 한다.

- 신체활동과 공중보건의 역사
- 신체활동과 공중보건 분야에서 과학이 실천으로 이행되는 방법
- 신체활동과 공중보건에서 과학적 소견의 적용이 의학이나 운동생리학과 같은 다른 분야와 차이점
- 신체활동과 공중보건 분야에서 경력을 쌓기 위한 지식, 기술과 적성

들어가기에 앞서

- 운동역학과 공중보건 사이의 교차점은 무엇인가?
- 왜 이 교차점을 정의하는 것이 중요한가?
- 신체활동과 공중보건 영역에서 당신이 일할 수 있는 분야는 어떤 것이 있는가?

신체활동과 공중보건이라는 구절에서 무슨 생각이 떠오르는가? 엘리트 올림픽 선수는 이상적으로 건강하다고 볼 수 있는가? 하루에 1마일(1.6킬로미터)씩 수영하는 수영의 달인은 이를 즐기고 있는가? 공장에서 일하는 여성들은 매일 점심시간에 2마일(3.2킬로)을 함께 걷는가? 건설노동자는 하루 종일 들어올리고, 구부리고, 허리를 굽히고 짐을 들어 올리는가? 체육시간에 어린이는 줄넘기를 하는가? 만약 당신이 이 모든 질문에 '그렇다'라고 대답한다면, 당신은 옳다. 신체활동과 공중보건은 신체활동의 건강효과와 위험을 살펴보고, 그들의 삶을 통해 건강한 수준의 신체활동을 유지할 수 있도록 하는 방법을 찾는 학문분야를 말한다.

공중보건은 인구집단과 지역사회의 건강을 유지, 증진 및 개선하고자 하는 과학과 실천이다. 공중보건에 대한 개략적 개념은 제1장에서 제시하였다. 의료서비스 전문가에게는 개인의 건강이 중요하겠지만, 공중보건은 인구집단이나 지역사회의 건강에 일차적으로 관심을 갖고 있다. 우리는 공중보건에 대해 예방접종, 질병 유행을 통제하기 위한 검역 법칙, 교통사고로 인한 사망감소, 구강건강 개선을 위한 공공 수도의 불소화, 식품매개성 질환 감소를 위한 식품 안전과 업소 감시와 같은 놀라운 성과를 생각하게 된다.

1. 신체활동과 공중보건의 역사

고대 그리스 때부터 사람들은 운동이 건강에 중요한 것이라고 알고 있었지만, 신체활동의 건강효과에 대한 공식적인 연구는 그리 오래되지 않았다. 또한 건강에 도움이 되는 신체활동량 증가와 같이 사람들의 행동을 변화시키는 것과 관련된 연구는 더 최근에 이루어진 것이다.

신체활동과 공중보건 분야의 진화에 대한 이해는 20세기에 운동과학과 공중보건 과학의 두 분야가 어떻게 독립적으로 발전하였는지를 아는 것에서부터 시작할 수 있다. 운동과학은 1900년대 초기에 성장한 학문 분야로, 지금 우리가 알고 있는 운동생리학, 생체역학과 스포츠 수행학의 많은 부분이 운동과학의 초기 작업이라 할 수 있다. '산소가 심혈관계를 통해 움직이는 근육에 어떻게 도달할 수 있는가?', '운동 중에 이산화탄소가 어떻게 생성되고 배출되는가?', '신체가 움직일 때 혈당이 어떻게 대사되는가?' 등에 대한 기초적인 이해는 20세기 초반에 이루어진 성과이다.

또한 1800년대 대중에게 스포츠와 게임을 제공하고자 했던 의학적 초점은 20세기에 개인의 체육교육으로 확장된다. 군대를 위한 운동 개발은 체육에서 중요한 역할을 하고, 건강증진을 위한 놀이에 대한 개념 또한 20세기에 생겨났다.

20세기 미국의 기대수명은 30년 정도 증가했다. 비록 개인과 지역사회의 위생, 검역, 생정통계 개발의 기초는 훨씬 전에 이루어졌지만, 20세기에 변화되고 개정되었다. 세균감염 통제를 위해 처음으로 사용된 항생제 페니실린은 1928년 스코틀랜드 과학자 Alexander Fleming에 의해 발견되었다. 예방접종 개발과 단체 접종 노력은 소아마비와 천연두 같은 심각한 감염성 질환을 박멸하거나 거의 제거할 수 있도록 도움을 주었다. 20세기에는 취급과 보관을 포함한 식품안전이 크게 발전하였으며, 이는 안전한 식품공급과 인간 및 동물에게로의 식품매개 병원균 전달 위험 감소를 가능하게 하였다.

공중보건의 기본학문인 역학은 인구집단의 질병과 장애의 원인과 결과에 관한 학문으로 알려져 있다. 역학은 1900년 이전에 콜레라나 결핵과 같은 감염성 질환을 확인하고 그 예방법을 알아내기 위해 개발되었으나 심장질환, 암, 자동차 사고, 대기오염과 같은 현 시대의 건강문제를 해결하기 위해 진보하였다. 20세기 들어 역학의 중요한 발전은 새로운 연구방법과 인구집단의 만성질환 관련 건강결과를 평가하기 위한 관찰 기법의 출현이다. 더욱이 전산의 발전과 함께 자료를 수집하고, 가공하고 분석하는 능력이 개선되었다.

운동과학과 공중보건 분야가 함께 할 수 있는 조건은 20세기에 무르익게 되었다. 사실, 1953년 런던에서 수행한 연구발표가 이러한 통합의 계기를 마련하였다. 젊은 역학자 Jeremy N. Morris는 심장병의 원인과 결과에 관심을 갖고 있었다. Morris 박사는 런던의 운수회사에 고용된 근로자들을 연구대상으로 선정하였다. 그들은 주로 남자로 구성되었으며, 런던 시내를 가로질러 사람들을 매일 이동시키는 일을 하고 있었다. Morris 박사는 그들이 일하는 동안의 신체활동량에 대해 관심을 갖고, 심장병 발생위험과 어떤 관련이 있는지 알아보고자 하였다.

1940년 후반과 1950년대 런던의 대중교통 수단은 전설적인 이층 버스였다. 수백 대의 버스가 런던에서 운행되었다. 비슷한 버스가 오늘날의 런던에서도 운행되고 있지만, 1950년대에는 컴퓨터와 전자카드 리더기와 같이 오늘날 사용되는 편의 장치들이 없었다. Morris 박사는 연구를 위해 근로자를 두 그룹으로 구분하였다. 버스를 운전하기 위해 하루 종일 앉아서 지내는 비활동적인 버스 운전자군과 승객으로부터 차표를 받기 위해 버스 계단을 오르내리며 하루 종일 서 있는 차장군으로 구분하였다(Morris 등, 1953, 그림 3-2 참조). Morris는 신체적으로 활동적인 차장군에서 관상동맥질환의 발생이 덜 활동적인 운전자에 비해 유의하게 낮음을 확인하였다.

지금은 이 결과가 당연한 것으로 받아들여지고 있지만, 그 당시에는 상당히 혁신적인 것이었다. 실적을 위한 운동에서 건강을 위한 신체활동으로 패러다임 전환이 시작된다.

지금은 사실로 받아들여지고 있는 당시 운동과 심장

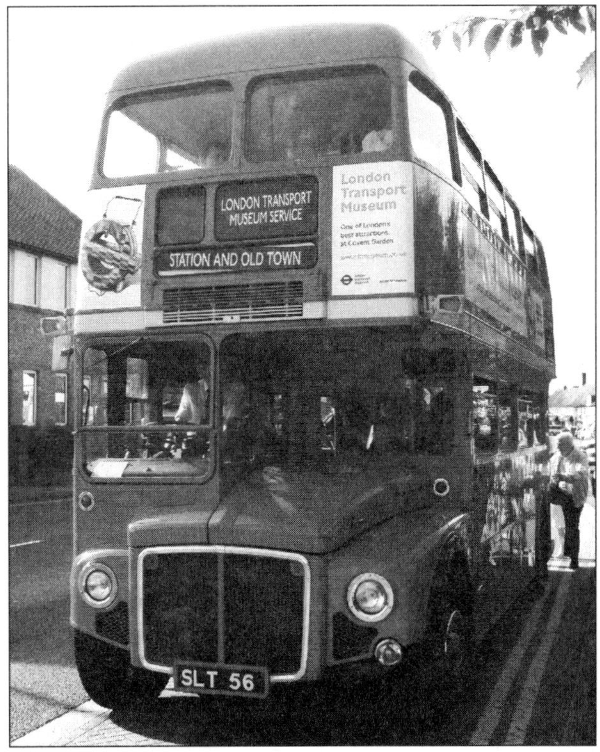

[그림 3-1] 신체활동과 건강과 관련된 초기연구의 실험대였던 이층버스

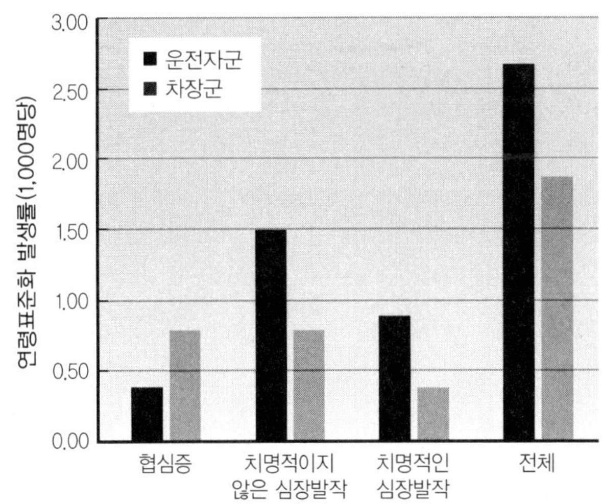

[그림 3-2] 35~64세 버스 운전사와 차장의 관상동맥심질환 발생률. 런던 수송위원회 1949~1950.
Morris 등, 1953의 자료

의 가설은 자주 운동하는 사람이 운동을 하지 않은 사람과 비교했을 때 더 건강하고, 순환기계 기능이 더 좋을 것이라는 것이었다. 이러한 생리적 효과는 더 활동적인 사람들에서 심장병으로 인한 사망위험을 낮추는 것이었다. Morris 박사는 직업적 신체활동(즉, 직업 수행 과정에서 야기되는 신체활동)에 관한 후속연구 발표를 계속하였고, 신체활동과 건강 분야의 시조로 널리 받아들여지게 되었다.

Morris 박사에 이어 그에 못지않은 사람이 Ralph S. Paffenbarger Jr. 박사이다(그림 3-3 참조). 의학을 공부한 Paffenbarger 박사는 초기에는 주로 감염성 질환을 연구하였으나, 런던 운송 근로자에 대한 Morris 박사의 연구에 영향을 받아 공중보건학적 관점에서 운동과 심장 가설을 증명하기 위한 연구를 진행하였다. 그의 많은 연구들은 대학 동창과 부두노동자를 대상으로 이루어졌고, 그 결과를 통해 건강증진과 관련된 신체활동의 양과 종류를 정밀하게 확인하였다. 그래서 신체활동과 공중보건 분야가 탄생하게 되었다.

1970년대와 1980년대에 들어 신체활동과 건강결과에 대한 관찰연구가 계속되었고 운동량, 수행과 생리적 효과에 대한 결과가 발표되기 시작하였다. 연구자들은 신체활동의 잠재적 건강이득과 비활동의 위험을 정량화하기 시작하였다. 제2장에 이러한 건강이득을 제시하였다. 더욱이, 이 시기에 전 세계적으로 많은 사람들이 질병이나 장해의 위험을 줄일 수 있는 수준의 신체활동을 하지 않는다는 것이 명확해졌다. 개인뿐만 아니라 인구집단이 신체활동 부족 때문에 건강하지 못한 것이다. 뜻밖에 갑자기 운동과 수행의 문제는 신체활동과 공중보건의 문제로 대두되었다(그림 3-4 참조).

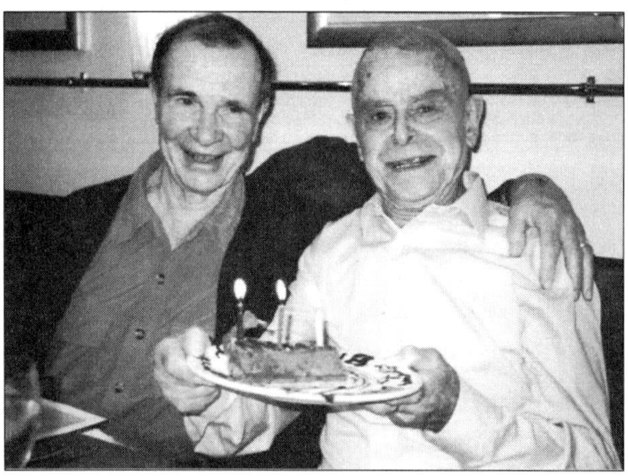

[그림 3-3] 신체활동과 공중보건 분야의 선구자인 Ralph Paffenbarger 박사와 Jeremy Morris 박사

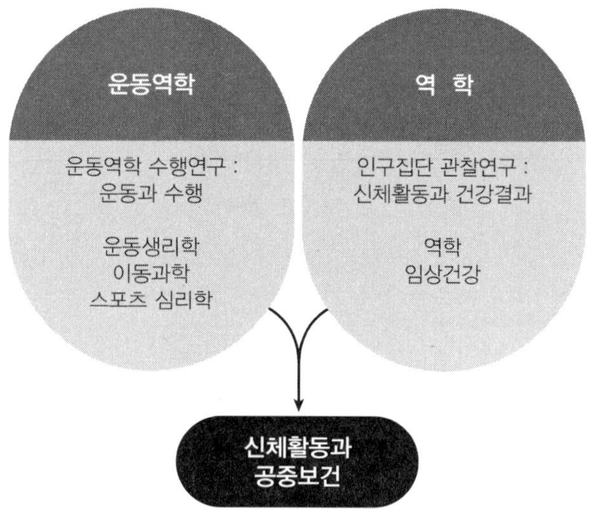

[그림 3-4] 신체활동과 공중보건을 형성한 운동역학과 역학의 통합

운동과학과 역학의 과학적 협업을 통해 신체활동과 건강에 초점을 둔 부가적인 연구들이 이루어졌다. 특히 1990년대에 행동과학과 환경 건강과학이 더해졌다. 행동과학은 신체활동 실천과 부족의 결정요인을 탐구하고, 비활동적인 사람이 건강한 습관을 채택하고 유지하는 방법에 대해 연구하였다. 환경 건강과학은 최근에 시작된 것으로 신체활동을 증진하거나 감소시키는 데 있어 장소와 실내 환경의 역할을 탐구하기 시작하였다. 이를 종합하여 새로운 세부 학문분야인 신체활동과 공중보건이 출현하게 되었다(그림 3-5 참조).

2. 만성질환 발생에 있어 신체활동의 역할

신체활동과 공중보건 영역의 많은 관심은 만성질환을 예방하고 치료하는 데 있어 신체활동의 역할에 있다. 만성질환은 비교적 수개월에서 수년의 긴 시간에 걸쳐 발생하는 것으로 이환기간이 길고 예방할 수는 있으나, 완치가 어려운 질환이나 상태를 말한다. 제1형과 제2형 당뇨병, 암, 심장병, 폐질환과 골다공증 등이 만성질환의 예이다.

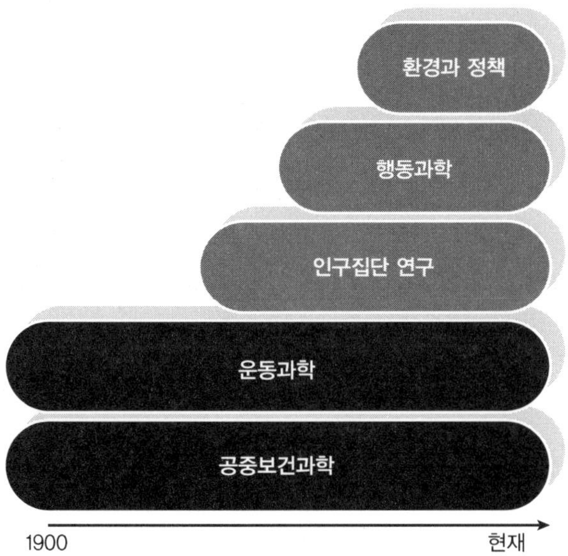

[그림 3-5] 신체활동과 공중보건 - 세부 분야의 출현

때때로 만성질환은 비감염성질환으로 분류되어 쉽게 감염성질환과 구별된다. 감염성질환은 바이러스, 세균이나 진균 등의 병인에 의해 발생하는 질병이나 상태를 말한다. 대부분의 감염성질환은 약, 예방접종, 건강격리 등과 같은 방법으로 치료, 완치, 통제될 수 있다. 감염성질환의 예로 인플루엔자, 결핵, 홍역과 말라리아 등이 있다.

많은 나라에서 감염성질환의 원인을 통제하기 위해 공중보건 하부구조를 개선하고 있으나, 건강부담 측면에서는 만성질환이 더 중요한 부분을 차지하고 있다. 사실, 심장과 혈관의 질환인 심혈관질환, 당뇨병 및 여러 암과 같은 만성질환은 선진국에서 공중보건의 가장 긴급한 위협을 주고 있는 존재이다. 20세기에 들어, 미국의 가장 중요한 사인은 감염성질환이었다. 그러나 2006년까지 3대 주요 사망원인은 신체활동과 밀접한 관련이 있는 만성질환이 차지하고 있다. 1910년과 2006년의 10대 사망원인은 [표 3-1]에 제시되어 있다.

신체활동으로 얻을 수 있는 가장 중요하고 강력한 건강 이득은 만성질환의 예방과 치료이다. 다양한 생리학적 과정을 거쳐, 신체적으로 활동적인 사람은 그렇지 않은 사람에 비해 더 건강하고, 만성질환으로 사망할 가능성이 낮다. 더욱이 신체활동과 운동은 모든 원인으로 인한 조기사망의 위험을 줄여준다. 제2부에서 건강상의 이득에 대해 더 학습할 것이다.

3. 과학적 지식에서 실천과 근거 생산까지

공중보건은 과학과 실천으로 특징지어진다. 역학은 기초과학을 제공한다. 실천 분야는 건강을 증진시키기

[표 3-1] 미국의 주요 10대 사망원인 - 1900년과 2006년

순위	1900년	2006년
1	모든 종류의 폐렴과 인플루엔자	심장병
2	모든 종류의 결핵	암
3	설사, 장염과 장관의 궤양	뇌졸중(뇌혈관질환)
4	심장의 질환	만성 하부 호흡기 질환
5	혈관성 원인의 두개강 손상	사고(비의도적 손상)
6	모든 종류의 신장염	당뇨병
7	모든 사고	알츠하이머 병
8	암과 다른 악성 종양	인플루엔자와 폐렴
9	노망	신장염, 신증후군과 신증
10	디프테리아	패혈증

U.S. Centers for Disease Control and Prevention(CDC).에서 인용함. www.cdc.gov/nchs/FASTATS/lcod.htm and www.cdc.gov/nchs/data/dvs/lead1900_98.pdf 에서 확인 가능함.

위해 과학적 연구결과를 실행하는 것이고, 이 점이 다른 기초과학과 생의학적 과학 분야와 공중보건의 차별화를 나타내는 것이다. 공중보건은 감시, 지역사회 개입, 건강지침 개발과 같은 세 가지 중요한 영역에서 과학을 실천에 옮긴다.

1) 감시

공중보건감시는 공중보건 실천에 대한 기획, 실행과 평가에 필수적인 자료(즉, 병인과 위험, 위험요인, 폭로와 건강사건 등을 대상으로)에 대해 지속적이고 체계적으로 수집하고 분석해서 해석하는 것으로 정의한다(Thacker 1988). 감시는 공중보건의 중요한 기능 중 하나로, 감시가 건강문제의 이해와 건강문제에 대해 고위험군이 될 수 있는 사람이나 인구집단을 확인하는데 도움을 주기 때문이다. 인플루엔자의 주간 발생환자 수, 말라리아로 인한 연간 사망률, 나이든 흑인계 미국인의 심방발작 수, 매일 체육수업을 듣는 고등학교 학생의 분율 등이 공중보건 전문가에 의해 일상적으로 수집되는 자료 감시의 실질적인 예이다.

미국질병관리본부는 미국인의 건강을 모니터하기 위해 다양한 감시체계를 개발하였다. 신체활동과 공중보건감시에 대한 더 많은 정보는 제4장에서 제시하였다.

2) 지역사회 개입

주로 지역사회 수준에서 수행되는 개입은 공중보건의 또 다른 중요한 초석이다. 개입을 뒷받침하고 있는 과학은 프로젝트 중 개발된 효능시험(efficacy trials)이다. 효능시험은 어떤 개입이나 공중보건 프로그램이 특정 상태를 변화시킬 수 있는지 확인하기 위해 수립된 연구방법이다. 예를 들어, 효능시험은 인체에 필요한 산소를 제공하는 적혈구 부족으로 위험한 상태인 철 결핍성 빈혈을 치료하기 위해 철분 보충 보조식사의 가능성을 검정하고자 하는 소규모 개입에서 사용될 수 있다. 한 연구는 혈액의 철분수준이 낮은 영아를 무작위 할당하여, 한 집단에는 엄마에게 철분제 형태를 제공하여 모유수유 과정에서 영아에게 전달될 수 있도록 하고, 다른 집단에는 영아가 마시는 조제분유에 철분을 보충하여 직접 영아에게 전달될 수 있도록 하였다. 이 연구는 영아의 철분 저장 증가에 사용된 두 가지 방법 중 어느 것이 더 효과적인지를 평가하였다.

효과연구(effectiveness studies)는 공중보건에서 개입연구의 다른 주요 유형이다. 효과연구에서 주요 관심은 치료법이 실제 상황, 즉 통제된 환경이 아닌 현실에서 잘 작용하는 가를 확인하는 것과 관계가 있다. 앞에서 언급한 철 결핍성 빈혈 상태의 예를 들면, 영양불량이 만연한 지역사회나 동네에서 철분 보충 방법을 잘 적용하려면 어떻게 해야 할까와 같은 적절한 효과관련 질문을 제기하게 된다. 객관적으로 이러한 종류의 연구에서 많은 의문이 제기될 수 있다. 예를 들어 효능연구를 통해 모유수유 방법이 더 잘 적용된다고 보고되었다 하더라도, 모유수유에 대한 문화적 · 사회적 제약으로 인해 어떤 장소에서는 특별히 효과적이지 못한 경우도 있다. 이것은 공중보건 개입에서 명확한 딜레마인데, 효능 자료는 목표하는 한 가지 방법을 제시하는데 비해 개입에 대한 현실의 효과평가는 다른 어떤 것을 제안한다. 이러한 상황에서 개입의 효과를 확인하기 위해 방법을 재정리하도록 추가적인 연구와 관찰이 필요하다.

유사한 도전이 신체활동과 공중보건 세계에서도 뚜렷하게 나타난다. 운동생리학을 통해 우리는 처방된 운동량에 대해 심폐기능, 혈압, 이상 지질과 지단백 수준, 몸무게와 혈당 반응과 같은 생리학적 지표를 근거한 생리적 효과를 알고 있다. 그러나 이러한 결과는 주의 깊게 통제된 실험실에서의 효능평가 결과로부터 얻어진 것이며, 여기에서 적용된 운동량은 엄격하게 관리되고 매우 정확하게 측정된 것이다. 운동은 인체의 나쁜 건강과 관련된 많은 지표를 개선하는데 효과가 있다고 알려져 있다. 현실세계에서의 그러한 개입 효과를 측정하고 평가하는데 있어 이런 연구가 실험실 밖에서 이루어지고, 지역사회에서 적용될 경우에는 더 많은 어려움과 도전이 필요하다. 사람들의 신체활동 수준을 높이고, 그래서 더 건강해질 수 있게 하기 위해 실험실에 기반을 둔 연구를 지역사회 개입으로 어떻게 이행시킬 것인가? 공중보건의 이러한 실행 측면이 이 책 세 번째 부분의 주요 초점이다.

3) 건강지침의 개발

건강지침의 개발은 공중보건과학의 세 번째 주요한 기능이다. 공중보건 지침은 공식적인 정책선언이며, 이는 주로 정부나 기관 또는 다른 명망 있는 조직에 의해 개발되고, 가장 유용하게 이용가능한 과학적 근거에 맞게 개발된다. 공중보건 지침은 긴급한 공중보건 이슈를 다루는 과정에서 명확한 권고안을 제공한다. 언제 어떤 접종을 해야 하는 지에 대해 알려주는 소아예방접종 일정에 관한 권고안, 혈당 자가 모니터링 빈도와 방법과 같은 당뇨병 치료, 건강을 위해 권장되는 일일 미세 영양소 섭취량과 같은 영양 섭취, 연간 인플루엔자 접종의 유형과 시간 등이 공중보건 지침의 사례들이다. 이들은 가장 유용한 과학적 근거를 갖고, 건강전문가와 대중에게 특정 건강문제 예방 및 치료를 위한 행동의 가장 적절한 방법에 대한 명확한 지침을 제공한다.

2008년, 미국 보건복지부에서는 미국인을 위한 신체활동지침을 처음 발행했다(USDHHS 2008, 다음의 하이라이트 상자 참조). 이 지침은 600쪽 이상의 과학적 문헌을 압축한 요약에 기초한 것이며, 질병 예방과 건강증진에 필수적인 신체활동의 주당 실천량을 최선의 과학적 근거하에 자세하게 권고하고 있다. 신체활동 지침은 소아와 청소년, 성인과 노인에 맞게 개발되었고, 이러한 지침은 신체활동 참여를 위해 목표를 정하는데 사용해야 한다.

세계보건기구를 비롯한 몇몇의 다른 나라에서도 미국인을 위한 신체활동지침과 유사한 지침을 발표하였다. 일본, 캐나다, 호주, 영국 등이 신체활동지침과 권고안을 제시함으로써 공중보건의 우선순위를 신체활동으로 제시한 주도적인 나라들이다.

4. 건강을 위한 신체활동 증진

신체활동과 공중보건 분야가 대두되면서, 신체활동 행동에 영향을 주는 다양한 수준의 많은 요인이 제시되

미국인을 위한 신체활동지침, 2008

소아와 청소년(6~17세)

- 소아와 청소년은 매일 1시간(60분) 이상 신체활동을 해야 한다.
- 하루 1시간 이상의 신체활동 대부분이 중등도 또는 격렬한 유산소 신체활동이어야 한다.
- 소아와 청소년은 격렬한 신체활동을 최소 주당 3일은 해야 한다. 또한 근골격계를 강화하는 활동을 최소 주당 3일을 해야 한다.

성인(18~64세)

- 성인은 중등도 유산소 신체활동을 주당 2시간 30분 하거나, 격렬한 정도의 활동을 1시간 15분(75분) 하거나, 비슷한 정도로 두 가지 활동을 병행해야 한다. 유산소 활동은 회당 최소 10분 이상 지속해야 하며, 매일 이루어져야 한다.
- 부가적인 건강이득은 중등도 유산소 신체활동을 주당 5시간(300분) 이상 하거나, 격렬한 활동을 2시간 30분 이상, 또는 두 가지를 비슷하게 병행할 때 이루어질 수 있다.
- 성인은 주당 2일 이상 근력강화운동을 해야 하며, 이때 중요한 모든 근육군을 포함할 수 있어야 한다.

노인(65세 이상)

- 노인은 성인 지침을 따른다. 만약 만성질환으로 성인 지침의 실천이 가능하지 않다면, 그들의 능력이 허용되는 한 신체적으로 활동적으로 지낼 수 있어야 한다.
- 노인에게 중요한 것은 비활동적인 생활을 피하는 것이다.
- 낙상 위험이 있는 노인이라면 균형을 유지하고 증진시키는 운동을 해야 한다.

모든 개인은 신체활동을 전혀 안하는 것보다 조금이라도 하는 것이 더 좋다. 신체활동은 거의 모든 사람에게 안전하고, 신체활동의 건강이득이 그로 인한 위험을 능가한다. 당뇨병, 심장병, 골관절염과 같은 만성질환을 진단받은 적이 없고, 흉통이나 압박, 어지럼증이나 관절통과 같은 증상이 없는 사람은 신체활동에 대해 보건의료 제공자에게 상담 받을 필요는 없다.

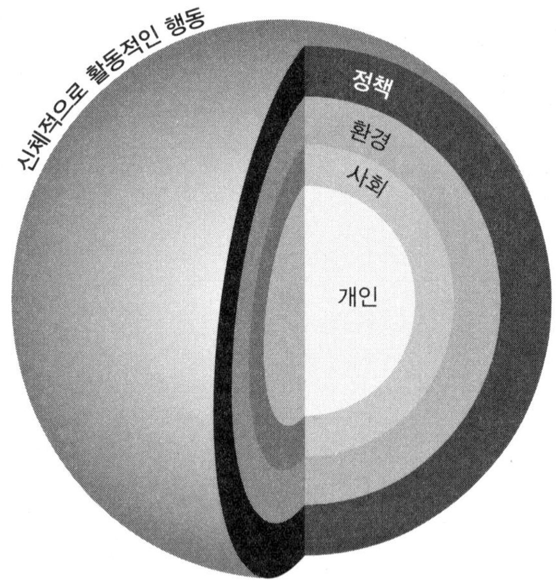

[그림 3-6] 다양한 수준의 신체활동 행동에 영향을 주는 요인 : 사회 생태학적 모형

었다. 많은 연구자들은 사회 생태학적 모형을 이용하여 이러한 다양한 수준을 설명하였다. [그림 3-6]은 이 책 세 번째 부분의 기초가 되는 모형을 제시한 것이다.

신체활동에 대한 사회 생태학적 모형의 목표 중앙에는 개인적 요인이 위치하고 있다. 개인적 요인들은 각 개인이 타고난 것이며, 사람마다 다를 수 있다. 사람의 유전적 특성, 유소년 스포츠 참여와 같은 생애 초기의 경험, 자기효능감과 성, 장애, 성장과 발달, 사회경제적 특성 등이 신체활동과 같은 건강행태를 결정짓는 중요한 개인적 요인을 구성한다.

중심에서 밖으로 나오면, 신체활동에 대한 사회적 영향력이 중요하다. 연구에 의하면 개인적 요인만으로 신체활동을 설명하기에 충분하지 않다. 사회적 영향 수준에 대한 결정요인은 사람 그 자체의 특성이 아니라, 사람이 어떻게 사회나 문화와 상호작용하는 가와 관련된 특성이다. 이 수준에서 영향을 주는 것은 동료, 의료조직(의사), 가족 구성원과 조직(학교, 교회, 직장)을 포함한다.

사회 생태학적 모형에서 세 번째 수준은 환경적 영향요인을 말한다. 이는 신체활동을 증진시키거나 제한시키는 사람의 외적 요인이지만, 사회와 문화를 가로질러 흔히 존재하는 것이다. 신체활동 참여와 관련된 물리적 환경의 영향요인에 관한 것은 신체활동과 공중보건 분야가 대두됨에 따라 연구되기 시작하였다. 단순한 변화에 의해 만들어지는 특정시기의 한 사람이 아닌 여러 사람의 신체활동에 영향을 줄 수 있는 것은 신체활동과 관련된 환경적 요인을 찾고자 하는 연구의 주요 관심분야이다. 활동할 수 있는 장소의 이용가능성과 오솔길, 인도, 운동시설, 자전거 도로, 지역사회와 이웃의 설계요소 같은 구축환경의 측면은 신체활동과 관련된 환경적 영향요인의 한 예이다.

마지막으로, 가장 외부에 있는 신체활동에 영향을 주는 요인은 정책적 영향이다. 이 구형에 제시된 영향요인은 신체활동의 환경적 · 사회적 결정요인에 영향을 주는 명문화된 규칙이거나 불문율, 형식과 기준을 포함한다. 이 수준에서의 결정요인은 물리적 환경과 관련되어 많은 사람에게 영향을 줄 수 있는 잠재력 때문에 특히 매력적이다. 신체활동에 대한 정책적 영향의 예를 들면, 신체활동이 가능한 장소에 대한 접근성 증가를 허용하는 정책(신체적으로 활동적이기 쉽게 하는 정책), 학생에게 매일 양질의 체육교육을 하도록 의무화하는 교육적 정책, 이동을 위해 걷거나 자전거 타는 것이 쉽게 하는 수송과 관련된 정책 등을 들 수 있다.

기초적인 운동과학 및 보건학과 관련된 지식, 기술과 능력을 결합함으로써 운동과 신체활동의 건강이득 및 위험에 대해 전문적으로 더 잘 설명하거나 토론할 수 있다(제5~10장까지 참조). 전문적인 운동과학 직업에서 신체활동과 운동에 영향을 주는 특별한 도전에 대한 이해는 운동과학이 어떻게 보건에 영향을 줄 수 있는지를 명확하게 할 수 있고, 그 반대의 경우도 가능하게 한다. 하이라이트 상자에 제시된 운동과학과 공중보건이 결합된 직업의 목록은 건강과 운동, 예방의학, 운동기록 및 재활과 관련된 전문분야에서 흔히 볼 수 있는 운동생리학, 생체역학 및 스포츠와 운동심리학 영역의 직업이다.

5. 공중보건에서 신체활동 전문가

신체활동과 공중보건은 많은 연구기회가 있는 신생분야이다. 특히 이 분야에서 석사 수준 정도의 수련을 받은 사람은 주나 지방정부 보건기관에서 신체활동 증진을 위한 공중보건 프로그램 기획과 관련된 일을 할 수 있다. 많은 대학에서 신체활동과 공중보건 분야에 관련된 연구를 수행할 수 있는 기회도 얻을 수 있다. 마지막으로 민간기관과 비정부 조직은 신체활동과 공중보건 분야에 관심이 있고 훈련받은 사람을 필요로 한다.

2006년, 새로운 전문가 조직이 미국에서 설립되었다. 이는 국립 공중보건 신체활동 전문가 협회(The National Society of Physical Activity Practitioners in Public Health, NSPAPPH)이며, 지금은 국립 신체활동 협회(The National Physical Activity Society, 이하 NPAS)로 명칭이 바뀌었다. NPAS는 미국의 신체활동과 공중보건 분야에서 활동하는 전문가들이 만든 단체이다. 이 단체는 신체활동과 공중보건 분야에서 전문가의 의미가 무엇인지에 대한 정의를 개발하고, 지역사회 수준에서 개입의 효과를 증진시키거나 평가하기 위해 필요한 리더십의 필수 역량이 무엇인지를 개발하는데 중요한 역할을 하고 있다. NPAS에서 제시한 필수 역량은 이 책에서 설명하고 있고, 각 장의 끝에 상호참조로 제시하였다.

NPAS는 신체활동과 공중보건의 전문가를 양성하기 위해 자원, 훈련, 신체활동, 공중보건 전문가 인증 제도를 개발하였다. 인증 제도는 이 분야에 종사하는 전문가에 대한 미국의 국가 수준의 표준을 제시하는 자발적인 자격증명이다. 파트너십 개발, 기획과 평가, 운동과학, 효과적인 개입의 개발과 과학적 자료의 평가에 대한 중요한 지식, 기술과 능력을 갖추는 것이 NAPS의 훈련과 인증 과정의 일부분이다. 이들 각 분야에서의 지식과 기술은 신체활동과 공중보건을 발전시키고, 이 분야에서의 성공적인 경력을 개발하는데 매우 중요한 것이다.

운동과학과 공중보건이 결합된 직업

- 체육교사(physical education teacher)
- 신체활동 전문가(physical activity specialist)
- 소방관(firefighter)
- 경찰 또는 군인(police or military)
- 개인 트레이너(personal trainer)
- 의사(physician)
- 간호사(nurse)
- 연구자(Researcher)
- 운동전문가(movement specialist)
- 운동 코치(wellness coach)
- 임상운동 생리학자(clinical exercise physiologist)
- 이행운동 생리학자(translational exercise physiologist)
- 코치(coach)
- 운동기구 대표(sporting goods representative)
- 생체역학자(biomechanist)
- 운동생리학자(sport physiologist)
- 건강 또는 운동시설 소유자(health or fitness center owner)
- 물리치료사(physical therapist)
- 심장재활전문가(cardiac rehabilitation specialist)
- 작업치료사(occupational therapist)
- 당뇨병 또는 비만 예방 전문가(diabetes or obesity prevention specialist)
- 운동 트레이너(athletic trainer)
- 상담사(consultant)
- 이행 생체역학자 (translational biomechanist)

핵심 리더 소개

Steven N. Blair, PED

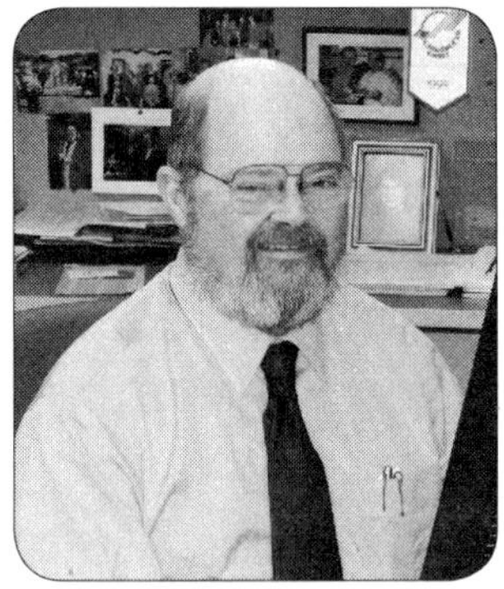

이 분야에서 왜 그리고 어떻게 일하게 되었는가? 당신에게 중요한 영향을 끼친 사람이 있는가?

Kansas Wesleyan 대학에서의 축구선수 경력은 2년 뒤 손상으로 끝나게 되었다. 그때 나의 코치였던 Gene Bissell이 부코치로 일할 수 있도록 기회를 주었다. 그는 또한 연구에 관심이 있었고, 나도 4학년 때 독립적으로 단순한 연구프로젝트를 수행한 적이 있었다.

Indiana 대학의 교수였던 Karl Bookwalter, Geroge Cousins와 Arthur Slater-Hammel이 박사과정 학생인 나의 학문적 관심을 고양시켜 주었다. Sib Robinson 교수는 운동생리학 분야의 초기 지도자였고, 그의 교수인 D.B. Dill은 그와 함께 일하다가 은퇴 후 Indiana로 이주하였다. 그래서 나는 이 두 거목으로부터 '신체에 대한 운동의 효과'라는 나의 연구 분야를 개발하는데 도움을 받았다.

대학원 졸업 후 첫 직장은 South Carolina 대학이었고, 그곳에서 임상 운동 생리 실험실을 개발할 임무를 받았는데, 1966년 당시 미국 대학에서 이 분야는 상당히 낯선 분야였다. 나는 운동생리학을 가르쳤고, 이 분야에서의 연구를 시작하였다. 또한 미국 심장협회의 South Carolina 지부와 함께 일하기 시작하였고, 신체활동과 심혈관질환에 관해 중요한 국가적인 회의를 계획하는 것을 도왔다.

내 연구 분야는 예방적 심장학과 역학과 관련된 주제로 변경되기 시작하였다. 1978~1990년까지 Stanford 대학에서 Peter Wood와 Bill Haskell이라는 운동과 심장질환 예방 관련 분야의 뛰어난 지도자들과 함께 일할 기회를 갖게 되었다. 그러나 나의 미래 경력을 위해 가장 중요했던 것은 Ralph S. Pafferbarger, Jr(이하 Paff) 교수와의 관계를 개발한 것이었다. Paff는 Dallas에 있는 Cooper 재단의 과학적 자문위원으로 일했고, South Carolina로 돌아온 후 나는 연구비를 받으며 연구소에서 함께 일했다. 이렇게 나는 4년 동안 일했고, 1984년에 전임이 되었다.

연구소에서의 나의 첫 번째 고용자는 이 책의 다른 저자인 Bill Kohl 교수이다. Paff는 중요한 멘토이자 동료로 연구소 설립 초기에 함께 일했다. 그는 건강과 행동을 모니터하기 위해 우편 설문을 실시하였고, 사망 감시체계를 운영하는 데이터베이스를 개발할 수 있도록 우리를 도와주었다. 이 작업은 신체활동, 피트니스와 건강에 관한 연구로 시작되었으나 아직까지도 운영되고 있다. 우리는 에어로빅 센터 전향적 연구(ACLS, Aerobic Center Longitudinal Study) 자료를 이용하여 200편이 넘는 논문을 발표하였고, 이 작업은 신체활동과 공중보건 분야의 현재 주제와 권고사항을 형성할 수 있었던 것이라고 생각한다. 나는 이 작업을 시작할 수 있도록 도와주고, 여러 해 동안 지도하고 멘토링해준 Paff에게 영원히 감사할 것이다.

지금 당신이 관심을 갖고 있는 연구 주제는 무엇인가?

나는 만성질환의 예방, 치료와 재활에 있어 신체활동의 역할에 대해 지속적으로 관심을 가져왔다. 또한 지난 수년간 신체활동과 다양한 결과에 대한 무작위 통제 실험에도 관심을 가져왔다. 현재 가장 중요한 나의 관심사는 iPhone, PDA, 인터넷 등과 같은 현대 기술을 어떻게 이용하여 사람들이 더 신체적으로 활동적이고, 활동적인 생활을 유지할 수 있도록 도울 수 있겠는가 하는 것이다. 현재 진행하고 있는 다른 프로젝트는 에너지 균형 연구(Energy Balance Study)이다. 이 연구를 진행하는 이유는 지난 수십 년 동안 세계적으로 비만유행을 경험하게 되었고, 확실하지 않지만 에너지 균형이 비만의 원인이라 생각하고 있기 때문이다.

2022년까지 규명되어야 할 주요 주제는 무엇인가?

지난 수십 년 동안 사람들의 삶에서 에너지 소비에 대한 연구를 진행해 왔다. 예를 들어, 직업과 관련된 에너지 소비는 지난 50년 동안 하루에 100킬로칼로리 이상 감소하였다. 물론 집안일, 정원 가꾸기, 이동 또한 쉬워졌다. 우리는 미국의 국립 신체활동 계획(www.physicalactivityplan. org)을 실행시킬 필요가 있다. 더 신체적으로 활동적인 사회를 만들기 위해 우리는 모든 노력을 기울여야 한다.

이 장을 마치며

핵심정리

- 신체활동과 공중보건은 운동과학 분야 학문과 공중보건, 역학으로부터 과학과 실천을 통합한 떠오르는 학문분야이다.
- 신체활동, 운동과 신체운동(physical fitness)은 신체활동과 공중보건과 관련된 3가지 개념이다.
- 감시, 지역사회 개입과 건강지침의 개발은 공중보건의 3가지 주요한 분야이다.
- 신체활동과 공중보건 분야에 관심이 있고, 수련 받을 수 있는 다양한 경력이 있다.

핵심용어

공중보건감시(public health surveillance), 개입(interventions), 효능시험(efficacy trials), 효과연구(effectiveness studies)

연습문제

1. 신체활동과 공중보건 분야의 정의는 무엇인가?
2. Morris 박사가 신체활동과 공중보건 분야를 결합했던 독특한 방법은 무엇인가?
3. Paffenbarger 박사가 신체활동 및 공중보건과 관련하여 연구한 대상은 어떤 집단인가?
4. 운동과 심장의 가설은 무엇인가?
5. 규칙적인 신체활동 참여에 의해 긍정적으로 영향을 받을 수 있는 5가지 만성질환 상태는 무엇인가? 각각을 논하시오.
6. 공중보건 감시란 무엇인가? 예를 들어 설명하시오.
7. 효능과 효과와 관련된 신체활동 개입의 예를 들어보시오.
8. 2008 미국인을 위한 신체활동지침은 무엇인가?
9. 사회생태학적 모델(social ecological model)이란 무엇인가? 모델과 관련이 있는 수준은 무엇인가?
10. 국립 공중보건 신체활동 전문가 협회(National Society of Physical Activity Practitioner in Public Health)란 무엇이고, 신체활동과 공중보건 분야에서 일하는 전문가는 이 조직에 어떻게 가입할 수 있는가?

인터넷 자료

신체활동, 건강 및 공중보건과 관련된 이슈는 다음의 웹사이트에서 검색할 수 있다.

Human Kinetics	www.HumanKinetics.com
U.S. Department of Health and Human Services: Physical Activity Guidelines for Americans	www.health.gov/PAGuidelines
International Society for Physical Activity and Health	www.ispah.org
U.S. Centers for Disease Control and Prevention: Physical Activity	www.cdc.gov/physicalactivity/
U.S. National Society of Physical Activity Practitioners in Public Health	www.nspapph.org
American College of Sports Medicine	www.acsm.org
President's Council on Fitness, Sport & Nutrition	www.fitness.gov

World Health Organization: Global Recommendations for Physical Activity	www.who.int/dietphysicalactivity/factsheet_recommendations/en/index.html
Australia's Physical Activity Recommendations	www.health.gov.au/internet/main/publishing.nsf/content/health-pubhlth-strateg-active-recommend.htm
Public Health Agency of Canada: Physical Activity Guidelines	www.phac-aspc.gc.ac/hp-ps/hl-mvs/pa-ap/index-eng.php
UK Department of Health	www.dh.go.uk/en/publichealth/index.htm

참고문헌

Morris JN, Heady JA, Raffle PAB, Roberts GC, Parks JW. 1953. Coronary health disease and physical activity of work. Lancet 262:1053-1108.

Thacker SB, Berkelman RL. 1988. Public health surveillance in the United States. Epidemiology Review 10:164-190.

U.S. Department of Health and Human Services. 2008. 2008 Physical Activity Guidelines for Americans. Washington, DC: U.S. Department of Health and Human Services. www.health.gov/PAGuidelines. Accessed 20 June 2011.

공중보건 전문가의 신체활동

이 장의 내용은 미국 공중보건 분야의 신체활동 지도자 협회에서 제시한 역량 분야 코드 중 다음에 해당한다.
1.4.1, 2.1.1, 2.1.3, 2.2.1, 2.2.2, 2.2.3, 4.5.1, 4.5.2, 4.5.3, 4.5.4, 5.1.1, 5.1.2, 5.4, 5.4.1

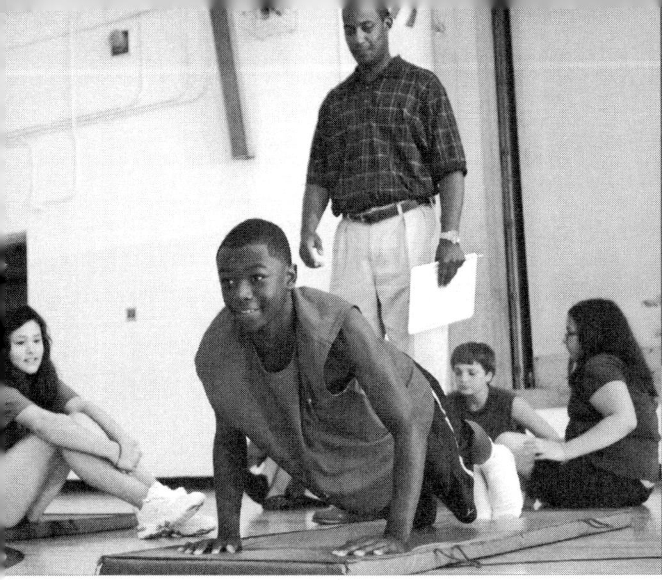

제 4 장

신체활동의 측정

학습목표

이 장을 마치면, 다음을 설명할 수 있어야 한다.

- 개인의 신체활동 측정 기술과 장단점
- 신체활동 모니터링의 기초
- 신체활동에 대한 보건학적 정보의 출처

들어가기에 앞서

- 개인의 신체활동을 측정하기 위한 가장 좋은 방법은 무엇일까요?
- 사람들은 몇 주나 몇 개월 동안의 운동 패턴을 정확하게 기억할 수 있을까요?
- 현대 기술이 신체활동을 평가하기 위한 노력을 개선시킬 수 있을까요?

제2장에서 보았듯이, 신체활동은 에너지 소비를 일으키는 모든 종류의 근육 움직임이다. 이러한 에너지 소비는 킬로칼로리, 혹은 흔히 그냥 칼로리라는 단위로 정량화할 수 있다. 몸을 움직일 때마다 신체적으로 활동적인 상태가 되어 칼로리를 태우게 되는데, 침대에서 일어나 나오기, 버스 정류장까지 걸어가기, 농구하기, 대로를 걸어서 지나가기 등이 이러한 활동의 예이다.

운동(exercise)은 계획 및 구조화되어 반복적으로 행함으로써 신체적성을 증가 또는 유지시키려는 목적을 가진 신체활동의 한 유형을 의미한다. 이런 점에서 운동은 신체활동보다 좀 더 명확한 개념이라고 할 수 있다. 30분 걷기, 조깅, 농구나 테니스하기, 하이킹, 그리고 등산 등이 신체적성을 증가 또는 유지하는 운동의 예이다.

신체활동과 운동, 신체적성을 측정하고 평가하기 위한 기술, 그 기술이 지닌 장단점, 그러한 기술을 사용하는 방법에 대한 지식은 신체활동과 건강에 관한 이해와 연구 수행에서 필수적이다. 이러한 지식은 개인과 집단에서 신체활동을 증가시키기 위한 프로그램 개발, 실행 및 평가에도 중요하다. 이 장에서는 현재 이러한 영역에서 사용하고 있는 기술에 대한 개요를 제공하게 된다.

1. 체력평가(Fitness assessments)의 중요성

제2장에서 강조하였듯 신체활동, 운동, 신체적성은 독특한 구성물이라고 할 수 있다. 신체활동과 운동은 행태이고 신체적성은 생리학적인 상태이다. 이 장에서는 신체활동과 운동의 측정에 초점을 맞추고 있지만, 체력평가와 측정을 위한 매우 다양한 전략과 방법들이 존재한다. 이러한 측정법들은 신체의 운동 적응에 대한 수년간의 연구를 통해 개발되어 왔다.

우리는 신체활동과 운동이 건강에 유익하다는 것을 알고 있다. 1950년대와 60년대 초기 연구 이래로 신체활동의 강도와 빈도, 지속시간 및 총량이 건강과 관련되어 있음을 더 많이 알게 되었다. 이러한 새로운 지식은 운동과학과 운동훈련 연구에 그 뿌리를 두고 있다.

과학에 근거한 최상의 지침에서는 성인들은 적어도 주당 중강도 운동 150분, 고강도 운동 75분 혹은 이와 동일한 정도의 혼합된 강도의 운동량이 필요하다고 한다(USDHHS, 2008). 우리는 성인들이 모든 주요 근육을 포함하는 중등도 혹은 고강도의 근력 강화 활동을 일주일에 2일 이상 해야 한다는 것도 알고 있다. 또한 아동들은 중등도 신체활동을 적어도 매일 60분 이상 해야 한다는 것도 알고 있다.

이러한 지침을 유의하면서 다음과 같은 질문을 생각해 볼 수 있다. 신체활동과 운동을 측정하기 위한 가장 좋은 방법은 무엇일까? 이러한 방법들은 실제로 우리가 원하는 바를 어느 정도 정확히 측정하는 것일까? 이러한 방법들은 재현 가능한가? 개인과 소규모 혹은 대규모 인구집단에서 신체활동을 정확하게 측정하려면 무엇이 필요한가? 잘 통제된 실험실 혹은 실제 인구집단에서는 어떤 방법을 사용해야 할까?

2. 실험실에서의 에너지 소비 측정

실험실의 신체활동 측정 기법들은 주로 신체적으로 활동적이기 위해서, 호흡이나 혈류 순환을 위해서, 혹은 음식을 소화시키기 위해서 필요한 칼로리 소비나 필요 에너지의 총량을 평가하기 위한 요구에 맞추어져 있다. 총에너지소비(Total Energy Expenditure, TEE)는 이러한 요소들의 총합을 말한다. 신체활동에너지소비(Physical Activity Energy Expenditure, PAEE)는 특별히 신체활동의 결과로 발생하는 에너지 소비를 의미한다. 음식의 열효과(Thermic Effect of Food, TEF)는 음식과 음료의 형태로 섭취된 에너지를 소화시키고 대사시키는데 사용되는 에너지 총량을 말한다. 마지막으로 기초대사에너지소비(Basal Metabolic Energy Expenditure, BMEE)는 휴식 시 호흡과 혈류 순환을 유지하기 위해 사용되는 에너지를 의미한다.

인간의 TEE 중 대략 60~70% 정도는 BMEE로 구성된다. TEE의 10% 정도는 음식을 소화시키기 위해 사용된다. 나머지 20~30% 정도가 신체활동에 의해 소비된다. 신체적으로 활동적이고 운동을 하는 사람은 가만히 있는 사람들에 비해 TEE에서 신체활동이 차지하는 비율이 높다는 것은 분명하다. PAEE만이 TEE에서 변화가능한 부분이므로, 이러한 20~30%를 측정하는 방법을 잘 알아둘 필요가 있다. TEE의 결정요소가 [그림 4-1]에 자세히 제시되어 있다.

[그림 4-1] 총에너지소비(Total Energy Expenditure, TEE) = 기초대사에너지소비(Basal Metabolic Energy Expenditure, BMEE) + 신체활동에너지소비(Physical Activity Energy Expenditure, PAEE) + 음식의 열효과(THermic Effect of Food, TEF)

1) 간접 칼로리 측정법

실험실에서는 에너지 소비의 구성을 측정하는 과정이 직접적이고 단순하다. 간접 칼로리 측정법은 좀 더 자주 사용되는 기법이다. 간접 칼로리 측정법에서는 사용된 산소량과 배출된 이산화탄소량이 에너지 소비를 추정하는 데 사용된다. 이 방법은 안면마스크와 가스분석 시스템을 사용하여 시행된다. 또 다른 방법은 통제된 공간이나 상황에서 일정 기간 동안 지내면서 시행된다. 이 방법은 피검자가 방 안에서 지내는 기간 동안 채집된 공기 표본을 이용하여 에너지 소비량을 평가한다. 방 안의 산소와 이산화탄소 변화를 분석하기 위해 기준점 보정을 한 가스채집 장치가 사용된다.

이산화탄소는 에너지 대사의 중간 산물이므로, 통제된 상황에서는 총에너지소비의 아주 좋은 측정값이 된다. 이러한 환경에서는 운동 등을 통해 많은 에너지를 소비한 사람과 아무 것도 하지 않고 가만히 있어서 여분의 에너지를 전혀 소비하지 않는 사람을 쉽게 구별해 낼 수 있다. 피험자가 일지를 쓰거나 연구보조자가 피험자를 관찰함으로써 연구자는 간접 칼로리 측정 연구기간 동안 수행된 신체활동 정도(빈도, 강도, 지속시간)와 유형을 정량화할 수 있다. 또 PAEE도 같이 측정할 수 있다. 섭취한 음식과 배설물 측정을 함께 하면 이 방법은 아주 정확하게 TEE를 측정할 수 있다.

간접 칼로리 측정법이 정확하기는 하지만, 이 방법에도 제한점이 있다. 첫째는 비용이 많이 든다는 점이다. 특화된 공간이 있어야 하고, 가스 분석 장치가 설치되어야 하며 시설 유지를 위한 인력도 고용해야 한다. 둘째 한 공간에서 한 번에 한 사람만 측정이 가능하다는 점이다. 따라서 대규모 연구를 수행하기 매우 어렵고 장기간의 시간이 소요된다. 또 다른 제한점은 이러한 측정을 수행하는 장비가 고장나는 경우가 있을 뿐더러, 정확한 측정값을 얻기 위해 상대적으로 자주 보정을 해

주어야 한다는 점이다. 마지막으로 이런 방식으로는 실제 생활에서의 TEE나 그 구성 부분을 측정할 수 없다는 점이다. 즉, 이러한 인공적인 환경 아래에서는 사람들이 정상적으로 생활하기가 불가능하다. 이것은 공중보건학적 측면에서 매우 중요한 문제이다.

2) 이중표지수분법

아주 정확하게 TEE를 측정하는 두 번째 실험실 기법은 이중표지수분법이다. 이 기법은 산소와 이산화탄소의 교환율을 측정하는 간접 칼로리 측정법과 같은 원칙을 사용한다. 즉, TEE가 높을수록 높은 대사활동 때문에 교환율도 높다는 원칙이다.

이 기법으로 측정되는 피험자는 안정된 동위원소 표지자를 붙인 물을 미리 정해진 양만큼 마시게 된다. 사전 측정을 시행한 후 연구자는 1주에서 3주(연구 설문과 지침에 따라 기간이 달라진다)에 걸쳐 소변으로 배출되는 동위원소를 측정한다. 산소와 수소 표지자 제거율의 차이가 TEE를 추정하는 데 사용된다.

이중표지수분법은 피검자들이 일상 환경에서 정상적 생활이 가능하게 하는 매우 안전한 검사이다. 피검자들은 칼로리 측정을 위해 특정한 공간에 제한될 필요가 없다. 이 방법은 매우 정확하다는 것이 알려져 있다. 피검자들은 소변을 자주 모아서 보관해야 하는데 이것이 부담이 될 수 있으며, 산소와 수소 동위원소는 상당히 비싸다(2011년 기준 350–400 달러). 또한 시료분석을 위해 질량분석계와 정량계가 필요하다. 또 다른 제한점은 이 정량법으로 TEE만을 추정할 수 있다는 것이다. 간접 칼로리 측정법을 통해 BMEE를 측정하지 않는다면 이중표지수분법만으로는 PAEE도 얻을 수 없다(TEE=BMEE+PAEE+TEF임을 기억하라). 알고 싶은 결과가 PAEE라면 이것은 매우 중대한 제한점이 된다. 게다가 이 방법은 어떤 신체활동을 수행했는지(예컨대 이동을 위해 걸었는지, 그저 즐기기 위해 걸었는지) 전혀 알려주지 못한다. 신체활동 행태의 변화가 주된 관심이라면 이러한 자료가 도움이 될 것이다.

3. 에너지 소비를 추정하기 위한 전기적 측정방법

자가보고식 신체활동 측정은 중요한 제한점이 있다. 이 방법은 참가자가 자신의 신체활동을 정확하게 기억하느냐에 의지하게 된다. 하지만 기술의 발전은 움직임을 객관적으로 측정하는 기기들의 개발을 이루어 왔다.

1) 가속도계

가속도계는 가속의 강도와 방향을 측정하기 위해 사용된다. 다양한 종류의 가속도계가 가스나 석유 시추, 내비게이션 혹은 교통 등에서 사용된다. 사람의 움직임과 신체활동에서도 가속도계는 총 신체활동량과 에너지 소비를 추정하는 데 매우 유용하다는 것이 증명되어 왔다.

가속도계(그림 4–2를 보라)는 하나, 둘 혹은 세 개의 방향면에서 신체의 속도 변화로 발생하는 가속도를 측정함으로써 움직임과 신체활동을 측정한다. 반도체가 움직임 과정을 가속도로 변환시켜 준다. 아래의 간단한 방정식이 가속도와 속도변화, 시간변화 간 수학적 관련성을 보여준다. 동일한 시간에 속도가 증가하면 가속도 증가한다. 동일한 속도에서 시간이 감소하면 가속은 역시 증가한다.

$$a=\Delta v/\Delta t$$

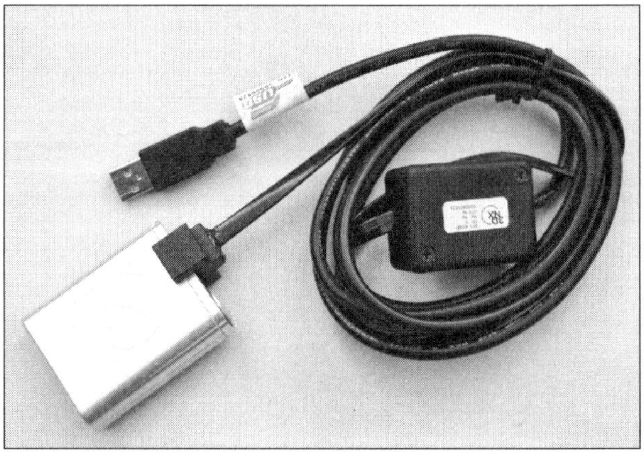

[그림 4–2] 가속도계는 인간 신체활동 측정 능력을 매우 높여준다
BioTel Ltd.에서 제공한 3DNX™장비사진

이러한 연관성을 이용하여 개인에게 부착된 가속도계는 속도와 시간의 변화를 측정한다. 이 측정치들은 에너지 소비 추정량으로 변환될 수 있다.

가속도계는 신체활동을 측정하는 데 매우 유용한데, 그 이유는 방정식에 사람의 회상이 들어있지 않기 때문이다. 참여자는 팔목밴드에 가속도계를 착용한 다음에는 하루 종일 더 이상 신경 쓰거나 기억할 필요 없이 일상생활과 활동을 하면 된다. 좀 더 개선된 기계는 특정한 강도(예컨대 중강도나 고강도)의 신체활동에 사용된 시간 또는 시간제한을 두고 시행한 신체활동 시간도 측정할 수 있다. 기술의 발전이 수일에 걸친(어떤 기계는 30일 이상을 측정하기도 한다) 자료수집도 가능하게 함으로써 장기간의 행태를 모니터링할 수 있게 해준다.

가속도계는 상대적으로 비싼 편이고(2011년 기준으로 좋은 기계는 350불을 상회한다) 모든 종류의 활동에 대해 정확한 것은 아니다. 가속도계는 방수가 되지 않으므로 수영장이나 바다, 혹은 습기가 있는 상황 등과 같이 물속에서의 활동을 측정하는 데는 사용할 수 없다.

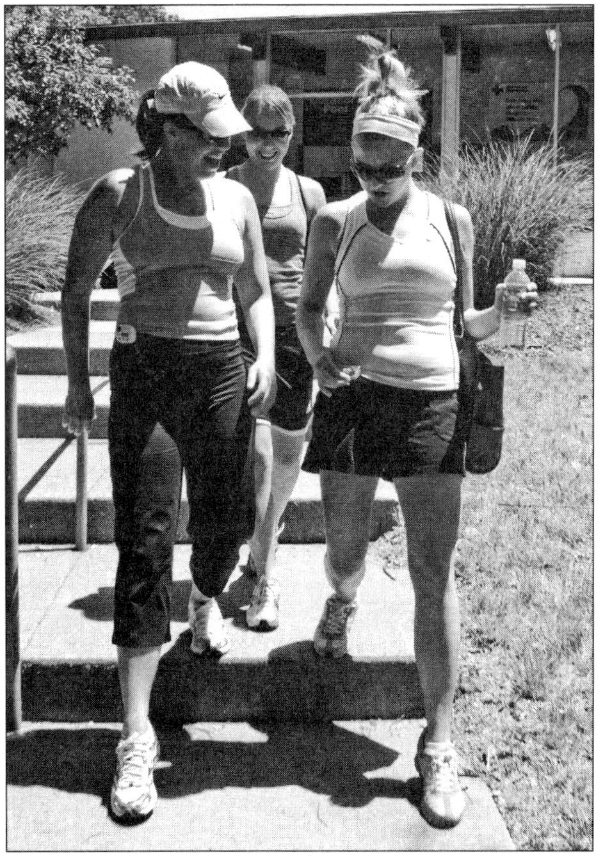

[그림 4-3] 계보기는 싸고 일정 기간 동안 걸음 수를 알아내기 쉽다. 사람들을 상기시키고 매일 걸음 수 목표를 세우게 하는 데도 도움이 된다.

2) 계보기

계보기(혹은 보수계, 걸음수를 재는 기구)는 신체적 활동 평가에서 회상 바이어스를 제거하기 위해 사용할 수 있는 또 다른 전기적 모니터링 기기이다. 계보기는 걷기, 달리기 조깅을 비롯해 하체를 움직이는 신체활동 측정에 가장 유용한 기기이다. 다양한 종류의 계보기가 있고 몇 가지 서로 다른 기전을 사용하지만 기본적으로 모든 기기들이 총 걸음 수를 측정한다(그림 4-3). 어떤 기기는 움직임을 기록하기 위해 용수철이나 용수철 레버를 사용하고 다른 기기는 압력계를 이용하며 또 다른 기기는 자석 스위치를 사용한다.

계보기의 핵심 강점은 가격이 비싸지 않아 많은 사람이 사용할 수 있다는 것이다. 2011년 기준으로 좋은 계보기는 15달러~20달러 정도면 살 수 있다. 이 기기들은 단순하고 사용하기 수월하며 걸음 수를 정확하게 측정해 준다. 연구결과 다양한 계보기들 사이에는 일정 수준의 정확도 편차가 있으며, 대개 싼 계보기가 비싼 기기에 비해 정확도가 떨어짐을 보여준다. 계보기는 총 걸음수를 보고함으로써 사람들이 사전에 설정한 목표를 달성하는 등 좀 더 활동적인 상태를 유지할 수 있도록 도와준다.

계보기 사용의 결점은 이 기기가 직접적으로 속도와 시간을 측정할 수 없어서 가속을 추정할 수 없다는 것이다. 계보기의 최소 공통분모는 관찰기간 동안의 걸음수이다. 일지나 설문지 등의 추가 자료를 수집함으로써 시간이나 속도를 추정할 수는 있다.

2008년 '미국 신체활동지침(USDHHS 2008)'은 건강상태 개선을 위한 신체활동량을 알려준다. 계보기가 시간과 속도에 대해 알려줄 수 없다는 것은, 30분 동안 축구를 하면서 9,500보를 움직인 사람과 24시간 동안

측정 방법들을 합쳐 보기

신체활동을 평가하는 많은 방법들이 있지만 한 가지 방법이 모든 상황에 적합할 수는 없다. 건강 문제를 찾아내기 위해 많은 사람을 장기간 추적하는 대규모 연구에는 자가 보고식 설문이 필요할 것이다. 짧은 기간 동안의 행태 변화에 관심을 두는 단기간 소규모 연구라면 신체활동 평가를 위한 일차적 도구로 가속도계가 적합할 것이다. 어떤 신체활동 평가도구를 사용할 것인가를 결정하는 데 있어서 환경과 인구집단의 특성 또한 주요한 요소로 고려되어야 한다. 각각의 방법들은 장점과 단점이 존재하고 이에 대해 충분히 이해해야 한다.

이상적으로는 신체활동을 정확하게 추정하기 위해 여러 방법들을 동시에 사용해야 한다. 자가 보고, 직접 관찰, 설문을 동시에 사용하는 전략은 거의 사용되지 않는다. 이 분야의 미래 전망에 대해서는 좀 더 연구가 필요하다.

같은 숫자의 걸음을 걸은 사람 간의 차이를 계보기만으로는 구별할 수 없다는 뜻이다. 두 경우에서 신체활동량에 차이가 있다는 것은 분명하다. 하지만 추가 자료를 수집하지 않는다면 계보기는 이 차이를 알려주지 못한다.

4. 직접관찰 기법들

신체활동 행태(PAEE를 추정하는 확장까지)를 측정하는 일반적인 방법은 관심 있는 사람이나 지역을 직접 관찰하는 것이다. 연구자는 숙련된 관찰자를 이용하여 개인의 표준화된 신체활동 참여 정도를 얻을 수 있다(예컨대, 체육 수업 시간에 특정 아동이 비활동적으로 남아 있는 시간). 신체활동 특성을 인식하도록 훈련받은 이러한 관찰자들은 일정 시간 동안 자신들이 살펴본 것을 기록한다. 이러한 관찰은 신체활동의 강도, 빈도, 지속시간 혹은 관찰된 운동에 기반하여 에너지 소비를 추정하도록 변환될 수 있다.

직접관찰기법은 다양한 상황에서 유용하다. 이 방법은 특히 사람들이 신체활동을 위하여 공원, 놀이터, 공터 등 특정 공간을 사용하는 방법을 알아보는 데 도움이 된다. 하지만 직접관찰기법에도 결점이 있다. 첫째, 관찰자를 훈련하고 고용하는 비용을 포함하여 상당히 비용이 많이 든다. 둘째, 이 기법에서는 관찰자 훈련이 매우 중요하다. 연구자는 한 관찰자가 중등도 운동이라고 칭하는 신체활동이 다른 모든 관찰자에서도 동일하게 관찰된다고 확신할 수 있어야 한다. 또한 이 정의가 시간에 따라 변하지 않아야 한다. 즉, 고강도라고 분류된 운동은 연구 기간 내내 동일하게 분류되어야 한다. 직접관찰기법은 수백 명의 사람들이 다양한 상황에 존재하는 경우에는 사용하기 어렵다.

마지막으로, 사람들은 자신이 관찰대상자임을 아는 것만으로도 행동에 변화를 보이는 경우가 종종 있다(그림 4-4). 만일 당신의 신체활동과 운동이 관찰되고 있음을 알고 있다면, 활동이나 시간, 강도를 바꿀 것이라고 생각하지 않는가? 이러한 현상은 '반응'이라고 부르며, 신체활동 행태 연구에서 매우 통제하기 어렵다. 연구자들은 종종 관찰자가 구별되지 않는 공공장소에서 신체활동을 관찰하려고 노력한다. 이러한 익명성은 반응을 최소화해 주며, 신체활동 행태에서 좀 더 좋은 측

SOPLAY와 SOPARC

SOPLAY(system for observing play and leisure activity in youth)와 SOPARC(system for observing play and recreation in community)은 특정 지역의 어린이와 청소년들의 신체활동을 평가하기 위한 직접관찰기법의 뛰어난 두 가지 사례이다. 샌디에고 주립대학의 Thomas McKenzie 박사와 동료들에 의해서 개발된 이 방법은 청소년들의 신체활동을 객관적으로 측정하도록 도움을 주고 있다. SOPLAY는 자유로운 놀이 환경에서 신체활동의 총량을 평가하는 데 사용되며 SOPARC은 공원과 여가 공간에서의 신체활동과 관련된 환경적 특성을 측정하는 데 사용된다. 이 두 방법에 대한 더 자세한 정보는 www.activelivingresearch.org/node/10643에서 찾을 수 있다.

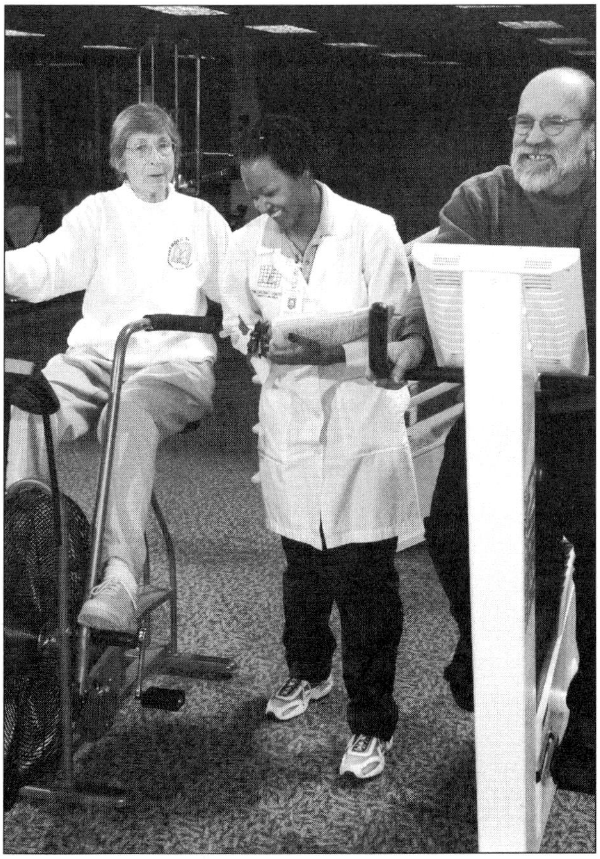

[그림 4-4] 당신은 자신이 관찰되거나 신체활동 행동이 기록되는 것을 알게 될 경우, 행동을 다르게 하시겠습니까?

정치를 얻을 수 있게 해준다.

5. 자가보고 도구들

신체활동 평가, 특히 신체활동과 운동이 건강결과에 미치는 영향에 대한 연구에서 역사적으로 가장 흔하게 사용된 방법들은 자가보고에 기반을 두고 있다. 자가보고 도구들을 사용함으로써 과학은 신체활동이 다양한 만성질환의 위험을 줄여 줄 뿐만 아니라(반대로 비활동은 이러한 위험을 증가시킨다) 뿐만 아니라 신체활동과 위험 사이에는 용량-반응 관계도 있음을 밝혀 왔다. 신체활동에 대한 높은 자가보고는 낮은 질병 결과와 관련되어 있다. 이 책의 제2부는 이러한 증거들을 자세히 다루고 있다.

자가보고에서 연구 참여자들은 일정 기간 동안 참여한 신체활동에 대해 면접, 설문 혹은 일지 등의 방법으로 연구자에게 알리도록 요청받는다. 보고 기간은 짧을 수(24 시간)도, 좀 더 길 수(일주일 혹은 한 달)도 혹은 아주 길 수(때때로 아주 먼 과거까지)도 있다. 이러한 보고들은 연구집단을 나누게 해주고, 사람들은 자신들이 보고한 신체활동에 근거하여 몇 개의 범주로 구분된다. 이러한 자료들은 다양한 방법으로 분석가능하지만, 일반적으로 신체활동 노출 정도라는 방식으로 사용된다(적은 운동량 대 많은 운동량, 혹은 적음, 보통, 많음). 이러한 노출은 PAEE 추정치를 의미하고 심근경색이나 골다공증의 위험 같은 결과와 연관지어 살펴볼 수 있다.

1) 일지

신체활동 일지는 기본적으로 다른 형태의 일지와 동일하다. 연구 참여자들은 연구 기간 동안 여러 시간대의 신체활동을 기록하도록 요청받는다. 중요한 개념은, 회상은 최대로 하되 오류는 최소로 줄이는 것이다. 이를 위해 참여자들은 활동 중일 때뿐만 아니라 잠자리에 들 때도 기록해 주기를 요청받기도 한다. 이러한 방법으로 참여자들은 의미 있는 신체활동과 활동의 강도, 빈도, 지속시간을 잊어버릴 가능성을 줄이게 된다. 개인 트레이너와 코치들은 이러한 기법을 일반인이나 운동선수들이 자신의 운동 처방을 이해하고 지키도록 하는 데 많이 사용한다.

일지는 특히 신체활동의 상황적 맥락과 유형을 이해하는 데 도움이 된다. 도보 혹은 자전거로 등교하기는 종종 중요한 신체활동 측정치이고 사람들은-심지어 어린이들도-이러한 사건을 기억하고 일지에 기록할 수 있다.

시작과 종료 시간을 일지에 기록할 수 있는데, 이는 연구자에게 지속 시간(또한 강도)에 대한 개념을 알려 줄 수 있다. 일지는 또한 연구자가 특정기간 동안의 신체활동 양상(일간 변화 등)을 이해하는데 도움을 줄 수 있다. 신체활동 일지를 통해 수집된 자료는 요약하기 힘든데, 특히 참여자가 장기간 동안 일지를 기록하는 경우에 더 그렇다.

2) 면접법

면접법은 다양한 상황에서 신체활동을 측정하는 데 사용되어 왔다. 적절한 훈련 후, 면접을 실시하는 사람은 대부분 연구 참여자의 신체활동 행동에 대한 자세한 내용을 알 수 있는 소정의 면접 프로토콜을 따르게 된다. 기억의 계기들(Memory cues)과 유도물(prompts)을 활용하여 정확한 보고를 돕는다. 예를 들어, 그녀가 몇 시에 잠자리에 들어서 몇 시에 일어났는지 물어보는 것은 수면시간 및 기초대사에너지량(BMEE)과 근사치를 잘 추정할 수 있다. 훌륭한 면접자는 대상자를 잘 유도하여 다른 사람이라면 얻지 못했을 정보를 알아낼 수 있다.

인터뷰는 몇 가지 장점이 있다. 참가자가 잘 기억하지 못하는 항목을 캐물을 수 있는 훈련된 조사요원이 조사를 수행하여 측정의 전반적인 정확도를 향상시킬 수 있다. 신체활동뿐만 아니라 강도, 빈도 및 지속 기간이 보고되도록 구조화할 수 있다. 그리고 과거를 기억하도록 요구하고 우리들이 간접적으로 듣는 내용이 바뀌는 것은 아니기 때문에 반응성의 문제는 적용되지 않는다. 그러나 면접은 많은 비용이 소요될 수 있고, 참가자에게 상당한 부담을 줄 수 있다. 일부 면접조사는 30~45분이 소요될 수 있고, 사람들은 때로 과거 일에 대해 광범위하게 기억하도록 하여 힘들게 만들 수 있다. 연구결과에 따르면 격렬한 강도의 활동과 휴식에 대한 기억보다 중등도 활동의 기억이 더 오류를 일으킬 수 있다고 한다(Pettee-Gabriel, 2010). 마지막으로 면접 훈련이나 훈련부족이 실질적인 오류의 원인일 수 있다. 좋은 면접자는 참가자가 세부 사항을 기억하는 것을 잘 도와 줄 수 있다. 나쁜 또는 일관성이 없는 면접자는 좋은 면접자에서와 같은 반응을 가져올 수 없다.

3) 설문 조사

마지막으로 설명할 신체활동의 자가보고 방법은 설문지를 활용하는 것이다. 설문지는 전화 조사의 일부로서 전화로 시행하거나 참가자에게 직접(또는 인터넷에서) 시행될 수 있다. 자가 설문지와 이전에 논의된 것과 같은 전화 조사 또는 면접 조사의 차이는 전화 조사가 일반적으로 소정의 스크립트를 정하고 시행한다는 것이다. 전화 조사를 시행하는 사람은 미리 정해진 스크립트와 다른 설문을 하거나 상세한 답을 얻기 위해 탐색하는 과정을 거의 시행하기 어렵다.

신체활동이 건강결과에 미치는 영향에 대한 이해가 높아지는 만큼 설문지도 발전해 왔다. 최초의 설문 조사는 응답자에게 직업적 신체활동을 보고하도록 요청하였다. 작업 분류 및 광범위한 작업 분류의 추정 에너지 소비량은 PAEE를 추정하는 데 사용되었다. 그러나 이후 교통, 레크리에이션, 가정과 같은 신체활동의 다른 영역에 대한 이해가 중요함이 확인되었고, 신체활동의 전체 범위에 대한 이해가 직업 신체활동에 대한 이해보다 중요해졌다.

7일 신체활동 회상법(Physical Activity Recall, PAR)

직접 관찰이나 일지와 마찬가지로, 신체활동 면접 조사 방법은 기간을 정의할 때 가장 장점이 많다. 7일 신체활동 회상법(PAR)은 신체활동 연구에서 오랫동안 사용된 면접자가 진행하는 설문지이다(Blair 등, 1985). 대상자는 처음에 가장 오래된 날(즉, 7일 전)부터 조사를 진행한다. 면접자는 조깅, 자전거 타기와 같은 격렬한 강도의 활동 및 걷기와 같은 중등도 활동, 앉아서 보낸 시간, 수면 시간에 대해 질문한다. 그 다음으로 각자의 활동 기간에 대해 상세하게 물어본다.

면접자의 도움으로 대상자는 이들 범주의 모든 활동을 보고한다. 높은 강도를 우선 평가한 후 낮은 강도의 활동(즉, 1.0~2.99METS)을 평가한다. 면접 조사는 그 다음 날에 대해 조사하여 그 과정을 반복한다. 최근 날짜까지 계속한다.

조사한 자료를 요약하고, 조사된 활동, 기간, 빈도를 활용하여 PAEE 및 TEE의 추정치를 산출한다. 이 조사는 완료하는 데 45분 이상 걸릴 수 있다.

아동에서의 자가보고

어린이와 청소년들의 신체활동은 건강 및 성장과 발전을 위해 중요한 관심사이다. 비활동적인 아이들은 활동적인 동료보다 비활동적인 성인으로 성장할 가능성이 더 높다. 설문 조사를 이용하여 청소년에서 신체활동을 평가하려는 시도는 수년에 걸쳐 이루어져 왔다. 어린이는 인식과 회상 능력이 부족하므로 일반적으로 12세 아래 어린이들의 설문 조사는 추천되지 않는다.

설문 조사는 일반적으로 관심이 있는 신체활동 노출을 평가하기 위해 개발된다. 예를 들어, 교육 프로그램 효과에 대한 연구에서 참가자들은 프로그램 시작 전 자신의 운동 습관(즉, 빈도, 강도, 지속 시간)에 대해 질문을 받을 수 있다. 설문지로부터 데이터를 요약하여 관심 있는 훈련 지침서를 계획하는데 활용할 수 있다.

관심의 대상이 되는 준거 기간은 일반적으로 신체활동 설문 조사의 중요한 구성 요소이다. 또한 이 구성 요소는 연구별로 다른 준거 시간이 사용되어 연구결과를 비교하는데 많은 어려움을 가진다. 연구에 사용되는 준거 기간은 다음과 같다.

- 과거 삼일
- 지난 주
- 지난 30일
- 평소 한 주
- 평소 한 달

설문지는 먼 과거의 신체활동을 정량화하는 데에도 사용되어 왔다. 질환의 임상 양상 전에 신체활동을 평가하려 하므로 이 기술은 특히 만성 심장질환이나 암과 같은 질병의 연구에서 매력적이다. 질병에 대한 신체활동의 생물학적 영향은 오랜 기간에 걸쳐 발생하기 때문에 과거의 신체활동에 대한 회상은 매우 도움이 될 수 있다.

설문 및 전화 조사는 대규모 집단을 대상으로 신체활동에 대한 상당량의 정보를 얻고 시간이 지남에 따라 이를 추적하는 비용 효과적인 방법이다. 설문 조사는 우편, 전자 우편으로 보내거나 집단그룹 조사형식으로 시행할 수 있다. 스마트폰, 태블릿 컴퓨터와 같은 휴대용 기술의 출현은 신체활동 평가를 위한 설문과 같은 조사에 새로운 기회를 열었다. 설문지는 다국적 언어로 작성되어 실행될 수 있고, 연구 기간 동안 비교적 쉽게 반복 조사할 수도 있다. 설문지는 관심이 되는 연구와 노인, 어린이, 심장 재활 환자들과 같은 인구집단별 맞춤형으로 시행할 수도 있다.

그러나 신체활동 평가를 위한 설문 조사는 몇 가지 중요한 단점이 있다. 정확하게 기억하지 못하거나 특정 활동을 선택적으로 기억하는 회상 바이어스는 질문에 대한 응답자의 답변에 큰 영향을 줄 수 있다. 보다 정확하게 응답하는 응답자만 찾아낼 수는 없기 때문에 많은 신체활동이 누락될 수 있다. 또한 응답의 유효성은 항상 문제이다. 응답자는 자신의 행동을 과대평가(또는 과소평가)하고 있는가? 이러한 문제에도 불구하고, 설문 조사는 신체활동과 건강 질병 사이의 관계에 대해 많은 것을 가르쳐 줬다.

6. 인구집단 감시

질병 감시는 적어도 14세기 유럽의 흑사병 시대 이래로 공중보건의 핵심적인 영역이었다. 이 기간 동안 검역, 유행의 결정과 같은 기본적인 보건 서비스는 치명적 질병의 영향을 받은 사람 수 계산을 기반으로 개발되었다. 그 이후 수 세기 동안 발생한 다른 감염성 질환들로 인해 출생과 사망에 대한 보다 체계적인 데이터 수집이 가능해졌고 중요한 통계 시스템이 출현하였다. 16세기 런던에서 발생한 전염병의 유행은 최초 사망 정보를 체계적으로 수집한 체계로 알려진 사망자 통계표(Bills of Mortality)의 개발과 정기적인 배포를 가능하게 하였다. 주별로 발간된 이 표는 도시에서 전염병의 발생 정도를 지도로 표시하고 범위를 모니터링하는 데 사용되었다. 다음 세기에 존 그란트는 사망표에 관한 자연적 · 정치적 관찰이라는 연구에서 단순한 사망자 수를 유용하고 해석이 가능한 감시체계 기술로 전환시켰다.

1) 공중보건 감시체계

현대에서 공중보건 감시체계는 건강관련 자료를 지속적 · 체계적으로 수집, 분석, 해석하는 것으로 정의되고 있다. 이 자료는 공중보건 사업의 기획, 실행, 평가에 사용되는 것을 의미하고 해석은 예방과 관리를 담당하는 사람들에게 배포되는 것을 의미한다. 그러므로 감시체계는 단순히 자료를 수집하고, 분석하는 것을 의미하는 것이 아니라, 공중보건 담당자의 실행과정을 포함하는 것이다.

인구집단의 질병 부담은 감염성 질환을 넘어 비감염성 질병과 그 전구 질환을 포함하는 것으로 수년에 걸쳐 확대됨에 따라, 감시를 위한 기술 및 전략 또한 이러한 건강 문제를 해결하기 위해 발전해 왔다. 공중보건 감시는 특정 질병으로 인한 사례와 사망자 수를 파악하는 것에서 인구집단에서 특정 질병에 노출된 사람들을 모니터링하고, 질병 발생 경향과 양상을 파악하는 것으로 확장되었다. 지금은 질병 상태와 관계없이 행태와 환경적 폭로 및 질병 위험의 정책적 · 환경적 관련요인을 포함하는 것으로 확장되었다(US DHHS 2011A). 기술의 발전에 따라, 새로운 기술도 등장하고 있다. 공중보건 감시의 확장과 발전을 고려하여 Declich와 Carter (1994)는 이 분야가 역학과 별개의 새로운 세부학문 영역으로 부상했다고 주장하였다.

2) 신체활동 감시체계(Physical Activity Surveillance)

신체활동 감시체계는 다른 중요한 공중보건 문제에서 시행된 감시체계에 비해 초기단계이다. 최근 이런 양상이 나타난 것은 신체활동 및 공중보건의 하위 전문 분야를 만들기 위해 운동 요법 및 공중보건 분야를 합치려는 노력 때문이다(Kohl 등, 2006) 아울러, 신체활동 부족이 다수 비감염성 질환의 결정요인이라는 것을 최근에 알게 된 것과도 관련이 있다. 건강증진과 질병 및 장애를 예방하는 신체활동의 양과 유형에 대한 이해가 명확해지고, 공중보건 영역에 대한 신체활동의 중요성을 인정함으로써 감시체계의 기술이 개발되고 발전하게 되었다. 또한 신체활동을 향상시키는 개인 및 환경적 결정요인에 대한 관심도 증가하고 있다(Kohl과 Kimsey, 2009).

국가별 감시 데이터를 얻기 위해 국가 및 지역별로 다른 도구를 사용해 왔다. 그러나 이러한 상황은 도구를 사용하는 국가에 도움이 되지만, 국가 및 집단 간 데이터를 비교하고 대조하는 기능을 제한할 수 있다. 다행히도, 개발국과 개발도상국을 포함하여 전 세계적으로 사용할 수 있는 표준화된 도구를 위한 많은 발전이 있었다.

국제적으로, 신체활동 행태에 대한 인구집단 기반의 감시체계를 만드는데 있어 두 가지의 큰 발전이 큰 도움을 주었다. 국제 신체활동 설문(IPAQ; Craig 등, 2003)과 세계 신체활동 설문(GPAQ; Bull 등, 2009)은 국내 및 국제적으로 신체활동 참가 정도에 관한 일관성이 높은 측정값을 만들 수 있는 신체활동 감시체계를 개발할 수 있는가?의 질문에 대한 2가지 대응 방법이었다. 국제 신체활동 설문은 1990년대 처음 개발되어 국가 간 일관된 측정을 가능하게 만들었고, 그 이후 100개국 이상에서 사용되었다.

성인 인구 중 어느 정도 비율이 권장되는 수준에서 활동을 하고 있는가? 얼마나 많은 사람들이 정기적으로 산책을 하는 것으로 보고하는가? 이 비율은 연령, 성별, 인종이나 민족에 따라 다른가? 이들 값의 시간 경과에 따른 장기 추세는 어떠한가? 인구집단은 더욱 활동적으로 되고 있는가? 덜 활동적으로 되고 있는가? 동일한 수준인가? 이러한 질문들이 신체활동 감시 시스템을 통해 답을 얻을 수 있는 것들이다. 이 자료들은 공중보건 전문가와 다른 전문가들에게 알려져 인구의 건강을 향상시킬 수 있는 변화를 만들어 낼 수 있는 전략 기획에 사용될 수 있다.

3) 인구집단의 신체활동 지표

신체활동에 대한 감시체계 자료는 때때로 너무 과다할 정도로 풍부한 정보를 제공해 준다. 이러한 종류의 데이터를 사용할 때 목적에 가장 잘 맞는 정확한 지표 또는 지표들을 찾는 것이 중요하다. 신체활동 감시에서 가장 자주 사용하는 측정치는 건강결과와 관련된 지표들이다.

신체활동 감시체계는 대부분 중등도와 격렬한 신체활동을 하는 사람들의 수, 신체활동 권고안을 충족하는 사람들의 수, 걷기와 같은 특정 신체활동의 유병률, 장시간 앉아있는 행동의 유병률과 같은 자료를 제공한다. 아울러, 영역별 감시체계는 신체활동과 관련된 상황을 이해하는데 중요하다. 여가시간(또는 자유로이 사용할 수 있는), 직업적 신체활동, 이동 관련 활동 및 실내(또는 가정) 활동은 일반적으로 평가되는 네 가지 공통 영역이다. 이들 각각의 영역별로, 수행하는 활동은 사람마다 다르다. 최근 등장한 근거기반 신체활동지침서는 신체활동 감시체계에서 사용하는 주요한 결과의 측정을 정의하고 표준화하는데 도움을 주었다.

최근에는 신체활동 감시에서 큰 역할을 하는 환경적 · 정책적 지표에 대한 관심이 집중되고 있다. 신체활동을 지원하거나 억제할 수 있는 주거환경과 정책의 특성들도 신체활동 행태에 관련된 것으로 알려져 있다. 정책은 체육 교사의 훈련을 지원(체육 역량 향상을 위한)하는 법률에서부터 지방정부가 시행한 활동적 출퇴근을 장려할 수 있는 자전거 건설과 같은 것들이 포함될 수 있다. 제15장에서는 신체활동 정책에 대한 더 많은 논의들을 포함하고 있지만, '어떤 역할이 활동적인 행동을 할 수 있는 장소에 대한 접근성을 증가시킬 수 있는가?'와 '시간에 따라 이들 장소의 비율의 변화가 있는가?'와 같은 질문을 포함한 다양한 논의가 필요하다. 환경 지표의 예는 활동적인 행동을 할 수 있는 공원, 산책로 및 기타 녹지 공간, 문화센터, 피트니스 센터 등 위치와 접근성 정도를 포함한다. 입법 정책은 학교 기반 체육 및 활동적인 등하교 프로그램에 대한 명령을 포함한다.

4) 신체활동 자료의 출처

미국에서는 성인의 신체활동 행동의 지속적인 감시는 미국질병관리본부에서 운영하는 국민건강 면접조사(NHIS, USDHHS 2010) 및 행동위험요인 감시체계(BRFSS, USDHHS 2011a)에서 이루어진다. 국민건강영양조사(NHANES, USDHHS 2011B)와 같은 정기적인 설문조사는 이에 대한 우리의 이해수준을 보충한다. 청소년 위험행동 감시체계(YRBSS, USDHHS 2011c)는 고등학교 학생들의 신체활동 수준을 모니터링하는 데 사용된다. 현재 고등학교 미만의 아동에 대해 사용할 수 있는 신체활동 감시자료는 없다. Carlson 등(2009)의 연구결과를 요약한 [표 4-1]에서는 미국의 성인 신체활동 감시가 세 가지 주요 조사체계에서 핵심적인 자료의 활용이 가능함을 제시하고 있다. 다른 나라(특히, 호주, 캐나다, 브라질)들도 실질적인 신체활동 감시체계를 운영하여 활동하지 않음과 신체활동 수준별 유병률을 확실히 알 수 있다.

[표 4-1] 신체활동 평가의 특징과 신체활동 수준

구분	NHIS	NHANES	BRFSS
신체활동 자료가 수집된 조사 년도	1998~2007	1999~2006	2001, 2003, 2005, 2007
회상 기간	응답자가 선택함	과거 30일	일반적인 1주
자가보고 여부	자가보고	자가보고	자가보고
구체적 활동 목록	없음	있음	없음
중등도 신체활동 평가	시행함(경도 포함)	시행함	시행함
격렬한 신체활동 평가	시행함	시행함	시행함
처음 질문한 강도 수준	격렬한 강도	격렬한 강도	중등도
중등도 신체활동의 정의	약간의 발한 또는 호흡이나 심장박동의 중등도 증가	약간의 발한 또는 호흡이나 심장박동의 중등도 증가	호흡이나 심장박동이 약간 증가함
격렬한 신체활동의 정의	심한 발한 또는 호흡이나 심장박동이 크게 증가함	심한 발한 또는 호흡이나 심장박동이 크게 증가함	호흡이 크게 증가함
건강증진 2010 목표에 따른 활동적 수준의 정의	약간 또는 중등도 활동(주 5회 이상, 회당 30분 이상) 또는 격렬한 활동(주 3회 이상, 1회당 20분 이상)	중등도 활동(월 20일 이상 월 600분 이상)이거나 격렬한 활동(월 12일 이상 240분 이상)	중등도 활동(주 5일 이상 하루 30분 이상)이거나 격렬한 활동(주 3일 이상 1일 20분 이상)
건강증진 2010 목표에 따른 비활동적 수준의 정의	경도에서 중등도 또는 격렬한 활동이 적어도 10분 이상 없는 경우	중등도 또는 격렬한 활동이 적어도 10분 이상 없는 경우	중등도 또는 격렬한 활동이 적어도 10분 이상 없는 경우

약어 : BRFSS, 행동위험요인 감시체계; NHIS, 국가건강 면접조사, NHANES, 국민건강 영양조사

[a] 응답자에게 동일한 신체활동 질문을 한 연도를 포함. NHIS는 1997년 첫 상반기에 "적어도 20분의 지속기간 약간 다른 질문을 하였으나, 1997년 중반에 "적어도 10분"으로 변경되어 이후 지속됨

[b] NHIS 신체활동 문항은 응답자가 회상기간을 선택할 수 있게 함. 신체활동 수준은 월간이나 연간의 기간을 선택한 응답자에서는 주별 평균 시간(가장 가까운 정수 단위로 반올림)으로 계산함

[c] NHANES는 이 분석에 포함되지 않는 활동적 이동과 중등도 가사 활동에 대한 별도의 질문을 가지고 있음

[d] BRFSS는 달리기, 미용체조, 골프, 조경, 운동을 위한 걷기와 같은 이 분야의 분석에 포함되지 않는 신체활동 또는 운동에 대한 월간 참여 여부(예 또는 아니요)에 관한 별도의 질문을 가지고 있음

S.A. Carlson 등, 2009, "Differences in physical activity prevalence and trends from 3 US surveillance systems", Journal of Physical Activity and Health 6 (Suppl 1): 518–527.에서 허락을 받아 재인용함.

핵심 리더 소개

Wendy J. Brown 박사

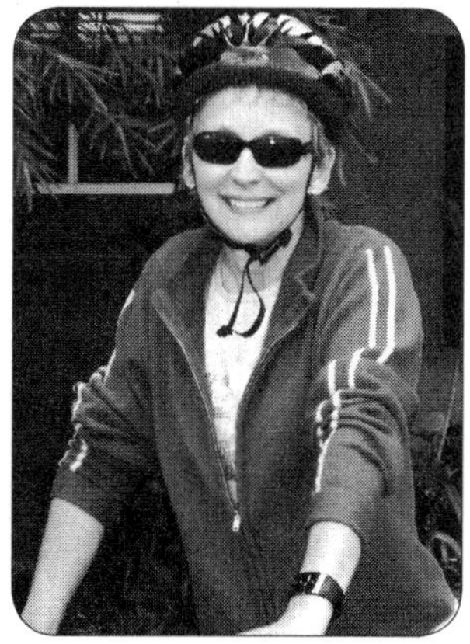

왜, 어떻게 당신은 이 분야를 시작하게 되었나요?

내가 어렸을 때, 어머니는 "너는 결코 가만히 앉아 있지 않아야 한다."라고 하였다. 움직일 수 있는 모든 기회를 활용하고, 인간의 움직임의 모든 측면에 관심을 갖도록 자극하는 활동 유전자를 가지고 있음이 틀림없다고 생각한다.

나는 영국 버밍엄 대학의 학부 과정 동안 생리학을 전공하였고, 첫 논문을 전문 학술지인 생리학 저널에 발표하는데 관심을 가졌다. 나는 여전히 무엇이든 몸소 실천하는 것에 주된 관심이 있어, 동물 모형의 연구 진행에 흥미를 갖지 못하여 체육 교사 훈련 과정에 참여하였다.

수년간 근무한 후 작업 생리학에 관심을 갖고, 인간 생물학 석사 과정을 끝내기 위해 버밍엄 대학으로 다시 돌아왔다.

잠시 러프버러 대학에서 강의를 담당한 후 호주로 옮겨가, 지구력 운동 중 기질 대사과정의 성별차이에 대한 연구로 박사 학위를 마쳤다. 흥미롭게도 나는, 여성의 대사과정이 장거리 운동에 아주 적합하다는 것을 발표한 후, 여자가 처음으로 올림픽 마라톤에 참여할 수 있도록 허가 받은 당해 년도에 졸업했다.

직업을 가지고 일하는 어머니로서, 2명의 작은 소년을 돌보는 동안 시간제 일자리를 찾아 곡예 하듯이 일을 했다. 이 기간은 내가 피트니스 지도자 교육 프로그램을 개발하고 심장 환자들을 진료하는 개인 병원에서 근무할 수 있게 하였다. 그 기간은 1차 예방에 훨씬 더 많은 관심을 쏟고 인구집단을 활성화하는 것이 중요하다는 인식을 갖게 해 주었다. 이 학문적 성장기 동안 나와 함께 일한 모든 사람은 내가 점차적으로 운동과학에서 행동과학과 역학에 대해 큰 관심을 가질 수 있도록 영향을 주었다.

현재 연구 분야는 무엇입니까?

나는 신체활동을 촉진하여 만성 질환을 예방하는 것에 관심이 매우 크다. 호주의 여성 건강에 대한 추적 연구에 참여했던 경험으로 인해 성인기 전반에 걸쳐 여성에서의 신체활동과 그 변화에 영향을 주는 새로운 결정요인 연구 기회를 갖게 되었다. 또한 16년 후에도 여전히 우리에게 자료를 제공하는 여성들의 도움으로 오랜 기간 활동 패턴의 건강 결과 영향을 검토할 수 있는 훌륭한 자료를 갖게 되었다. 나는 호주의 도시 전체 성인 인구를 활동적으로 만들기 위해 노력하는 록햄프턴 만보 운동과 같은 혁신적 중재 사업에 참여하는 것을 매우 행복하게 생각하고 있다. 현재 나는 앉아서 생활하는 것을 측정하고, 이해하고 영향을 주는 요인에 관한 새로운 분야에 더 관심이 있다. 그러나, 아이러니하게도, 나는 이 일을 하기 위해 종종 12시간 이상 앉아서 일하고 있다.

무엇이 당신을 연구자와 활동가로 활동하도록 하는가?

신체활동의 평가, 신체활동 질문의 타당성, 여성의 신체활동 패턴들입니다.

무엇이 선생님을 신체활동 및 건강 분야의 연구자와 활동가로 이끌어주고 있는지요?

나는 진심으로 연구를 통해 인구집단의 건강에 기여할 수 있는 방법을 발견할 수 있다고 생각한다.

2022년까지 해결해야 할 하나 또는 두 가지 핵심 과제는 무엇인가?

문제 1 : 우리는 건강 문제의 예방과 건강한 노화에 필요한 신체활동량과 수명에 걸쳐 모든 연령대의 사람들에서 집안일, 정원 가꾸기, 능동 수송, 레저 산책, 직업 및 무급 신체활동, 스포츠 참여와 같은 형태 활동의 기여 정도를 더 많이 이해해야 한다.

문제 2 : 우리는 일상생활 맥락과 움직임에 도움이 되지 않는 환경에서 일하는 것에서도, 사람들이 더 많이 움직일 수 있도록 만들기 위해 노력해야 한다.

이 장을 마치며

핵심정리

- 신체활동과 운동 행태를 평가하는 방법은 많다. 어떤 것도 완벽한 것은 없으며 모든 방법에서 심각한 측정 오류가 있을 수 있다.
- 신체활동으로 인한 에너지소비의 총량은 하루 총에너지 소비에서 작은 부분이다.
- 영역별 신체활동 참여는 측정이 중요하고 행태의 환경 이해에 도움이 된다.
- 신체활동 감시는 인구집단의 시간에 따른 참여수준 경향을 이해하는 데 중요하다.
- 감시체계 자료의 몇 가지 자료원은 미국만이 아니라 전 세계에 있다.

핵심용어

총에너지소비(TEE), 신체활동에너지소비(PAEE), 음식의 열효과(TEF), 기초대사에너지소비(BMEE), SOPLAY, SOPARC, 반응성, 회상바이어스, 국제 신체활동 설문(IPAQ), 세계 신체활동 설문(GPAQ)

연습문제

1. 총에너지소비의 정의는 무엇인가?
2. 일일 총에너지 소비에서 신체활동이 차지하는 비율은 어느 정도인가?
3. 일일 총에너지 소비에서 기초대사 에너지소비가 차지하는 비율을 어느 정도인가?
4. 신체활동 측정을 위한 간접 칼로리 측정방법과 이중 표지수분법을 설명하는 개념은 무엇인가?
5. 신체활동 측정에 흔히 사용하는 직접 관찰법 두 가지는 무엇인가?
6. 신체활동에 대한 자가보고 자료수집 방법의 장점과 단점은 무엇인가?
7. 신체활동 행태에 대한 자료를 모으기 위해 설문과 조사를 정기적으로 하는 이유는 무엇인가?
8. 가속도계와 계보기로 모은 신체활동 측정 자료의 중요한 차이는 무엇인가?
9. 공중보건 감시는 무엇이고 신체활동 측정에 어떻게 적용할 수 있는가?
10. 신체활동 행태에 대한 공중보건 감시체계의 3가지 자료원은 무엇인가?

인터넷 자료

신체활동, 건강 및 공중보건과 관련된 이슈는 다음의 웹사이트에서 검색할 수 있다.

Human Kinetics	www.HumanKinetics.com
U.S. Department of Health and Human Services: Physical Activity Guidelines for Americans	www.health.gov/PAGuidelines
World Health Organization	www.who.int
International Society for Physical Activity and Health	www.ispah.org
U.S.Centers for Disease Control and Prevention: Physical Activity	www.cdc.gov/physicalactivity/
American College of Sports Medicine	www.acsm.org
President's Council on Fitness, Sports & Nutrition	www.fitness.gov
University of Pittsburgh Physical Activity Resource Center for Public Health	http://dev.dec.pitt.edu/about.aspx

참고문헌

Blair SN, Haskell WL, Ho P, Paffenbarger RS, VranizanKM, EarquharJW, Wood PD. 1985. Assessment of habitual physical activity by a seven-day recall in a community survey and controlled experiments. American Journal of Epidemiology 122:794–804.

Bull EC, Maslin TS, Armstrong T. 2009. Global Physical Activity Questionnaire (GPAQ): Nine country reliability and validity study. Journal of Physical Activity and Health 6: 790–804.

Carlson SA, Densmore D, Fulton JE, Yore MM, Kohl HW III. 2009. Differences in physical activity prevalence and trends from 3 US surveillance systems. Journal of Physical Activity and Health 6 (Suppl 1): S18–S27.

Craig CL, Marshall AL, Sjöström M, Bauman AE, Booth ML, Ainsvvorth BE, Pratt M, Ekelund U, Yngve A, Sallis JE, Oja P. 2003. International Physical Activity Questionnaire: 12-country reliability and validity. Medicine & Science in Sports & Exercise 35 (8): 1381–1395.

Declich S, Carter A0. 1994. Public health surveillance: Historical origins, methods and evaluation. Bulletin of the World Health Organization 72 (2):285–304.

Kohl HW 111, Kimsey CD Jr. 2009. Physical activity surveillance. 1n Lee, I-M, ed. Physical Activity Epidemiology. New York: Oxford University Press.

Kohl HW 111, Lee I-M, Vuori IM, Wheeler EC, Bauman A, Sallis JF. 2006. Physical activity and public health: The emergence of a subdiscipline. Journal of Physical Activity and Health 3: 344–364.

Pettee Gabriel K, James J, McClain JJ, Schmid KK, Kristi L, Storti KL, AinsvvorthBE. 2010. Reliability and convergent validity of the past-week Modifiable Activity Questionnaire. Public Health Nutrition 14 (3): 435–442.

U.S. Department of Health and Human Services. 2008. 2008 Physical Activity Guidelines for Americans. wWvv.health.gov/PAGuidelines. Accessed 20 June 2009.

U.S. Department of Health and Human Services. 2010. National Health Interview Survey (NHIS). WWW.cdc.gov/nchs/nhis.htm. Accessed 10 May 2011.

U.S. Department of Health and Human Services. 2011a. Behavioral Risk Factor Surveillance System (BRFSS). wvvw.cdc.gov/BRFSS. Accessed 10 May 2011.

U.S. Department of Health and Human Services. 2011b. National Health and Nutrition Examination Survey(NHANES). WVVW.CC1C.gOV/I1Cl1S/nhanes.htm. Accessed 10 May 2011.

U.S. Department of Health and Human Services. 2011c. Youth Risk Behavior Surveillance System(YRBSS). www.cdc.gov/HealthyYouth/yrbs/indexhtm. Accessed 10 May2011.

공중보건 전문가의 신체활동

이 장의 내용은 미국 공중보건 분야의 신체활동 지도자 협회에서 제시한 역량 분야 코드 중 다음에 해당한다.

1.1.3, 1.1.5, 2.1.2, 2.1.3, 2.2.3, 2.3.2, 2.3.3, 2.5.2, 2.6.1, 2.6.2, 2.6.3, 3.2.1, 3.2.2, 3.8.1, 3.8.2, 4.1.3, 4.1.4, 4.2.1, 5.5.5, 5.5.6, 5.5.7, 6.2.1, 6.3.1, 6.3.2, 6.4.1, 6.4.2

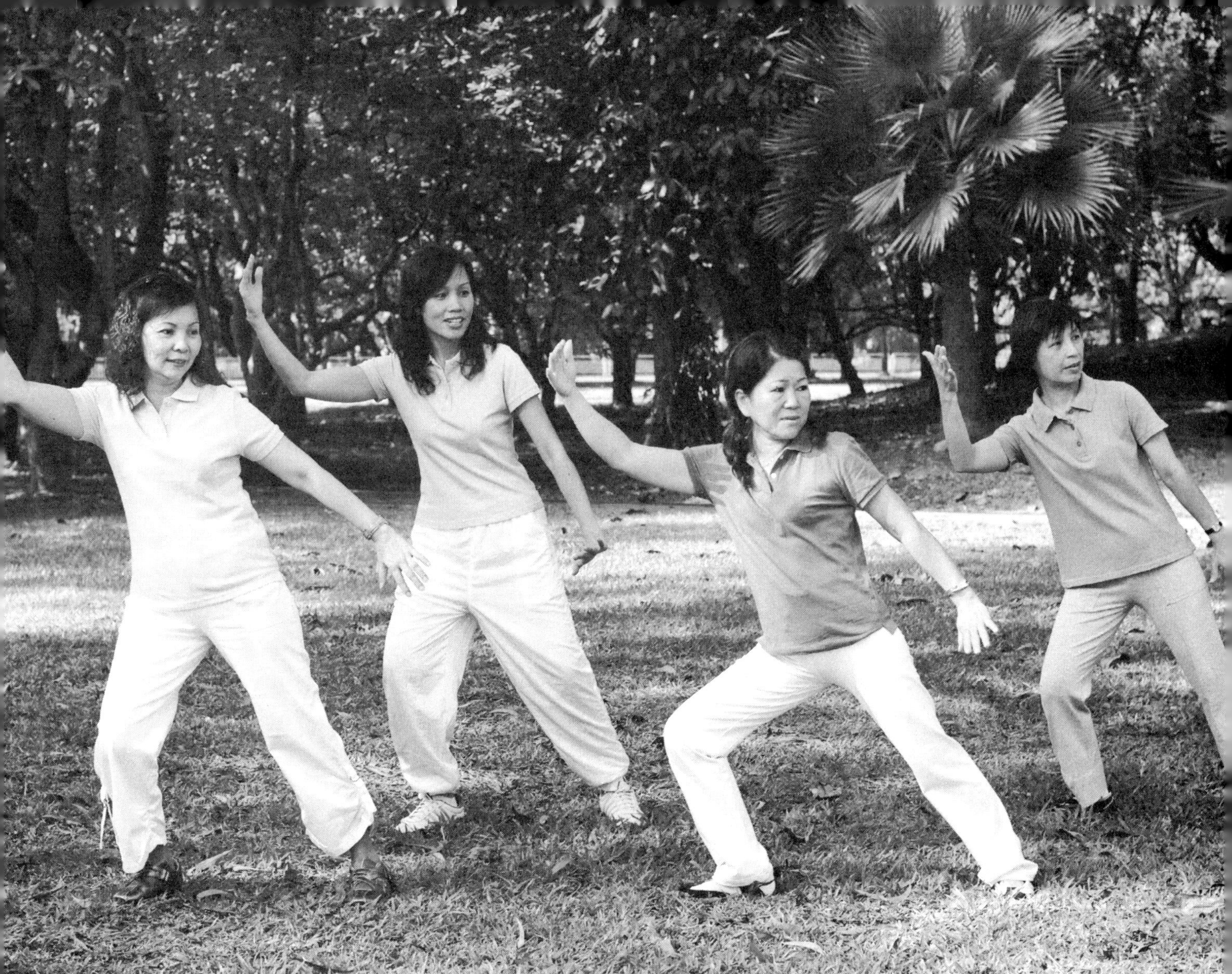

제 2 부

운동과 신체활동의 건강효과

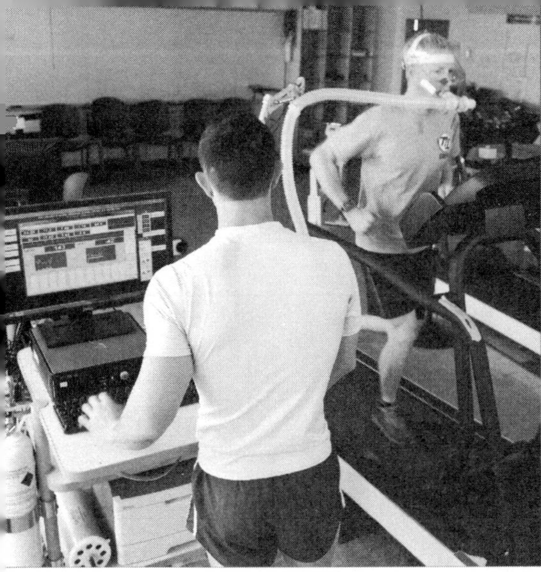

제 5 장

심폐 및 대사 건강

학습목표

이 장을 마치면, 다음을 설명할 수 있어야 한다.

- 심혈관 질환에 대한 유병률, 경제적 비용 및 위험 인자
- 신체활동과 심폐건강 사이의 상관관계에 대한 증거
- 심폐건강을 위한 권장 신체활동과 운동
- 대사성 질환의 정의, 유병률 및 위험인자
- 신체활동과 대사 건강과의 상관관계에 대한 증거
- 대사 건강을 위한 권장 신체활동과 운동
- 심혈관 및 대사 질환을 예측하고 진단하는 데에 사용되는 평가방법

들어가기에 앞서

- 전 세계적으로 가장 많은 사망원인을 차지하는 것은 무엇인가?
- 대사 질환은 심혈관 질환 발생의 위험요인과 어떻게 연관되어 있는가?
- 심혈관 및 대사 질환의 위험을 감소시키기 위한 신체활동과 운동은 어느 정도 필요한가?

이 책의 제2부는 규칙적인 신체활동 및 운동이 건강에 도움을 준다는 과학적 근거의 개요를 보여준다. 또한 신체활동 및 운동이 부족한 경우에 대한 잠재적 건강의 위험성을 보여준다.

신체활동 및 운동을 실행하는 것의 일차적인 이득은 특정 인구집단의 평균 사망 나이보다 일찍 사망하는 조기사망의 위험성이나 모든 원인 사망률(all-cause mortality)을 현저히 감소시키는 것이다(US Department of Health and Human Service [USDHHS], Physical Activity Guidelines Advisory Committee [PAGAC] 2008). 2008년 미국인을 위한 신체활동지침(Physical Activity Guidelines for Americans, 이하 PAGA로 표기)(USDHHS 2008)에서도 언급된 것처럼, 모든 원인 사망에 대한 신체활동 및 운동의 효과는 다음 두 가지 이유와 관련하여 주목할 만하다.

- 극히 일부의 생활방식 선택이 신체활동만큼 사망률에 큰 영향을 미친다. 일주일에 7시간 정도 신체활동을 하는 것이 일주일에 30분 이하로 활동하는 것보다 조기 사망률을 30~40% 가량 낮춘다.
- 조기 사망률을 낮추기 위해 과도하고 격렬한 신체활동은 불필요하다. 최근 연구들은 일주일에 최소 150분 이상 중간 강도의 유산소 운동을 할 때 사망률이 낮아진다고 보고하고 있다.

우리가 알아야 할 주요 내용은 (1) 연구들이 신체활동 부족을 피하는 것의 중요성을 명확하게 보여준다는 것과 (2) 신체활동의 양과 불건강의 위험성과의 상관관계는 용량반응 관계를 보이기 때문에 신체활동을 조금이라도 하는 것이 훨씬 좋다는 것이다. [그림 5-1]은 모든 원인 사망률(불건강의 지표)과 한 주당 중등도 혹은 격렬한 강도의 신체활동 시간과의 관계를 그래프로 보여주고 있다. 여기에서 볼 수 있듯이, 조기 사망의 위험성은 일주일에 1.5~2.5 시간 동안 신체활동을 하는 것이 일주일에 30분만 하는 것보다 더 낮다. 게다가 신체활동의 양이 증가할수록 사망 위험은 지속적으로 감소한다는 것을 알 수 있다. 따라서 신체활동이 전혀 없거나 적은 사람보다는 활동적인 사람들의 건강상태가 더 좋다고 할 수 있다.

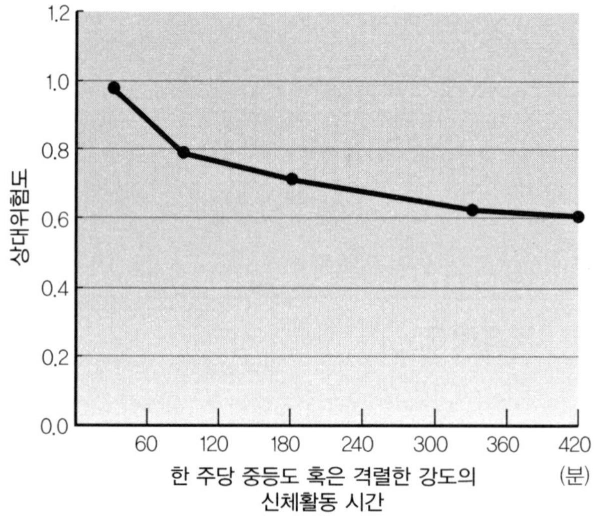

[그림 5-1] 신체활동 증가에 따른 조기사망 위험의 감소
USDHHS, 2008에서 재인용함.

신체활동과 운동(즉, 모든 원인 사망률의 위험을 낮추는)으로 인한 건강상 이득은 남녀노소, 체중의 정도(정상, 과체중, 비만)와 관계없이 동등하다. 또한 인종의 차이에 따른 신체활동량의 차이도 없다. 본 단원에서는 신체활동 및 운동을 어떻게 시행하는 것이 심혈관과 대사 건강에 긍정적인 영향을 미치는지 구체적으로 설명할 것이다.

2008년 Physical Activity Guidelines Advisory Committee Report에 따르면, 심혈관 질환(CVD)과 대사 질환(대사 증후군과 당뇨병)은 신체활동으로 예방과 치료가 가능하다. 심혈관 질환, 대사증후군, 당뇨가 각각 진단되거나 발견될 수도 있고, 이 질환들이 모두 함께 발생할 수도 있다. 이러한 질환을 앓고 있는 사람들은 만성적인 건강 문제가 있으며, 신체적으로 활동적이지 않다는 공통점이 있다.

심혈관 질환은 다음 내용을 포함하는 심장과 혈관의 질환이다.

- 심장 관상동맥 질환 (CHD or 허혈성 심장질환, 심근경색)
- 뇌혈관 질환 (뇌졸중)
- 혈압 상승 (고혈압)
- 말초 혈관 질환
- 류마티스 심장질환
- 선천성 심장질환
- 심부전

생활습관이나 유전적 요소와 같은 수많은 위험 인자가 심혈관 질환 발생에 기여하는 것으로 알려져 있다. 이 위험 인자들의 많은 부분은 규칙적인 신체활동과 운동으로 조절할 수 있다. 혈압 상승, 지질 및 지단백 수치 이상, 심폐건강 저하 및 높은 체지방률 등은 심혈관 질환의 위험 인자 중 일부이다. 다시 말해서, 신체활동과 운동이 다음 2가지의 기전으로 심혈관 질환의 위험을 낮출 수 있을 것으로 생각된다. (1) 질환의 위험 인자를 줄임, (2) 세포 수준 및 혈관 내에서 직접 심혈관 질환으로의 진행을 방해하는 생리적인 변화를 일으킴. 만성 폐쇄성 폐질환과 같은 흔한 호흡기계 질환 역시 심혈관 질환의 위험성을 높일 수 있으며, 심폐 기능을 저하시킬 수 있으나 금연과 같은 조치를 통해 조절할 수 있다. 2장에서 언급되었듯이, 규칙적인 신체활동과 운동을 통해 심폐건강을 향상시킬 수 있으며 이를 통해 심혈관 질환의 위험을 줄일 수 있다.

대사성 위험 인자들은 심혈관 질환으로 진행할 수 있는 위험성을 높이는 여러 상태에 영향을 준다. 대사증후군은 여러 개의 임상적 특징을 한데 묶어 정의되는 질환으로 다양한 정의가 존재하고 있으나(예, U.S National Cholesterol Education Program과 WHO의 정의 등) 성인과 청소년에게 있어 다음과 같이 정의된다.

- 지질 및 지단백의 비정상적 수치(낮은 high-density lipoprotein [HDL], 높은 high triglyceride, 높은 low-density lipoprotein[LDL] 또는 죽상경화성 이상지질혈증)
- 혈당 혹은 인슐린 수치의 상승
- 고혈압
- 복부 비만(USDHHS, PAGAC 2008)

당뇨병(혹은 당뇨)은 인슐린 분비가 감소되거나 일정한 혈당 유지를 위해 인슐린이 타깃(target) 조직에 작용하는 능력이 제한되는 상태, 또는 이 두 가지 상태를 동시에 보이는 증후군이다. 혈당은 인체의 주요 에너지 공급원이며 혈당 수치는 인체의 대사 과정이 지속되기 위해 균형을 이루고 있어야 한다. 대사 기능 장애(대사증후군으로 정의되는 상태의 일부가 포함되는)가 당뇨로 진단받은 사람들에게 공통적으로 발견된다. 이 단원의 뒷부분에 언급될 예정인, 심혈관 질환, 대사증후군과 제2형 당뇨는 적절하고 규칙적인 신체활동 및 운동을 통해 예방이나 조절이 가능하다.

당뇨병은 제1형 및 제2형 당뇨로 정의될 수 있다. 제1형 당뇨 환자에서는 면역 시스템이 췌장의 랑게르한스 섬에서 인슐린을 만들어 내는 베타 세포를 공격하여 파괴한다. 따라서 1형 당뇨는 인슐린으로 치료가 가능하다. 1형 당뇨(2형보다 드물다)는 보통 어린이나 청소년에게서 많이 발생한다(청소년 당뇨 또는 인슐린 의존성 당뇨). 그러나 성인에게서도 바이러스 감염이나 35세 이후 임신한 여성에게서 산후 당뇨 등으로도 발생할 수 있다.

제2형 당뇨(성인 당뇨, 인슐린 비의존성 당뇨)는 과체중, 비만 및 인슐린 저항성(insulin resistance)과 관련이 있다. 제2형 당뇨 환자는 췌장에서 인슐린 저항성을 보상할 정도의 충분한 인슐린을 분비할 수 없으므로, 그 결과 혈당과 지질 수치도 높아지게 된다. 제2형 당뇨 환자는 보통 대사증후군과 관련된 위험 인자들과, 심혈관 질환으로 진행할 높은 위험성을 가지고 있다.

1. 심혈관 질환의 유병률

심혈관 질환은 전 세계적으로 사망 원인 순위 1위를 차지하고 있다. WHO(2011년, 표 1-1)에서는 전 세계 사망 원인의 23% 이상이라고 보고하였고, 이 중 약 725만 명이 심혈관 질환, 615만 명이 뇌졸중과 관련이 있다. 사망의 주요 원인(심장병, 암, 뇌졸중, 당뇨)은 2008년 이후 꾸준하게 유지되었으며, 규칙적인 신체활동과 운동을 통해 이 네 가지 원인으로 인한 사망 위험률을 낮출 수 있다.

WHO는 2011년 보고서에서 심혈관 질환으로 인한 전 세계적인 질병 부담이 지속될 가능성이 크다고 보고하였다. 현재의 추세대로라면 2015년까지 매년 2천만 명이 심혈관 질환으로 사망할 것이다. 이는 1장에서 언급했듯이 주요 사망 원인이 감염성 질환에서 만성질환으로 전환되는 기념비적인 현상이라고 할 수 있으며, 신체활동이 여러 가지 만성 질환에 긍정적인 영향을 미칠 수 있는 기회가 될 수도 있음을 의미한다.

심혈관 질환의 건강 비용 뿐 아니라 추가적으로 고려해야 할 경제적 비용이 존재한다: 개인 또는 가족의 건강관리, 직업적 시간 손실, 건강관리를 위한 정부와 산업계의 비용, 생산성 저하로 인한 국가의 비용 등이 그것이다. 미국심장협회(The American Heart Association)(2009)는 2008년 미국의 심혈관 질환과 뇌졸중으로 인한 직접 비용(의사 치료 및 약물 치료)과 간접비용(사망률 및 유병률)을 4753억 달러로 측정하였다. 반면 암과 양성 종양으로 인한 비용은 2280억 달러로 나타났다.

2. 심혈관 질환의 위험 인자

여러 가지 심혈관 질환 위험 인자들이 밝혀졌으며, 이들 중 많은 부분이 규칙적인 신체활동과 운동으로 감소될 수 있다. 심혈관 질환의 주요 위험 인자는 조절할 수 있는 것과 조절할 수 없는 것으로 구분할 수 있다.

조절할 수 있는 위험 인자
- 고혈압
- 죽상경화성 이상지질혈증
- 흡연
- 활동 부족
- 비만
- 대사증후군
- 당뇨병
- 염증관련 바이오마커(예, C-reactive protein)의 상승

조절할 수 없거나 조절하기 어려운 위험 인자
- 나이
- 성별
- 유전적 특징
- 인종

조절 가능한 위험 인자들은 생활습관 개선이나 약물치료를 통해 변화시킬 수 있다. 조절 불가능한 위험 인자들은 흔히 분자적 혹은 세포적 수준의 변화에 영향을 줄 수 있는 행동의 개입(신체활동이나 운동)을 통해 조절되기도 한다.

전통적으로는 이런 위험 인자들이 조절 가능하거나 조절 불가능하다는 이분법으로 생각되었지만, 최근 연구에 의하면 항상 그렇지는 않다는 것을 보여준다. 즉, 질병에 대한 인간의 유전 코드는 신체활동이나 운동과 같은 외부 요인에 의해 영향을 받을 수도 있다. 예를 들면, 규칙적인 신체활동과 운동이 후성유전학적 표지자(즉, 유전자 기능을 조절함)에 영향을 주고, 이것이 특정 유전자 기능을 억제시키거나(down-regulation) 더 발현시킬 수 있으며(up-regulation), 결국 이것이 질병의 과정에 영향을 줄 수 있다는 것이다. 질병에 대한 유전자가 억제된 경우에는 질병에 대한 위험이 줄어들고,

더 발현되는 경우에는 질병 위험이 증가하는 효과가 나타난다. 예를 들어, 부모 모두 고혈압을 가지고 있는 유전적 위험이 높은 한 사람이 규칙적인 신체활동 및 운동을 시행함으로써 그 사람은 높은 유전적인 위험 소인에도 불구하고 고혈압과 심혈관 질환의 위험을 낮출 수 있다.

다음은 심혈관 질환의 조절 가능한 위험 인자 및 조절 불가능한 위험 인자에 대한 설명이다.

- **고혈압** : 고혈압은 뇌졸중과 다른 심혈관 질환의 주요 위험 인자로, 특히 혈압이 조절되지 않으며 >140/90 mmHg 일 때 위험 인자로 작용한다. 혈압이 약간 상승하는 것(120/80과 130/89 사이 – 전고혈압단계(prehypertension)로 알려져 있음)도 심혈관 질환의 위험을 높일 수 있다. 고혈압은 증상이 거의 없으며, 유전성, 나이, 신체활동, 식이, 비만, 음주와 관련이 있는 것으로 알려져 있다.
- **죽상경화성 이상지질혈증(atherogenic dyslipidemia)** : 높은 총콜레스테롤(>200 mg/dl), 높은 LDL 콜레스테롤(>100–130 mg/dl), 낮은 HDL 콜레스테롤(남자<40 mg/dl, 여자<50 mg/dl), 높은 중성지방 수치는 심혈관 질환의 위험을 높인다.
- **흡연** : 흡연자는 비흡연자에 비해 심혈관 질환의 위험이 2~3배 높으며, 일반적으로 흡연자가 비흡연자에 비해 신체활동이 적은 경향이 있다. 금연은 심혈관 질환 위험을 낮추며 규칙적인 신체활동 및 운동에 참여할 가능성을 높여준다.
- **부족한 신체활동(physical inactivity)** : 부족한 신체활동은 다른 심혈관 질환 위험 인자와 독립적인 심혈관 질환의 위험 인자이다.
- **비만** : 체질량지수(BMI)가 >25 kg/m^2(과체중), 혹은 >30 kg/m^2(비만)인 경우 심혈관 질환의 위험이 높아지며, 대사성 질환과의 관련성도 높다.
- **당뇨** : 당뇨는 심혈관 질환의 위험을 두 배로 증가시킨다. 조절되지 않는 당뇨(제1형, 제2형)는 실명, 사지절단, 신장질환 등의 문제를 일으킨다.
- **대사증후군** : 대사증후군은 비정상적인 몇 가지 특징들의 묶음으로 정의되며(자세한 사항은 다음에 나올 대사증후군의 정의를 찾아보시오) 앉아 있는 시간, 건강하지 못한 식이, 몸을 움직이지 않는 생활방식(sedentary behavior) 등과 관련이 있다.
- **염증 수치의 상승** : C-reactive protein(CRP)는 염증 관련 바이오마커 중 하나이다. 체내 염증 반응은 죽상경화성 플라크(atherogenic plaque), 플라크 파열, 혹은 둘 다(즉, 심혈관 질환 위험 상승)와 관련이 있는 것으로 밝혀졌으며 CRP는 체내 염증 반응을 반영하는 수치로 알려져 있다.
- **나이** : 나이의 증가(남자>40세, 여자>50세)는 심혈관 질환 위험의 증가와 연관성이 있으며 이는 혈관 벽의 경직으로 인한 혈관 건강의 변화(혈관 내경의 좁아짐이 있거나 없는 혈관 이완 vs. 혈관 수축) 때문이다.
- **성별** : 젊은 연대에서는 남성의 심혈관 질환 발생 위험이 더 높으나 폐경 이후에는 여성의 심혈관 질환 위험이 현저히 증가한다.
- **유전적 요인** : 유전적 요인은 심혈관 질환 위험 요인의 20~50% 이상을 설명할 수 있으며, 이러한 요인들이 심혈관 질환 위험을 낮추거나 높이는 방향으로 작용할 수 있다. 그러나 생활습관과 건강행동이 심혈관 질환 위험을 유의하게 낮출 수 있다.
- **인종** : 몇몇 인종에서 높은 심혈관 질환 발생률을 보인다는 보고가 있다(예, 미국 흑인의 경우 다른 미국인들에 비해 높은 뇌졸중 발생률을 보임). 인종별 발생률의 차이는 사회경제적 지위, 스트레스 정도에 기인할 가능성이 있다.

Physical Activity Guidelines Advisory Committee Report, 2008(USDHHS, PAGAC, 2008), American Heart Association, American Diabetes Association, CDC의 정보를 바탕으로 하였음.

3. 운동(kinesiology)과 심폐건강

2장에서 밝혔듯이, 운동과학에 대한 일반적인 이해는 운동과 신체활동이 심폐건강과 같은 건강 결과에 미치는 영향에 대한 이해를 돕는 데 도움이 된다. 2장에서 초점을 맞추었던 신체활동의 건강관련 측면의

신체활동 및 운동으로 얻을 수 있는 심폐건강관련 이득

생리학적(Physiological)
- 안정 시 심장 박동 수(resting heart rate)를 낮춤
- 심박출량(stroke volume) 증가
- VO_2 max 증가
- ventilatory fatigue 증가
- areriovenous oxygen difference(AV O_2 diff)(max) 증가
- submaximal blood pressure 감소
- 젖산 역치(lactate threshold)(max) 증가
- 자율신경계 기능 향상
- 내피세포 기능 향상
- 산화스트레스로 인한 염증반응 감소
- 총 에너지 소비량 증가
- 산화 효소(oxidative enzymes) 증가
- 무산소성 효소(anaerobic enzymes) 증가
- glucose homeostatis 기능 향상
- 체지방 감소
- 허리둘레 감소
- 근력(muscular strength) 증가
- 근지구력(muscular endurance) 증가
- 총콜레스테롤 수치 감소
- HDL 콜레스테롤 수치 증가
- 중성지방 수치 감소

생체역학적(Biomechanical)
- 경제성(economy) 향상
- 운동기능 향상 및 다른 신체활동과
- 운동에 대한 자신감 향상
- 조절기능 반응과 균형과 관련한 고유수용성감각(proprio-ception) 향상
- 기능(proprioception) 향상

행동학적(Behavioral)
- 자신감 증가
- 자기효능감 증가
- 우울 및 불안 감소
- 행동 변화에 대한 경험
- 스트레스 관리 향상
- 수면 패턴 개선

이해를 돕는 운동역학의 세 가지 도메인–운동생리학(exercise physiology), 운동과학(movement sciences), 행동과학(behavioral sciences)–을 떠올려보자.

하이라이트 박스의 "신체활동 및 운동으로 얻을 수 있는 심폐건강관련 이득"에는 운동을 통해 심폐건강에 긍정적인 영향을 줄 수 있는 신체 변화를 이 세 가지 측면으로 나누어 설명하고 있다. 전문가들은 운동 프로그램에 참여하는 사람들에게 일어날 수 있는 일반적인 변화를 설명할 수 있어야 한다(refer to the Scientific Evidence and Guidelines sections later in the chapter).

신체활동과 운동은 submaximal workload에서 안정 시 심장 박동 수를 낮추고 심박출량을 증가시킴으로써 심혈관계 기능을 향상시킨다. 중간 강도의 신체활동을 할 때 대부분의 사람들은 같은 운동량 시행 시 심장 박동 수와 혈압이 낮아 진다(운동 시작 전후 비교 시). 호흡에 사용되는 근육(늑간근과 복근)은 피로에 더욱 강해져 사람들은 더 오랜 시간 동안 운동할 수 있게 된다. 최대 심폐 지구력(최대산소섭취량, VO_2 max)은 운동 시 근육이 산소를 받아들일 수 있는 능력(동정맥 산소차, AV O_2 diff)이 증가함에 따라 높아지게 된다.

다음의 "Fick 등식(Fick equation)"은 심폐시스템의 중심(펌프 기능)과 말초(근육 기능) 요소들을 보여주며, 이는 모두 심폐기능 향상을 위해 구체적으로 적용할 수 있다. 최대 심장 박동 수(maximal heart rate, MHR)와 심박출량(심장이 한 번에 짜내는 양, stroke volume, SV)은 펌프 기능을 구성하는 요소이고, AV O_2 diff는 근육의 산소 추출증가에 대한 적응을 나타낸다.

$$VO_2\ max = (MHR \times SV) \times AV\ O_2\ diff$$

트레이닝을 시행함에 따라 특징적으로 MHR은 똑같이 유지되거나 약간 감소한다(SV의 증가의 결과로 심장은 채워질 시간이 더 필요하게 됨); AV O_2 diff 또한

왜 "Fick 등식"이 중요한가?

다른 종류의 신체활동은 각각 다른 부분의 순환기계통에 영향을 미친다. 예를 들어, 어떤 사람(심장질환을 가진 사람)은 말초순환기능이 개선되는 만큼 심장기능을 개선시키지 못할 수도 있다. 그러나 건강한 사람의 경우 펌프기능이 개선되는 것(SV의 증가로 인한)과 말초기능이 개선되는 것(AV O_2 diff의 증가로 인한)이 기대된다.

증가하게 된다. 젖산 역치(lactate threshold, LT)(즉, 젖산이 축적되어 증가하는 시점, 속근섬유(fast-twitch muscle fibers)의 구성과 관련이 있음)는 특징적으로 VO_2 max의 ~50%에서 ~75% 사이에서 향상된다.

체지방률의 감소는 신체활동 및 운동 후 허리둘레 감소에 뒤따라 나타나기도 한다. 유산소 운동 시 사용되는 근육은 근강도와 근지구력이 베이스라인 상태보다 개선된다. 규칙적인 운동 및 신체활동은 총콜레스테롤 감소, HDL 콜레스테롤 증가, 중성지방 수치 감소와 같은 죽상경화성 이상지질혈증 수치의 개선과 연관성이 있다. 자율신경계 기능 향상, 산소성 및 무산소성 효소의 증가, glucose homeostatis 기능 향상, 내피세포 기능 향상, 산화스트레스와 관련한 염증반응 감소 등도 규칙적인 운동을 통해 공통적으로 나타날 수 있는 생리적 적응 현상이다. [그림 5-2]부터 [그림 5-4]까지는

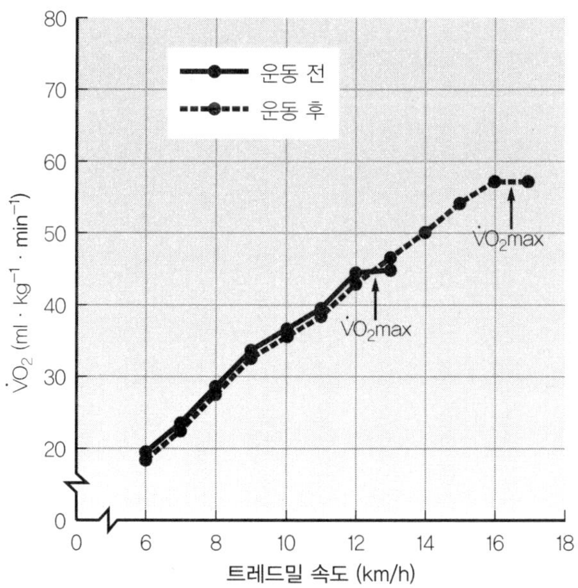

[그림 5-2] 운동을 하지 않은 사람에서 1년간 집중적인 운동 시행 후 나타난 VO_2 max의 현저한 증가

L. Kenny, J. Wilmore, and D.Costill; 2012, Physiology of sports and exercise, 5th ed. (Champain, IL: Human Kinetics), 249에서 허락을 받아 재인용함.

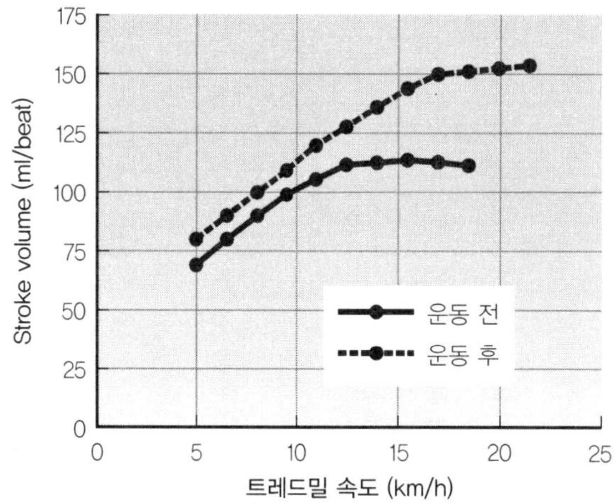

[그림 5-3] 걷기, 조깅, 달리기 등을 시행한 후 나타난 심박출량(stroke volume)의 현저한 변화

L. Kenny, J. Wilmore, and D.Costill, 2012, Physiology of sports and exercise, 5th ed. (Champain, IL: Human Kinetics), 253에서 허락을 받아 재인용함.

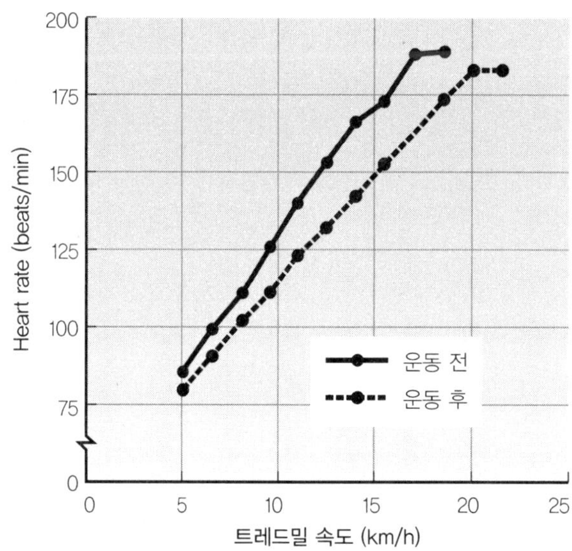

[그림 5-4] 걷기, 조깅, 달리기 등을 시행한 후 나타난 심장박동 수(heart rate)의 현저한 변화

L. Kenny, J. Wilmore, and D.Costill, 2012, Physiology of sports and exercise, 5th ed. (Champain, IL: Human Kinetics), 254에서 허락을 받아 재인용함.

심혈관 질환의 이차 예방

활발한 신체활동 및 규칙적인 운동이 심혈관 질환이나 다른 죽상경화성 질환의 이차 예방(심근경색증이나 심장마비로부터 생존하는 것)에 도움이 되는가? 최근 American Heart Association (AHA)나 American College of Cardiology (ACC)의 연구에 따르면 그 답은 "예"이다. 심장 질환을 가진 환자를 대상으로 다학제적인(신체활동 및 운동을 포함한) 심장 재활 프로그램에 참여시킨 임상시험 결과, 기존 죽상경화성 진행의 안정화 또는 지연, 역행의 결과를 보이는 것으로 나타났다. 운동기반 심장 재활 프로그램에의 참여는 환자들의 첫 심장 발작 후 6개월 내 전체 사망률을 20%까지 감소시켰고, 심장 관련 사망률을 26%까지 감소시켰다.

종합적인 심장 재활은 환자 평가(baseline patient assessment), 위험 요인에 대한 중재(금연, 고혈압 관리, 지질 관리, 당뇨 및 체중 조절), 신체활동에 대한 상담과 운동 교육, 영양 상담, 사회 심리적 조언, 직업 상담 등으로 구성된다. 전통적으로 심장 재활 프로그램은 신체활동 및 운동과 관련하여 다음과 같은 목표를 가지는 3단계로 구성된다.

- 1단계는 입원환자(2~3일째, 합병증이 없는 심근경색 환자)를 대상으로 하는 교육, 베이스라인 데이터 수집, 신체활동의 제한에 대한 교육, 장시간의 침대생활의 부작용을 피하기 위한 신체적 활동 교육 등이 포함된다.
- 2단계는 외래 환자 프로그램(4주 또는 12회 외래 방문)으로, 병원에서 지도학습이 가능하나 새로운 기술을 이용하여 환자의 가정에서도 모니터가 가능하다. 운동 프로그램에 앞서 의사의 감독 하에 진단적 운동 단계 테스트가 시행되어야 하고, 운동 처방이 포함될 수 있다. 대부분의 환자들은 가급적 매일 30~60분 정도로 중간 강도의 유산소 운동을 하게 되며, 일주일에 이틀 정도는 저항훈련 프로그램을 시행하게 된다.
- 3단계는 지역 병원 기반의 운동 센터 및 YMCA와 같은 곳에서 외래 환자 프로그램에 환자들이 자발적으로 참여하는 것이다. 3단계의 심장 재활 프로그램(퇴원 12주 이상의 환자)에서 환자들은 적어도 2단계 정도의 신체활동과 운동 정도를 유지하도록 권고된다.

1, 2단계의 재활 프로그램은 보통 특정 기간이나 외래 방문 횟수(2단계 심장 재활 12회 방문 정도)까지는 사보험으로 보장이 된다. 그러나 3단계의 재활 프로그램 비용은 환자가 전액 부담해야 한다. 의학적 관리가 이루어지는 심장 재활 프로그램에의 참여는 그 안정성이 잘 알려져 있고, 150만 환자-시간의 운동 중 단 2건의 치명률을 나타낼 정도로 안전하고 효과적인 것으로 보고되고 있다. 그러나 불행하게도, 매년 2백만 명이 넘는 심장질환자 중 불과 10~20% 정도만이 재활 프로그램에 참여하고 있는데 이는 많은 환자들이 더 높은 삶의 질을 유지하기 위한 기본적인 기능적 건강 수준을 회복할 수 없다는 것을 의미한다.

심장 재활 환자에 있어 규칙적인 신체활동 및 운동을 통한 건강 효과들이 추가로 보고되고 있다. 운동 능력의 향상, 직업으로 복귀 시 성과 향상, 심장보호 기전의 개선, 불안 감소, 자존감 향상, 전체적인 삶의 질 향상 등이 그것이다.

AHA, 2005 and AHA and ACC, 2006에서 인용함.

신체활동이나 운동 후 심폐기능의 일반적인 변화를 보여주고 있다.

신체적으로 활동적인 사람은 주어진 속도 혹은 부하량에 대한 산소 에너지 비용이 감소되어 경제성이 좋아진다. 이것을 실제 측정하는 것은 복잡하지만 이는 효율이 증가되었다는 것을 의미한다. 그들은 또한 운동기술이 발달하고, 미래의 신체활동과 운동 참여 자신감도 얻는다. 흔히 위치와 운동 지각력 같은 말초 고유감각과 균형감각도 발달된다.

행동과학의 관점에서 신체활동과 운동훈련을 받는 사람은 몇 단계(인식/고려, 준비, 실천, 유지, 재발)의 행동변화를 경험하고, 각 단계별 특징적인 과제들에 잘 대처하는 방법을 배운다. 이러한 행동변화 단계 경험을 통하여 사람들은 활동력을 유지시키는 단계에 머물기 위한 기술과 전략들을 습득한다. 그들은 또한 과도한 손상, 지루함, 혹은 생활일정 변화 등으로 장기간 재발되는 것을 회피하려 한다.

일부 사람들은 그들이 몇 주간의 신체활동과 운동 후 자존감을 가지고 효능감이 좋아졌다고 보고하였다. 많은 사람들이 우울감과 걱정을 적게 하게 되고, 자기효능감(개인적인 성취감과 웰빙)이 증가했다고 보고하였다. 신체활동과 운동은 스트레스 관리에 가장 유용한 도구이며, 수면 패턴을 개선시키는데 효과적이다.

4. 심폐지구력(cardiorespiratory fitness) 평가

운동생리학자와 의료전문가들은 심폐지구력 혹은 기능 변화를 측정하기 위하여 최대(maximal) 및 준최대(submaximal)의 운동량을 요구하는 많은 평가도구들을 개발, 사용하였다. 여기에서 기술하는 심폐지구력 측정과 평가들은 심폐건강을 촉진하고, 심혈관 질환 예방을 위한 것이다. 심혈관 질환으로 진단받은 사람들은 신체활동과 운동 프로그램을 시작하기 전에 임상 및 재활 상담을 받아야 한다. 심폐기능 평가에는 2개의 의미 있는 임상적 측정치가 필요한데, 최대산소섭취량(VO_2 max)과 VO_2 peak(최대산소섭취량 혹은 실제적인 최대치에 이르지 않은 상태의 부하량)이다. 이는 실제적인 측정치이기도 하고, 유산소력 추정치이다(2장의 유산소력과 최대산소섭취량 참조). VO_2 max에 대한 분율은 임상적으로도 중요한데 시간에 따른 강도나 신체활동과 운동의 순간적인 강도를 결정하는데 사용된다. 운동생리학자들은 VO_2 max가 전반적인 심폐지구력을 추정하는 단일 예측치 중의 하나로 생각하고 있다.

단계별 운동 검사(Graded exercise testing ; GXT)는 VO_2 max 측정에 가장 흔히 사용된다(www.acsm.org과 그림 5-5 참조). 단계별 운동 검사 프로토콜은 목표량, 신체 능력, 임상 소견에 근거하여 결정된다.

개인의 VO_2 max에 따라 최대 운동 부하량과 절대 운동 강도를 계산하고, 그에 따라 신체활동량과 운동 부하량을 구분한다.

[그림 5-6]은 신체활동량 혹은 운동량 증가에 따라 예상되는 심폐지구력(VO_2 peak 측정) 변화를 도식화한 것이다. 물론 모든 변화는 기초 수준, 성, 나이, 그리고 유전적 요인을 고려한 것이다.

최대산소섭취량(VO_2 max)에 대한 분율을 결정하기 위해서 몇 분 동안, 혹은 하루 동안에 여러 번 짧은 순간의 운동으로 결정할 수 있다. 2장에 기술한 것처럼 전문가들은 상대적인 강도를 계산할 수 있다.

VO_2 max에 대한 분율을 20~30분 동안 혹은 하루에 세 번 10분 정도의 중등도 혹은 격렬한 수준의 신체활

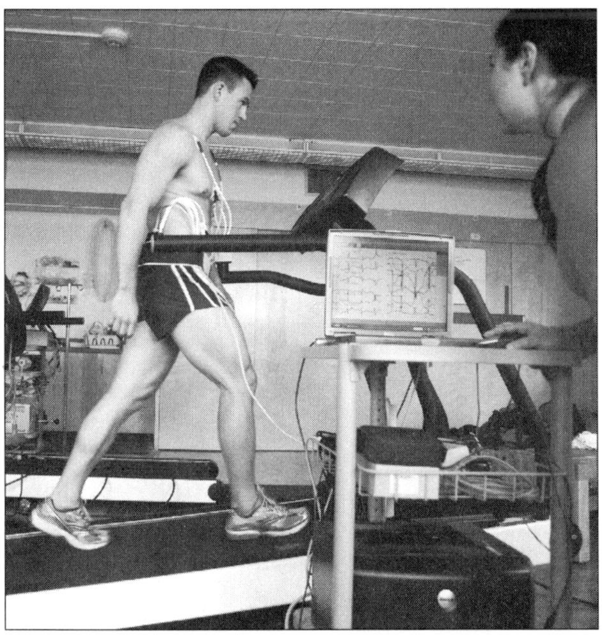

[그림 5-5] 단계별 운동 검사(Graded exercise testing)

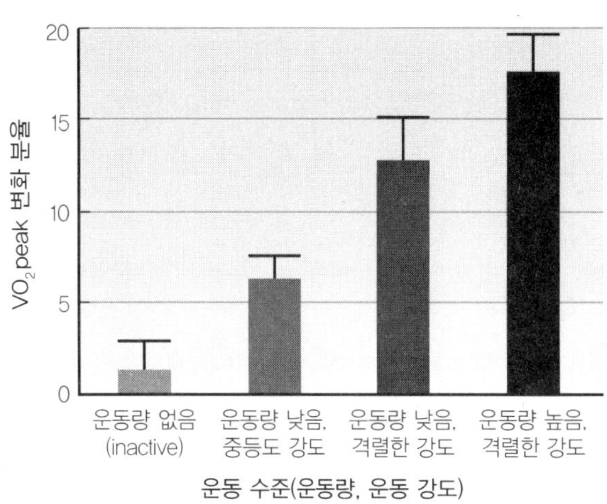

[그림 5-6] 운동 수준에 따른 최대산소섭취량(VO_2 peak) 변화

USDHHS, 2008에서 재인용함.

동량 또는 운동량을 필요로 하는 프로토콜을 이용하여 측정한다.

심폐지구력을 실험실 검사나 트레드밀 없이, 혹은 최대치 검사 없이 측정할 수 있을까? 가능하다. 심장 박동수, 걷거나 뛰는 속도, 그리고 산소섭취량과 VO_2 max 증가에 따른 부하량(저항) 증가 사이에 강한 양의 상관성이 있기 때문이다. 최대 혹은 최대하 검사에 몇 개의 평가도구가 사용된다. 흔히 사용되는 최대치 검사(트레드밀에서 지칠 때까지 뛰는 것)는 위험요인이 낮고, 젊고 건강한 사람들에게 흔히 사용된다. 최대하 검사는 심혈관 질환, 심혈관 질환 고위험군, 혹은 심폐 지구력 검사 시 의학적인 관찰을 필요로 하는 정형외과적 문제를 가진 사람들을 제외한 모든 사람들에게 사용될 수 있다(운동량 검사 시 의학적 관찰이 필요한 경우에 대해서는 미국 스포츠 의학회 : American College of Sports Medicine(ACSM)[2010] 참조).

원거리 달리기 검사(1마일 달리기, 1.5마일 달리기, 12분 달리기), 1분 걷기, 사이클 검사, 3~5분 지속 스텝 검사, 그리고 비운동 예측 평형검사가 최대 산소 섭취량(VO_2 max)을 예측하는데 흔히 사용되고, 1 대사 활동량(Metabolic Equivalent, MET) 미만의 수용 가능한 오차 범위를 가진다. 또한 설문지 같은 비운동 프로토콜도 VO_2 max 예측에 사용 가능하다. 상업적 웹사이트(www.exrx.net, www.brianmac.co.uk, www.topendsports.com)에서 소개하고 있는 간단한 비실험실적 심폐지구력검사는 방법, 온라인 계산기, 해석에 대한 설명을 포함하고 있고, 여러 번 측정이 가능하고 비용 효과적인 검사이다.

일단 VO_2 max를 측정하면, 개인의 VO_2 max 백분율의 예측은 1986년에 Ross와 Jackson이 처음 개발한 방법을 사용한다. 이 방법에 따르면, 20–30분의 걷기/조깅을 하고 바로 심장 박동 수를 측정한다. 다음의 공식이 VO_2 max 백분율을 계산하는데 사용된다.

최대산소섭취량(VO_2 max) 백분율 = (분당 심장 박동수 $-\ \kappa$) $\times$ 100/(220 $-$ 나이 $-\ \kappa$)

κ는 남자는 61, 여자는 73, 그리고 나이는 '년'으로 표시한다.

모든 사람들의 초기 목표는 그들의 초기 VO_2 max의 50%까지 유지하는 것이다. 심폐지구력을 향상시키고자 하는 사람들의 경우에는 75%까지 목표로 세우는 것이 타당하다. 사람들이 성취할 수 있는 절대 강도와 유지 가능한 상대 강도를 비교하여, 전문가들은 사람들의 부가적인 심폐 건강수준 향상과 실행 목표를 달성 가능하도록 도울 수 있다.

5. 심폐건강을 위한 일반적인 권고

[그림 2-3]에서 보여주는 것처럼 심혈관 질환 및 뇌졸중 위험도와 신체활동과 운동량(빈도, 순간강도, 시간, 지속성)은 용량–반응 관계를 나타낸다. [그림 2-3]은 심혈관 질환 위험도가 중등도의 신체활동과 운동으로 놀랄 정도로 감소하는 것을 보여 주었다. 반면에 뇌졸중의 위험도는 L형태에 가깝게 신체활동과 운동량이 커졌을 때(지나치게 큰 수준은 아님) 감소하였다.

1961년 초기에 AHA 임시위원회는 보고서를 통해 신체활동 혹은 운동을 혈장 지질과 지단백 수준에 긍정적인 영향을 미쳐 심장 마비와 뇌졸중의 위험을 감소시키는 전략의 일부로 권고하였다(Gotto 1989). 그 보고서는 특히 과체중인 사람은 칼로리 섭취를 줄이고, 바람직한 체중유지를 위해 노력해야 하고, 규칙적인 중등도의 운동을 통해 체중을 감소시켜야 한다고 기술하였다. Mitchell과 그 동료들은(1966년과 2001년) 심폐기능 유지를 위해서는 신체활동이 매우 중요하다는 주장을 지지하였다.

거의 50년이 지난 요즈음은 신체활동과 운동이 대중의 건강수준을 향상시킨다는 것과 관련된 많은 권고안이 있다는 것이 전혀 놀라운 사실은 아니다. 다음에 나오는 내용은 심폐건강 증진을 위한 신체활동과 운동에 대한 PAGAC(USDHHS, PAGAC 2008)의 근거 중심 권고안을 소개하는 것이다.

핵심 리더 소개

I-Min Lee, MBBS, ScD

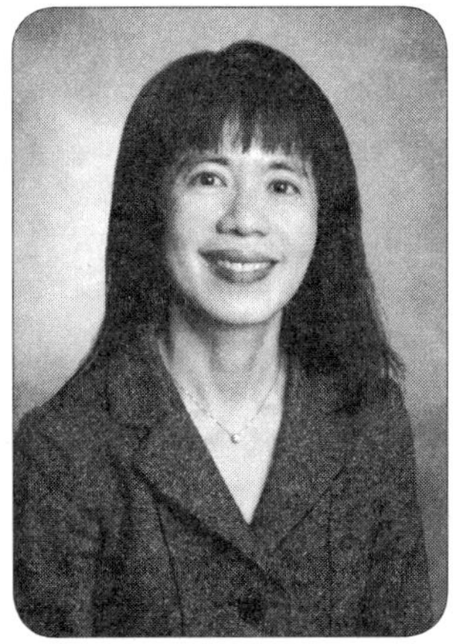

당신은 왜, 어떻게 이 분야에서 일을 하게 되었습니까?
당신에게 지대한 영향을 준 사람이 있었습니까?

고인이 되신 Ralph Paffenbarger Jr. 교수님이 나를 신체활동과 건강 분야에서 일하도록 영향을 주셨다. 나는 스탠포드 대학에서 진균(피부 임파종)과 관련된 직업적 폭로에 대한 연구를 하면서 연구조교로 일할 때 Paff(모두 이렇게 그를 부른다)를 만났다. 그 연구는 신체활동과는 상관이 없는 것이었다. 그 때 나는 공중보건 분야에서 석사학위를 받았고 역학 분야에서 박사학위 과정을 이어가는 것에 관심을 가지고 있었다. Paff는 학교로 돌아가려는 나의 계획을 매우 격려해주었고, 지원을 받기 위해 그의 하버드 동창생 건강연구를 위한 비상근 연구조교의 자리를 제안하였다(나는 외국 학생이기에 국립보건원 훈련생 지원을 받지 못했다).

그래서 나는 Paff의 연구, 즉 신체활동과 건강결과와의 관계에 중점을 둔 전향적인 코호트 연구에 참여하여 그 자료를 이용한 박사학위 논문을 만들었다. 그 당시 많은 신체활동 역학 연구가 심혈관 질환에 대한 것이었기에 나는 암과의 관계를 연구하였다. 암은 세계적으로 사망과 상병의 주요 원인이지만 신체활동과의 관계에 대해서는 거의 알려진 것이 없었다.

당신의 최근 관심 연구는 무엇입니까?

나는 그 이후로 신체활동과 만성질환 분야에 대한 연구를 계속하고 있다. 나는 신체활동이 건강과 웰빙에 배우 중요하다고 확신한다. 이전에 Paff가 "나이가 듦에 따라 나빠지는 모든 것은 운동으로 좋아지게 할 수 있다."라는 말을 하였다. 우리는 지금 신체활동이 만성질환의 위험을 감소시키고, 노년의 건강과 기능을 유지하게 한다는 것을 알고 있다.

우리 분야에서 2022년까지 꼭 주목해야 할 한 두개의 주요 주제는 무엇입니까?

오늘날 우리를 위협하고 있는 것은 우리가 신체활동이 건강에 유익하다는 것을 알고 있음에도 불구하고, 전 세계 많은 사람들이 충분한 신체활동을 하지 않는다는 것이다. 우리는 공중보건 분야에서 어떻게 더 많은 사람들이 신체활동 수준을 높이고, 비활동적인 습관을 감소시키는가 하는 것에 주목해야 한다.

1) 과학적 근거

PAGAC(USDHHS, PAGAC 2008)은 신체활동 및 운동량과 심혈관 질환(관상동맥질환, 뇌졸중, 고혈압, 동맥경화성 이상지질혈증) 발병과의 강한 역상관성을 지지하는 강력한 과학적 근거를 제시하였다. 규칙적인 신체활동과 운동은 심폐지구력을 향상시키고, 심혈관 질환과 관상동맥질환과 뇌졸중 위험을 20~35%까지 감소시킨다. 심폐건강에 대한 신체활동과 운동량의 이점은 남녀, 모든 연령층에서 차이가 없으며, 인종간의 차이가 있다는 근거도 없다.

심폐건강에 대한 효과적인 신체활동과 운동량은 적어도 주당 800 MET-minute(2장의 MET-minute 개념 참조), 혹은 주당 12마일(19.3km)(중등 강도, 격렬한 강도, 혹은 혼합)이라고 보고하고 있다. 또한 매주 적어도 2시간 동안 기운차게 걷기, 그리고 매일 일상적인 활동과 유산소 활동에 참여하는 것으로부터 심폐지구력이 향상된다는 강한 근거도 제시되었다. 운동량이 그

한계치 아래로 내려가면 심혈관 질환 위험도는 감소되지 않는다. 매일 축적된 신체활동과 운동이 심혈관 질환 위험도를 감소시킨다는 자료는 한정적이다. 그러나 신체 능력저하로 인해 지속적으로 20~30분씩 운동하는 것이 어려운 사람이나 매일 짧은 시간 동안의 운동만 가능한 사람들로서는 이러한 전략도 가능하다.

2) 가이드라인

이 장은 심폐기능을 최대한 향상시키기 위한 신체활동 가이드라인을 제시하였다. 기존에 심혈관 질환이 있거나 이에 대한 진단을 받은 사람들에게는 특별한 주의가 필요하다. 예를 들어, 조절되지 않는 고혈압환자의 경우에 운동 프로그램 시작은 특히 위험하다. 어떤 경우라도 신체활동 프로그램 참여 전에 약물을 사용하여 혈압을 낮춰야 한다. 일단 혈압이 조절되면 처치의 일부로서 신체활동을 추가할 수 있다. 심폐건강을 위한 가이드라인은 어린이와 청소년(6~7세), 성인(18~64세), 그리고 노인(65세 이상)의 세 부분으로 나누어진다.

어린이와 청소년은 심폐건강을 위해 하루에 60분 이상의 신체활동과 운동을 해야 한다. 60분의 대부분이 중등도 혹은 격렬한 강도의 유산소 신체활동과 운동이어야 한다. 이들은 일주일에 적어도 3번은 신체활동과 운동을 해야 한다. 또한 그들의 나이에 맞게 즐길 수 있고 다양한 종류의 신체활동에 참여하도록 격려해야 한다. [표 5-1]은 어린이와 청소년, 성인, 노인들을 위한 중등도와 격렬한 강도의 유산소 운동의 예를 제시하였다.

실제적인 심폐건강 향상을 위해서는 적어도 중등도 강도로 일주일에 150분(2시간 30분), 격렬한 강도로는 75분(1시간 15분), 유산소 신체활동과 운동, 혹은 중등도와 격렬한 강도, 유산소 신체활동과 운동을 혼합한 적절한 수준의 활동이 필요하다. 유산소 운동은 주중에 적어도 10분씩 계속해서 운동하는 것을 추천한다. 심폐건강수준을 더욱 향상시키기 위해서는 성인의 경우 중등도 강도로 주당 300분(5시간), 혹은 격렬한 강도 150분의 유산소 신체활동과 운동이 필요하며, 혹은 이에 상응하는 중등도와 격렬한 강도의 유산소 신체활동을 혼합한 적절한 수준의 활동이 필요하다. 모든 성인은 비활동성을 피해야 한다. 어떤 종류의 신체활동도 안하는 것 보다는 좋고, 어떤 정도의 신체활동과 운동도 건강수준 향상에 도움이 된다.

실제적인 심폐건강 향상을 위해서 노년층은 다음에 제시한 상황을 고려하면서 성인의 가이드라인을 따르는 것이 좋다.

- 만성질환 등으로 일주일에 중등도 유산소 운동을 150분 이상 할 수 없는 노인의 경우, 능력 및 건강상태를 고려해서 허용 가능한 범위에서 신체활동을 해야 한다.
- 노인들은 그들의 신체 능력에 맞는 수준의 신체활동을 결정해야 한다(2장의 OMNI 점수 내용 참조).
- 만성질환을 가진 노인들은 규칙적인 신체활동을 함에 있어 건강상태가 신체 능력에 미치는 영향을 이해하고 안전하게 운동해야 한다.

6. 대사 질환의 유병률과 경제적인 비용

본 장의 도입부에서 설명했듯이, 전 세계적으로 10억 이상의 사람들이 몇 가지 관련 요인을 같이 가지고 있고, 전 세계 1억 7,100만의 사람들이 당뇨질환을 앓는 것으로 추정된다. 조기 증상이 경미하기 때문에 이들의 약 3분의 1은 본인이 질병을 앓고 있다는 것을 모르고 있다. 미국은 4천 7백만의 사람들이 대사증후군을 앓고 있다고 추정한다(Ford, Giles, and Diets 2002). 대사증후군은 다양한 요인과 연관이 있고, 이러한 요인들은 미국을 포함한 전 세계적으로 비만의 현저한 증가와 관련이 있는 것으로 일관되게 나타나고 있다. 대사증후군은 일차적으로 심뇌혈관 질환 및 제2형 당뇨병 등과 관련이 있으며 이 밖에도 고혈압, 이상 지질 수준, 천식, 수면 장애(수면 무호흡) 및 일부 암 등 다양한 질환의 발생 위험을 증가시키는 것으로 알려져 있다.

2005년 미국인구의 약 7%가 제1형 당뇨병(진단된 환자의 5~10%), 혹은 제2형 당뇨병(진단된 환자의 90~95%)을 앓고 있는 것으로 추정하였다. 당뇨병을 가진

[표 5-1] 연령에 따른 중등도 강도와 격렬한 강도의 유산소 신체활동

대상 인구	유산소 신체활동 유형	
	중등도 강도	격렬한 강도
아동 및 청소년	• 하이킹, 스케이트보드, 인라인스케이트(청소년은 카누) • 자전거 타기(고정 자전거, 청소년은 길거리 자전거) • 빨리 걷기 • 집안일, 텃밭 가꾸기, 예를 들어 청소 혹은 잔디 깎기(청소년) • 야구, 소프트볼 등 잡고, 던지는 활동이 필요한 경기(청소년)	• 뛰고 추격하는 활동이 필요한 활동적인 경기, 예를 들어 꼬리잡기(청소년은 플래그 풋볼) • 자전거 타기 • 점프 • 무술, 예를 들어 태권도 • 달리기 • 축구, 아이스 혹은 필드하키, 농구, 수영, 테니스 등의 스포츠 • 크로스컨트리 스키 • 격렬한 댄스(청소년)
성인	• 활기찬 혹은 빠른 걷기(3mph, 혹은 4.8km/h), 경보는 아님 • 수중 에어로빅 • 10mph(16km/h)보다 느린 자전거 타기 • 복식 테니스 • 사교댄스 • 일반적인 정원 가꾸기	• 경보, 조깅, 혹은 달리기 • 왕복 수영 • 단식 테니스 • 에어로빅 • 10mph(16km/h) 이상 속도의 자전거 타기 • 로프 점프 • 지속적인 흙 파기 등 심장 박동 수가 증가할 정도의 정원 가꾸기 • 무거운 배낭을 메고 하는 하이킹 또는 언덕 오르기
노인	활동의 강도는 신체 능력에 따라 상대적으로 중등도 이거나 혹은 격렬할 수 있다. • 걷기 • 댄스 • 수영 • 수중 에어로빅 • 조깅 • 유산소 운동 프로그램 참가 • 자전거 타기(고정, 혹은 산책길) • 갈퀴를 사용하거나 잔디 깎는 기계를 미는 정도의 정원 가꾸기 • 테니스 • 골프(카트 없이)	

USDHHS, 2008에서 인용함.

사람들은 심장질환과 뇌졸중 발병 위험이 높다. 당뇨병은 성인 실명과 신부전의 주요 원인이고, 매년 비외상성 하지 절단 원인의 60%에 해당한다(국가 당뇨교육 프로그램 National Diabetes Education Program 2005).

미국에서 당뇨병 유병률은 히스패닉이 아닌 백인들보다 히스패닉, 아프리카계 미국인, 원주민이 더 높다. [그림 5-7]은 1994년, 2000년, 2009년 미국 당뇨병 유병률을 보여준다. 어린이와 청소년에서의 제2형 당뇨병 유병률은 과거 10년 동안 심각한 수준으로 증가하였다. 이전에는 중년의 성인을 제외하고는 제2형 당뇨병

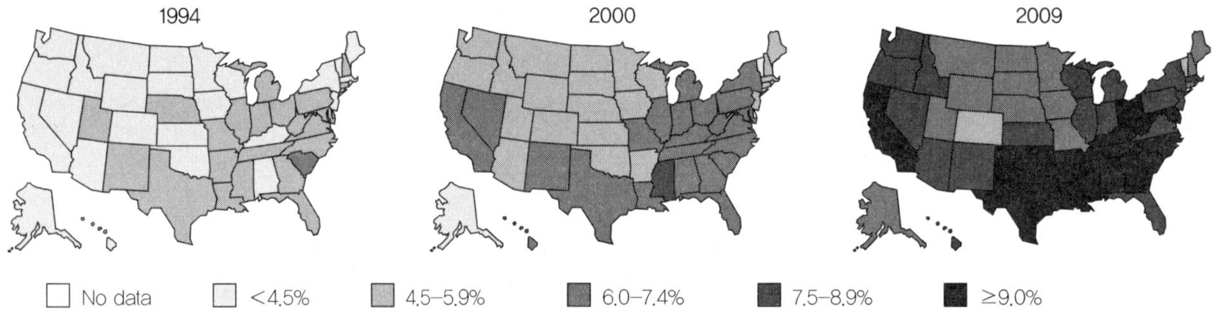

[그림 5-7] 1994, 2000, 및 2009년도 미국성인의 당뇨병 유병률. 미국 성인의 연도별 당뇨병 유병률 비교(1994년, 2000년, 20009년)
CDC에서 인용함. www.cdc.gov/diabetes/statistics에서 확인 가능함.

을 거의 볼 수 없었기 때문에 이에 대한 주의가 필요하다.

대사증후군은 확진 방법이 다양하여 경제 비용을 추정하기가 매우 어렵다(다음 장 참조). 그러나 2007년 미국에서 추정한 당뇨병으로 인한 비용은 1억 7천4백만 달러이다. 1억 천육백만 달러는 당뇨병 관리를 위한 직접적인 비용이고, 5천 8백만 달러는 합병증 관련, 그리고 3천 1백만 달러는 추가적인 의료서비스 비용이다. 또 다른 주요 경제적인 문제는 당뇨병으로 인해 미래에 발생할 비용 문제이다. 전문가들은 당뇨병 전 단계(정상 범위보다는 높고, 당뇨병 기준에는 미치지 못하는 혈당 수치 유병자) 성인을 5천 4백만 명으로 추산하고 있다.

7. 대사 질환의 위험 요인

이 장의 앞에서 기술한 것처럼 다양한 위험 요인이 대사증후군이나 당뇨질환 뿐만 아니라 심혈관 질환과 관련되어 있다. [표 5-2](국가 콜레스테롤 교육프로그램에서 인용)와 대사증후군을 위한 세계보건기구 임상적 기준은 2개의 흔히 사용되는 기준을 제시하였고 이들 위험 요인은 대사증후군 발병과 관련이 있다.

몇몇 전문가들은 [표 5-2]에 기술되어 있는 5가지 ATP III 기준 중에서 3개를 가지는 경우 대사증후군에 해당한다고 정의하였다. 당뇨병의 위험 요인들은 대사증후군의 그것과 본질적으로 동일하나, 그 밖에도 다음을 포함한다:

[표 5-2] 대사증후군에 대한 ATP III 임상적 기준

위험요인	기준
복부비만(허리둘레)	
남자	>102 cm (>40 인치)
여자	>88 cm (>35 인치)
트리글리세라이드	≥150 mg/dl
HDL 콜레스테롤	
남자	<40 mg/dl
여자	<50 mg/dl
혈압	≥130/≥85 mmHg
공복혈당	>110 mg/dl

NIH and NHLBI, 2004에서 재인용함.

- 당뇨병 가족력
- 인종 : 라틴계, 아프리카계 미국인, 아시아인 및 북미 원주민
- 비활동적인 생활습관
- 심혈관 질환 병력

대사증후군과 당뇨질환의 위험 요인은 심혈관 질환 위험 요인과 밀접하게 관련되어 있다. 그러나 신체활동과 운동은 대사증후군과 당뇨병의 예방과 관리에 아주 중요한 역할을 한다.

8. 신체운동학(kinesiology)과 대사증후군

이 장의 전반부에서 운동학, 신체활동과 운동이 공중보건의 결과에 미치는 영향, 그리고 심폐건강과의 관계에 대해서 기술하였다. 대사 건강에 긍정적인 영향을 미치는 운동 과학 관련 적응은 신체활동과 운동이 심폐건강에 미치는 영향에서 기술된 내용과 기본적으로 같다.

규칙적인 신체활동과 운동 프로그램 참여 후 생길 수 있는 흔한 대사적 변화를 설명할 수 있어야 한다(과학적 근거 및 가이드라인 부분 참조). 다음은 신체활동의 결과로 예상되는 특정 대사성 적응에 대한 내용이다.

- 총에너지 소비 증가(에너지균형 유지에 도움)
- 단백질 합성과 근육으로의 아미노산 흡수 증가
- 저밀도 지질단백 감소
- 트리글리세라이드 감소
- 고밀도 지질단백 증가
- 내당능(glucose tolerance) 개선

근육으로의 포도당 흡수를 증가시키는 한 가지 방법은 GLUT-4(인슐린이 포도당 흡수를 증가시키는데 필요한 단백질)의 유전자 발현을 증가시키는 것이다. 규칙적인 신체활동과 운동을 하면 GLUT-4가 증가하고, 비활동적인 신체활동과 체중 증가 시 감소하여 인슐린 저항성을 높인다.

대사증후군 기준 (WHO)

다음 내용 중 한 개에 해당되는 인슐린 저항성
- 제2형 당뇨병
- 공복혈당장애(impaired fasting glucose)
- 내당능장애(impaired glucose tolerance)

그리고 다음 중에서 2개를 포함하는 경우
- 항고혈압 약 복용, 고혈압(≥140 mmHg 수축기 혈압 혹은 ≥90 mmHg 이완기 혈압) 혹은 모두 해당
- 혈장 트리글리세라이드 ≥150mg/dl(≥1.7 mmol/L)
- 고밀도 지질단백 콜레스테롤: 남자<35mg/dl(<0.9 mmol/L), 여자<39mg/dl(<1.0 mmol/L), 혹은 모두 해당
- 체질량지수>30 kg/m² 혹은 허리엉덩이 둘레 비: 남자>0.9, 여자>0.85
- 요중 알부민 배설률>20μg/min 혹은 알부민/크레아티닌 비>30 mg/g

AHA, 2005에서 가져옴.

과학자들은 인슐린의 저항성에 영향을 주는 요인으로 신체활동에 대한 다양한 기전을 규명하였고, 현재 연구 중이다. 대사성 건강 수준의 향상으로 사람들은 또한 그들 미래의 삶의 질 향상과 관련된 규칙적인 신체활동과 운동에 관련된 운동 과학에 근거한 생활습관 변화를 통해 많은 유익한 결과를 가져왔다.

9. 대사기능 평가에 자주 사용되는 검사

의사들은 환자들의 대사증후군을 [표 5-2] 및 WHO 기준에 제시된 혈당 수치를 측정해서 평가할 수 있다. 신장, 체중, 허리둘레, 혈압 그리고 혈중 대사물질들의 농도를 측정하는 것은 가장 흔한 의학적 검사방법이다. 대사증후군의 진단이 반드시 개인의 임상적 질환(예: 이상지질혈증 또는 당뇨병)을 의미하는 것은 아니지만, 예방 가능한 만성 질환으로 진행할 위험성은 높다.

공복혈당 농도는 포도당의 단기 조절 지표이며, 당화혈색소 농도는 포도당의 장기 조절의 지표가 된다. 다음은 당뇨병 또는 당뇨병 전단계 진단에 일반적으로

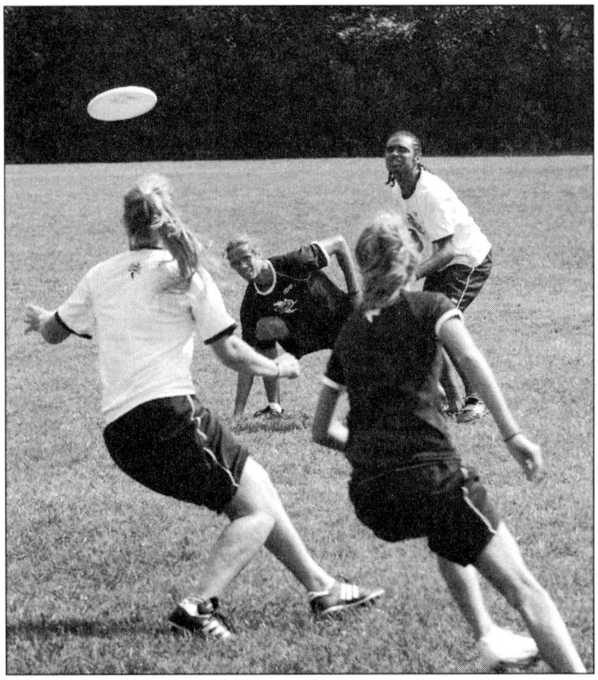

신체활동 및 운동이 재미와 동시에 심폐 및 신진대사 체계에 도움이 될 수 있을까?

이용되는 세 가지 측정법이다(세 가지 방법 모두 각기 다른 날에 걸쳐 적어도 2회 측정되어야 한다).

- **공복 시 혈장 포도당(FPG) 검사** : 혈당은 8시간의 금식 이후에 측정된다. 혈당 수치가 99mg/dl 이하일 경우 정상 범주에 해당한다. 혈당 수치가 100에서 125 이상인 경우 당뇨병 전단계 또는 공복혈당장애에 해당한다. 이 수치에 해당하는 사람은 제2형 당뇨병으로 진행될 가능성이 높다. 수치가 126 이상일 경우 당뇨병에 해당한다.
- **경구 당부하 검사(OGTT)** : 혈당은 8시간의 공복 이후에 75g 포도당 수액을 투여한 후 2시간 경과 후에 측정된다. 혈당수치가 139 mg/dl 이하인 경우 정상 범주에 해당한다. 혈당 수치가 140에서 199인 경우 당뇨병 전단계 또는 내당능장애에 해당한다. 이 수치에 해당하는 사람은 제2형 당뇨병으로 진행될 가능성이 높다. 수치가 200 이상일 경우 당뇨병에 해당한다.
- **임의 혈장 포도당 검사** : 혈당은 잦은 배뇨, 갈증, 허기, 원인불명 체중 감소, 피로, 시력저하, 치유되지 않는 상처 등 당뇨병 의심 증상을 보일 때 비공복 상태에서 측정된다. 혈당수치가 200mg/dl 이상인 경우 당뇨병으로 의심된다.

대부분의 의사들은 편리함과 저비용을 고려하여 공복혈당(FPG) 검사를 선호하지만, 당뇨병 전단계의 진단에는 경구 당부하 검사(OGTT)가 민감도가 더 높다. 임신성 당뇨병 또한 경구 당부하 검사(OGTT)를 통해 진단될 수 있다.

적혈구의 수명은 120일이며 이 기간 동안 포도당 분자는 혈색소에 결합하여 당화혈색소를 생성한다. 혈색소 분자가 당화되고 난 이후에는 남은 수명 주기 동안 그 상태로 유지된다. 당화혈색소 비율은 세포가 적혈구 수명 주기 동안 노출되는 평균 포도당 수치를 나타낸다. 당화혈색소는 $hemoglobin_{A1c}$ (Hb_{A1c})로 표기한다. 건강한 집단에서 Hb_{A1c}는 ~5%이며, 당뇨병 환자들의 Hb_{A1c} 수치는 평균 혈당수치에 따라 건강집단보다는 높게 나타난다. 대부분의 당뇨병 가이드라인은 대부분의 환자들의 Hb_{A1c} 수치를 평균 혈당 수치인 ~170mg/dl에 해당하는 7% 이하로 권장하고 있다.

10. 대사 건강을 위한 일반 권고 사항

[그림 5-8]은 용량-반응 관계 평가를 위한 연구〔미국보건부(U.S. Department fo Health and Human Service, USDHHS), 미국신체활동지침자문위원회(Physical Activity Guidelines Advisory Committee, PAGAC 2008〕 결과로서 대사증후군과 자가보고 신체활동 및 운동 간의 상관성을 보여주고 있다. 이와 같이 대사증후군 이환 위험률은 적정량의 신체활동 및 운동에 따라 현저히 감소함을 알 수 있다.

[그림 5-9]는 용량-반응 관계의 평가를 위한 연구(USDHHS, PAGAC 2008) 결과로서 대사증후군 발병 위험은 신체활동 수준과 상관성이 있음을 보여주고 있다. 대사증후군 발병 위험률은 성인에서 중등도 신체활동 수준이 증가함에 따라 현저히 감소함을 알 수 있다.

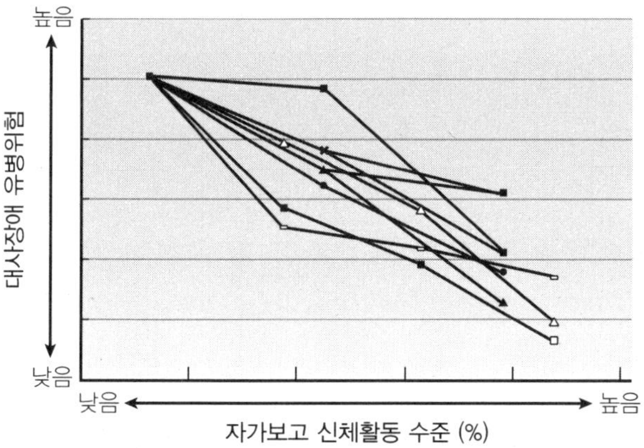

[그림 5-8] 자가보고 신체활동과 대사증후군 유병 위험도 간 용량-반응 관계

USDHHS, 2008에서 재인용함.

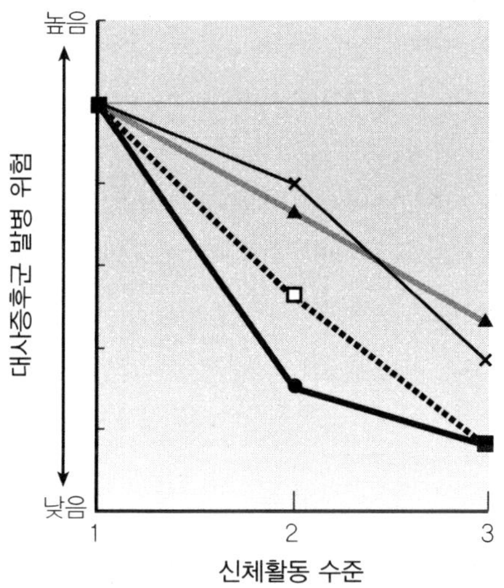

[그림 5-9] 대사증후군 발병위험도과 장기간 신체활동 수준과의 관계(4개 연구결과)

USDHHS, 2008에서 재인용함.

2004년 워싱턴 대학교 의과대학의 John Holloszy 박사(운동 생리 및 공중보건 전문가)는 골격근 미토콘드리아의 적응에 대한 연구를 발표했다. 이 연구에서 그는 운동부족이 만성질환의 발병과 노화에 따른 골격근, 심혈관 및 대사능력의 급속한 기능저하를 초래하는 심각한 공공 보건 문제임을 보고한 바 있다. 그는 오랫동안 가만히 앉아 텔레비전만 보는 "카우치 포테이토족(Couch Potatoes)"이 주기적인 신체활동 및 운동을 일상의 한 부분으로 받아들이게 하는 효과적인 동기부여 방법을 찾는 것이 향후 가장 중요한 연구 분야가 되어야 한다고 주장했다.

당뇨병예방 프로그램(2002)에서 보고된 근거들은 Holloszy박사의 생활방식 개선 관찰 연구를 옹호하고 있다. 체중의 7%를 감량하고 주 당 150분의 신체활동을 수행한 과체중 성인 당뇨병 전단계 환자들은 당뇨병으로의 진행될 위험률이 58% 감소되었다.

1) 과학적 증거

미국신체활동지침자문위원회(PAGAC)는 주기적인 신체활동은 중등도 활동을 하는 사람들에 있어서 비활동적인 사람들보다 적어도 30~40%의 대사건강을 향상시킨다는 명백한 증거를 보고하고 있다. 대사 건강에 대한 신체활동 및 운동의 이점은 연령과 성별에 관계없이 모두 동일하게 적용되고 있으며, 다양한 인종 및 민족과 관련성에 대해서도 근거가 제시되고 있다.

대사 건강을 증진시키기 위해서는 주 당 120에서 150분의 중등도 또는 격렬한 강도의 신체활동이 권고된다. 그러나 주 당 120분 이하의 여가 시간 신체 활동자에서도 대사 건강 위험이 감소한다는 근거 또한 보고되고 있다. 웨이트 훈련이 당뇨병의 치료에 효과적이라는 증거는 제한적이지만 포도당 조절능력을 향상시킬 수는 있다고 보고되고 있어 웨이트 훈련이 제2형 당뇨병을 예방할 수 있는지 여부에 대해서는 더 많은 연구가 필요하다. 매일 시행하는 신체활동 및 운동이 대사에 미치는 위험에 대한 자료는 부족하며 신체활동이 Hb_{A1C}의 조절 또는 임신성당뇨병에 영향을 미치는 지에 대한 자료 또한 미흡하다.

2) 가이드라인

대사 건강에 대한 가이드라인은 청소년, 성인 및 노인의 심폐건강을 위한 가이드라인과 동일하다. 그러나 대사증후군이나 당뇨병이 의심되는 사람들은 신체활동 및 운동 프로그램을 시작하기에 앞서 특별한 주의를 기울일 필요가 있다.

[표 5-3] 적극적인 인슐린 치료 환자를 위한 임상 혈당 수치

대사 조절	혈당수치
정상 혈당	80–100 mg/dl
당뇨병 전단계	100–120 mg/dl
고혈당(과혈당증)	>120 mg/dl
저혈당(저혈당증)	<70 mg/dl
초저혈당(의식불명)	<40 mg/dl

안전을 위한 더 자세한 권고사항은 미국당뇨병협회(American Diabetes Association)에서 찾아볼 수 있음 (www.diabetes.org 참조).

인슐린 농도는 신체활동 및 운동에 대한 대사 반응에 있어 중요한 판단 요소이다. 혈당의 항상성 유지는 모든 사람에 있어 중요하며, 신체활동 또는 운동에 대한 정상적 반응은 운동 횟수, 강도, 시간 및 종류, 신체활동 수준, 영양 상태 및 환경적 요인 등에 영향을 받는다. 당뇨병 환자의 경우 인슐린 또는 기타 약물 사용 및 식이섭취 요인 등은 신체활동 및 운동을 하는 동안 중요하게 고려되어야 한다.

저혈당증 또는 고혈당증을 예방하기 위한 인슐린 투약 및 식이섭취 시기와 용량의 조절 방법은 다양하다. 운동량을 고려하여 인슐린 용량을 감소시키면 저혈당증의 위험을 감소시킬 수 있다.

인슐린 치료를 받지 않고 광범위한 혈관 및 신경 문제가 없는 제2형 당뇨병 환자는 비당뇨병자들과 동등한 수준의 심폐운동을 할 수 있다. 저혈당증 발생 위험을 최소화하기 위해서는 운동 전체 과정(운동 전, 중, 후)에 걸쳐 혈당을 측정하여 모니터링 해야 한다.

저혈당증 예방을 위해 인슐린 투여를 낮출 수도 있지만 운동 이전, 도중, 또는 이후에 추가적으로 포도당을 섭취하는 것도 실용적인 대안이 될 수 있다. [표 5-3]은 적극적인 인슐린 치료를 받고 있는 사람들을 위한 대사 조절 가이드라인을 제시하고 있다.

이 장을 마치며

핵심정리

- 심혈관 질환은 심장 및 혈관의 질환을 통칭하며 관상 동맥 질환, 뇌혈관 질환 (뇌졸중), 고혈압, 말초 동맥 질환, 류마티스성 심장질환, 선천성 심장 질환 및 심부전 등을 포함한다. 심혈관 질환은 전 세계적으로 예방 가능한 사망 원인 1위이다.
- 대사증후군은 보건단체〔예: 미국콜레스테롤교육프로그램(National Cholesterol Education Program), WHO〕에 따라 다르게 정의되는 다양한 임상 특성을 포함하고 있다. 그러나 대사증후군의 구성 요인은 성인 및 청소년에 대해서 동일하며 구성 요인은 이상 지질 수치(낮은 고밀도지질단백[HDL] 수치, 높은 중성지방 수치, 높은 저밀도지질단백[LDL] 수치, 또는 동맥경화성 이상지질혈증), 혈당 수치 상승, 고혈압 및 과도한 복부비만 등을 포함한다.
- 연구는 '비활동'을 피하는 것의 중요성을 명확하게 제시하고 있다. 주 당 30분 미만의 신체활동보다 주 당 1.5~2.5시간 신체활동이 조기사망의 상대위험도를 현저하게 감소시킨다.
- 심혈관 질환 및 대사증후군의 조절할 수 있는 혹은 조절불가능한 위험 요인을 최소화하기 위해서 개인의 특성에 맞는 계획을 세울 수 있다.

- 심폐건강에 대한 주기적 신체활동 및 운동 참여의 생리학적, 생체역학적 및 심리학적 긍정 효과는 매우 다양하게 나타난다.
- 직접 측정 혹은 다양한 측정방법을 통한 최대산소섭취량(VO_2 max 혹은 VO_2 peak) 혹은 최대산소섭취량(VO_2 max 혹은 VO_2 peak) 분율은 심폐기능평가에 도움이 된다.
- 심폐건강을 위한 효과적인 신체활동량 또는 운동량은 주 당 800MET-분 또는 12 마일(19.3 km)을 중등도 또는 격렬한 강도로 수행하는 것이다.
- 미국 보건부(USDHHS)(2008)는 심폐건강을 위하여 청소년의 경우 하루 60분의 유산소 활동 및 운동을, 성인 및 노인의 경우 주 당 최소 150분의 중등도 및 격렬한 강도의 신체활동을 권장하고 있다.
- 대사증후군은 전 세계적으로 10억 명 이상의 인구에서 발생하며, 향후 미국 및 전 세계에서 당뇨병증가와 관련된 주요 경제 문제에 직면할 것이다.
- 심혈관 질환 및 대사증후군의 위험 요인들은 서로 밀접한 관련이 있으며, 주기적 신체활동 및 운동을 통해 긍정적으로 개선될 수 있다.
- 대사 기능은 표준적인 임상 혈액 검사 및 공복혈당(FPG) 검사, 경구 당부하 검사(OGTT), 당화혈색소(Hb_{A1C}) 수치 등의 방법으로 평가할 수 있다.
- 심폐건강을 위한 효과적인 신체활동량 및 운동량은 중등도 또는 격렬한 강도로 주 당 120~150분 실시하는 것이다.
- 대사 건강을 위한 가이드라인은 심폐건강을 위한 가이드라인과 일치하지만, 인슐린을 사용하는 당뇨병 환자의 경우 특별한 주의를 요한다.

핵심용어

전체 사망원인, 심혈관 질환, 위험 요인, 대사증후군, 동맥경화성 이상지질혈증, 당뇨병, 제1형 당뇨병, 제2형 당뇨병, 공복혈당(FPG) 검사, 경구 당부하 검사(OGTT), 임의 혈장 포도당 검사

연습문제

1. 심혈관 질환과 대사증후군의 정의는 무엇입니까?
2. 제1형과 제2형 당뇨병의 차이점은 무엇입니까?
3. 전체 사망원인과 관련하여, 신체활동과 운동이 주목할 만한 효과를 나타내는 이유는 무엇입니까?
4. 2008년 미국인의 주요 사망원인 10가지는 무엇입니까? (제1장 참조)
5. 위험요인 중 수정 가능한 요인과 수정 불가능한 요인의 차이점은 무엇입니까?
6. 신체활동과 운동에 대한 생리학, 운동과학, 행태적인 적응에는 무엇이 있습니까?
7. 심폐건강을 개선하기 위해 어느 정도의 신체활동과 운동이 필요합니까?
8. 성인에서 대사증후군을 확인하는 데 이용되는 방법 두 가지는 무엇입니까?
9. 대사 기능을 평가하기 위해 자주 이용되는 방법 세 가지는 무엇입니까?
10. 대사 건강과 관련하여, 건강관련 편익을 얻으려면 어느 정도의 신체활동과 운동이 필요합니까?

인터넷 자료

신체활동, 건강 및 공중보건과 관련된 이슈는 다음의 웹사이트에서 검색할 수 있다.

Human Kinetics	www.HumanKinetics.com
U.S. Department of Health and Human Services : Physical Activity Guidelines for Americans	www.health.gov/PAGuidelines
International Society for Physical Activity and Health	www.isaph.org
American College of Sports Medicine	www.acsm.org
President's Council on Fitness, Sports&Nutrition	www.fitness.gov
American Heart Association	www.aha.org
World Health Organizaion	www.who.int
U.S. National Physical Activity Plan: Make the Move	www.physicalactivityplan.org

참고문헌

American College of Sports Medicine. 2010. ACSM's Guidelines for Exercise Testing and Prescription, 8th ed. Philadelphia: Lippincott Williams & Wilkins.

American Diabetes Organization. www.diabetes.org. Accessed 9/13/11

American Heart Association. 2005. Leon, A.S.et al. American Heart Association Scientific Statement: Cardiac rehabilitation and secondary prevention of coronary heart disease. Circulation 111:369–376.

American Heart Association. 2009. Heart disease and stroke statistics–2009 update. Dallas, TX: American Heart Association.

American Heart Association and the American College of Cardiology. 2006. AHA/ACC Guidelines for Secondary Prevention for patients with Coronary and Other Atherosclerotic Vascular Disease: 2006 Update. Circulation 116:2363–2372.

Ford ES, Giles WH, Dietz WH. 2002. Prevalence of the metabolic syndrome among US adults: findings from the third National Health and Nutrition Examination Survey. Journal of the American Medical Association 16:287(3):356–359.

Ford ES, Kohl HW Ⅲ, Mokdad AH, Ajani UA. 2005. Sedentary behavior, physical activity, and the metabolic syndrome among U.S. adults. Obesity Research 13(3):608–614.

Gotto AM. 1989. AHA conference report on cholesterol (preface). Circulation 80:716.

Holloszy JO. 2004. Adaptations of skeletalmuscle mitochondria to endurance exercise: A personal perspective. Exercise Sport Science Reviews32: 41–43.

McGuire DK, Levine BD, Williamson JW, et al. 2001. A 30–year follow–up of the Dallas bed rest and training study: Effect of age on the cardiovascular response to exercise. Circulation 104: 1350–1366.

National Diavetes Information Clearinghouse. 2002. Diabetes Prevention Program. Http://diabetes.niddk.nih.gov/dm/pubs/preventionprogram/. Accessed on 9/13/11.

Ross RM, JacksonAS. 1986. Understanding Exercise for Health and Fitness. Houston: Mac J–R Publishing.

Saltin B, Blomqvist G, Mitchell JH, et al. 1968. Response to exercise after bed rest and after training: A longitudinal study of adaptive changes in exygen transport and body composition. Circulation 37/38(suppl VII): VII-1-VII-78.

U.S. Department of Health and Human Services. 2008. 2008 Physical Activity Guidelines for Americans. Washington,DC: U.S. Department of Health and Human Services. www.health.gov/PAGuidelines.

U.S. Department of Health and Human Services. Physical Activity Guidelines Advisory Committee. 2008. Physical Activity Guidelines Advisory Committee Report, 2008. Washington, DC: U.S. Department of Health and Human Services. www.health.gov/PAGuidelines.

World Health Organization. Global Status Report on NCDs. 2011. www.who.int/chp/ncd_global_status_report/en/index.html. Accessed 16 June 2011.

공중보건 전문가의 신체활동

이 장의 내용은 미국 공중보건 분야의 신체활동 지도자 협회에서 제시한 역량 분야 코드 중 다음에 해당한다.
1.4.1, 2.1.1, 2.3.3, 2.5.2, 3.1.3, 6.1.3, 6.1.4, 6.2.1, 6.2.2, 6.2.3, 6.2.4, 6.3.3, 6.3.5, 6.4.1, 6.4.2

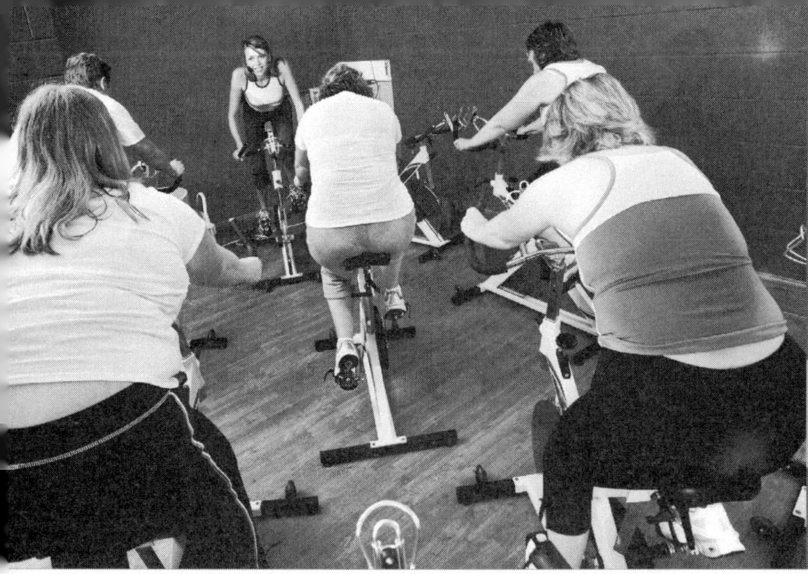

제 6 장

과체중과 비만

학습목표

이 장을 마치면 다음을 설명할 수 있어야 한다.

- 질병 또는 건강 위험요인으로서 비만 분류
- 과체중과 비만의 정의
- 열량 균형과 신체활동과 운동이 열량 균형을 이루는 데 중요한 이유
- 과체중과 비만의 유병률, 경제비용 및 위험요인
- 과체중과 비만을 평가하는데 이용하는 평가방법
- 신체활동과 에너지 균형 사이의 연관성에 대한 근거
- 신체활동이 독립적으로 체중증가를 예방하거나 체중감소 또는 감소한 체중을 유지하는 지 여부
- 에너지 균형과 적정 체중을 달성하기 위한 신체활동 및 운동 추천

들어가기에 앞서

- 과체중 또는 비만 여부를 판단하는 기준은 무엇인가?
- 신체활동이 체중 유지, 체중 감소 및 체중 재증가의 예방에 도움이 된다는 증거는 무엇인가?
- 체중 유지, 체중 감소 및 체중 재증가의 예방에는 어느 정도의 신체활동량이 필요한가?

비만은 흡연을 제외하면 선진국에서 가장 논란이 되는 공중보건 문제이다. 비만은 전 세계적으로 만연한 문제이며, 최근에는 영양결핍 국가에서조차도 보건문제가 되고 있다. 비만은 시각적으로 매우 확연히 나타나고, 많은 사람들에게 영향을 미치기 때문에 가장 우선적인 건강 문제로 대두되고 있으며, 이는 건강에 대한 잠재적 영향 및 사회적 이유에 기인한 측면도 있다. 비만에 대한 연구는 폭발적으로 증가하고 있으며, 유전학적 · 행태적 및 환경적 주제들을 포함하고 있다. 과체중 또는 비만을 결정짓는 요인은 무엇인가? 비만은 왜 문제가 되는가?

과체중과 비만은 미국 내 주요 건강 문제로 분류되고 있다〔미국보건부(USDHHS), 2001〕. 비만은 세계적으로 1980년~2011년 사이에 두 배 이상 증가하였으며, 세계 인구의 65%는 과체중과 비만에 의한 사망이 저체중에 의한 사망보다 더 높은 국가에 거주하고 있다(세계보건기구, 2001). 과체중은 건강이상 또는 질환 위험률을 증가시키는 체지방량으로 정의할 수 있으며, 비만은 심혈관 질환, 대사증후군 및 제2형 당뇨병과 같이 다양한 질환이 발병할 수 있는 건강에 위해한 체중으로 정의할 수 있다.

'과체중과 비만은 그 자체로 질병인가?' 이 질문의 해답은 자문을 얻고자 하는 전문단체, 정부기관, 법인 또는 재단의 질병 정의에 따라 달라질 수 있다. 과체중은 질병으로 간주되지 않으나 여러 건강상태와 연관되어 왔으며, 비만은 미국 내에서 공식적으로 질병으로 분류되고 있지 않다. 민간 및 공공 보험사에서는 2002년부터 의료진에 의해 비만으로 분류된 사람들을 위해 특별한 식이요법 및 체중 감량 프로그램을 제공하고 있다.

비만은 어떻게 정의되는가? 하나의 완벽한 기준이 존재하지 않기에 이는 쉽지 않은 질문이 될 수 있다. 일반적으로 키가 큰 사람은 키가 작은 사람들보다 체중이 더 많이 나간다. 대체로 남성은 여성보다 체중이 더 많이 나간다. 또한 키가 일정하다면 일반적으로 젊은 사람이 나이든 사람보다 체중이 더 많이 나간다. 키는 각 나라의 문화에 따라 차이가 있기 때문에 비만의 정의에 있어 체중은 안정적인 요인이 되지 못한다. 이 장의 후반부에서는 비만, 과체중 및 신체구성의 측정을 위한 핵심 방법을 제시할 것이다.

체질량지수(BMI)는 키를 이용하는 선별 기준 방법이다. BMI는 체중만을 고려하는 대신 신장 대비 체중을 고려하여 평가한다. 미국 질병관리본부(CDC)는 성인 및 아동의 비만 상태를 판단하는 기준 도구로 체질량지수의 사용을 권장하고 있다. 체질량지수 계산은 다음과 같다.

$$체질량지수 = 체중(kg) \div 신장(m^2)$$

체중, 체질량지수 계산, 과체중, 건강 체중, 과체중 및 비만의 분류는 [표 6-1]에 5피트 10인치(175.3cm) 성인을 기준으로 제시하였다. 표준성인 분류에서 체질량지수가 18.5kg/m^2에서 24.9 kg/m^2의 경우 정상, 체질량지수가 18.5 kg/m^2 이하인 경우 저체중이며, 체질량지수가 25.0 kg/m^2에서 29.9 kg/m^2인 경우 과체중, 체질량지수가 30 kg/m^2 이상인 경우 비만에 해당한다. 30 kg/m^2 이상인 경우 30~34 kg/m^2는 1급 비만, 35~39.9 kg/m^2는 2급 비만, 40 kg/m^2 이상은 3급 비만으로 분류한다. 현재 3급 비만에 해당하는 성인은 건강상 극도의 고위험군으로 분류되어 외과적 수술개입

[표 6-1] 표본 신장에 대한 체중, 체질량지수 및 상태

신장	체중 범위	체질량지수	상태
70 in. (178 cm)	<129 lb (58.5 kg)	<18.5	저체중
	129–174 lb (58.5–79 kg)	18.5–24.9	정상
	175–208 lb (79.3–94.3 kg)	25.0–29.9	과체중
	> 209 lb (94.8 kg)	30 이상	비만

의 대상이 된다.

체질량지수가 신체구성(예: 지방량)의 측정치와 상관관계가 있으나, 신체구성을 직접적으로 측정할 수는 없다. 또한 체질량지수 측정은 순수 근육 대비 지방량 등의 구체적인 신체구성 요소를 고려하지 못한다. 그러므로 순수 근육량이 높은 개인(예: 스포츠 선수)의 경우 체질량지수를 직접 적용하게 되면 과체중이나 비만으로 잘못 분류될 수도 있다. 이는 개별 특성을 반영하지 못하는 체질량지수 적용의 근본적 한계이며, 체질량지수는 임상 진단 기준으로 사용하기보다 전반적으로 생리학적 건강 평가나 비만의 선별검사에 사용할 수 있다.

아동의 경우, 상황이 한결 더 복잡해진다. 아동 및 청소년은 제각기 다른 속도로 성장한다. 이들 중 일부는 10대 시절에 급격한 성장이 이루어지는 반면, 다른 일부는 보다 점진적인 속도로 성장하기도 한다. 이와 같은 이유로 아동 및 청소년의 비만에 대한 표준 체질량지수에 대한 정의는 성인과는 다르다. 아동 및 청소년의 비만 정의는 성인에게 적용되는 일률적인 기준 대신 상대적 기준에 근거하여 정해지고 있다.

아동 및 청소년의 분류를 위해 체질량지수에 근거한 표준화된 성장 도표가 이용된다. 성장 도표는 표준화 인구에 근거한 다양한 성장 백분위수 곡선들로 구성되어 있다. 백분위 수는 알려진 분포나 인구에 상대적이며, 개인들을 측정할 수 있는 기준으로 쓰인다. 성별, 체중, 키, 연령 정보가 있는 경우 성장 도표를 통해 체질량지수의 백분위수를 정할 수 있다. 성장 도표를 통한 체질량지수 추정은 [그림 6-1]과 [그림 6-2] 예를 참조하면 된다. 연령, 성별, 키, 체중으로 청소년의 체질량지수를 측정할 수 있는 체질량지수 계산기는 다음 인터넷 홈페이지에서 이용 가능하다.

- www.cdc.gov/healthyweight/assessing/bmi/index.html
- www.nhlbisupport.com/bmi
- www.mayoclinic.com/health.bmi-calculator/NU00597

인구 간 차이

관찰된 건강 상 위험(심혈관 질환 및 당뇨병)으로 인해, 서양인과 아시아 및 태평양 지역 거주자는 신체구성에 차이가 있어 비만도를 결정하는 BMI 절단점을 서로 다르게 적용하려는 시도가 있어왔다. 이러한 시도의 기본적인 목적은 "정상" 범위(18.50 kg/m^2 ~ 24.9 kg/m^2)를 두 개의 추가적 범위로 분할하는 데 있다. 세계보건기구는 정상 범위 안에서 절단점을 구분하는 것을 공식적으로 승인하지 않고 있으나 아시아 및 태평양 지역 거주자에게는 적용가능다고 권고하고 있다.

다음은 아동 및 청소년에게 일반적으로 적용되는 체질량지수 및 체중 분류 기준이다:

- **저체중** : 연령 및 성별에 따라 5번째 백분위수 이하에 해당하는 체질량지수
- **적정 체중** : 연령 및 성별에 따라 5~85번째 백분위수에 해당하는 체질량지수
- **과체중** : 연령 및 성별에 따라 85~95번째 백분위수에 해당하는 체질량지수
- **비만** : 연령 및 성별에 따라 95번째보다 큰 백분위수에 해당하는 체질량지수

2~20세: 남자 이름 ______________________

연령별 체질량지수(BMI) 백분위 기록번호 ______________

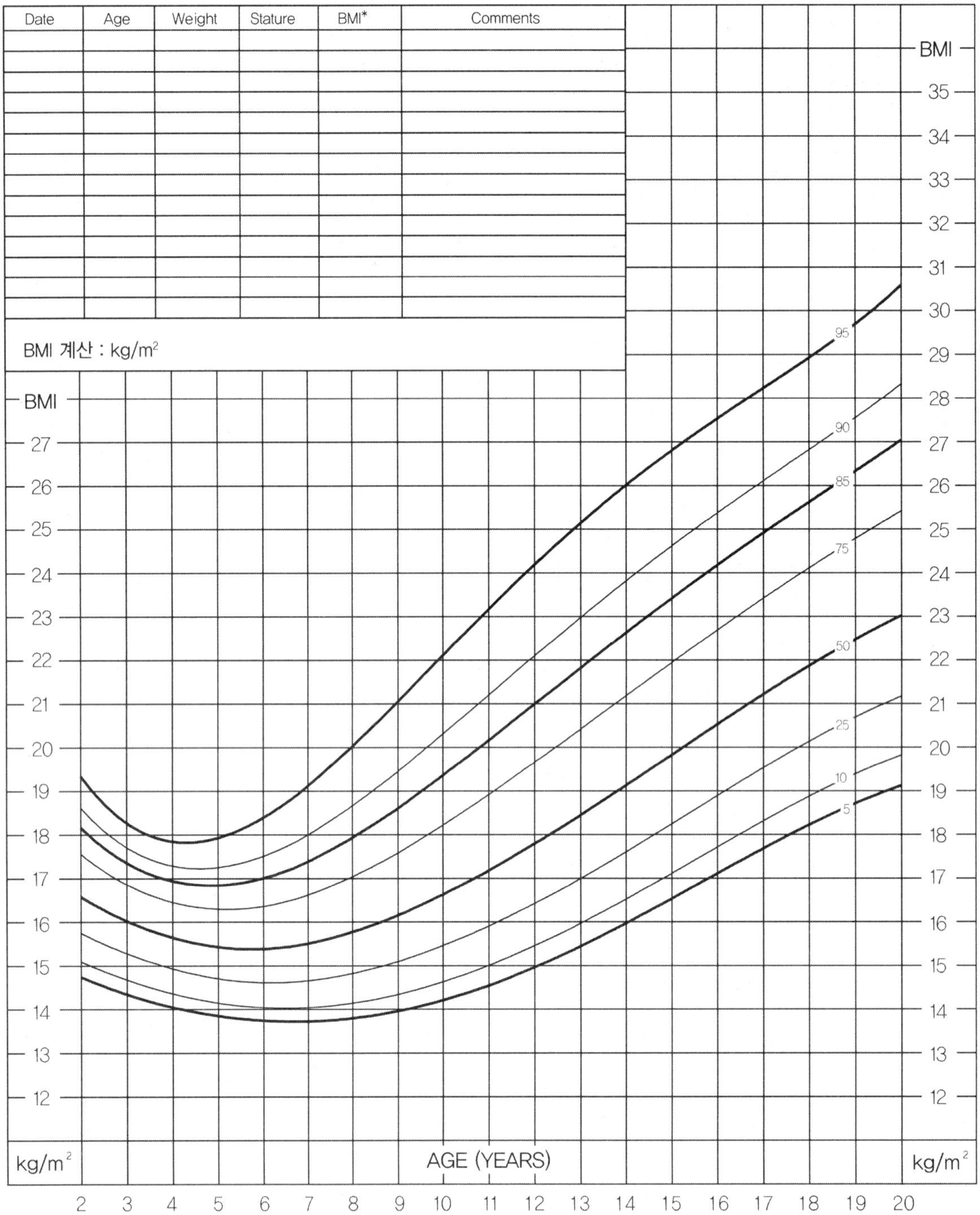

CDC

[그림 6-1] CDC 성장표 및 연령별 BMI(kg/m²) 백분위 : 2–20세 남자

CDC에서 재인용함.

2~20세: 여자 이름 ______________

연령별 체질량지수(BMI) 백분위 기록번호 ______________

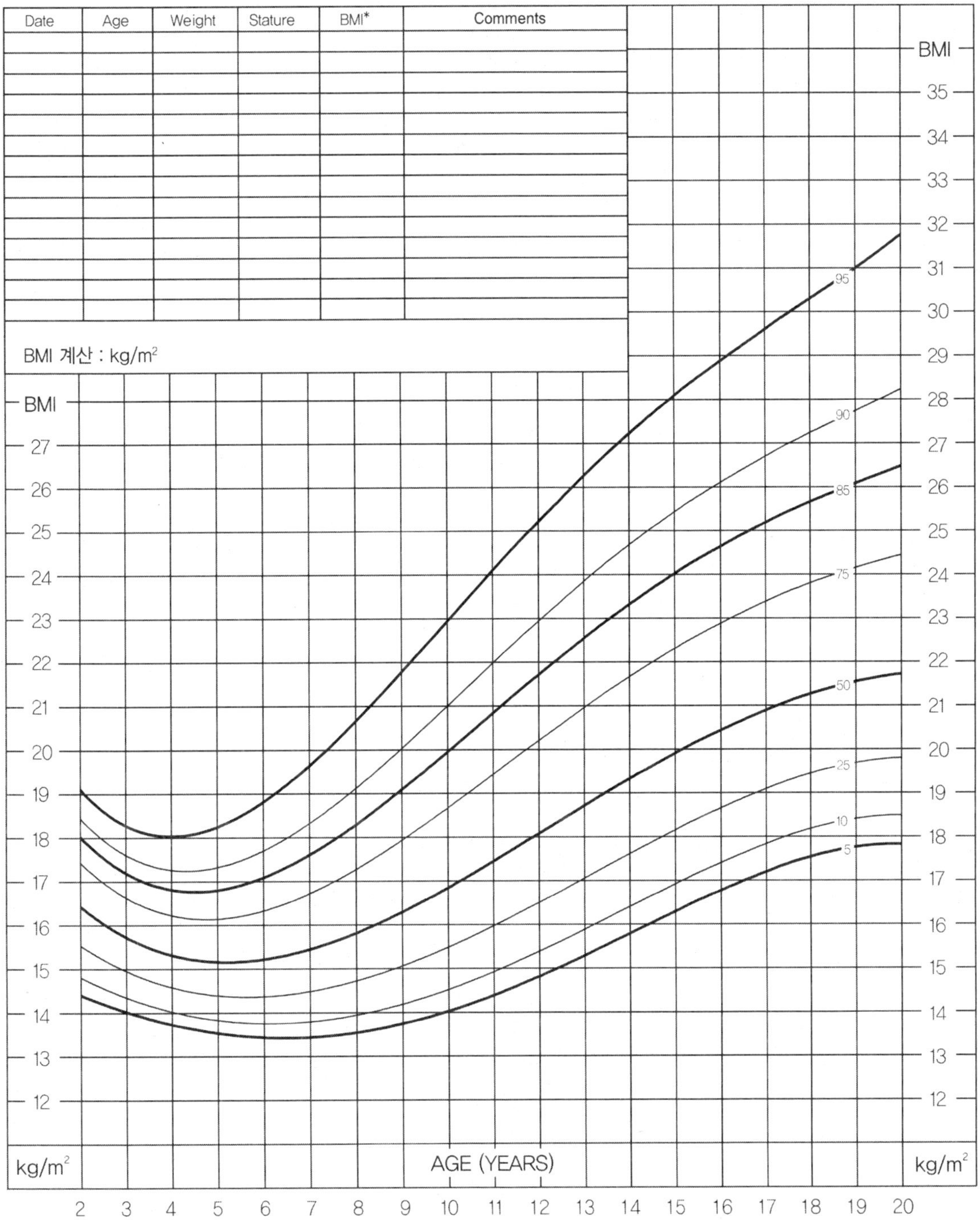

CDC

[그림 6-2] CDC 성장표 및 연령별 BMI(kg/m²) 백분위 : 2-20세 여자

CDC에서 재인용함.

1. 열량 균형

2장과 4장에서 언급하였듯이 에너지 소비에 대한 기본 이해는 신체활동과 운동이 과체중, 비만과 건강에 도움되는 적정체중 달성에 얼마나 긍정적인 영향을 미치는 지 결정하는데 필수적이다. 열량 균형을 달성하기 위한 에너지 소비가 중요한 만큼 에너지 섭취(즉, 무슨 음식을 얼마나 먹는지) 또한 매우 중요하다.

간단한 에너지 균형 방정식 저울은 [그림 6-3]에 나타난 것과 같다.

체중 감소를 위해서는 적게 먹음으로써 열량섭취를 줄이거나, 신체활동을 더 많이 함으로써 열량소모를 늘리는 것, 또는 두 가지 모두 하는 것이 필요하다. 에너지 균형을 맞춘다는 것이 실생활에서 쉬운 일만은 아니다. 사람에 따라 결코 달성할 수 없기도 하고, 전 생애를 통해 에너지 균형과 불균형을 수없이 반복하기도 한다.

체중유지를 위한 에너지 섭취 및 소비에 대해 안내서로는 2010년 미국인을 위한 식생활지침(USDHHS, USDA, 2010)과 2008년 미국인을 위한 신체활동지침(USDHHS, 2008)이 있다. 이 두 안내서는 [그림 6-3]에 제시된 건강행동, 사회, 문화, 환경 요소와 이러한 변수들이 열량 소모 혹은 에너지 저장 증가에 어떤 영향을 미치는 지에 대해 정보를 제공한다.

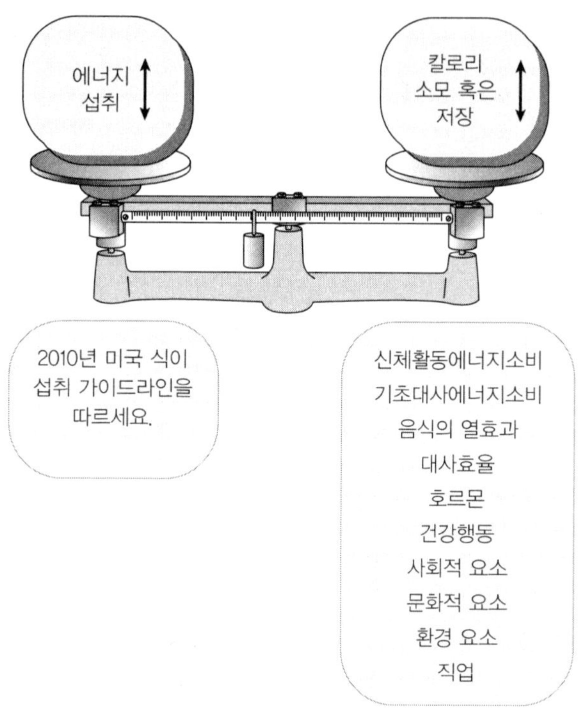

[그림 6-3] 에너지 균형 방정식. 음식의 열효과(TEF), 기초대사에너지소비(BMEE), 신체활동에너지소비(PAEE)에 관한 내용은 4장을 참고하십시오.

전 세계적으로 어린이와 어른에게서 과체중과 비만 유병률이 증가하고 있는 것은 체중조절이 단순한 해결책으로 얻어지는 것이 아님을 시사해 주고 있다. 비록 다이어트 같은 열량 섭취 제한만으로도 단기적인 체중 감소 효과를 낼 수 있으나, 건강한 체중을 달성하고 적절한 에너지 소비를 유지할 수 있는 신체활동을 증가시키는 것이 장기적인 해결책으로 제시되어야 한다.

'신체활동으로 하루에 어느 정도 열량(kcal)을 소모하고 이렇게 소모한 에너지가 체중과 체지방에 어떤 영향을 미치는지 생각해 본 적이 있나요? 신체활동에 따른 에너지 소모가 다양하다는 것을 알고 있다 하더라도 효과적인 체중관리를 위해 개인이나 집단은 얼마나 많은 열량을 어떻게 소비해야 하는지 결정할 수 있을까요?' 다음 방정식은 이러한 질문에 대답할 때 중요하게 이용할 수 있다.

$$1 \text{ lb } (0.45 \text{ kg}) \text{ of fat} = 3{,}500 \text{ kcals}$$

이 방정식에 의하면 1 파운드(0.45kg)의 지방을 빼기 위해서는 이론적으로 3,500kcals에 해당하는 신체활동 및 운동으로 더 많은 칼로리를 소모하는 동안 에너지 섭취를 제한할 필요가 있다는 것이다. 이 방정식은 운동에 비해 느리기는 하지만 숨을 쉬는 동안에도 칼로리 소모가 일어나므로 모든 경우에 적용되기는 어렵다. 가장 좋은 경험에 의거한 법칙은 보통 2,500~3,000 kcals를 섭취하고 매일 신체활동을 통해 400~500 kcals를 소모하는 것이 건강체중유지에 도움이 된다는 것이다. 이는 보통 체중의 사람들이 하루에 중간정도 속도로 약 3mile(4.8km)을 걷는 것에 해당된다.

체성분은 몸의 체지방과 제지방(근육과 뼈), 미네랄의 상대 구성비율과 분포로 정의될 수 있다. 규칙적인 신체활동과 운동에 참여함으로써 얻게 되는 중요한 결과는 몸의 체지방을 조절함과 동시에 제지방량을 늘리거나 유지하는 것이라고 할 수 있다. 단지 식이조절을 통한 개입만으로 체중을 조절하려고 한다면 적절한 제지방량은 유지할 수 없게 된다.

다양한 강도의 신체활동 및 운동을 하는 건강한 성인의 주별 신체활동이나 운동 칼로리 소모수준 또는 신체활동 에너지 소비량을 산출한 값은 [표 6-2]에 제시하였다.

[표 6-2]에 제시된 값은 2장의 [표 2-4] 자료로부터 산출된 것으로 신체활동에 대한 최소 지침에서 나왔다. 일례로, 일주일에 150분 동안 시속 4마일(6.4km)의 속도로 걷는 것이 앉아 있는 것보다 더 많은 칼로리 소모(190 대 940 kcals)가 된다는 내용도 제시되어 있다. 또한 일주일에 300분 동안 시속 7마일(11.3km)로 조깅을 하면 앉아 있는 것 보다 3,930kcals를 더 소모(4,310~380kcals)하게 되는데, 이는 지방 1파운드(0.45kg)를 연소하는 것보다 더 높은 열량소모에 해당된다(USDHHS, Physical Activity Guidelines Committee [PAGAC], 2008, p. D-9).

신체활동이나 운동 프로그램을 시작하는 사람들은 그들의 새로운 에너지 소모 수준과 체중관리 목표에 기반을 두고 식단조절을 통해 열량 균형을 달성하고자 노력해야 한다. 어떤 사람들은 건강 체중 달성 또는 유지를 위해 충분한 에너지 소모가 필요해서 권장수준 이상의 신체활동이나 운동 수준을 목표로 설정하는 것이 필요할 수 있다. 노인들은 연령증가에 따라 기초대사량이 감소됨을 고려해야 하므로 체중 관리가 더욱 어렵고 신체활동과 운동은 더욱 중요하게 된다.

2. 비만 및 과체중 유병률과 관련 건강문제

비만과 과체중 유병률은 20세기 중엽이후 크게 증가하고 있다. 인구집단이 영양상태의 개선과 더불어 세기를 거듭할수록 체중 증가가 있었다는 인류학적인 해석을 고려하더라도 최근의 경향은 단순한 체중 증가보다는 급격한 비만증가로의 전환으로 이해해야 한다.

미국 질병관리본부는 20세 이상 성인 중 67% 이상이 과체중 또는 비만이라고 보고하였다(Flegal 등, 2010). 세계보건기구는 전 세계 20세 이상 성인 중 과체중자는 최소 15억 명, 비만자는 남자 2억 명, 여자는 3억 명으로 보고하고 있다(2011). 미국을 비롯한 세계적인 비만 증가 경향은 유전적인 문제보다 외부 환경 변화(예: 실내 생활의 증가)에서 비롯되는 것이 확실하다. [그림 6-4]는 미국 질병관리본부의 1990년, 1999년, 2010년도 행태위험요인조사(Behavioral Risk Factor Surveillance system, BRFSS) 체계로부터 나온 결과를 보여주고 있다(USDHHS, CDC, 2011a). 지난 40년간 어린이와 청소년의 과체중 및 비만 유병률은 현저히 증가하였음을 알 수 있다. [그림 6-5]는 1963년~ 2008년 사이 미국의 어린이와 청소년의 비만 유병률의 변화를 보여주고 있다. 2세~19세의 연령층 중 적어도 16.3%는 비만함을 알 수 있다. 각 연령별 비만 유병률은 2세~5세 어린이에서는 5%에서 12.4%로, 6세~11세 어린이에서는 6.5%에서 17%로, 12세~19세 청소년에서는 5%에서 17.6%로 증가하였다.

청소년기 과체중과 비만을 예방하는 것은 매우 도전적인 과제이다. 최근 연구에서 비만한 청소년들은 그렇

[표 6-2] 신체활동 지속성과 강도에 따른 에너지 소비량

안정 좌식 생활	1주에 150분(2.5시간) = 190kcals	1주에 300분(5시간) = 380kcals
신체활동 종류	**신체활동 지속시간**	
	1주에 150분(2.5시간)	**1주에 300분(5시간)**
걷기(시속 4마일/6.4km)	940kcals	1,880kcals
조깅 혹은 달리기 (시속 7마일/11.3km)	2,155kcals	4,310kcals

75kg 몸무게의 성인에 해당

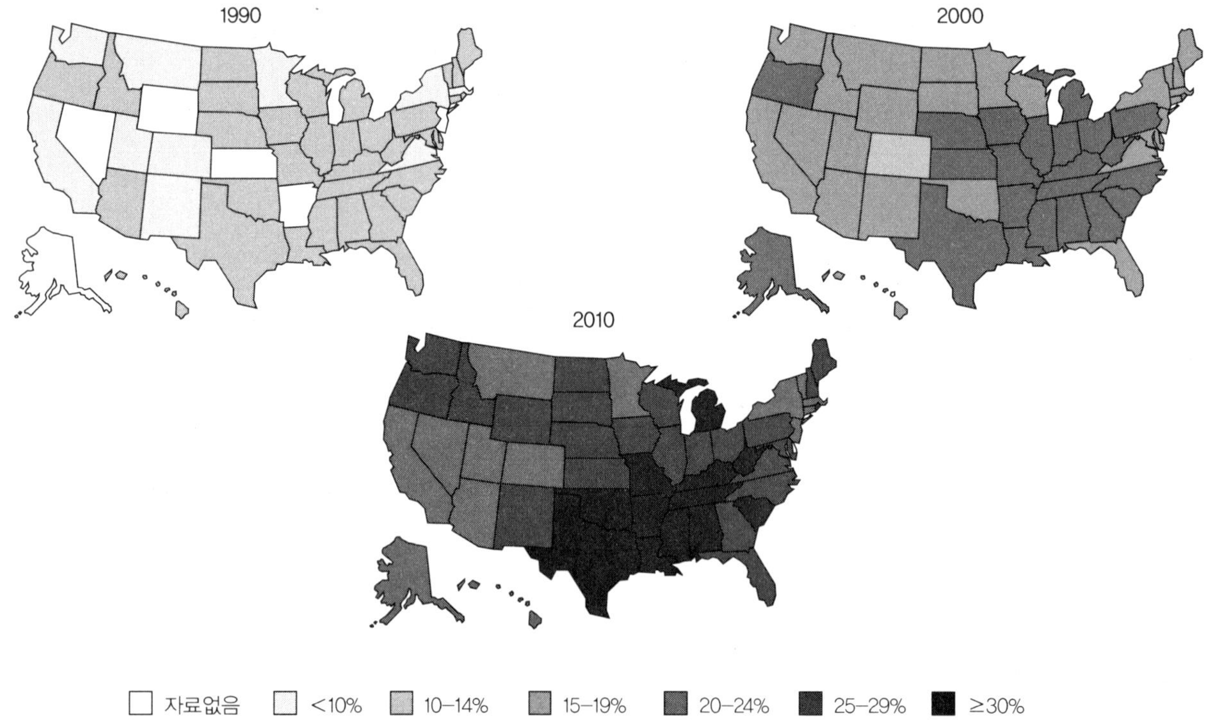

[그림 6-4] 미국 성인의 비만유병률 경향
CDC에서 재인용함.

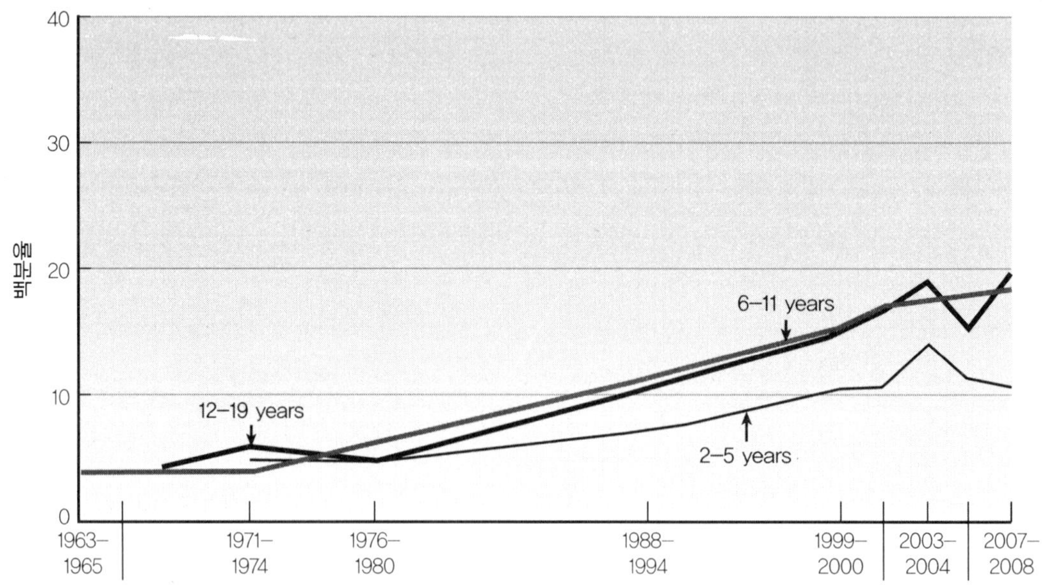

[그림 6-5] 미국 어린이와 청소년의 비만유병률 경향
CDC에서 재인용함.

지 않은 청소년에 비해 성인이 되었을 때 비만하게 될 가능성이 더 높다고 보고되고 있다. 이러한 결과는 고혈압, 고지혈증, 제2형 당뇨병 같은 만성질환의 발생 위험성도 높이고 있다.

미국 질병관리본부(2011)와 다른 연구들은 비만과 과체중의 유병률은 인종 및 민족의 차이에 따라 다양하게 나타나고 있음을 보고하고 있다. 예를 들어 2006~2008년에 이루어진 성인대상 건강조사에 따르면, 비히스패닉계 백인에 비해 비히스패닉 흑인들은 51% 더 높은 비만 유병률을 보였고 히스패닉계는 21%가 더 높았다. 이러한 결과는 미국 건강증진 목표인 국민건강증진 2020(U.S. Healthy People 2020; USDHHS, 2011)의 중요 내용이 되고 있는데, 목표는 미국 내 성인의 비만 유병률을 15% 혹은 그 이하까지 낮추는 것을 비롯해 비만과 과체중에 관여하는 인종 및 민족 간 건강격차 해소 또한 포함하고 있다.

최근 미국의 과체중 및 비만 경향이 2030년까지 지속될 경우, 성인의 86.3%가 과체중 및 비만으로 될 것이고 51.1%는 비만이 될 것이라고 분석하였다(2008). 또한 아프리카계 미국인 여성과 멕시코계 미국인 남성 그룹이 가장 영향을 받아 비만율이 각각 96.9%와 91.1%에 이를 것이라고 분석하였다. 저자들은 아울러 이러한 경향이 지속될 경우 2048년도까지 모든 미국인 성인들이 과체중 및 비만이 될 것이라고 경고하였다. 그리고 어린이와 청소년의 경우 95백분위 이상의 비만 유병률이 2030년까지 현재의 2배에 이르러 거의 30% 수준이 될 것으로 예측하였다.

미국 내 과체중 및 비만의 경제 비용은 어떻게 범주화되고 계산되느냐에 따라 꽤 다양하다. 비만과 과체중은 만성질환을 악화시켜 비용 상승에 기여하기도 하지만, 일단 진단된 질병을 치료하는 것을 복잡하게 만들어 비용 상승에 기여하기도 한다. 1998년 미국의 과체중과 비만에 드는 총 비용은 의료비를 포함해 785억 달러(Finkelstein, Fiebelkorn, 그리고 Wang, 2003)에 이르렀다. 비만과 과체중에 들어가는 경제 비용은 2030년까지 매 10년 동안 두 배로 증가할 것(2010년에는

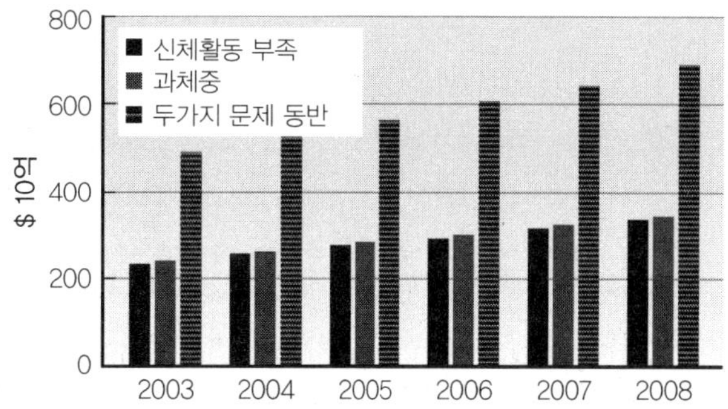

[그림 6-6] 신체활동 부족과 과체중으로 인한 경제비용 경향
D. Chenoweth andj. Leutzmger, 2006, "The economic cost of physical inactivity and excess weight in American adults" journal of Physical Activity and Health 3 (2):148-163.에서 허락을 받아 재인용함.

815억 달러로 추산되었음)으로 예측되었다. 결국 매년 8,600억 달러에서 9,560억 달러까지 들어갈 것이며 이것은 미국 전체 의료비의 15.8~17.6%에 해당될 것으로 계산되었다(Wang 등, 2008).

[그림 6-6]에서는 신체활동 부족과 과체중으로 인한 경제 비용이 2003년도에 어느 정도 될 것인지와 2004년과 2008년도에 얼마나 커질 것인지 추계하였다. 이때 경제 비용이란 의료비, 근로자 보상비, 경제생산 손실을 포

비만의 건강결과

비만과 과체중의 건강결과는 신체, 심리, 사회적 문제를 포함하며 대상은 성인, 청소년, 어린이까지 포함된다.

- 관상동맥질환
- 제2형 당뇨병
- 자궁내막암, 유방암, 대장암
- 고혈압
- 이상지질혈증
- 뇌졸중
- 간질환 및 담낭질환
- 수면무호흡증과 호흡질환
- 골관절염
- 부인과질환(생리불순, 불임)

자료원 : www.cdc.gov/obesity/causes/index.html, 2010년 1월 23일 인용

함한 것이다. 만약 의료비 상승 경향(1년에 10.2%)과 근로자 보상비(1년에 4.5%), 경제생산 손실비(1년에 4.1%)가 이제까지와 마찬가지로 지속되고 신체활동 부족과 과체중 유병률 수준이 현재처럼 유지된다면 2008년도 총 경제비용은 7,080억 달러를 초과할 것으로 예측된다.

3. 비만과 과체중의 위험요인

비만과 과체중의 위험요인은 복합적이고 다양하다. 비만 위험요인은 행태, 환경, 유전 요인, 그들의 상호작용과 관련이 있다. 운동을 전혀 하지 않으면서도 매우 마른 사람, 운동을 자주 하지만 비만이나 과체중인 사람들도 있다. 이 두 가지 유형의 사람들에게서 보여지는 비만의 원인이 매우 다른 것처럼 여러 사람들 그룹에서 나타나는 비만의 원인은 다양할 수밖에 없다.

위험요인의 다양성은 너무 많이 먹는 사람들, 규칙적으로 충분한 신체활동이나 운동을 하지 않는 사람들, 또는 두 가지 모두 해당하는 사람들에게 영향을 미쳐 열량 균형 공식으로 하여금 에너지 불균형과 체중증가를 초래하게 된다. 가정, 학교, 직장, 지역사회 환경도 사람들의 열량 균형과 건강 체중 유지 능력에 영향을 미친다. 유전요인도 사람들의 체중증가나 비만에 영향을 끼치지만 그들이 선택한 생활습관이 그들의 체형과 신체구성에 기반을 둔 열량 균형과 건강 체중 유지에 도움을 줄 수 있다.

수정가능한 과체중과 비만의 위험요인
- 신체활동 부족
- 과도한 칼로리 섭취
- 낮은 사회경제수준

수정 불가능한 과체중과 비만의 위험요인
- 연령
- 유전
- 인종 혹은 민족
- 문화
- 신진대사

다음 사항은 수정 가능 혹은 불가능한 위험 요소에 대한 기술이다:

- **신체활동 부족** : 신체활동은 대부분의 사람들이 에너지 균형 달성에 도움을 주지만, 신체활동 부족은 건강이득 대비 비용을 발생시킨다. 신체활동 및 운동의 증가는 장기적인 체중조절을 향상시키고 체중감소를 가능하게 해준다. 현대사회에서 기술 발전과 환경 변화의 결과로 에너지 소비 기회는 점점 감소해 왔다. 하루에 2시간 이상의 TV시청, 과도한 인터넷 채팅과 검색 등을 사례로 들 수 있다.
- **과도한 칼로리 섭취** : 에너지 섭취가 에너지 소비보다 과도한 경우 체중증가가 일어난다.
- **나이** : 비만과 과체중 문제는 나이가 많아지면서 더욱 증가한다. 정상적인 노화와 신체 및 정신의 변화에 따라 칼로리 균형을 달성하기가 어려워지기 때문이다. 특히, 주로 집에만 머무르거나 혼자 거주하는 사람들은 특히 쉽게 체중이 증가할 수 있다.
- **유전** : 유전은 신진대사 같은 요소에 영향을 미칠 수 있어 어떤 사람이 비만 혹은 과체중이 될 수 있는 성향을 결정할 수 있다. 그러나 최근 연구는 사람들이 유전 성향에도 불구하고 그들의 생활습관을 변화시킴으로써 칼로리 균형과 건강체중을 달성할 수 있음을 보여주고 있다.
- **인종과 민족** : 다른 인종과 민족 집단은 다른 비만 유병률을 가지고 있다. 그러나 이러한 차이가 유전 요인에 의한 것인지, 사회 혹은 문화 차이에 기인한 것인지를 밝혀내지 못하고 있다.
- **사회경제 수준(Socioeconomic status; SES)** : 사회경제 수준은 건강한 식이 섭취와 안전하고 적정한 신체활동 혹은 운동에 참여할 수 있는 기회를 갖는 데 중요한 여건을 제공할 수 있다.
- **문화** : 문화 전통(예로 환경 조성)과 행동 문화는 칼로리 균형과 건강 체중 달성에 중요한 긍정적인 건강행동변화를 일으키기 위해 다양한 여건을 만들 수 있다.
- **신진대사** : 사람들의 휴식 시 신진대사(즉, 안정 시 칼로리 소비율)는 유전, 신체활동, 식이, 나이, 복

약 상태 등을 포함한 다양한 요소에 의해 영향을 받을 수 있다.

4. 비만과 과체중의 극복

신체활동과 운동은 일반적인 비만 및 과체중과 관련된 에너지 균형(예로 체중감소, 건강체중유지, 체중 재증가와 과도한 복부지방을 예방하는 것 등)에 영향을 미칠 수 있다. 임상적으로 유의한 체중감소는 최소 체중의 5% 이상을 감소할 때라고 정의된다(미 보건국, 신체활동지침 자문위원회 보고서 2008). 체중유지(체중안정)는 체중의 최소 3% 이내로 체중변화가 일어나는 것으로 정의된다. 그리고 체중 재증가를 예방한다는 것은 실질적인 체중감소 이후 체중변화가 체중의 3%~5% 이내로 유지되는 것이다.

체지방은 몸 전체에 저장된다. 신체 내부 장기 주변(내장지방) 혹은 피부 밑(피하지방) 등에서 발견된다. 사람에 따라 체지방이 주로 저장되는 장소가 다르게 나타나는 것으로 보인다. 예를 들어 남자들은 체지방이 주로 배 부위에 저장되는 반면 여자들은 주로 허리, 엉덩이, 다리 부위에 저장된다. 복부지방이 증가되는 것(남성형 체지방 축적)은 여성형 체지방 축적에 비해 대사증후군을 포함한 신진대사 장애와 더욱 관련이 있다(대사증후군과 신체활동에 대한 자세한 사항은 제5장을 참고). 복부지방 감소는 신체활동 수준 증가와 관련이 있고 전체적인 지방 감소와 비례한다.

규칙적 신체활동과 운동에 참여하는 것 자체만으로는 체중감소, 건강 체중 유지, 체중재증가 방지 혹은 복부지방 감소의 만병통치약이 될 수 없다. 앞서 기술하였듯이 신체활동과 운동 외에도 다른 많은 요소들이 칼로리 균형에 영향을 미치고 있다. 에너지 균형을 달성하기 위한 4가지 주요 사항은 다음과 같다. (1) 총 에너지 섭취의 개념; (2) 신체활동과 운동 단독, 식이섭취 단독, 식이섭취와 신체활동 및 운동 병행 개입; (3) 비활동 여가시간을 활동 여가시간으로 대체하는 정도; (4) 규칙적인 신체활동과 운동의 이득이 비만과 과체중을 예방하는 것보다 크다는 개념.

값싸고 맛 좋은 고열량 음식을 구하기 쉽게 되면서 과도한 에너지 섭취는 점점 일상생활이 되었다. 과도한 음식섭취 경향은 비만과 과체중 유병률 증가와 높은 관련성을 가지고 있다. 따라서 모든 체중조절 전략은 반드시 식이섭취에 대한 사항을 포함하여야 한다. 건강식이에 초점을 둔 다양한 자료는 www.nutrition.gov에서 찾아볼 수 있다.

신체활동과 운동은 칼로리 소모와 관련이 있다. 하지만 체중감소, 체중유지, 체중재증가 방지를 위해 신체활동과 운동 단독 사용은 식이섭취(에너지 섭취) 전략과 함께 병행하는 접근법 보다 효과적이지 않다. [그림 6-7]은 체중감소가 식이섭취 접근(칼로리 감소)법, 운동접근법, 식이섭취와 운동 병행접근법 각각과 어떤 관계를 가지고 있는지 보여주고 있다. 그림에 제시되어 있듯이 신체활동과 운동접근은 임상적으로 의미 있는 체중감소에 충분한 접근법이 아니다. [그림 6-8]은 활동적인 그룹과 비활동적인 그룹 사이의 체질량지수(Body Mass Index; BMI) 값의 차이를 보여주고 있다;

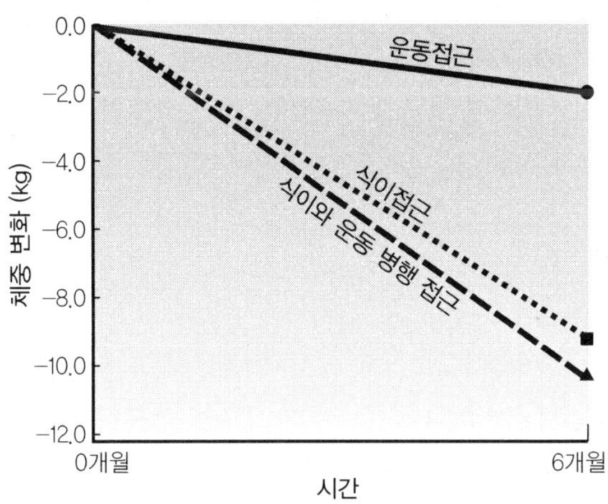

[그림 6-7] 식이섭취 접근, 운동접근, 그리고 식이섭취와 운동 병행접근 각각과 체중감소의 관련성

USDHHS and PAGAC (2008, p. G4-7)에서 재인용함; Wing, RR. 1999. Physical activity in the treatment of the adulthood overweight and obesity: current evidence and research issues. Medicine and Science in Sports and Exercise 31 (suppl 11): S547-S552에서 인용함.

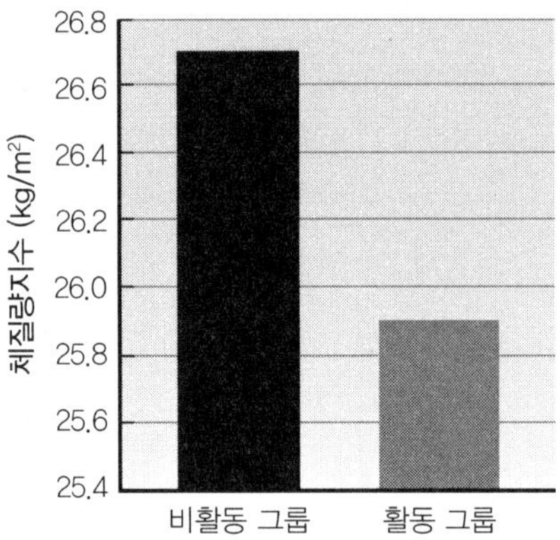

[그림 6-8] 신체활동 수준에 따른 체질량지수 값 차이
U5DHHS and PAGAC (2008, p. G4-7)에서 재인용함; Kavouras SA, Panagiotakos DB, Pitsavos C, Chrysohoou C, Anastasiou CA, Lentzas Y, 5tefanadis C. 2007. Physical activity, obesity status, and glycemic control: The ATTICA study. Medicine and Science in Sports and Exercise 39 (4) 606-611.에서 인용함.

이는 신체활동 및 운동과 체질량지수 사이의 용량반응 관계를 시사하고 있다.

5. 신체운동학(kinesiology)과 체중

어린이, 청소년, 성인은 체중감소, 체중유지, 체중재증가 방지, 과도한 복부비만 감소에 도움이 되는 신체활동과 운동에 규칙적인 참여를 통해 긍정적인 운동관련 적응을 할 수 있다. 신체활동과 운동의 복합적 이득은 다양한 사람들의 건강 및 삶의 질 향상에 기여하는 "체구성 변화를 위한 신체운동 적응에 대한 하이라이트 박스"에 제시되어 있다.

생리학 측면에서 규칙적인 신체활동 참여는 체중감소와 건강 체중 달성 혹은 칼로리 균형 성취를 도울 수 있다. 이러한 기본 변화는 근지구력과 최대산소섭취량 증가를 이끌 수 있고 결과적으로 기능적 건강 수준(즉, 피로하기 전에 더 일하는 것)을 향상시킨다.

신체활동과 운동은 사람들의 총 체지방, 허리둘레, 내장복부지방 감소, 제지방 근육량의 유지 혹은 증가, 체중 재증가의 방지 등을 돕는다. 결국 신체활동과 운동에 참여하는 것은 제2형 당뇨병, 대사증후군, 관상동맥질환 같은 만성질환의 위험도를 낮출 뿐 아니라 비만 및 과체중과 연관된 정형외과적 문제 예방에도 도움을 준다.

아직까지는 그 관련성이 충분히 밝혀져 있지 않지만 과체중과 비만이 평온한 수면에 부정적인 영향을 미치는 다양한 요소와 종종 연관되어 있다는 보고가 있다. 예를 들어 폐쇄성 수면 무호흡증(Obstructive sleep apnea; OSA), 하지불안증후군(Restless leg syndrome; RLS), 불면증을 경험한 사람들은 신체활동을 통해 이러한 증상이 감소하는 사례가 있다. 수많은 연구를 통해 신체활동과 운동이 수면시간 및 수면의 질과 관련이 깊다는 결과가 제시되어 왔다. 이러한 수면의 향상은 폐쇄성 수면 무호흡증과 연관된 일상적 만성피로 없이 사람들로 하여금 편안한 밤 휴식과 다음날을 활기차게 준비할 수 있도록 돕는다. 상복부 지방의 감소는 주로 신체활동 향상에 의해 달성가능한데 역시 폐쇄성 수면 무호흡증 같은 호흡문제를 해소하는 것과 연관되어 있다.

생체역학적으로 체중감소와 건강 체중의 유지는 동작의 경제성 향상을 기대할 수 있다. 동작의 경제성은 특히 체중부하 활동에서 체중 및 체구성과 직접 연관된 효율성 향상 기능이다. 체중감소 혹은 체중안정성은 과도한 체중이나 체지방으로 수행에 제한이 있었던 움직임의 범위를 확대하여 그 결과로써 사람들이 더 효율적으로 운동할 수 있는 술기를 가능하게 한다. 또한 생체역학의 향상은 앞으로 신체활동과 운동에 참여할 수 있다는 자신감을 불러일으킨다. 위치와 운동감각 같은 말초고유감각 반응은 균형과 낙상예방과 관련이 있는데 역시 운동을 통해 향상이 된다.

체중감소와 체중 안정성은 강력한 심리적 효과를 가

체중 조절 상담

신체활동과 운동을 통한 칼로리 소모 증가 노력은 오늘날 흔히 쓰이는 노동 절감 기구(컴퓨터, 휴대전화, 기타 전기기기)에 의해 방해받는다. 이러한 기구는 구체적으로 활동적인 여가시간 보내기를 방해하고 있다. 따라서 사람들이 여가시간을 활동적으로 보내도록 도와주는 전략은 실질적인 도움을 줄 수 있다. "활동적인 선택을 골라라!" (Choose the active choice!)

체구성과 관련된 신체적성 프로그램에의 적응

생리적	생체역학적	행태적
근지구력 증가	경제성 향상	자신감 증가
최대산소섭취량 증가	균형 향상	자기효능감 향상
열량 균형 개선	이동성 증가	우울과 불안 감소
대사 개선	고유수용성감각(proprioception) 증가	운동기술기 증가
체지방률 감소		행태변화 경험과 더 많은 신체활동과 운동을 이끌어 낼 수 있는 자신감 증가
허리둘레 감소		
내장지방 감소		
제지방 근육량 증가 또는 유지		
체중 감소 또는 유지		

지고 있다. 행동변화 각 단계(고려, 준비, 실천, 유지, 재발)에 따른 체중관리 도전은 사람들로 하여금 건강 체중 달성과 유지를 위한 대응 기술과 전략을 개발하는 데 도움을 준다. 또한 체중을 줄이고 건강 체중 유지에 성공한 사람들은 더욱 자신감이 생기고 자기 효능감을 강하게 느끼며 우울과 불안감을 낮출 수 있다.

6. 비만과 과체중에 대한 일반적인 평가

비만과 과체중에 대한 일반적인 평가는 체지방률, 제지방 근육량, 총체지방량 등 신체구성 계측치를 제공한다. 모든 사람은 정상 신체 기능을 유지하기 위해 어느 정도의 지방을 필요로 한다. 필수 지방은 신경계, 심장, 폐, 콩팥, 비장, 내장, 근육과 그 주변 조직에 분포하며 열량 축적, 충격완화, 절연, 비타민 흡수에 중요한 역할을 한다. 필수 지방의 최소 필요량이 남자는 체중의 3%, 여자는 체중의 12% 정도이며 필수 지방이 지나치게 낮아지면 만성질환과 면역부작용의 건강위험이 증가하게 된다.

적정 체지방과 적정 체중은 체지방률 또는 체중의 이론상 최적치를 기술한 것이다. 그러나 적정 체지방과 적정 체중 값은 매우 다양하고 연령, 성, 개인의 목표, 행태, 중독을 유발(예를 들어, 식이나 운동)하지 않는 적절한 교육적 메시지 등 요소에 기반을 두고 제시되어야 한다. 일반적으로 남자는 체지방률이 28% 이상, 여자는 32% 이상일 때 비만으로 본다(Jackson and Ross, 1997).

체구성 성분을 평가하는 가장 간단한 방법은 시각적 관찰이다. 앞에서 논의한 것처럼 체질량지수(BMI)가 정상에 비해 높고 체중이 증가함에도 규칙적인 신체활동이나 운동을 하지 않는다면 체지방이 과다해질 것이다. 많은 경우에 시각적으로 체중증가를 알아채고 체중 감소를 위한 동기부여가 되는데, 이 경우에도 목표를 정하고 성공을 측정할 수 있는 객관적인 양적 자료(예를 들어, 체지방률, 제지방 근육량)는 가지고 있지 않다. 다음에 기술하겠지만, 신체구성 평가는 체중관리에서 목표를 설정하고 프로그램 실행 결과를 평가할 수 있는 객관적인 양적 정보를 제공한다.

하이라이트 박스에는 운동과학자(exercise scientist)들이 신체구성 계측을 위해 사용하는 실험실 및 현장 검사 방법을 나열하였다. [그림 6-9]에서는 피부주름 측정과 수중체중측정 사진을 보여주고 있다.

자기공명영상(MRI)과 전산화단층촬영(CT)은 신체구성 측정에 있어 오차가 최소인 표준방법이다. 그러나 이 검사방법은 비싼 비용 (한 번 촬영에 약 $1,000 USD, 장비구입에 약 $1,000,000 USD 소요) 때문에 연구나 의학적 진단에 사용한다. 이 두 가지 방법 모두 체내 지방 및 다른 조직의 양을 정량화하는 엑스선촬영 기법을 활용하고 있다. 자기공명영상은 이온화 방사선에 의존하지 않기 때문에 대개 더 안전한 기법으로 알려져 있다.

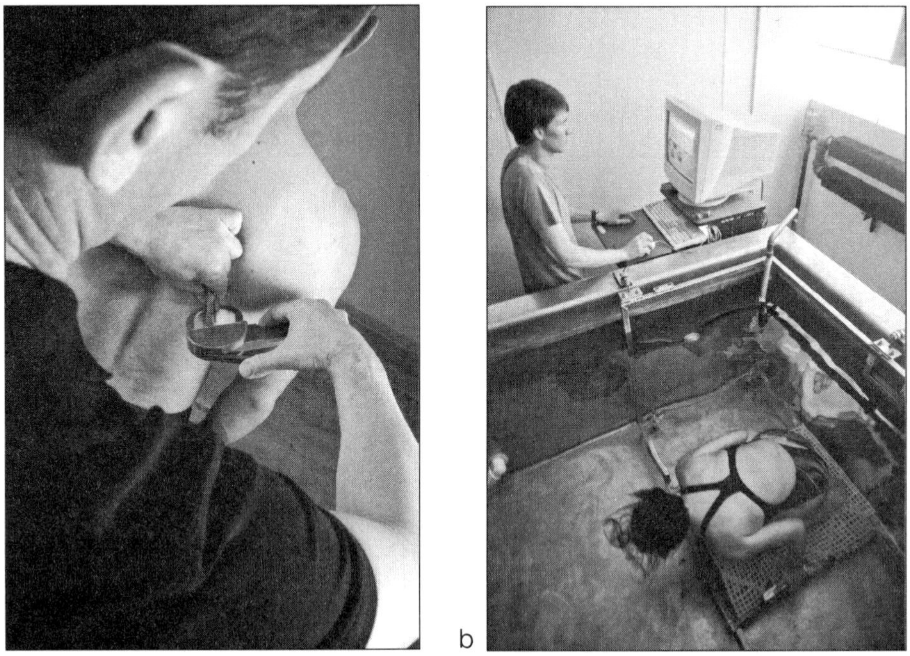

a b

[그림 6-9] 신체구성 계측방법 : (a) 피부주름측정과 (b) 수중체중측정법

이중에너지 X선 촬영법(Dual-energy X-ray absorptiometry, DXA)은 촬영 장비가 값비싸지만 전신 촬영 비용이 MRI나 CT보다 저렴하다. 현재 많은 운동생리학자들이 신체구성 측정에 DXA를 규칙적으로 사용하고 있다. 촬영은 정면으로 반듯하게 누운 상태로 이뤄지며 엑스선을 쬐고 지방질량, 무지방질량, 뼈질량으로 분화되어 이차원적으로 보여주게 된다. DXA 기법은 체지방률과 골밀도에 대해 정확한 자료를 제공한다. DXA는 전신을 촬영할 때 MRI나 CT에 비해 약 1% 정도의 오차를 보이는데, 전신촬영을 하지 않을 때는 오차가 더 커지게 된다.

수중체중측정법은 사람이 욕조에 들어갈 때 그 사람이 차지하는 부피만큼 욕조의 수위가 올라가는 것을 의미하는 부력의 법칙(the principle of water displacement; 일명 아르키메데스의 법칙)에 기초를 두고 있다. 이 기법에서는 체중을 물 밖과 안에서 두 번 측정한다. 지방은 무지방 신체질량에 비해 덜 치밀하기 때문에 지방이 많은 사람은 마른 사람에 비해 더 많이 떠오르고 결과적으로 물속에서 무게가 더 많이 줄어들게 된다. 측정오차를 최소화하기 위해 수중체중측정법은 자원자에게 추가로 폐용적을 측정하는 것이 필요하다. 흔히 하는 것처럼 폐용적을 측정하지 않고 추정하게 되면 큰 오차가 발생하게 된다. 수조 시스템은 대개 $10,000 USD에서 $15,000 USD 정도의 비용이 들고 정기적으로 관리가 필요하다. 수중체중측정법은 전통적으로 체구성 측정의 표준방법으로 여겨졌으나 MRI, CT, DXA와 비교하여 2~3% 정도의 오차가 발생한다.

공기치환 체적량기록기(Air displacement plethysmography)는 부피의 변화를 측정하는 것과 같은데 부피와 밀도를 결정하는 데 대학에서 많은 운동 연구팀이 널리 활용하는 방법이다. 이 기법에 일반적으로 활용하는 도구는 상업적인 공기치환법 장치인 "BOD POD"이다. 이 기법은 부력의 법칙과 같은 논리로 여러 개의 감지자를 이용하여 일정 시간 동안 물속에 잠긴 사람에 의한 공기치환량을 측정하고 이 자료를 바탕으로 체지방을 계산한다. 공기치환 체적량기록기는 상대적으로 이용이 용이하지만 가격이 비싸므로(약 $35,000 USD) 쉽게 이용할 수 없다. 또한 MRI, CT, DXA와 비교할 때 약 3% 정도의 오차가 발생한다.

피부주름측정(Skinfold measurement)은 신체구성

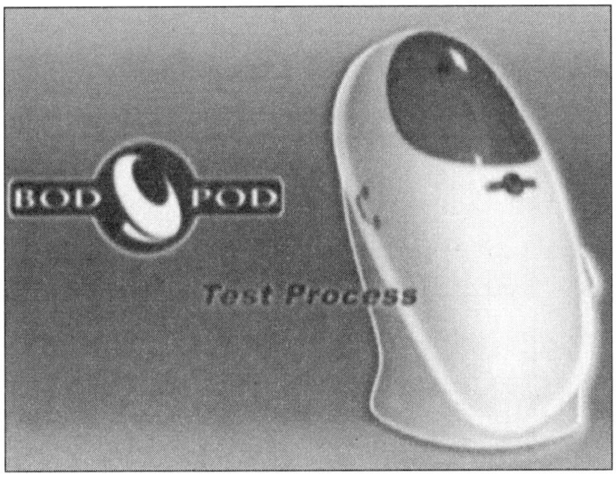

상업적으로 팔리는 BOD POD 사진

측정을 위해 인구집단에 기반을 두고 널리 쓰이는 방정식에 근거하여 운동과학자들과 임상가들이 오랫동안 활용해왔다. 삼두, 배, 허벅지와 같은 신체 여러 곳에서 피부주름을 측정하여 총 지방의 약 50%를 차지하는 피하지방을 추정함으로써 신체밀도와 체지방률을 추정한다. Pollock과 Jackson(1978, 1980)이 개발한 방정식을 이용하여 피부주름두께, 나이, 성을 고려하여 체지방률을 추정할 수 있다. 피부주름측정을 통한 체지방률 계산법은 www.exrx.net에서 확인 가능하다. 피부주름측정은 수중체중측정법과 연관성이 높으나 최소 3% 이상의 오차가 발생한다.

생체임피던스분석법(Bioelectrical impedence analysis; BIA)은 손목, 발목 등 신체부위에 전극을 달아 낮은 세기의 전류를 흘려보낸다. 전류에 대한 저항을 측정하고 예측 수식을 이용하여 신체구성을 추정한다. 밀도가 다른 조직에서는 전기 전도 속도가 다르기 때문에 이를 이용하여 신체구성을 예측할 수 있다. 생체임피던스분석법은 신체임피던스 측정 장비의 질, 측정대상의 체액균형(정상 수분섭취 혹은 탈수 등), 최근의 음식 섭취, 최근의 신체활동 및 운동의 영향에 따라 매우 다양한 결과를 보일 수 있다.

생체임피던스분석법의 장비 비용은 100달러에서 수천만달러까지 다양하며 측정대상의 체액균형이 통제되었을 때 비싼 장비가 좀 더 나은 계측치를 제공한다(약 3%의 오차율). 체중계와 같이 간단한 생체임피던스분석법 측정장비는 체질량지수에 기초하여 체지방을 추정하며 약 6%의 오차율을 보인다.

신체구성 측정을 위한 일반적인 방법들

- 시각적 관찰
- 체질량지수
- 자기공명영상, 전산화단층촬영, 이중에너지 X선 촬영
- 수중체중측정법
- 공기치환 체적량기록법
- 피부주름측정법
- 생체임피던스분석법
- 허리와 엉덩이 둘레비

허리둘레 측정은 일반적으로 복부지방이 많을 때 사용하는 방법으로 가장 마지막 갈비뼈 또는 배꼽 높이에서 옷감을 재는 줄자로 재는 것을 권한다. 스프링이 달린 줄자의 가격은 $15~20 USD 정도이다. 허리둘레 측정은 인치나 센티미터 단위로 측정한다. 성인 남자는 40인치(102cm) 이하, 성인여자는 35인치(89cm) 이하가 바람직하다(Kenney, Wimore과 Costill, 2012).

허리둘레 측정의 소아 및 청소년에(만 2~18세) 대한 값은 Fernandez 등(2004)이 발표한 자료가 있으며 연령, 성, 인종(African American, European American, Mexican American)에 따라 백분위수로 보여준다. 청소년은 허리둘레에 따라 10~90분위로 구분한다. 청소년은 성장과 발달 문제로 이상적 허리둘레에 대한 전문가의 합의는 없으나 50분위에 가까운 것을 바람직한 것으로 본다.

허리둘레는 청소년에서 체질량지수가 과도한 경우를 명확히 하기 위해(예를 들어, 운동선수로서 근육량이 많은 경우) 체질량지수와 함께 사용한다. 예를 들어, BMI가 높고 허리둘레가 90분위로 높은 경우, 더 이상 체중이 증가하지 않도록 한다. BMI가 낮고(해당 연령과 성에서 5분위수 미만인 경우) 허리둘레가 적은 경우는 더 이상 체중을 줄이지 않도록 한다.

허리-엉덩이 비율(waist-to-hip ratio : WHR)은 성인의 체지방 분포를 측정하는 간편한 또 다른 방법이

다. 허리-엉덩이 비율이 증가할수록 건강위험도 증가하며 연령과 성에 따라 그 기준은 다양하다. 미국 스포츠 의학 대학의 기준을 따르면 성인남자는 0.95, 성인여자는 0.86 미만일 때 건강위험도가 낮아 바람직하다(ACSM, 2010). 60~69세의 노인 남자는 1.03 미만, 노인 여자는 0.90 미만이 건강위험도가 낮다.

7. 건강 체중을 위한 신체활동 기준

많은 성인에게 비만은 대사증후군과 제2형 당뇨병 위험을 높이는 복부지방 증가와 관련이 있다. 규칙적인 유산소 신체활동과 운동은 총체지방과 복부지방을 줄일 수 있으며 대사기능 향상과도 관련이 있다. 체지방과 복부지방을 더 많이 줄이기 위해서는 일반적으로 더 많은 신체활동과 운동이 요구된다.

성인기의 비만과 과체중을 예방하기 위해서는 소아와 청소년기에 성숙기 동안의 과도한 체중 증가 방지가 중요하다. 불행히도 최근 일반인구집단 대상 건강조사에서 부모들이 자녀의 과체중을 인지하지 못하는 것이 문제로 드러났다. 최근 미국은 소아과 의사와 의료진들이 과체중 및 비만 어린이와 청소년을 십대 초기에 발견하여 부모, 학교 선생, 코치, 가족주치의를 통해 체중조절을 시작하도록 하는 국가정책을 제시하였다.

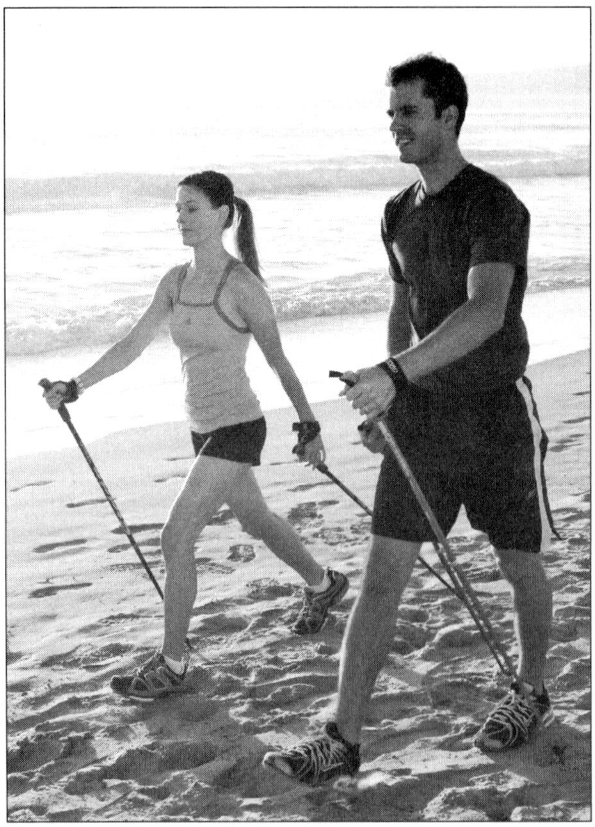

걷기 프로그램이 식이조절을 하지 않아도 체중관리에 효과적일까?

사람들이 자신의 표준체중과 체형을 어떻게 인식하는 지가 체중조절에 큰 영향을 미친다. 최근 연구에 따르면 합당한 체중감소, 체중증가 목표, 사람들이 바라는 희망체중에는 큰 차이를 보인다. 일부 사람들은 자신이 목표한 체중에 도달하지 못했어도 체중감소를 통해 신체적 · 사회적 · 정신적으로 긍정적인 효과를 보인다. 이어서 개인과 인구집단이 규칙적인 신체활동과 운동을 통해 현실적인 체중조절 목표를 설정하고 체중감소, 체중안정화, 요요현상 방지, 과도한 복부지방 감소 등 개인의 필요에 맞게 돕고자 과학적 근거와 지침을 제시하고자 한다.

1) 과학적 근거

2008년 미국 신체활동지침 자문위원회 보고서(USDHHS, PAGAC, 2008)에서는 어른들의 체중 유지(체중 안정화는 3% 이내의 체중변화를 의미)에 유산소 신체활동과 운동이 지속적인 효과가 있음을 지지하는 강력한 과학적 증거를 강조하였다. 저항훈련이 순수 근육량 증가에 도움이 되는 것으로 알려져 있으나 체중 유지에 도움이 된다는 증거는 그렇게 강력하지 않았으며 저항훈련보다는 유산소 훈련이 더 많은 증거를 제시하고 있었다.

신체활동이 체중유지에 도움이 된다는 것을 지지하는 과학적 근거에도 불구하고 어느 정도의 운동량이 필요한지, 신체활동과 운동 및 체중 유지 간의 양적 관계는 아직 부족한 상황이다. 그러나 현재까지 알려진 내용에 따르면 13~26 대사활동량시간(MET-hours)이 체중 안정화와 관련이 있다. 13 대사활동량시간(MET-hours)은 1주일에 시속 6.4Km로 150분간 걷거나 시속

9.7Km로 75분간 조깅하는 것에 해당한다.

에너지 소비 축적(신체활동의 총량)이 에너지 균형을 이루는데 핵심이라는 강력한 증거가 있다. 그러나 어떻게 에너지 소비의 총량에 도달하게 되는 지(한 번에 도달하는지 여러 차례에 걸쳐 반복적으로 도달하는지 등) 자세한 내용은 아직 명확하지 않은 상태이다.

어떤 사람이 식이조절 없이 신체활동이나 운동만으로 체중을 감소시키려고 할 경우, 체중의 5%만 감소하려고 해도 매우 많은 에너지를 소비해야 한다. 그러나 등열량 식사(열량 소비와 같은 양의 열량섭취)를 유지하면서 신체활동이나 운동을 하게 되면 체중감량을 5% 이상 할 수 있다는 강력한 근거가 있다.

놀랍게도 체중 유지와 신체활동의 관계는 체중감소와 신체활동과는 좀 다르다. 열량 제한이 적절하게 이뤄진다면, 유산소 신체활동 및 운동은 체중감소와 용량-반응 관계를 보인다는 강력한 근거가 있다. 매주 26 대사활동량시간(MET-hours)의 신체활동과 운동을 하면 체중감소가 있다는 중등도의 근거가 있다. 이는 매일 시속 6.4Km로 45분 또는 시속 4.8Km로 70분씩 걷거나 시속 9.7Km로 매일 22분씩 조깅하는 것에 해당한다. 신체활동과 운동의 축적은 체중감소에는 긍정적 영향을 미치지만 집중적인 운동 없이 신체활동만 늘리는 것으로는 어렵다.

그러나 신체활동은 어느 정도 체중감소가 이뤄진 후 체중이 다시 증가하는 것을 막는 것과 관련지어 볼 수 있다. 유산소 신체활동 및 운동과 체중감소 후 체중유지의 관련성은 중등도의 근거를 가지고 있다. 신체활동과 운동을 더 많이 하는 것과 체중감소 후 요요현상의 용량-반응 관계도 중등도의 근거를 가지고 있다.

주당 30 대사활동량시간(MET-hours) 이상의 신체활동과 운동이 요요현상 방지와 관련되어 있다는 것은 중등도의 근거를 가지고 있으며, 이는 매일 시속 6.4Km로 50분씩 또는 시속 4.8Km로 80분씩 걷거나 시속 9.7Km로 25분간 조깅하는 것에 해당한다. 신체활동과 운동의 축적은 체중감소 후 체중이 증가하는 것을 막는데 긍정적인 영향을 미치나 이 역시, 집중적인 운동 없이 신체활동량을 늘리는 것으로는 어렵다.

복부지방과 내장지방의 감소는 유산소 신체활동 및 운동과 관련이 있으나 저항훈련과의 관련성은 아직 잘 알려져 있지 않다. 많은 사람들이 특정부위의 지방을 감소시킬 수 있다고 주장하지만 아직 이를 뒷받침하는 과학적 근거는 중등도 수준이다. 신체활동은 복부지방을 감소시킬 수 있는 것으로 알려져 있다.

주당 13~26 대사활동량시간(MET-hours)의 신체활동과 운동은 복부지방 감소와 관련이 있고 대사기능을 높일 수 있다. 13 대사활동량시간(MET-hours)은 1주일에 시속 6.4Km로 150분간 걷거나 시속 9.7Km로 75분간 조깅하는 것에 해당한다. 42 대사활동량시간(MET-hours)처럼 많은 신체활동과 운동은 13~26 대사활동량시간(MET-hours)보다 복부지방을 3~4배 더 많이 감소시킨다. 42 대사활동량시간은 일주일에 300분(5시간) 이상 운동을 해야 하며 시속 6.4Km로 걸을 때는 375분 이상 걸어야 한다. 신체활동 및 운동의 축적이 복부비만에 미치는 영향은 아직 검증되지 않았다.

일부 연구에서 성, 연령, 인종에 따른 신체활동과 운동의 효과를 검증하였다. 그러나 성, 연령, 인종, 사회경제적 특성에 따라 다른 처방이 유용하다는 근거는 아직 부족하다.

앞에서 말한 것과 같이 규칙적인 신체활동과 운동은 소아와 청소년의 비만과 과체중을 예방하고 조절하는데 중요하다. 신체활동과 운동이 유년기의 체구성에 미치는 긍정적 효과는 몇몇 근거들은 강력하며 매일 30분 이상의 중등도 혹은 고강도 신체활동을 규칙적으로 하는 것과 관련이 있다. 유년기의 신체활동과 운동에 대한 보다 자세한 권고안과 중재에 대해서는 12장에서 기술한다.

2) 지침

체중조절을 위한 청소년기와 성인기의 신체활동 지침은 한 가지를 제외하고 다른 건강결과들을 위한 것과 동일하다. 지침에서는 청소년기에 건강 체중을 위해 매일 60분씩 중등도 혹은 고강도 신체활동을 하도록 권고하고 있다. 노인을 포함한 성인에 대해서는 체중조절

핵심 리더 소개

Loretta DiPietro, PhD., MPH.

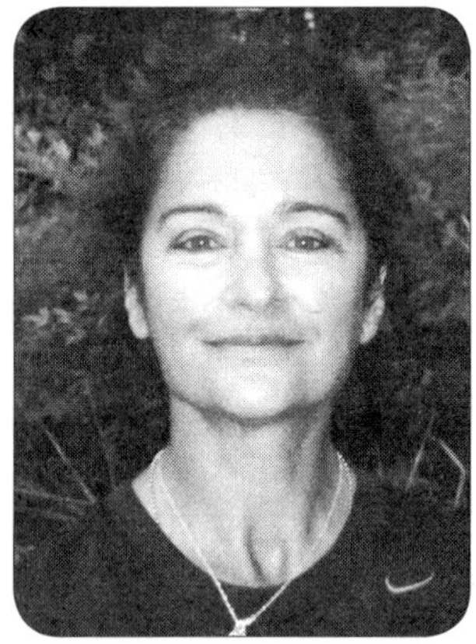

'왜? 어떻게?' 이 분야에 들어오게 되었습니까?

1983년, 적어도 나의 가계에서는 나는 규칙적인 운동이 장수의 주요 요인이라고 확신하고 있었습니다. 나는 이 이론이 다른 가계에서도 적용될 수 있는지에 대해 관심이 있었습니다. 당시에는 운동 역학이 공중보건의 연구 분야로 여겨지지 않았습니다. – 적어도 내가 Yale 대학에서 첫 날 들었던 내용은 그랬습니다. – 게다가 운동과 건강이 관련이 있더라도 유전에 보조적인 것으로 여겼습니다. 나의 관심사에 대한 이러한 부정적인 태도는 오히려 내가 이 일을 잘 해내야겠다고 결심하게 해주었습니다. 1988년 졸업 직후, Blair와 동료들이 심폐 신체적성과 모든 사망원인의 역관계를 설명한 논문을 냈습니다. 나는 이 새로운 연구 분야에서 정당성과 흥분을 느꼈습니다. 나는 3년간의 박사 후 과정 동안 역학, 생리학, 감시업무를 하면서 술기와 관심사를 갈고 닦았습니다.

당신에게 가장 크게 영향을 미친 사람이 있습니까?

나를 훈련시킨 사람들을 모으면 마을이 될 정도로 많습니다. 그 중에서 나에게 큰 영향을 끼친 사람은 Adrian Ostfeld, Albert Stunkard, Ethan R. Nadel 세 사람입니다. 이들은 모두 안주하는 과학을 거부하고 새로운 영역을 개척한 사람들입니다. 이 사람들과 일하는 것은 매순간 매우 스릴 있고 특혜였습니다. 그리고 젊은 연구자에게 가치를 매길 수 없는 경력을 쌓을 수 있는 길을 열어 준 수많은 선임 연구자들이 있습니다. Steve Blair, Ralph Paffenbarger, Ken Powell, Bill Kaskell, Carl Caspersen이 그들입니다. 이들은 나에게 회의에서 발표를 하고, 리뷰 논문을 쓰고, 논문과 연구계획서 작업을 같이 하도록 해주었습니다. 이런 기회들은 젊은 연구자에게 다시없을 성공가도로 이어졌고 나는 이들이 나의 성장에 보여줬던 따뜻한 관심에 무척 감사하고 있습니다. 마지막으로 여러분들도 알다시피 그들의 학식을 나누고 나와 토론하면서 함께하고 있는 수많은 동료들에게 의지하고 있습니다.

지금 연구관심사는 무엇입니까?

현재 연구관심사는 크게 두 가지입니다. 하나는 대사활동의 유연성과 항노화에 있어 운동과 신체활동의 역할이고 다른 하나는 신체활동과 중년의 체중증가 및 노인의 체중감소의 궤적(trajectory)입니다.

무엇이 당신은 연구자와 활동가로 만듭니까?

예방 가능한 위험요인인 비만으로 우리 아이들을 잃는다는 것이 중요한 원동력입니다. 공중보건 연구는 행동 지향적이어야 하고 연구결과는 바로 건강 향상에 활용할 수 있어야 합니다. 두 번째로 쉽게 활용할 수 있고 근거가 있음에도 신체활동 증진을 위한 환경적 전략이 그 효과에 비해 과소 이용되고 평가되어 있습니다. 이는 개인의 선택에 대한 침해라기보다는 보다 능동적인 선택을 할 수 있도록 돕는 것입니다.

2022년까지 해결되어야 할 한 두 가지의 주요 문제는 무엇입니까?

향후 십년간 해결되어야 할 주요 연구 과제는 두 가지가 있습니다. '성인에게서 하루 동안 여러 번 나눠서 하는 활동이 건강증진과 질병예방에 얼마나 효과가 있을 것인가? 소아에서 인슐린 저항성의 발생률과 유병률을 낮추는 데 개인적 · 종합적으로 어떤 전략이 효과적일까?' 하는 것입니다.

시 식이조절을 함께 고려하고, 체중조절과 건강체중에 대해서는 미국인을 위한 식생활 지침 2010년판(2010 U.S. Dietary Guidelines for Americans) 내용을 따르도록 한다. 지침에서 요구하는 최소 신체활동 및 운동량에 해당하는 150분의 중등도 또는 75분의 고강도 신체활동 또는 그 조합, 2일 이상의 근력강화운동을 충족시키면 열량 균형과 체중감소를 이룰 수 있다.

에너지 소비와 에너지 섭취가 체중에 영향을 미치므로 어떤 경우에는 신체활동지침의 최소권장량만으로는 에너지 부족이나 에너지 평형(균형)에 도달하지 못할 수도 있다. 그러나 체중조절을 위해 일주일에 150분의 중등도 신체활동 또는 75분의 고강도 신체활동을 하거나 그 조합을 실행하는 것은 좋은 출발이다. 만약 이것으로 체중감소나 요요현상 방지가 안 될 경우 신체활동량을 더 늘리는 것이 필요하다.

노인은 신체활동이나 운동의 강도에 제한을 받는 등 젊은 사람에 비해 체중감소에 더 많은 어려움이 있다. 신체활동지침이 노인에게 부담이 된다면 열량 소비는 운동만이 아니라 모든 신체활동을 통해 이뤄질 수 있음을 기억하고 조정하면 된다. 예를 들어 하루 종일 조금씩 걷기, 엘리베이터를 타는 대신 계단을 이용하기 등은 체중조절에 도움을 줄 수 있다. 시간활용을 고려할 때 고강도 신체활동 및 운동 가능한 노인의 경우에도 이러한 방법을 적용하는 것이 체중감소에 있어 낮은 강도로 더 오랫동안 하는 것에 비해 보다 효과적일 수 있다. 어떤 경우에라도 노인들은 지속적이고 안전한 방법으로 규칙적인 신체활동과 운동을 하려고 하는 것이 필요하다.

이 장을 마치며

핵심정리

- 에너지 소비와 열량 균형에 대한 기초적인 이해가 운동, 신체활동과 과체중, 비만의 관계를 더 잘 이해하기 위한 핵심이다.
- 체질량지수는 성인과 청소년의 비만, 과체중, 정상체중, 저체중을 구분하는 일반적인 방법이다.
- 비만과 과체중의 유병률은 전 세계적으로 범유행 수준이며 미국의 성인과 청소년도 동일한 수준이다.
- 미국의 경우, 비만율이 바뀌지 않으면 2030년까지 경제적 비용이 미국의 의료비용 전체 중 15.8~17.6%에 달할 것으로 예상된다.
- 비만으로 인한 건강 결과는 심혈관질환, 제2형 당뇨병, 암, 고혈압, 이상지질혈증, 뇌졸중, 간담도 질환, 수면무호흡증, 호흡기계 문제, 퇴행성관절염, 부인과적 문제를 포함한다.
- 집, 학교, 직장, 지역사회의 환경은 열량 균형과 건강 체중을 유지하는데 수많은 장애와 인센티브를 제공한다. 체중증가와 비만에서 유전적 소인이 존재하지만 건강한 생활습관은 사람들이 열량 균형에 도달하는데 도움을 줄 것이다.
- 신체활동과 운동은 열량 소비와 관련이 있으나 체중감소, 건강 체중 유지, 체중 재증가 방지를 위해 신체활동 및 운동만 하는 것보다 식이중재를 같이 하는 것이 보다 효과적이다.
- 비만 및 과체중일 때 신체활동과 운동에 참여하는 것의 생리학적, 생체역학적, 정신적 편익이 많고 대부분의 사람들이 도달 가능하다.
- 신체구성 측정을 위해 실험실 및 현장에서 사용하는 검사방법으로는 시각적 관찰, 체질량지수, 자기공명영상, 전산화단층촬영, 이중에너지 X선 촬영법, 수중체중측정법, 공기치환 체적량측정법, 피부주름측정법, 생체임피던스 분석법, 허리둘레, 허리-엉덩이 비율 등이 있다.
- 매주 중등도 또는 고강도 신체활동을 150분씩 하는 것이 많은 성인의 에너지 균형, 체중감소, 체중유지, 체중감소 후 체중 재증가 방지, 복부지방 감소에 도움이 되지만 일부 성인은 300분 이상의 더 많은 신체활동이 필요하다.

- 매일 규칙적으로 중등도 또는 고강도 신체활동을 30분 이상 하는 것은 청소년기 신체구성의 긍정적인 변화와 관련이 있다.
- 2008년 미국 신체활동지침에 따라 건강 체중을 유지하는 것이 필요하다.

핵심용어

과체중, 비만, 체질량지수, 신체구성, 체중 감소, 체중 유지(체중 안정화), 체중재증가/요요현상, 필수지방, 이상적인 체지방, 이상적인 체중, 자기공명영상(MRI), 전산화단층촬영(CT), 이중에너지 X선 촬영법(DXA), 수중체중측정법, 배기량혈류측정법, 피부주름측정법, 생체임피던스분석법, 허리둘레, 허리-엉덩이 비율

연습문제

1. 성인의 비만과 과체중을 체질량지수를 이용하여 어떻게 정의할 수 있습니까?
2. 청소년기의 비만과 과체중을 체질량지수를 이용하여 어떻게 정의할 수 있습니까?
3. 현재 미국 성인의 비만과 과체중 유병률은 어느 정도의 수준입니까?
4. 현재 미국 소아와 청소년의 비만과 과체중 유병률은 어느 정도의 수준입니까?
5. 비만으로 흔하게 생기는 합병증/결과 다섯 가지는 무엇입니까?
6. 체중조절을 할 때 신체구성을 측정하는 일반적인 방법 여섯 가지는 무엇입니까?
7. 신체적성 프로그램의 적응과 관련한 일반적인 신체구성 다섯 가지는 무엇입니까?
8. 비만과 과체중을 규칙적인 신체활동과 운동으로 어떻게 조절할 수 있습니까?
9. 체중감소와 유지를 위해 신체활동과 운동이 얼마나 필요합니까?
10. 체중감소 후 요요현상/체중 재증가를 막기 위해 신체활동과 운동이 얼마나 필요합니까?

인터넷 자료

신체활동, 건강 및 공중보건과 관련된 이슈는 다음의 웹사이트에서 검색할 수 있다.

Human Kinetics	www.HumanKinetics.com
U.S. Department of Health and Human Services: Physical Activity Guidelines for Americans	www.health.gov/PAGuidelines
International Society for Physical Activity and Health	www.ispah.org
Americal Caollege of Sports Medicine	www.acsm.org
National Strength and Conditioning Association	www.nsca-lift.org
Presidnet's Council on Fitness, Sports & Nutrition	www.fitness.gov
U.S. Centers for Disease Control and Prevention : Behavioral Risk Factor Surveillance System(BRFSS)	www.cdc.gov/brfss
U.S. Centers for Disease Control and Prevention : National Health and Examination Survey	www.cdc.gov/nchs/nhanes.htm
U.S. Department of Agriculture: Choose My Plate	www.choosemyplate.gov
U.S. National Agricultural Library	www.nutrition.gov

참고문헌

American College of Sports Medicine. 2010. ACSM's Guidelines for Exercise Testing and Prescription. 8th ed. Philadelphia: Lippincott Williams & Wilkins.

Centers for Disease Control and Prevention. 2011. Data from the National Health and Nutrition Examination Survey. 2005–2008. Available at www.cdc.gov/obesity/data/adult.html. Accessed on 9/13/11

Chenoweth D, Leutzinger J. 2006. The economic costs of physical inactivity and exess weight in American adults. Journal of Physical Activity and Health 3:148–163

Fernandez JR, Redden DT, Pietrobelli A, Alliso, DB. 2004. Waist circumference percentiles in nationally representative sample of African–American, European–American, and Mexican–American children and adolescents. Journal of Pediatrics 145:439–444

Finkelstein E, Fiebelkorn I, Wang G. 2003. National medical expenditures attributable to overweight and obesity: How much and who's paying? Health Affairs 3:219–226

Flegal KM, Carroll, MD Ogden, CL Curtin LR. 2010. Prevalence and trends in obesity among US adults, 1999–2008. Journal of the American Medical Association 303(3):235–241.

Fleck, SJ, Kraemer, WJ 2004. Designing Resistance Training Programs, 3rd ed., Champaign, 1L: Human Kinetics Publishing.

Jackson AS, Pollock, ML. 1978. Generalized equations for predicting body density of men. Biitish Journal of Nutrition 40:497–504.

Jackson AS, Pollock, ML, Ward A. 1980 Generalized equations for predicting body density of women. Medicine and Science in Sports and Exercise 12:175–182.

Kavouras SA, Panagiotakos DB, Pitsavous C, Chrysohoou C, Anastasiou CA, Lentzas Y, Steanadis C. 2007. Physical activity, obesity status, and glycemic control: The ATTICA study. Medicine & Science in Sports & Exercise 39: 606–611.

Kenney, WL., Wilmore JH, Costill DL, 2012. Physiology of Sport and Exercise 5th ed. Champaign, IL: Human Kinetics.

Morbidity and Mortality Report (MMWR). 2009. Differences in prevalence of obesity among Black, White, and Hispanic adults United States, 2006–2008. Morbidity and Mortality Weekly Report (MMWR) 58:740–744.

U.S. Department of Health and Human Services. 2001. The Surgeon General's call to action to prevent and decrease overweight and obesity. Rockville, MD: US. Depanment of Health and Human Services, Public Health Service, Office of the Surgeon General.

U.S. Department of Health and Human Services. 2008. 2008 Physical Activity Guidelines for Americans. Washington, DC: U.S. Department of Health and Human Services, www.health.gov/PAGuidelines.

U.S. Department of Health and Human Services, Centers for Disease Control and Prevention. 2011. Behavioral Risk Factor Surveillance System (BRFSS). http://www.cdc.gov/brfss/. Accessed 12 August 2011.

U.S. Department of Health and Human Services, Centers for Disease Control and Prevention. 2011. National Health and Nutrition Examination Survey (NHANES). http://vww.cdc.gov/nchs/nhanes.htm. Accessed 12 August 2011.

U.S. Department of Health and Human Service, Office of Disease Prevention and Health Promotion. 2011. Healthy People 2020. www. healthy people.gov/2020/. Accessed 12 August 2011.

U.S. Department of Health and Human Services, Physical Activity Guidelines Advisory Committee. 2008. Physical Activity Guidelines Advisory Committee

Report, 2008. Washington, DC: US. Department of Health and Human Services. www.health.gov/PAGuiddines.

U.S. Department of Health and Human Services, US. Department of Agriculture. 2010. Dietary Guidelines for Amencans, 2010, 7th ed. Washington, DC: U.S. Government Printing Office.

Wang Y, Beydoun MA, Liang L, Caballero B, Kumanyika SK. 2008. Will all Americans become overweight or obese? Estimating the progression and cost of the U.S. obesity epidemic. Obesity 16: 2323–2330.

World Health Organization. 2011. www.who.int/en. Accessed 23 June 2011

공중보건 전문가의 신체활동

이 장의 내용은 미국 공중보건 분야의 신체활동 지도자 협회에서 제시한 역량 분야 코드 중 다음에 해당한다.
2.2.3, 2.3.2, 2.5.1, 6.2.1, 6.2.2, 6.2.3, 6.2.4, 6.4, 6.4.1, 6.4.2, 6.4.3, 6.4.4, 6.5.2

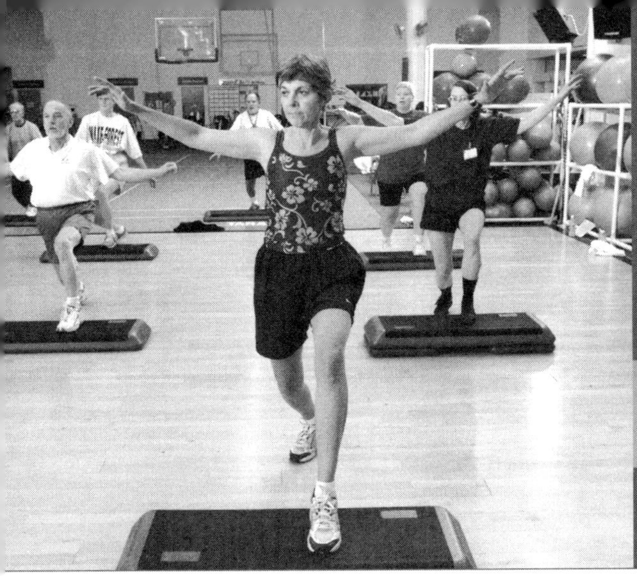

제 7 장

근골격계와 기능적 건강

학습목표

이 장을 마치면, 다음을 설명할 수 있어야 한다.

- 근골격계 장애와 관련 건강문제의 유병 양상
- 낮은 수준의 근골격계 체력과 관련된 신체적 문제, 근골격계 체력을 측정하는 일반적인 검사방법
- 근골격계 건강 측면에서 신체활동이 골, 관절, 근육량, 근기능 등에 미치는 영향
- 신체활동이 기능과 역할능력에 영향을 미치는 기전
- 운동적응(exercise adaptations)이 기능적 건강에 긍정적으로 작용하는 기전
- 기능적 건강과 관련된 신체활동 증진을 위한 지침과 근거

들어가기에 앞서

- 운동은 골조직 강도와 질을 향상시킬 수 있는가?
- 근육의 양(근육량)과 질(근기능)이 건강에 중요한 이유가 무엇인가?
- 양호한 근골격계 건강을 위해 얼마만큼의 신체활동이 필요한가?
- 기능적 건강이란 무엇인가? 신체적 장애 위험을 줄이기 위한 기능적 건강 수준의 향상방법은 무엇인가?

여러분은 조부모 또는 고령의 친척이 상체 근력 부족으로 앉은 자세에서 일어날 때 어려움을 겪는 것을 본 적이 있나요? 근력 부족으로 운동 팀 또는 시합에 선발되지 못한 어린이를 본적이 있나요? 여러분은 노년기에 신체적 제한 없이 원하는 모든 것을 하면서 가능한 독립적으로 삶을 향유할 수 있기 원하나요? 이러한 질문들은 우리가 원하는 물리적 활동이 가능하도록 돕는 인체 근골격계(골, 근육, 관절, 결합조직) 및 이것의 능력과 직접적으로 관련이 있다.

비록 신체활동과 건강에 대한 많은 과학적이고 보편적인 관심은 운동이 어떻게 심혈관계와 대사체계(제5장 참조)를 돕는지에 집중되어 있지만, 우리는 근골격계에 주는 이득 또한 중요하다는 사실을 배우게 될 것이다. 나이가 들어감에 따라 생리적 능력 최적화, 생리적 제한 최소화, 기능과 역할능력 유지, 낙상 위험 감소 등을 위해 신체활동 유지가 중요하다는 사실은 과학적 근거가 명백하다(U.S. Department of Health and Human Service [USDHHS], Physical Activity Guidelines Advisory Committee [PAGAC], 2008). 이 장에서는 이러한 주제들을 소개하고 근골격계 건강을 위한 신체활동의 과학적 정당성을 제시할 것이다.

1. 근골격계 장애와 관련 건강문제의 유병 양상

낮은 신체활동 수준으로 초래되는 가장 흔한 근골격계 장애로는 골다공증(골 건강), 골관절염(관절 건강), 낮은 수준의 근육량과 질 등이 있다. 골다공증(낮은 골량과 골조직의 구조적 파괴)은 50세 이상 미국인의 55%인 4,400만 명에게 공중보건학적 위협이 되는 것으로 추정되고 있다(National Osteoporosis Foundation, 2010). 골다공증의 진단기준은 명확하여, 정상범위 이하의 골밀도를 갖는 사람을 골다공증으로 분류한다. 골다공증은 남성보다 여성에게 많다. 2010년 미국의 경우 골다공증 환자로 추정되는 1,000만 명 중 80%는 여성이고 20%는 남성이었다.

골다공증은 왜 문제인가? 가장 중요한 이유는 골다공증 및 낮은 골밀도가 엉덩이, 척추, 손목 골절 등 골절 위험 증가에 기여한다는 사실이다. 낙상 위험은 연령이 증가함에 따라 점차적으로 문제가 되는데, 낮은 골밀도는 원발성 골절 또는 낙상에 따른 이차적 골절 위험을 가속화할 수 있다. 2005년 National Osteoporosis Foundation 보고에 따르면, 골다공증은 미국 내 200만 건 이상의 다음 골절 사례들과 관련이 있었다.

- 엉덩이 : 29만 7,000 건
- 척추 : 54만 7,000 건
- 손목 : 39만 7,000 건
- 골반 : 13만 5,000 건
- 기타 부위 : 675,000 건

미국 인구집단의 노령화로 골다공증과 낮은 골밀도에 의한 골절 발생률은 2025년까지 100만 건 이상 증가할 것으로 예측된다. 이는 골절자의 삶의 질 저하, 질병관리 비용 증가, 사망률 증가에 기여할 것이다. 골절과 관련된 골다공증과 낮은 골밀도의 경제적 비용은 2005년에 190억 달러였는데, 2025년에는 300만 명이 이환되어 250억 달러의 경제적 비용이 소요될 것으로 예측된다.

여러 종류의 관절염 중 골관절염은 가장 흔한 유형의

관절질환으로 관절 연골의 비가역적 손실에 따른 관절 통증과 기능 이상을 보인다. 골관절염은 주로 체중부하 관절(무릎과 엉덩이)에 발생하는 기계적 관절질환으로 간주된다. 임상적으로 골관절염 증상은 관절 통증, 부종, 뻣뻣함, 관절 약화 등이 있다. 골관절염의 진행은 기능장애와 생활습관 변화로 연결된다.

약 2,700만 미국 성인(또는 미국 인구의 약 12%)이 골관절염에 이환되는데, 이는 신체장애의 원인 중 5번째 순위에 해당한다. 2010년 미국 인구센서스 상 캘리포니아 인구가 미국에서 유일하게 2,700만 이상이라는 사실을 생각해 보면 미국의 골관절염 유병자수가 얼마나 큰 규모인지 알 수 있다. 여성은 남성보다 골관절염에 더 많이 이환되는데 특히 무릎 관절에서 더욱 그러하다. 2030년에는 미국 인구의 25%에 해당하는 6,700만 명이 골관절염으로 고통 받을 것으로 예측된다.

골관절염은 의학적으로 흔히 근골격계 질환으로 보고되고 다른 질병과 구분되지 못하는 경우가 많기 때문에, 골관절염의 경제적 비용을 추산하기란 쉽지 않다. 경제적 비용 손실이 큰 낙상과 골절은 관절염 없이 발생할 수 있어 더욱 그렇다. 관절염에 대한 경제적 비용의 많은 부분은 결근과 프레즌티즘(presenteeism)(건강문제의 결과로 저하된 업무수행) 등 업무와 관련이 있다. 2007년 미국의 경우 골관절염의 경제적 비용은 의원진료, 입원과 외래 치료, 투약, 진단 검사, 기타 의학적 치료 등을 포함하여 1,850억 달러로 추산되었다(Kotlarz 등, 2009). 관절경수술, 관절치환술, 관절재건술 등이 필요한 골관절염의 경제적 비용은 급속히 증가할 것이다.

2. 근골격계 장애와 관련 건강문제의 위험요인

제5장에서 심혈관질환과 당뇨의 주요 위험요인을 기술한 바 있다. 낮은 수준의 근골격계 건강 및 기능상태의 위험요인에 대한 전반적 고찰은 비록 이 장의 관점을 벗어난 것이기는 하지만, 골다공증, 골관절염, 저하된 근육량과 질 등과 관련된 위험요인을 다음과 같이 다루고자 한다. 익히 알고 있듯이 근골격계 건강문제는 오래 앉아 있는 생활습관 또는 낮은 수준의 신체활동과 관련이 있다.

1) 골다공증

미국 골다공증재단(U.S. National Osteoporosis Foundation)(2010)에 따르면, 골다공증 발생과 관련된 위험요인은 여러 가지가 있다. 심뇌혈관질환과 당뇨의 경우와 마찬가지로 이 요인들은 교정이 가능한 요인과 불가능한 요인으로 나눌 수 있다.

교정 가능한 골다공증 위험요인

- 신체활동 부족
- 흡연
- 저체중
- 알코올 남용
- 낮은 수준의 성호르몬(에스트로겐, 테스토스테론)
- 낮은 수준의 칼슘 또는 비타민 D 섭취 또는 흡수
- 과도한 카페인 섭취

교정 불가능한 골다공증 위험요인

- 연령
- 성
- 유전
- 인종
- 골절 과거력

다음은 교정 가능한 골다공증 위험요인과 교정 불가능한 요인에 대한 설명이다.

- **신체활동 부족** : 신체활동이 부족한 사람들은 신체활동이 활발한 사람들보다 적정 골밀도 상태일 가능성이 낮다.
- **흡연** : 흡연은 골건강에 중요한 칼슘 흡수 능력을 감소시키며, 에스트로겐의 골 보호 효과를 방해하는 경향이 있다.
- **저체중** : 저체중은 골구조가 작은 것과 관련이 있

고, 뼈에 대한 체중부하가 작고, 영양섭취 불량 또는 섭취장애와 관련이 있을 수 있다.

- **연령** : 고령화(남성 70세 이상, 여성 50세 이상)는 노화 및 골소실과 관련된 생리학적 변화 때문에 골다공증 위험이 높아진다.
- **성** : 여성은 남성보다 더 젊은 나이에 더 높은 골다공증 위험에 처한다. 테스토스테론 또는 에스트로겐 수준이 낮은 남성 또한 골다공증 위험이 높아진다.
- **영양** : 칼슘과 비타민 D의 낮은 섭취수준은 골다공증 위험요인이다. 과도한 음주와 카페인 섭취 또한 골다공증과 관련이 있다.
- **유전** : 골다공증 가족력은 골다공증 위험을 증가시킨다.
- **인종** : 특정 인종집단은 다른 집단에 비해 골다공증 발생률이 낮다(예, 미국 흑인은 미국 백인, 아시아계, 라틴계 등보다 골다공증 발생률이 낮다).
- **낮은 수준의 에스트로겐 또는 테스토스테론** : 정상 수준의 성호르몬은 뼈를 보호한다. 따라서 폐경 여성, 무월경 여성, 테스토스테론이 낮은 남성 등은 골다공증 위험이 높다.
- **골절 과거력** : 성인의 골절 과거력은 이미 골다공증이 있음을 나타낸다.

2) 골관절염

골관절염은 관절의 뻣뻣함과 부종을 보이는 여러 형태의 관절염 중 하나이다. 다른 형태의 관절염과 달리 골관절염은 관절에 대한 비정상적 스트레스에 의한 것으로 생각된다. 미국 관절염재단(U.S. National Arthritis Foundation)(2011)에 따르면, 골관절염 발생과 관련된 일차 위험요인으로는 연령, 비만, 손상 또는 과도한 사용, 유전, 근육약화 등이 있다. 일부 요인은 교정 가능하지만 나머지는 불가능하다.

교정 가능한 골관절염 위험요인

- 신체활동 부족
- 과도한 신체활동 또는 관절 과다 사용
- 과도한 체질량

교정 불가능한 골관절염 위험요인

- 연령
- 성
- 유전
- 관절 손상 과거력

다음은 교정 가능한 골관절염 위험요인과 교정 불가능한 요인에 대한 설명이다.

- **신체활동 부족** : 신체활동 부족은 골관절염 발생에서 양날의 검이다. 일부 신체활동은 골관절염 발생 위험 감소와 관련이 있는 반면 과다한 신체활동은 지나친 관절 스트레스로 인해 골관절염 위험을 증가시킬 수 있다. 신체활동은 근력을 증가시켜 관절 지지에 중요한 역할을 한다(예, 무릎 관절을 보호하는 강한 사두근).
- **과도한 신체활동** : 너무 많은 신체활동 또는 체육훈련(즉, 부정적 효과를 유발하는 과도한 운동)은 골관절염 위험을 증가시킨다. 일부 스포츠와 레크리에이션 활동은 골관절염 발생과 관련이 있는 것으로 밝혀진 바 있다.
- **과도한 체질량** : 과체중(즉 높은 BMI)은 높은 골관절염 발생 및 과도한 관절부하와 관련이 있다.
- **연령** : 관절은 시간 경과에 따라 퇴화한다. 이러한 자연적인 퇴화가 과거 관절 손상이나 과도한 신체활동 또는 운동, 또는 두 가지 모두와 복합되어 골관절염이 발생한다.
- **성** : 여성은 남성보다 대부분 골관절염 유형의 위험이 더 높은데, 그 이유 중 하나는 사두근 근력이 남성보다 더 작아 엉덩이 관절과 무릎 관절의 골관절염 발생에 영향을 줄 수 있기 때문이다.
- **유전** : 골관절염의 가족력이 있으면 상대적으로 골관절염이 더 잘 발생한다.
- **관절 손상 과거력** : 체중부하 동작과 관련된(특히 무릎의) 과거 관절 손상은 골관절염 발생 위험을 증가시킨다.

- **업무상 중량 부하** : 일부 직업은 무거운 물건을 운반해야 하는데, 이러한 유형의 과다 사용은 골관절염 위험에 기여할 수 있다.

3) 근감소증

근골격계 건강은 특정 질병 과정과 반드시 연결되는 것은 아니다. 근감소증(sarcopenia라고도 함)은 기능적 건강의 중요한 결정 인자로 생각되고 있는데, 노인에게 특히 그러하다. 따라서 이 장에서는 낮은 수준의 기능적 건강, 특히 낙상과 관련된 요인들을 다루고자 한다. 낙상은 낮은 수준의 근육량 및 질과 관련이 있다. 미국 신체활동지침 자문위원회(Phycical Activity Guidelines Advisory Committee, PACAC)(USDHHS, PAGAC, 2008)에 따르면, 낮은 수준의 기능적 건강과 관련된 주요 위험요인들로는 산소 섭취 능력, 근력, 균형감 등이 있다. 다음은 근감소증에 대한 주요 교정 가능 위험요인과 교정 불가능 위험요인들이다.

교정 가능한 근감소증 위험요인

- 신체활동 부족
- 흡연

교정 불가능한 근감소증 위험요인

- 연령
- 성
- 유전

다음은 근감소증에 대한 교정 가능 위험요인과 교정 불가능 위험요인에 대한 기술이다.

- **신체활동 부족** : 신체활동 부족은 근육량 저하와 관련이 있는데, 특히 고령의 허약 노인들에서 그러하다. '사용하거나 아니면 잃거나'의 원칙이 매우 적절한 경우다.
- **연령** : 연령 증가는 불가피한 것이지만, 정상 체질량지수(BMI 18~25), 신체활동 유지, 금연 등을 실천한다면 대부분의 사람들은 65세가 넘어도 근육의 양과 질, 산소 섭취 능력 등을 높은 수준으로 유지할 수 있다.
- **성** : 여성은 평균적으로 남성보다 더 낮은 근육량을 갖는다. 따라서 여성은 청년기에 신체활동을 활발히 하고, 이를 평생 유지하는 것이 더욱 중요하다.
- **유전** : 기능적 건강은 유전 요인에 의존한다. 하지만 활발한 신체활동, 건강 체중 유지, 위험한 활동 최소화 등의 긍정적 행동을 실천한다면 근육의 양과 질을 향상시킬 수 있다.

3. 신체운동학(Kinesiology)과 근골격계 건강

근골격계 기능은 근력 강화 훈련 및 저항 훈련과 같은 활동을 통해 향상되는 것으로 여러 차례 보고된 바 있다. 중등도 강도 신체활동일지라도 대부분의 사람들은 근력(근육의 양)과 근지구력(근육의 질)의 향상을 경험한다. 근골격계 향상을 위해 반드시 체중부하 훈련을 할 필요는 없다. 저항성 밴드 운동, 미용 체조(팔굽혀펴기, 턱걸이, 윗몸일으키기), 무거운 물건 옮기기, 계단 오르기, 강도 높은 정원 가꾸기(땅파기와 괭이질) 등과 같은 다른 활동들도 근력과 근지구력에 긍정적인 변화를 준다. 주로 앉아서 생활하는 노인들은 8~12주의 손

근력 강화 훈련과 허약 노인

과거에는 근력 강화 훈련이 허약한 노인에게 굉장히 위험하고 비생산적인 것으로 여겨졌다. Tufts 대학교 Maria Fiatarone 박사와 그녀의 연구진이 수행한 획기적 연구결과 이러한 관념이 잘못되었음을 입증하였다(Fiatarone 등, 1994). 이 연구에서는 평균 87.3세 100명의 요양원 거주자들을 체중부하 훈련군과 비운동군에 무작위 할당하였다. 연구 전과 후에 근력과 근량을 측정하였다. 훈련군은 근력뿐 아니라 근량도 2.7% 향상되었다. 영양보충제만을 받은 비운동군보다 근력 훈련군의 결과 지표가 더 좋았다. 이 연구는 근력 훈련과 노인에 대한 많은 선입견을 바꾸는데 도움이 되었다.

잡기, 하지 펴기와 굽히기 등의 신체활동으로 근력과 근지구력이 50~100% 향상될 수 있다.

'신체활동과 운동에 따른 근골격계의 적응'에 관한 표상자는 근력 강화 신체활동으로 획득되는 장기간의 운동과 관련된 적응 등을 포함하고 있다. 이러한 적응은 근골격계 건강에 긍정적인 영향을 줄 수 있다. 긍정적 영향 각각과 관련된 생리적 적응의 양은 신체활동량에 달려있다. 즉 적은 신체활동량은 더 많은 경우보다 결과치가 더 낮고 변화가 더 적다. 제2장에서 신체 훈련의 원칙에 대해 더 자세히 다루었다.

비록 근력 강화 운동에 따른 심폐 적응이 유산소 신체활동에 따른 적응보다 덜하지만, 주로 앉아서 생활하는 사람은 저항 운동을 통해 VO_2max(또는 VO_2peak)를 5~8% 향상시킬 수 있다. 순환 훈련(저항 훈련과 유산소 운동을 번갈아 하는 형태의 훈련으로 더 자세한 사항은 제2장 참조)을 하는 사람은 훈련 전에 비해 VO_2max (또는 VO_2peak)를 최대 5% 향상시킬 수 있다(Gettman과 Pollock, 1981).

신체활동과 저항 훈련 기간 동안 시간 경과에 따라 근력(force)과 운동능력(power)(동작의 속도) 향상이 관찰되었다. 근력 강화 운동은 더 많은 운동신경 구성단위(motor units)(신경 및 신경이 지배하는 근섬유)를 집합시키고, 각 근섬유 크기와, 무산소 대사 관련 효소의 수 및 무산소 대사 에너지 축적량을 증가시킨다.

근력 강화 운동 기간에 사용된 특정 근육과 관련된 결합조직의 변화에는 인대 강도, 건(tendon) 강도, 콜라겐 함유량 등의 증가가 포함된다. 저항 훈련은 긍정적인 호르몬 변화(아나볼릭 호르몬 수용체의 증가)를 일으켜 골 재형성을 향상시킬 수 있다. 게다가, 저항 운동은 일부 사람의 골량(또는 골밀도)을 증가시킬 수 있고, 골다공증 위험이 있는 사람에게는 최소한 골량 감소를 지연시킬 수 있다.

운동생리학 연구에 의하면 신체활동과 근력 강화 운동에 규칙적으로 참여하는 경우는 순수 근육량(lean muscle mass)을 증가시키고 체지방을 감소시켜 체중 관리에 도움을 준다. [그림 7-1]~[그림 7-3]은 신체활동 또는 운동훈련 후 근골격계 체력과 기능의 일반적 변화를 보여준다.

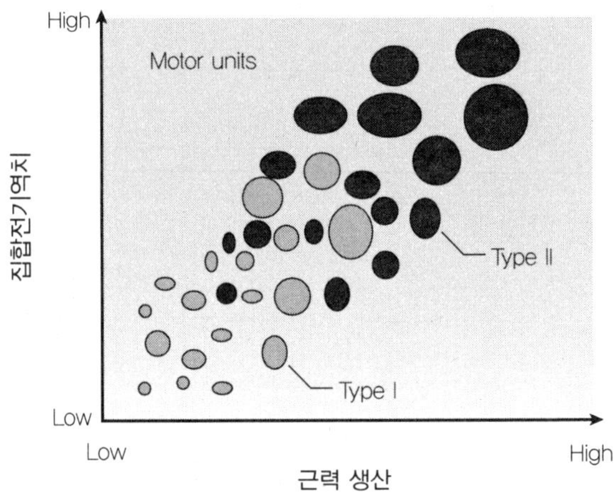

[그림 7-1] 지근섬유(slow-twitch fibers)(유산소)와 속근섬유(fast-twitch fibers)(무산소)를 포함하는 운동신경 구성단위(신경 및 신경이 지배하는 근섬유), 근력 생산과 운동신경 구성단위 집합(recruitment)의 관계. 신체활동과 운동은 운동신경 구성단위 집합을 향상시켜 근력 생산을 향상시킨다.

National Strength and Conditioning Association, 2008. Adaptations to anaerobic training programs, by N.A. Ratamess. In Essentials of strength training and conditioning, 3rd ed. (Champaign, IL: Human Kinetics), 97에서 허락을 받아 재인용함.

생리공학적 관점에서 보면 근력 강화 운동 후 향상된 효율(주어진 작업부하 조건에서 감소된 에너지 소비)을 기대할 수 있다. 이것은 노인집단의 경우 일상활동 측면에서 단순하지만 중요한 향상을 의미한다. 긴장성 훈련 활동을 통해 균형감과 안정성이 향상된다. 근력 강화 운동을 통해 얻은 이동 능력(유연성과 동작범위)과 운동 기술 향상은 미래의 신체활동과 운동 실천에 자신감을 줄 수 있다. 자신의 주변 고유 감각(자세와 움직임 감각) 반응 또한 향상된다.

사람들은 저항 운동이 포함된 신체활동에 수 주간 참여한 후 기분이 더 좋아지고 더욱 자신감을 갖게 된다. 일부 연구에 의하면 근력 강화와 저항 훈련 활동에 참가한 사람들은 우울과 불안이 더 낮았으며, 더 높은 수준의 자기효능감(개인적 성취와 안녕에 대한 느낌)을 경험한 것으로 보인다.

신체활동과 운동에 따른 근골격계의 적응

생리적

근력 증가 : 더 무거운 물건을 옮기는 능력
근지구력 증가 : 일정 시간 동안 근육 수축을 유지하는 능력
VO_2max 증가 : 산소 섭취 능력 향상
근력과 운동능력의 증가 : 수축, 유지, 이완 시 근육이 생산하는 증가된 힘의 양
근섬유 크기 증가 : 골격근의 비대는 근력의 증가와 함께 또는 증가 없이 일어날 수 있다.
신경 집합(neural recruitment) : 근육 수축을 자극하기 위해 더 많은 신경이 집합
무산소 대사효소 증가 : 산소가 필요하지 않으면서 연료를 사용할 수 있는 화합물의 증가
무산소 에너지 저장의 증가 : 높은 운동능력 산출이 필요할 때 연료를 저장할 수 있는 능력 향상
호르몬 매개 골 재형성 향상 : 골기질과 무기질의 교체 증가
결합조직 기능 향상 : 신체를 연결하고 묶고 지지하고 붙잡아 두는 조직의 능력 향상
골밀도의 유지 또는 증가 : 골질의 향상
순수 근육량의 유지 또는 증가 : 총 근육량의 증가
체중의 유지 또는 감소 : 근육 조직의 증가에도 불구하고 체중 감소

생체역학적

효율 향상 : 좀 더 효율적으로 움직이는 능력
균형감 향상 : 낙상을 예방하기 위한 체중 분포의 유지
이동능력 향상 : 근육과 관절 주위 결합 조직의 움직임 범위 증가
주변 고유 감각 향상 : 움직임과 공간을 지각하는 신체 능력 향상(자세와 움직임 감각)

행동학적

자기존중감과 자신감 향상 : 신체활동 및 운동과 관련하여 자신에 대한 만족과 신뢰감 증가
자기효능감 향상 : 신체활동 및 운동과 관련하여 태도, 능력, 인지 기술 향상
우울감과 불안 감소 : 우울, 관심, 낙담, 긴장, 불편, 걱정 등의 감소

4. 근골격계 체력 또는 기능에 대한 일반 검사

수년간에 걸쳐 많은 검사들이 개발되어 왔다. 일부 검사들은 사용법이 간편한 반면, 다른 검사들은 실험실 인력과 의료 인력을 필요로 한다. 현장에서 측정되는 검사들은 많은 사람들에게 비교적 쉽게 실시될 수 있는 반면 임상 검사만큼 정확하지 않다. 근골격계 체력과 기능에 대한 일반적 검사를 숙지하게 되면 다음과 같은 사항에 도움이 된다.

- 근력과 근지구력의 기저 수준 확립
- 이 분야의 과학적 연구문헌의 강점과 약점 이해
- 신체활동과 운동에 참여하는 능력에 영향을 줄 수 있는 장애 또는 제한의 정도 결정
- 신체활동 프로그램에서 규칙적 근력 강화 운동을 위한 계획 수립
- 근골격계 재활 또는 의학적 상담을 찾는 필요 평가

본 장의 끝에 나열된 참고문헌과 웹사이트는 근골격계 체력과 기능 검사, 이들에 대한 관리 및 해석 방법에 관한 포괄적 정보를 제공하고 있다. 이 장에서는 가장 일반적인 근육 및 골의 평가에 관한 개관을 제시하고자

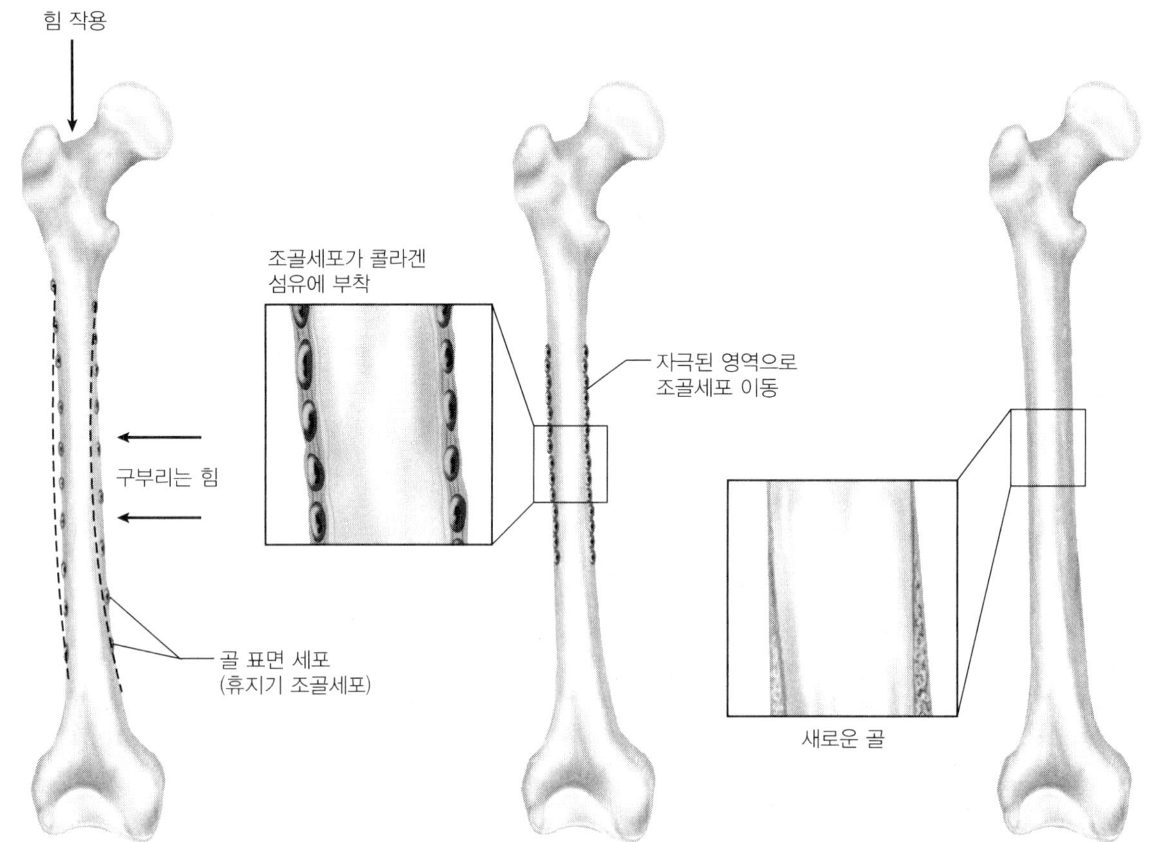

[그림 7-2] 규칙적 신체활동 및 운동 참여 등과 같은 물리적 부하에 반응하여 진행되는 골 재형성 과정(좌측에서 우측으로 진행).
National Strength and Conditioning Association, 2008. Adaptations to anaerobic training programs, by N.A.Ratamess. In Essentials of strength training and conditioning, 3rd ed.(Champaign, IL: Human Kinetics), 103에서 허락을 받아 재인용함.

한다.

중량들기 운동 경험이 없거나 이를 수행할 수 없는 안전상 문제가 있는 사람은 5RM이나 10RM 등 다른 검사를 실시하고 그 결과로부터 1RM을 추정할 수 있다(Baechl and Earle 2008 참조).

악력은 움켜쥐는 힘으로 시판되는 도구를 통해 간단하게 검사할 수 있고 정적 강도(static strength)를 측정하는 다른 검사 결과와 상관성을 보인다. 등긴장 근력은 대상자에게 일정한 속도로 일정 범위의 움직임을 하게 하면서 동적 강도를 검사하여 측정한다. 등긴장 근력 검사에는 고가의 장비가 필요하므로 임상적 혹은 재활 의학적 시설에서 흔히 수행된다. 근골격계 체력 및 기능에 대한 일반적인 검사법들이 [그림 7-4]에 제시되어 있다.

근력에 비해 근지구력은 하나의 근육 혹은 여러 근육군이 최대강도 이하의 움직임을 얼마나 반복적으로 수행할 수 있는가(반복적 수축을 할 수 있는가), 또는 얼

근골격계 체력 및 기능 검사

- 근력 : 1RM, 5RM, 10RM, 악력계, 등긴장 근력계
- 지구력 : 1RM 근력의 70%를 사용하는 운동 반복 횟수, 팔굽혀펴기, 턱걸이, 윗몸일으키기, 앉았다 일어서기, 특정 스포츠 검사
- 파워 : 윈게이트(Wingate) 유산소 파워 테스트, 멀리뛰기, 높이뛰기
- 균형 : 한 다리 서기, 걸음 속도, 버그 균형 척도(Berg balance scale)
- 보행 : 일어서서 걷기, 곡선 경로 걷기
- 가동성 : 고니오미터(Goniometer) 검사
- 골 강도 : 골밀도 검사(DEXA, 초음파 검사)

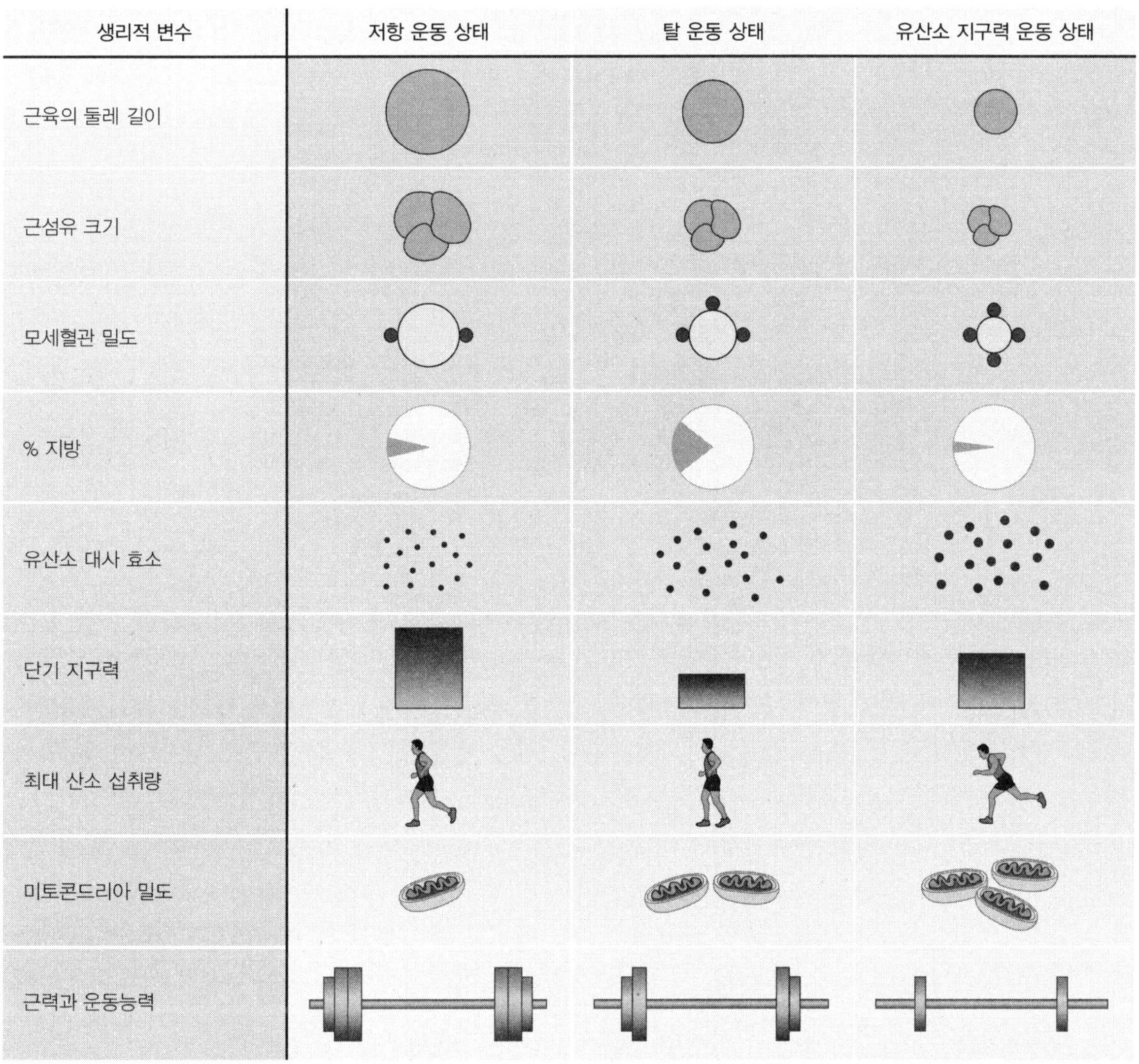

[그림 7-3] 훈련과 디트레이닝에 대한 생리학적 변수의 상대적 반응(제2장 참조)

S.J. Fleck과 W.J. Kraemer, 2003. Designing resistance training programs, 3rd ed.(Champaign, IL: Human Kinetics), 115에서 허락을 받아 재인용함.

마 동안 수축을 유지할 수 있는가에 대한 것이다. 근지구력 검사는 1RM을 먼저 측정한 후, 그 일정한 분량의 무게(예컨대 70%)를 맨몸이나 기계를 이용해 할 수 있는 만큼 최대한 여러 번 들어 올려 측정한다. 근지구력 검사를 위해 1RM 중 어느 정도 분량을 사용할 것인가는 검사 대상자의 특성에 따라 달라질 수 있다.

중량을 이용해 할 수 있는 간단하고 일반적인 검사로 팔굽혀펴기, 턱걸이, 윗몸 일으키기 등이 근지구력 검사를 위해 전통적으로 활용되어 왔고, 다양한 대상자를 위한 각각의 구체적 프로토콜들이 있다. 고령자의 근지구력 검사로는 앉았다 일어서기 검사(예: 30초 내에 몇 번 할 수 있는가 등)가 여러 연구 및 임상 문헌에서 소개되고 있다. 보다 신체능력이 높은 사람들을 위해서는 특정 스포츠 검사 또한 활용 가능하다(인터넷 자료의 웹사이트를 참조할 것).

파워 측정은 폭발적인 노력(95% 이상)을 요구하기 때문에 고령자보다 젊은 사람들에서 측정하기가 쉽다. 윈게이트 유산소 파워 테스트는 최대근력과 평균근력을

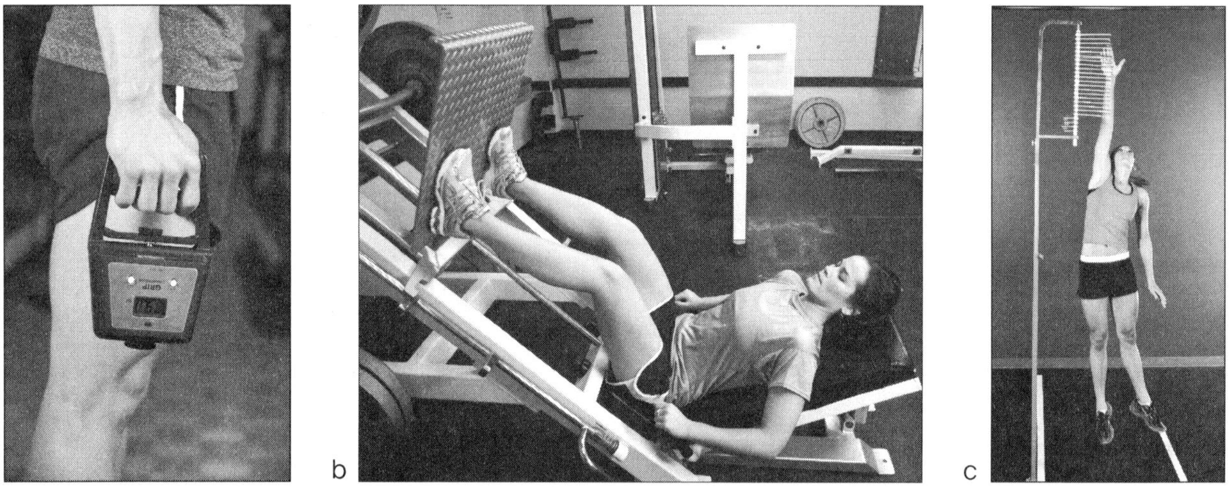

a b c

[그림 7-4] 근골격계 체력 및 기능은 (a) 악력계, (b) 1RM, (c) 높이뛰기 등 여러 방법으로 측정할 수 있다.

측정하기 위해 실험실 환경에서 수행된다. 멀리뛰기, 높이뛰기와 같은 전통적인 파워 검사로도 쉽게 해석 가능한 간단한 측정치를 얻을 수 있다.

균형 검사는 낙상 위험이 높은 사람들, 즉 기능적 건강 수준이 낮은 고위험 고령자, 재활치료 프로그램 중에 있는 사람들, 그리고 특히 고도의 기능이 요구되는 기능인들(무용가, 체조선수, 두술가 등)을 기본적인 대상으로 한다. 한 다리 서기는 눈을 뜨고 있거나 혹은 눈을 감고 특정한 자세에서 한 발로 계속 서 있을 수 있는 시간을 기록하는 것이다. 고령자들에서는 직선 혹은 곡선상의 경로를 걸어가는 속도를 측정하여 검사할 수 있다. 버그 균형 검사는 고령자를 대상으로 14개의 항목을 측정하여 종합적인 균형 점수를 얻는 기능 검사이다.

보행 검사 또한 고령자의 기능적 건강을 측정하기 위해 활용된다. 보행 분석을 위해 앉은 상태에서 일어서서 걷는 과정에 대한 평가, 여러 곡선 보행 경로 측정이 흔히 사용된다.

유연성, 관절 운동범위 등을 포함하는 다양한 가동성 검사가 모든 연령의 대상자들을 평가하기 위해 고안되었다. 가장 일반적인 가동성 평가가 고니오미터로, 여기에는 물리치료사나 운동치료사와 같은 전문 인력이 관절의 각도와 운동 장애를 측정하는 과정이 들어 있다.

골의 미네랄 함량을 확실히 측정하는 방법은 피부를 절개하거나 바늘을 꽂아 피부 가까운 부위의 골조직을 채취하여 실험실에서 검사하는 것이 유일하다. 하지만 이 방법은 대상자의 고통이 따르며, 흔히 골의 암종을 진단하는 목적으로 사용된다. 그것보다 더 값싸고, 고통이 적고, 어느 정도 정확한 결과를 얻을 수 있는 선별검사 기법들이 기술적으로 개발되었다. 골 강도의 측정과 선별검사는 흔히 DXA(dual energy X-ray absorptiometry)를 이용해 임상적 의학적 평가의 일환으로 수행된다. DXA는 골밀도 검사에서 타당도와 신뢰도가 가장 높은 선별검사법이다. 초음파 검사도 사용할 수 있지만 현재로서는 DXA보다 정확도가 낮다.

[그림 7-5]는 노화와 골밀도의 관계를 보여주고 있으며, 젊은 시절 근골격계 활동을 포함한 운동량 증진 전략으로 최대골밀도를 증가시킴으로써 이후 골다공증 발생을 예방하거나 지연시켜야 한다는 전략 또한 제시하고 있다. 그림은 건강하고 비활동적인 사람의 골밀도가 연령층이 높아짐에 따라 감소하는 모습과 건강하고 운동량 많은 사람의 골밀도가 더 높은 수준으로 증가하고 유지되는 모습을 보여준다. 남녀의 최대골밀도는 30세 무렵에 얻을 수 있으며, 여성은 폐경기 이후, 남성은 대부분 70세 이후에 감소하게 된다. 따라서 10대 여성 인구는 정기적인 근골격계 운동을 평생 수행함으로써 최대골밀도를 높일 수 있도록 권유해야 할 최우선

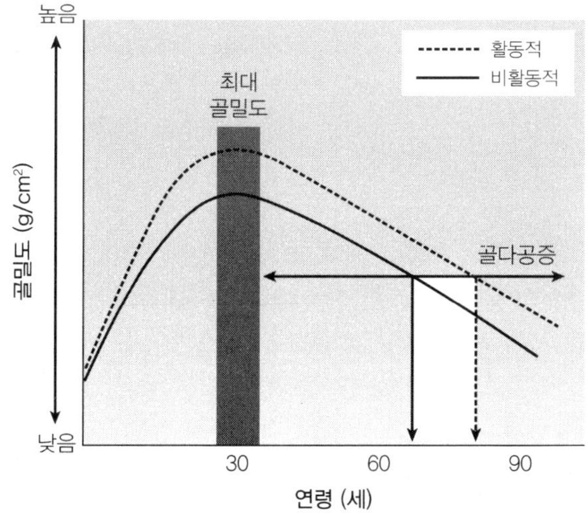

[그림 7-5] 청년기의 최대골밀도 증가를 통한 골다공증 발생 예방 및 지연 전략 모식도

C.J.R. Blimkie와 O. Bar-Or, eds. 1995. New horizons in pediatric exercise science (Champign, IL Human Kinetics).78.에서 허락을 받아 재인용함.

의 대상자라고 할 수 있다. 이론적으로 이를 통해 골다공증의 발생과 근골격계 증상이나 장애를 지연시킬 수 있을 것이다.

5. 신체활동과 근골격계 건강

비록 많은 연구결과에서 저항 운동의 효능, 특히 운동선수에서의 효능에 대해 거론하고 있지만 근골격계 활동에 대한 구체적인 지침을 제시하기에 충분한 근거가 개발되기 시작한 것은 1980년대 초반부터이다. 과거에 골격계는 근육을 지탱하기 위한 것이며 신체활동과 운동에서의 그 역할이 미미한 것으로 생각되었다. 현재 우리는 골격계가 살아있는 장기로서 운동과 같은 외부자극에 의해 실체적으로 변화할 수 있음을 충분히 알고 있다. 마찬가지로 근육과 힘줄, 인대의 연부조직들 또한 체중을 지탱하는 골격처럼 활동적인 운동훈련에 반응하여 두꺼워지고 더 강한 인장강도를 가질 수 있음이 밝혀졌다. 덧붙여, 저항 운동에 의해 골격이 두꺼워지고 강해지는 것은 체중을 지탱하는 기능과는 독립적으로 이루어진다. 다시 말해 이러한 이득은 전적으로 일정한 체중부하의 효과 때문만은 아니며, 골 건강이 신체활동을 통해 증진될 수 있는 것이다.

1) 과학적 증거

PAGAC(USDHHS, PAGAC, 2008)는 성인의 고관절 골절 위험과 중등도 신체활동 및 운동이 반비례한다는 사실에 대해 중등도의 과학적 근거를 언급하였다. 신체활동과 척추 골절 위험 사이에도 유사한 관계가 있으나 고관절 골절의 경우만큼 강하지는 않다. 규칙적인 중등도 신체활동과 골관절염 사이에 직접적인 증거는 없다. 낮은 혹은 중등도 신체활동에 참가하는 것이 골관절염을 예방할 수 있다. 또한 골관절염, 류마토이드 관절염, 섬유근통(전신적 근육통) 환자의 경우 중등도 강도, 낮은 충격의 활동에 참가하는 것은 통증을 감소시키고 기능과 삶의 질, 정신건강을 증진시킨다. 현재 신체활동이 골관절염으로 인한 장애 발생을 연기시키는가에 대한 근거는 미약하다.

과학적 증거가 기대한 만큼 명백하지 않지만, 현재의 연구결과 규칙적인 신체활동 및 운동이 고관절 골절 위험을 36~68% 정도 감소시키며, 규칙적 운동으로 골밀도를 1~2% 증가시킬 수 있음은 상당히 일관되게 나타나고 있다. 이 자료들은 단기간의 운동 프로그램에 따른 것이며, 대부분이 1년 이내의 기간 동안 연구된 것이다. 이러한 이유로, 신체활동의 일생에 걸친 유익이 정확히 얼마만큼일지는 알 수 없다. 골밀도에 대한 신체활동의 유익은 폐경기 이전 여성, 폐경 이후 여성, 성인 남성 등에서도 밝혀지고 있다.

이미 골관절염을 가지고 있는 환자의 경우에는 어떠한가? 여전히 신체활동은 유익한가? 연령에 관계없이 골관절염을 가진 사람이 유산소 운동과 저항 운동으로부터 유익을 얻는다는 강한 증거가 있다. 근력이 증가하며, 골밀도도 증가한다. 골관절염 환자들 중 여성은 남성보다 기본적인 근력이 약하므로 저항 운동을 통해 더 많은 유익을 얻을 수 있다. 전신적 근력은 남성과 여성 모두 노화에 따라 감소하지만 평생에 걸쳐 유익을 제공한다. 다양한 민족과 인종에 있어서 신체활동이 골

우주공간, 침상안정, 골 건강

신체적 건강과 운동이 골 건강에 미치는 영향에 대해 우리가 알고 있는 대부분은 활동이 아닌 비활동성에 관한 정보에 근거한다. 우주 공간의 무중력 상태에서 수 주, 수개월 지냄으로써 골격계에 아무런 자극을 받지 못한 우주 비행사들의 골밀도(BMD)와 골미네랄 함유량(BMC, bone mineral contents)에 대한 연구가 있었다. 연구결과를 보면, 그러한 환경에서는 (1) 측정 가능한 골 손실이 발견되었고 그 정도는 전체 골격에서 균일하지 않았다, (2) 골 강도에 필수적인 두 영양소인 칼슘과 비타민 D를 효과적으로 흡수하지 못했다, (3) 그러한 골 소실 분량을 다시 축적하기 위해 소실될 때보다 더 오랜 시간이 걸렸다 등의 소견을 보였다. 다른 연구에서는 특히 수 일, 수 주에 걸친 침상안정이 VO_2max와 같은 생리적 지표에 미치는 영향을 조사하였다. [그림 7-6]에 제시된 연구에서는 신체적으로 단련된(훈련된) 사람이 상대적으로 잘 움직이지 않는 사람보다 비활동(20일간의 침상안정)으로 인해 많은 생리적 지표의 감소를 보였으며, 훈련된 사람들이 원래 수준으로 회복하는 데에는 55일이 걸렸다. 이런 상태에서 골다공증, 골다공증성 골절, 혹은 양자 모두의 위험이 증가한다는 것이 명백하다.

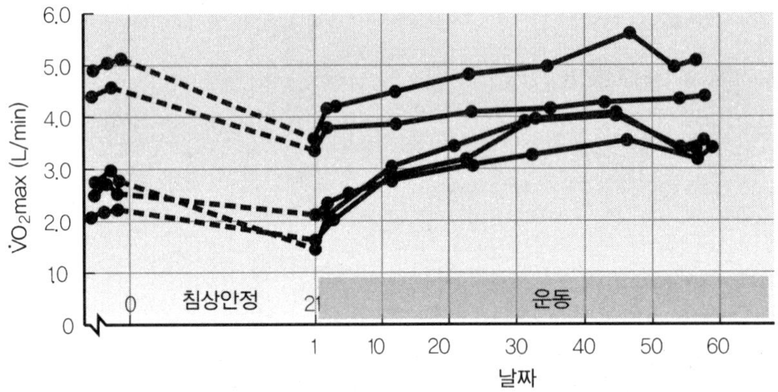

[그림 7-6] 다섯 명의 피험자에서 20일간의 침상안정과 55일에 걸친 VO_2max 회복

B. Saltin 등, 1968, "Response to submaximal and maximal exercise after bed rest and training." Circulation 38 (7):75에서 허락을 받아 인용함.

격과 전신적 근육 건강에 미치는 유익의 차이에 대해서는 아직 충분한 정보가 얻어지지 않았다.

어느 정도의 신체활동이 필요한가? 근골격계 건강에 대해 신체활동 및 운동의 유효용량은 이를 통해 얻고자 하는 결과가 골, 관절, 근육 중 어느 부위인가에 따라 다르다. 골 건강에 대해서는 연구에 따라 일주일에 4시간의 보행, 일주일에 2~4시간의 중등도 이상 강도의 신체활동, 일주일에 한 시간의 약한 신체활동 등이 각각 고관절 골절 위험을 36~41% 감소시켰다. 중량들기와 중등도 강도의 저항 운동을 일주일에 5회, 각 30~60분간 실시했을 때 골밀도가 증가되었다. 보행 단독 프로토콜은 척추 골밀도를 증가시킬 수 있을 것으로 보인다(골 변화에 대한 중등도 증거).

관절염 환자에서 운동과 통증 감소 사이에 관련이 있다는 강한 증거가 제시되어 있다. 성인 관절염 환자에서 통증, 장애를 감소시키고 기능을 증진하기 위해 필요한 신체활동 및 운동은 일주일에 130~150분 정도의 중등도 강도, 낮은 충격량의 운동으로, 전문가들은 한 회에 30~60분씩 주 3~5회 실시하도록 권고한다. 유산소 운동과 근력 강화 운동 활동 양자 모두 관절의 기능을 향상시키고 통증을 감소시킨다. 1RM의 60~80%에 해당하는 고강도의 점진적 근력 강화 운동은 골격근의 크기, 힘, 근육 내 신경근 활동을 유지하고 향상시킬 수 있다.

하루 중 행한 신체활동 및 운동이 근골격계 건강에 미치는 축적된 영향에 대해서는 현재 검사된 바가 적고 연구가 많지 않다. 무작위 임상 실험과 동물 실험 결과 주어진 힘의 강도가 골격 반응의 열쇠인 것으로 보인다. 운동보다 관절의 손상과 지나친 체질량을 끌고 다니는 것이 골관절염의 주요 위험요인이다. 끝으로, 버티는 형태의 신체활동은 근육량을 증가시키지 않으나 노화에 따른 근육량 감소 속도를 늦춤으로써 기능을 보존하도록 한다.

2) 지침

저항 운동과 근력 강화 운동에 대해서는 이 장 다른 곳에서 논의할 것이다. 이 장에는 2008년 미국인을 위한 신체활동지침(2008 Physical Activity Guidelines for Americans)의 내용을 일상적인 용어로 제시할 것이다. 이 지침은 어린이와 청소년(6~17세), 성인(18~64세), 고령자(65세 이상) 등 세 파트로 구성되어 있다.

유산소 운동(제2장)과 마찬가지로, 근력 강화 운동 또한 용량–반응 개념(이 경우 강도, 빈도, 반복 횟수)에 근거해야 한다. 저항 운동에서 그 정의는 아래와 같다.

- **강도** : 물건을 들거나 힘을 쓸 수 있는 자신의 능력에 비해 얼마나 많은 무게를 들거나 힘을 사용하는가?
- **빈도** : 근력 강화 운동을 얼마나 자주(주로 일주일에 몇 회) 수행하는가?
- **반복 횟수** : 한 세트에 몇 번 무게를 들어올리며, 몇 세트를 실시하는가(세트나 반복동작 사이의 휴식에 관련됨)?

근력 강화 운동의 유익은 사용되는 근육군에만 적용된다. 따라서 다리, 고관절, 등, 복부, 흉부, 어깨, 팔의 주요 근육군을 사용하도록 해야 한다.

골격 강화 운동에는 유산소 운동과 근력 강화 운동이 모두 포함된다. 이는 양자 모두 성장과 강화를 증진하기 때문이며, 특히 편안한 생활습관에 비해 더욱 그러하다. 골격 강화 운동에는 점프, 달리기, 빨리 걷기, 중량들기 등이 포함된다. 체중을 지탱하는 운동은 무엇이든 골격 강화 운동이라 할 수 있고, 여기에는 계단을 오르는 것도 포함된다.

어린이와 청소년들은 최소한 주 3회 근력 강화 운동에 참여해야 하고, 전체적으로 하루에 60분 이상의 신체활동 및 운동이 권고된다. 또한 주 3회 골격 강화 활동에 참가해야 하며, 역시 마찬가지의 전체적 권고(역주–하루에 60분 이상의 활동)에 따른다. [표 7–1]에는 어린이와 청소년, 성인, 고령자에게 필요한 근력 강화 운동과 골격 강화 활동의 구체적인 사례가 제시되어 있다. 어린이와 청소년은 근골격계의 유익을 얻기 위해 체계적인 저항 운동 프로그램에 참여할 필요가 없다. 성인과 고령자는 근력과 지구력을 향상시키기 위해 적어도 일주일에 2회 이상 중등도 혹은 높은 강도로 모든 주요 근육군을 포함하는 근력 강화 운동을 실시해야 한다.

저항 운동을 위한 반복 횟수가 정해져 있지는 않지만, 도움을 받지 않으면 더 이상 반복하기 어려운 정도까지 실시해야 한다. 저항 운동 한 세트는 여러 근육군을 사용하는 것으로 8~12회 정도 실시함으로써 근력을 강화할 수 있으며, 적절한 휴식을 사이에 두고 2~3세트 반복했을 때 더욱 효과적이다. 근력과 근지구력은 시간에 따라 서서히 변화하며, 중량, 빈도 혹은 양자를 모두 증가시킴으로써 더 큰 변화를 얻을 수 있다.

성인과 고령자는 운동 전 워밍업과 운동 후 쿨다운 활동을 근력 강화 운동 전후에 실시해야 한다. 이를 통해 서서히 근육 내 혈류량을 증가시킴으로써 근육에 필요한 연료를 공급하고 노폐물을 제거하게 한다. 또한 성인과 고령자는 적절한 유연성 운동(스트레칭 등)을 통해 유익을 얻을 수 있을 것이다. 그러나 스트레칭의 건강효과에 대한 과학적 근거는 없으며 스트레칭이 신체활동에 따르는 손상 위험을 줄여주는 것 같지는 않다.

낙상 위험이 있는 고령자는 뒤로 걷기, 옆으로 걷기, 발꿈치로 걷기, 발끝으로 걷기, 앉아서 일어서기 등 균형에 대한 운동을 그들의 운동계획 중 최소한 주 3회 이상 포함해야 한다. 일주일에 90분 이상 균형과 근력 강화를 위한 운동, 일주일에 60분 이상 중등도 강도로 걷기를 조합함으로써 기능적 건강을 유지하고 낙상 발생을 감소시킬 수 있다. 최근 증거에 따르면 빠른 속도의 저항 운동을 낮은 강도로 실시했을 때 낮은 속도로

[표 7-1] 연령군에 따른 근력 강화 및 골격 강화 운동의 예

인구집단	운동 형태	
	근력 강화	골격 강화
어린이	• 줄다리기 등의 놀이 • 변형된 팔굽혀펴기(무릎을 바닥에 대고 실시) • 체중이나 탄력 밴드를 이용한 저항 운동 • 밧줄 오르기, 나무 오르기 • 윗몸일으키기 • 흔들기(운동장 기구 혹은 철봉 이용)	• 땅따먹기 등의 놀이 • 제자리 뛰기, 오금발 뛰기, 점프 • 줄넘기 • 달리기 • 체조, 배구, 농구, 테니스 등의 스포츠
청소년	• 줄다리기 등의 놀이 • 팔굽혀펴기, 턱걸이 • 탄력 밴드, 중량 기구, 아령 등을 이용한 저항 운동 • 벽 오르기 • 윗몸일으키기	• 제자리 뛰기, 오금발 뛰기, 점프 • 줄넘기 • 달리기 • 체조, 배구, 농구, 테니스 등의 스포츠
성인과 고령자	• 탄력 밴드, 중량 기구, 아령 등을 이용한 저항 운동 • 미용 체조(체중을 동작에 대한 저항으로 사용) • 정원 작업의 하나로서 땅 파기, 들어올리기, 옮기기 • 식료품 운반 • 요가 운동 • 태극권 운동	

USDHHS, 2008에서 인용함.

높은 강도를 실시한 것보나 고령자에서의 파워 증진에 더욱 유리하다.

운동에 있어서 어떤 형태와 양, 빈도를 조합했을 때 낙상이 감소되는지는 불행하게도 아직 알려져 있지 않다. 하지만 일부 증거에 따르면 태극권 운동이 낙상을 감소시킨다. 고령자들은 안정된 지지대(가구 등)를 붙잡고 균형과 근력 강화 운동을 시작했다가 서서히 독립적인 방식으로 할 수 있을 것이다.

6. 기능적 건강

근골격계 건강이 특정 질환에 관련되어 있지 않지만, 근골격계 건강이 낮으면(적은 근육량과 근육 기능 감소) 기능적 건강(functional health), 기능적 능력(functional ability), 역할 능력(role ability) 등이 감소하게 된다. 기능적 건강(functional health, 때로 '건강 관련 삶의 질'이라고도 불린다)은 어떤 장애를 가

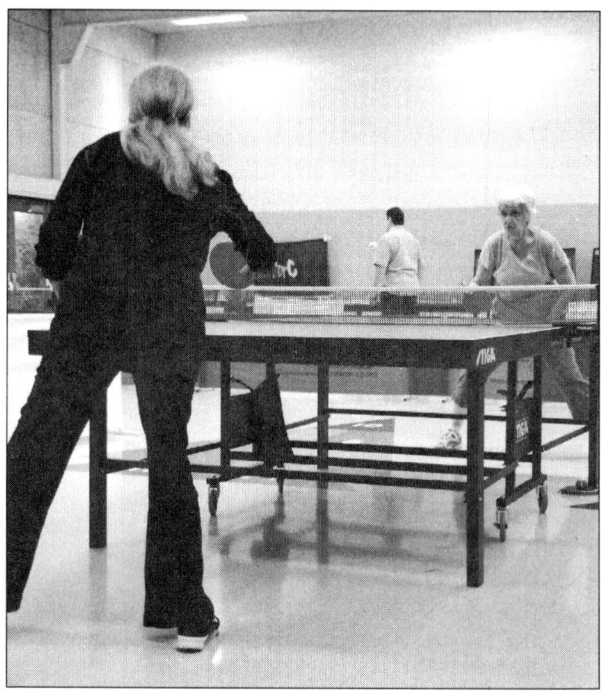

당신이 아는 고령자가 몇 살 때 기능적 건강을 잃어버리던가? 규칙적인 신체활동이 기능적 건강을 오래 유지하는 데에 도움이 되는가? 왜 그렇다고 생각하며, 또는 왜 그렇지 않다고 생각하는가?

지고 있으며 그 장애 외에는 건강한 사람이 기능적 장애를 가지고도 살아갈 수 있음을 시사하는 개념이다(USDHHS, PAGAC 2008). 여기에는 기능적 능력과 역할 능력의 두 하부 요소가 있다. 현실적으로 기능적 건강에는 그가 원하는 동작을 고통이나 제한 없이 신체적으로 수행할 수 있다는 의미가 포함된다. 기능적 건강의 개념은 신체활동 수행관련 지향성과 공중보건 건강관련 지향성 사이를 잇는 가교가 된다. 이것이 신체활동이 중요한 핵심적인 이유이다.

기능적 능력(functional ability)은 특정 임무, 활동, 행동을 독립적으로 수행할 수 있는 능력을 말한다. 예컨대 고령 여성이 근골격계의 문제로 식료품 가게에서 쇼핑을 할 수 없거나, 집에서 식료품을 들어서 저장할 수 없거나(무거운 우유통 등), 이층집 안을 마음대로 돌아다닐 수 없다면 기능적 능력을 잃은 것이다. 반면 역할 능력(role ability)은 일상생활활동(ADLs, acivities of daily living)과 도구적 일상생활활동(IADLs, instrumental acivities of daily living; USDHHS, PAGAC, 2008) 등을 말한다. 여기에는 손자들과 놀아줄 수 있는 것, 목욕과 세탁 등 자기관리를 할 수 있는 것 등이 포함된다. 기능적 능력과 역할 능력을 잃어버리게 되면 기능적 건강이 크게 손상된다. 신체적 변화 외의 다른 요인들(노화에 따른 정신 건강 변화 등) 역시 기능적 건강에 부정적 영향을 미칠 수 있다.

기능적 건강에는 여러 요인이 작용하고 그 정의 또한 다양하므로 그 유병률을 결정하는 것은 쉽지 않다. 하지만 흔히 기능적 건강 저하로 인해 발생하는 65세 이상 고령자의 낙상 손상은 2000년 미국에서만 190억불 이상의 경제적 비용을 초래했다. 고령 인구는 더욱 증가하고 있으므로, 2020년에 이르면 그 비용은 549억불에 달할 것으로 추정된다.

[그림 7-7]은 생활습관, 건강상태, 운동과학 원리, 그리고 그 결과인 기능적 건강과 최대 수행능력 사이의 관계를 도식화한 것이다. 기본적인 기능적 건강상태를 유지하는 것이 모두를 위한 일차적 목표가 되어야 할 것이며, 신체활동 및 운동에 참여함으로써 더 높은 수행능력을 가질 수 있을 것이다. 기능적 건강을 어떻게 유지하고, 운동을 어떻게 하며, 또한 이동능력의 변화, 의학적 문제, 운동 재활 문제 등 신체활동과 운동에 대한 도전들을 어떻게 맞이할 것인가를 알기 위해서는 기본적인 운동과학에 대한 이해가 필수적이다. 예를 들어, 의학적 문제(제2형 당뇨병 등)를 관리하거나 재활치료의 효과를(스포츠 손상 후 등) 극대화하기 위해서는 그들의 기본적인 기능적 건강을 유지하고 회복해야 한다. 그 후 적절한 수행능력을 가질 수 있다. 기능적 건강을 유지하고 적절한 수행능력을 갖기 위해 공유해야 할 가장 중요한 메시지는 비활동성을 피하는 것이다(USDHHS, PAGAC, 2008).

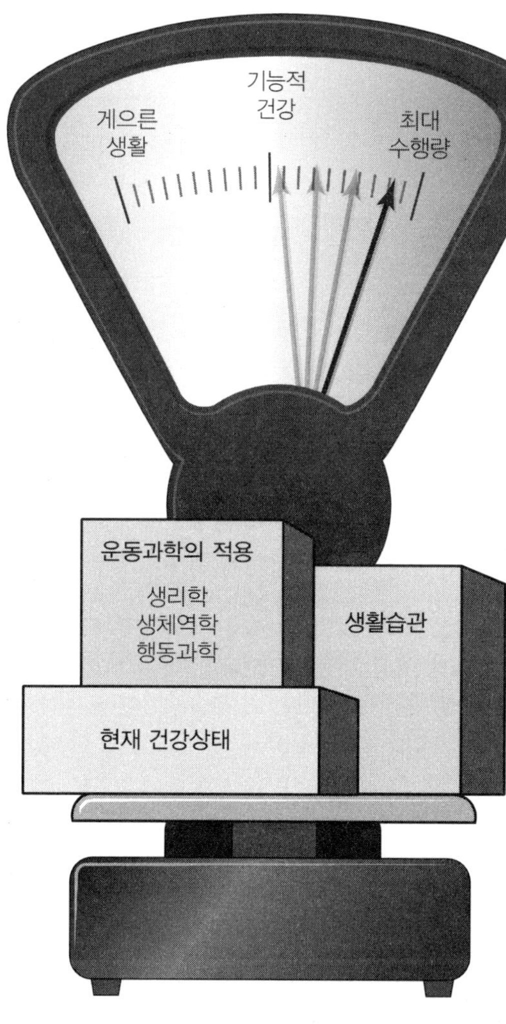

[그림 7-7] 생활습관, 건강상태, 운동과학 적용, 결과(기능적 건강과 최대 수행능력) 등의 관계

7. 나쁜 기능적 건강의 위험요인

기능적 건강의 위험요인 중 다수는 앞서 논의한 골다공증, 골관절염, 적은 근육량 등의 위험요인과 겹친다. 이는 기능적 건강의 저해가 이들과 그 이외 만성적 상태의 중요한 부산물이기 때문이다. 기능적 건강은 특정 질환과 연결되어 있지 않지만, 오랫동안 신체적으로 비활동적이 되면 기능적 건강은 나빠지게 된다. 나쁜 기능적 건강의 기본적인 위험요인은 신체적 비활동성이며, 여기에 현존하거나 진행 중인 가동성 문제, 의료적 문제, 재활적 문제 등이 추가적인 위험을 더하게 된다.

낮은 수준의 기능적 건강은 낙상이나 다른 장애 상태로 이어지며, 근육의 양과 질에 큰 상관성이 있다. PAGAC (USDHHS, PAGAC, 2008)에 따르면 나쁜 기능적 건강의 세 가지 주요 위험요인은 낮은 유산소성 능력, 근력 부재, 낮은 균형감각 등이다. 여기에 더하여 사회적 지지의 부재(지지 네트워크 혹은 보조의 부재)를 포함한 문화적, 사회적 요인이 기능적 건강에 영향을 줄 수 있다.

8. 기능적 건강의 일반적 검사

이 장의 앞부분에서 다룬 골다공증, 골관절염, 근육량 등에 대한 검사들은 주로 신체적 변수에 초점을 맞추고 있다. 기능적 건강상태는 역할 기능, 신체적 기능, 사회적 기능, 정서적 상태 등을 포함하는 복합적인 개념이다. 이 주제가 신체적 개념(비록 크게 관련되어 있기는 하지만)의 범주를 넘어서기 때문에 자기 평가나 제3자 그룹(의료인 혹은 연구자)의 평가를 통한 검사들로서 가장 잘 측정될 수 있다. 이 검사들은 기능적 건강을 하나의 독립적인 부분으로(근육 혹은 관절 등) 보지 않고, 오히려 여러 기능의 지표들을 포괄적으로 관찰하게 한다. 아래 '기능적 건강상태의 평가' 상자에 이를 위한, 보다 널리 알려진 여러 검사 목록을 제시하였다.

9. 기능적 건강을 위한 운동 권고

[그림 7-8]은 신체활동량 혹은 규칙적 운동과 이동능력 제한의 관계를 다룬 여러 연구결과를 보여주고 있다. 신체활동량 혹은 규칙적 운동이 가장 낮은 범주에 속하는 사람들은 또한 이동능력 제한에 대한 의학적 평가가 요구되는 군이기도 했다. [그림 7-9] 또한 여러 기능적 건강 척도, ADL, 또는 IADL 결과를 통해 볼 때 보다 활동적인 사람들의 기능적 건강 문제에 대해 낮은 비차비 또는 위험도가 있음을 보여준다.

[그림 7-8]과 [그림 7-9]는 신체활동과 운동에 많이 참여하는 것이 더 좋은 기능적 건강상태와 관련됨을 명확히 보여준다. 많은 연구 사이에 사용된 방법들이 서로 다양하기 때문에 이를 종합해도 신체활동 및 운동의 양과 기능적 건강 사이의 용량-반응 관계를 얻기는 어려웠다. 하지만 [그림 7-8]과 [그림 7-9]를 통해 중등

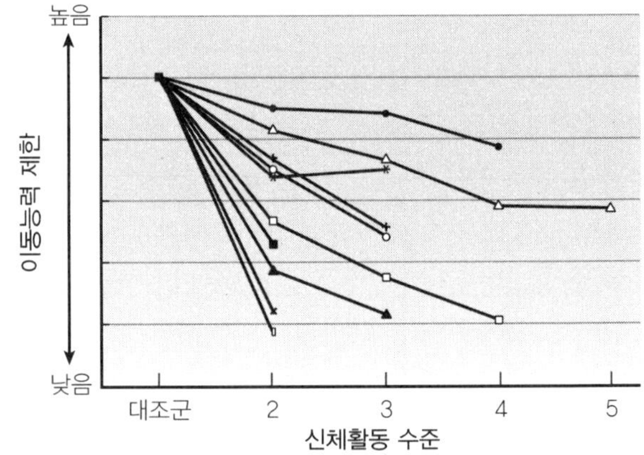

[그림 7-8] 신체활동 수준과 이동능력 제한 위험 간의 관계
USDHHS, 2008에서 인용함.

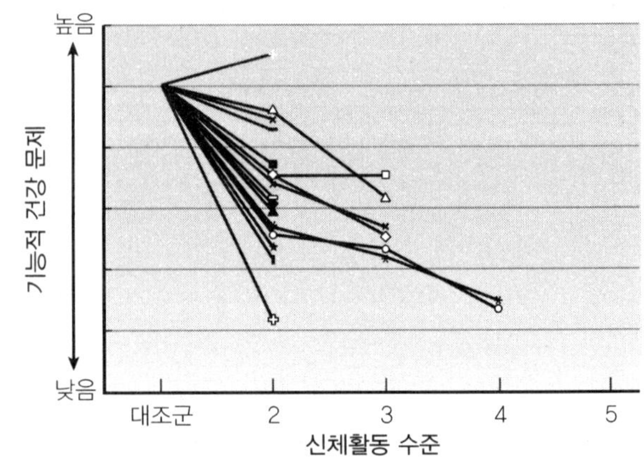

[그림 7-9] 신체활동 수준과 기능적 건강 문제 간의 관계
USDHHS, 2008에서 인용함.

도 수준의 신체활동 및 운동이 기능적 제한과 역할 제한의 위험이 가장 낮은 것과 관련됨을 알 수 있다.

1) 과학적 증거

PAGAC(USDHHS, PAGAC 2008)에 따르면, 신체활동 및 운동이 중년기와 그 이후에 중등도 또는 심한 기능 제한 위험을 감소시킨다는 중등도의 과학적 증거가 있다. 또한 규칙적 신체활동 및 운동은 안전하면서도 기능적 능력을 향상시킨다는 증거가 있다. 역할 능력의 유지 혹은 향상이나 이미 기능 제한을 가진 고령자의 장애를 예방하는 규칙적 신체활동 및 운동의 영향은 현재 증거가 충분하지 않다. 규칙적 신체활동 및 운동은 안전하며 고령자의 낙상 위험을 30% 감소시킨다는 강한 증거가 있다.

규칙적 신체활동 및 운동에 참가하는 사람은 기능적 제한이나 역할 제한 혹은 양자 모두에서 30%의 예방 혹은 지연 효과를 얻는다는 중등도 또는 강한 증거가

> **기능적 건강상태의 평가**
>
> **SF-36과 SF-12**
> 신체적 기능과 역할 기능을 포함하는 기능적 건강상태의 여러 세부영역을 평가한다. Medical Outcome Study에서 유래하였다(SF-36.org 2011).
>
> **기능적 독립성 측정(FIM, Functional Indepence Measure)**
> 신체적 · 인지적 장애를 평가한다(Center for Outcome Measurement in Brain Injury 2011b).
>
> **기능적 평가 측정(FAM, Functional Assessment Measure)**
> FIM에 지역사회 통합성, 지남력, 정서적 상태 등을 추가하여 보완하기 위한 것이다(Center for Outcome Measurement in Brain Injury 2011b).
>
> **웰빙의 질 척도(QWB, Quality of Well-being Scale)**
> 초기의 기능적 건강상태 측정도구의 하나로서 복합적인 삶의 질을 측정하며, 다 양한 질환 증상들에 초점을 맞추고 있다(University of California at San Diego Health Service Research Center 2011).

있다. 위험의 감소 정도는 남녀 모두 유사하며, 인종이나 민족에 따른 차이는 충분히 연구되지 않았다.

규칙적 신체활동 및 운동과 기능 및 역할 제한 예방(또는 지연) 사이의 용량-반응관계에 대해서는 중등도의 증거가 있다. 노인의 규칙적 신체활동 및 운동과 낙상 예방 사이의 용량-반응 관계는 아직 평가되지 못하였다. 낙상을 예방하기 위해 어느 정도의 신체활동과 운동이 필요한지 알려지지 않았으나, 걷기 활동 참가자들은 기능적 건강이 향상되었다. 기능적 건강을 유지하고 향상시키기 위해 일주일에 3~5회, 최소한 30분의 중등도 혹은 강한 강도의 신체활동이 필요하며, 유산소 운동과 근력 강화 운동이 강조되어야 한다(중등도에서 강한 증거).

낙상 위험을 줄이기 위해서는 운동 프로그램에 균형 감각 훈련과 근력 강화 운동이 각 세션마다 30분씩 주 3~5회 필요하며(강한 증거), 여기에 중등도 강도의 걷기가 주 2회 이상 더해져야 할 것으로 권고된다. 일부 연구에 따르면 주 1~3회 혹은 그 이상의 태극권 운동이 낙상 위험을 줄일 수 있다.

하루 중 행한 신체활동 및 운동이 기능적 건강에 미치는 축적된 영향에 대해 현재로서는 알 수 없다. 대부분의 중년기 또 그 이후의 인구는 매우 낮은 건강 수준임을 기억해야 한다. 그러므로 기능적 건강을 유지하고 향상시키고자 하는 신체활동 및 운동 프로그램에서는 부작용의 위험을 감소시키기 위해 활동량을 천천히 점진적으로 증가시키도록 해야 한다.

2) 지침

계단을 오르는 것과 같이 일상생활에 필요한 동작을 하지 못하는 사람들은 기능적 제한이 있는 것이다. 과학적 증거에 따르면 기존의 기능적 제한을 가진 고령자의 경우 규칙적 신체활동은 안전하며 기능적 건강을 향상시켜 준다. 2008년 미국인을 위한 신체활동지침(2008 Physical Activity Guidelines for Americans)에 따르면 장애를 가진 성인은 기능적 건강을 유지하거나 회복하기 위해 아래와 같은 지침을 따르도록 하고 있다

핵심 리더 소개

Sandra Marcela Mahecha Matsudo MD, PhD

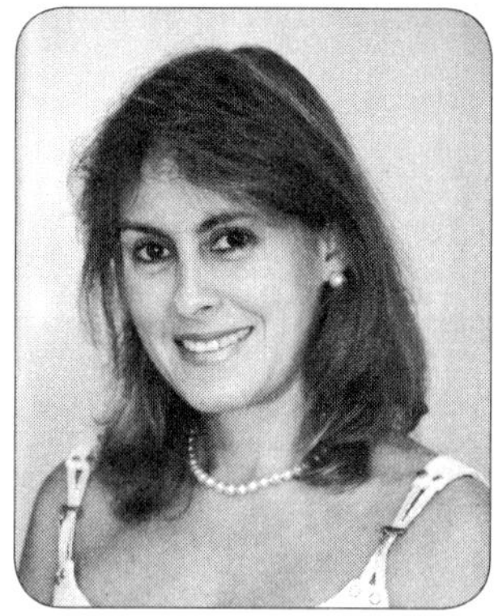

왜, 어떻게 이 분야에서 일하게 되었습니까? 당신에게 지대한 영향을 미친 사람이 있습니까?

나는 콜롬비아 보고타에 있는 의대를 다닐 때, 그 지역의 대부분의 의대가 그렇듯이, 만성질환 예방과 관련된 정보를 받아본 적이 없었고, 우리는 신체활동과 건강과의 관계에 대해서 전혀 인지하지 못하고 있었습니다.

후에 의대를 졸업하고 저는 콜롬비아 정부를 위한 의무복무를 하게 되었고, 체육부(Ministry of Sport) 소속 의사로 일할 수 있는 기회가 생겼습니다. 저는 같이 일하는 동료들로부터 스포츠 외상과 체육에 대해 배울 수 있었고 그 때 제가 이 분야에서 일하기로 결정했습니다. 그 당시에 콜롬비아에서는 이 분야에 대해 공부할 곳이 없었습니다. 스포츠의학을 공부할 수 있는 곳은 브라질 포르투알레그레(Porto Alegre) 밖에 없었고 저는 처음으로 우리나라를 떠나 외국으로 나갈 결심을 했습니다. 하지만 브라질로 떠나기 전, 버스를 타고 에쿠아도르에서 개최되는 범미주 스포츠의학회(the Pan American Congress of Sport Medicine)에 참석하게 되었고 그곳에서 제임스 스키너와 빅터 마수도를 만나게 되었습니다. 저는 빅터의 강의를 듣게 되었는데 그는 브라질에 있는 Sao Caetano do sul이라는 도시에서 CELAFISCS라는 특별한 센터를 재정적 재원이 없이 연구를 수행할 수 있었는지를 보여 주었고, 이 센터가 건강 분야에서 두각을 나타낼 수 있었던 두 가지 요인은 신경(지식)과 심장(열정)이라는 단순한 도구였다고 설명해주었습니다.

빅터 강의의 마지막 슬라이드가 제 인생을 영원히 바꾸어 놓았습니다. 그 순간 저는 브라질의 Porto Alegre가 아닌 Sao Caetano do sul로 가기로 결정을 했습니다. 그곳이 제 꿈을 현실로 바꾸어 줄 수 있는 곳이라고 생각을 했습니다. 저는 빅터의 제안으로 "성적 조숙정도의 자가평가 도구의 타당성"이란 첫 논문을 작성하게 되었고 이 작업을 통해 이 분야와 처음으로 접촉하게 되었습니다. 이 연구는 후에 the Annals of Human Biology에 밥 말리나의 도움으로 게재 되었습니다. 제 첫 국제논문이었고 당시에 저는 영어를 할 줄 몰랐어요!

현재 연구관심사는 무엇입니까?

신체활동, 생리학적 성숙, 아동과 청소년의 성장에 관한 수년간의 연구를 진행한 이후에 노화와 관련된 주제를 탐구하기로 결정했습니다. 이렇게 해서 Sao Caetano do sul에서 신체적성(physical fitness)과 노화에 관한 종단연구를 시작하게 되었고 이 연구는 개발도상국에서 첫 번째로 시도되는 연구이고 최근에 제가 주로 관심을 가지고 있는 분야입니다.

연구자와 활동가로서 원동력이 되는 것은 무엇입니까?

CELAFISCS 연구소에서 6년을 일한 뒤, 우리 코디네이터가 현재 상 파울로(645개 시를 가지고 있고 4천만이 거주하는 브라질의 한 주)의 보건부장관이자 그의 전 공중보건학 지도교수로부터 초청을 받았습니다. 그 초청의 목적은 지역사회에서 신체활동을 통해 건강을 증진시키고 유지시키고 회복시키는 프로젝트를 수행해 달라는 것이었습니다. 그래서 the Agita Sao Paulo Program이 시작되었고 곧 세계보건기구(WHO)가 신체활동을 통한 중재 모형으로 인지하게 되었습니다. 또한 비슷한 전략을 추구하는 다른 라틴아메리카 국가에게 영향을 주게 되었습니다. 이 프로그램은 미주에서 신체활동 증진에 공헌하고 있는 여러 조직들의 네트워크를 결속시키도록 했습니다. 예를 들어, RAFA/PANA(www.rafapana.org) 와 국제조직인 Agita Mundo (www.agitamundo.org) 가 있습니다.

2022년까지 다루어야 할 한 두 가지 핵심 문제는 무엇입니까?

우리 분야에서 가중 중요한 도전은 어떻게 지식을 실제 사람들의 행태변화로 전환시킬 줄 수 있을까라는 것이지요. 물론 말할 필요도 없이 다양한 장소(학교, 직장 등)에 적용할 수 있는 효과적인 전략이 필요하고, 어떤 전략이 실제로 작동하는지에 대한 이해가 필요합니다. 저는 강하게 확신합니다. 우리의 역할은 신체활동이 먹고, 자고, 이를 닦는 것과 같은 사람들의 일상생활의 한 부분이 되도록 하는 것입니다. 그리고 이를 위한 최선의 방법은 사람들이 신체활동에 즐거움을 가질 수 있는 각자의 방식을 찾도록 도와주는 것입니다.

(USDHHS 2008).

- 유산소 활동은 일주일에 걸쳐 각 최소한 10분 이상, 아래 중 하나의 강도와 지속 시간으로 실시할 것
  - 중등도 강도의 유산소 운동, 일주일에 총 150분
  - 강한 강도의 유산소 운동, 일주일에 총 75분
  - 위의 조합
- 근력 강화 운동은 모든 주요 근육을 포함하여 중등도 혹은 강한 강도로 주 2회 이상

장애를 가진 성인으로서 이 권고를 따르기 어려운 사람은 가능한 정도의 신체활동을 지속함으로써 비활동성을 피하도록 권고된다. 사람들은 자신의 능력에 적합한 신체활동의 형태와 지속 시간을 의료 제공자와 상의해야 할 것이다.

만성질환이 있는 성인들은 정기적인 신체활동을 해야 한다. 이를 통해 그들의 삶의 질을 향상시킬 수 있고 새로운 만성질환의 발생 위험을 줄일 수 있기 때문이다. 신체활동의 종류와 양은 각자의 능력과 가지고 있는 만성질환의 중증도에 따라 결정되어야 한다. 2008년 미국인을 위한 신체활동지침에서는 만성질환이 있는 사람들에게 다음과 같은 3가지 사항을 강조하고 있다.

- 정기적인 신체활동은 중요한 건강상의 이익이 있다.
- 각자의 능력에 맞추어 이루어진다면 신체활동은 안전하다.
- 만성질환이 있는 사람들은 주치의에게 어떤 종류의 신체활동이 적합한지 반드시 문의해야 한다.

대부분 만성질환의 경우, 신체활동은 해당 만성질환 치료에 도움이 되고 해당 만성질환의 권고된 치료법 중 일부가 되기도 한다. 2008년 미국인을 위한 신체활동 지침에서는 치료적 운동이나 치료적 재활에 대해 특별히 언급하고 있지 않다.

이 장을 마치며

핵심정리

- 미국 국민들은 일반적인 근골격계질환(골다공증, 골관절염, 근육의 상태가 양적으로 질적으로 좋지 않은)에 높은 유병률을 가진다.
- 골다공증(이를 테면, 골밀도 감소와 골조직의 구조적 변형)은 4,400만 명의 미국인을 공중보건학적으로 위협하고 있으며, 50세 이상의 55%가 가지고 있다.
- 골관절염은 가장 흔한 형태의 관절질환이며, 이는 관절통과 연관되어 있고 관절연골의 비가역적인 손실과 동반되면 관절의 기능 이상을 유발할 수 있다.
- 기능적 건강은 건강한 사람이라고 할지라도 몇 가지 형태의 기능적 장애가 있을 수 있다는 개념이며, 기능적 능력과 역할 능력을 유지하는 것을 포함하는 개념이다. 기능적 능력은 일, 활동, 행태를 독립적으로 수행할 수 있는 능력을 의미한다. 역할 능력은 일상생활을 수행하고 도구적 일상생활수행을 할 수 있는 것을 의미한다.
- 주요한 근골격계질환에 대한 일반적인 위험요인으로는 신체활동 부족, 과체중, 성, 유전과 연령이 있다.
- 신체활동에 참여하면 근골격계 건강에 미치는 생리학적, 생체역학적, 심리학적으로 다양한 이익이 있다.
- 일반적인 근골격계 시험은 강도의 수준, 근 지구력, 근력, 균형, 보행, 그리고 이동성을 결정하는데 사용될 수 있다.
- 청년은 근력 강화 활동에, 일주일에 적어도 3일 이상 주요 근육들을 포함시켜 참여해야 한다. 그리고 성인의 경우에는 일주일에 적어도 2일 이상 참여해야 한다.

- 기능적 건강을 하락시키는 위험요인으로는 신체활동 부족, 신체적성 미흡, 흡연, 연령, 성, 그리고 유전 또는 유전학적 요인이 있다.
- 기능적 건강을 평가하는 단순한 방법은 근력, 근 지구력, 균형, 보행, 이동성을 평가한다.
- 중간 정도의 신체활동이나 운동은 기능적 능력이나 기능적 역할 제한의 위험을 낮추는 것과 관련이 있다.
- 정기적인 신체활동과 운동에 참여하게 되면 기능적 능력이나 기능적 역할의 제한을 예방하거나 지연시킬 수 있고 노인의 경우 30%까지 낙상 위험을 줄일 수 있다.

핵심용어

골다공증, 골관절염, 근육량, 골밀도, 비대, 기능적 건강, 기능적 능력, 역할 능력, 일상생활수행능력, 도구적 일상생활수행능력

연습문제

1. 골다공증과 골관절염의 정의는 무엇인가?
2. 기능적 건강, 기능적 능력, 역할 능력은 어떻게 다른가?
3. 근골격계 건강을 위협하는 공통적인 위험요인은 무엇인가?
4. 근골격계 건강의 증강과 관련된 신체활동과 운동에 대한 5가지 장기 적응은 무엇인가?
5. 근골격계 적합성 또는 근골격계 기능을 측정하기 위한 6가지 공통 시험은 무엇인가?
6. 신체활동 또는 운동과 근골격계 건강의 다양한 지표들 사이에 나타나는 용량-반응관계는 무엇인가?
7. 공간적 환경이나 침상안정과 관련한 세 가지 부정적 생리학적 변화는 무엇인가?
8. 낙상이나 낮은 기능적 이동성과 관련된 연간 경제적 비용은 어느 정도인가?
9. 기능적 능력의 손실을 예방하기 위해 어느 정도의 신체활동이나 운동이 권고되는가?
10. 노인들의 낙상을 예방하기 위해 어느 정도의 신체활동이나 운동이 권고되는가?

인터넷 자료

신체활동, 건강 및 공중보건과 관련된 이슈는 다음의 웹사이트에서 검색할 수 있다.

Human Kinetics	www.HumanKinetics.com
U.S. Department of Health and Human Services : Physical Activity Guidelines for Americans	www.health.gov/PAGuidelines
International Society for Physical Activity and Health	www.ispah.org
American College of Sports Medicine	www.acsm.org
National Strenth and Conditioning Association	www.nsca-lift.org
President's Council on Fitness, Sports & Nutrition	www.fitness.gov
National Osteoporosis Foundation	www.nof.org
National Arthritis Foundation	www.arthritis.org
Commercial website for personal trainers	www.exrx.net
Commercial websites for sports training	www.brianmac.co.uk www.topendsports.com

참고문헌

Baechle TR, Earle RW, eds. National Strength and Conditioning Association. 2008. Essentials of Strength Training and Conditioning, 3rd ed. Champaign, IL: Human Kinetics.

Center for Outcome Measurement in Brain Injury. 2011a. Introduction to the FIM. www.tbims.org/combi/FIM. Accessed 21 June 2011.

Center for Outcome Measurement in Brain Injury. 2011b. Introduction to the Functional Assessment Measure. www.tbims.org/combi/FAM. Accessed 21 June 2011.

Fiatarone MA, O'Neill EF, Ryan ND, et al. 1994. Exercise training and nutritional supplementation for physical frailty in very elderly people. New England Journal of Medicine 330:1769–1765.

Gettman LR, Pollock ML. 1981. Circuit training: A critical review of its physiological benefits. Physician and Sportsmedicine 9: 44–60.

Kotlarz H, Gunnarsson CL, Fang H, Rizzo JA. 2009. Insurer and out-of-pocket costs of osteoarthritis in the U.S.Arthritis and Rheumatism 60(12):3546–3553.

National Arthritis Foundation. 2011. www.arthritis.org. Accessed 24 September 2011.

National Osteoporosis Foundation. 2010. www.nof.org. Accessed 16 December 2011.

SF-36.org.2011. www.sf-36.org. Accessed 21 June 2011.

Tosteson AN, Melton LJ, Dawson-Hughes B, Balm S, Favus MJ, Khosla S, Lindsey RL. 2008. Cost-effective osteoporosis treatment thresholds: The United States perspective. Osteoporosis International 19: 437–447.

University of California at San Diego Health Services Research Center. 2011. Quality of Well-Being Scale-Self Administered(QWBSA). http://hoap.ucsd.edu/qwb-info. Accessed 21 June 2011.

U.S. Department of Health and Human Services. 2008. 2008 Physical Activity Guidelines for Americans. Washington, DC:U.S.Department of Health and Human Services. Available online at www.health.gov/PAGuidelines.

U.S. Department of Health and Human Services, Physical Activity Guidelines Advisory Committee. 2008. Physical Activity Guidelines Advisory Committee Report, 2008. Washington, DC: U.S. Department of Health and Human Services. Available online at www.health.gov/PAGuidelines.

공중보건 전문가의 신체활동

이 장의 내용은 미국 공중보건 분야의 신체활동 지도자 협회에서 제시한 역량 분야 코드 중 다음에 해당한다.
2.2.3, 2.3.2, 2.5.1, 6.2.1, 6.2.2, 6.2.3, 6.2.4, 6.4, 6.4.1, 6.4.2, 6.4.3, 6.4.4, 6.5.2

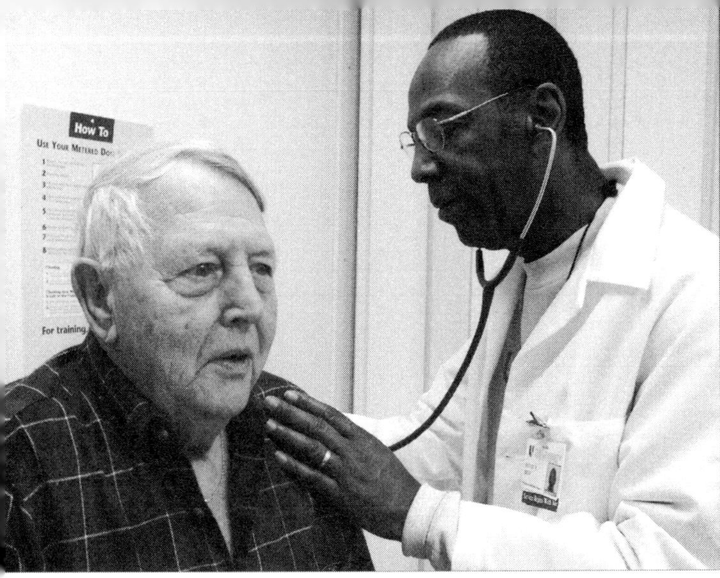

제 8 장

암

학습목표

이 장을 마치면, 다음을 설명할 수 있어야 한다.

- 신체활동과 운동의 영향을 받는 암의 종류
- 신체활동과 운동의 영향을 받는 암의 유병률
- 신체활동 또는 운동이 암의 위험을 낮출 수 있도록 하는 기전
- 암 예방을 위한 신체활동지침
- 어떻게 신체활동이 암 발생 후 생존의 한 부분이 될 수 있는가?

들어가기에 앞서

- 암이란 무엇이고 신체활동이 어떻게 암 예방에 중요한 역할을 하는가?
- 신체활동이 암의 위험을 감소시킨다는 어떤 증거가 존재하는가?
- 암의 위험을 감소시키기 위해 어느 정도의 신체활동이 필요한가?
- 신체활동이 암에 걸린 후 생존한 사람들을 어떻게 도울 수 있는가?

암. 많은 사람들에게 다양한 연상과 감정을 불러일으키는 단어. 대부분의 사람들은 친척, 친구, 아는 사람 중에 암에 걸렸거나, 최근 암으로 진단 받았거나, 또는 암으로 사망한 사람들을 알고 있다. 많은 종류의 암은 치료가 성공적이었다 해도 재발할 수 있고, 암이 발생한 원래 위치가 아닌 몸의 다른 장기(organ)나 계통(system)으로 퍼질 수도 있다〔우리는 이것을 전이(metastasis)라고 부른다〕. 많은 종류의 암은 매우 빠르게 진행하여 생명을 위협하는 반면, 조기 발견된 어떤 암의 경우는 아주 좋은 예후를 보이기도 한다. 우리는 편의상 암이라는 하나의 명칭으로 부르고 있지만, 암의 형태는 매우 다양하며 각기 독특한 특성을 가진다. 실질적으로, 우리가 암이라고 통칭하는 것은 다양한 암이 포함된 질병군을 의미하며 각각의 암들은 각기 다른 위험요인, 병의 원인, 병리를 갖는다.

신체활동 및 건강과 관련된 많은 연구들이 심혈관계에 대한 영향, 신체활동 운동에 대한 생리학적 반응에 중점을 두었지만(제2장과 제5장을 참조하시오), 최근 신체활동이 대장암이나 유방암 등 몇몇 암의 예방을 도울 수 있다는 증거가 나타나고 있다. 신체활동과 암이 관련이 있다는 주장은 매우 흥미롭다. 왜냐하면 암은 몸 안의 심혈관계와 같은 계통을 주로 침범하여 발생하는데 운동생리 연구들은 이 분야를 중점적으로 다루지 않았기 때문이다. 이와 더불어, 암 환자의 삶의 질을 증진시키고 암의 예후를 좋게 해 준다는 신체활동 역할을 지지하는 자료가 많아지고 있다(U.S. Department of Health and Human Services [USDHHS], Physical Activity Guideline Advisory Committee [PAGAC], 2008).

1. 암의 유병률

암은 통제되지 않는 비정상적인 세포의 성장과 증식 과정을 갖는 질병이다. 다양한 암은 여러 사람들에게 다양한 원인을 갖는다. 대부분의 암은 특발성이다(그 원인이 무엇인지 잘 모른다는 뜻). 위험요인과 확률이라는 개념은 우리가 암을 이해하는데 도움을 준다. 예를 들면, 흡연은 폐암의 가장 잠재적인 위험요인 중 하나이다. 흡연자들이 암에 걸릴 확률은 매우 높음에도 불구하고, 일생에 단 한 번도 흡연하지 않은 사람이 폐암으로 진단받을 수 있다. 암은 내적 요인(예: 유전, 면역기능이상, 비정상 대사 등)과 외적 요인(예: 흡연이나 앉는 것을 좋아하는 생활습관과 같은 행태, 오염, 방사능 노출) 모두에 의해 발생한다. 이러한 요인들은 단독으로 작용하기도 하고, 시간이 지남에 따라 서로 상승효과를 발휘하며 통제되지 않는 세포의 성장과 증식을 일으킨다.

환경과 유전의 상호작용이 암세포로 변화하는 것을 촉진한다는 근거는 매우 명확하다. 예를 들면, 특정 유형의 암 가족력(유전)을 가진 사람은 암 위험을 증가시키는 유전자 코드가 있을 가능성이 크다. 이러한 유전자 코드가 환경 노출(예: 흡연)과 만나지 않는 한 암을 일으키는 유전자 변화는 절대 발현되지 않을 것이다. 하지만 암 위험을 증가시키는 유전자 코드가 환경 노출과 만난다면, 유전자 발현이 촉진될 것이고, 이는 정상세포를 암세포로 변화하게 만들 것이다.

암은 2009년 미국의 두 번째 사망 원인이며, 남자의 45%와 여자의 38%가 일생동안 암에 걸린다. 단지 10~15%의 암만이 유전과 관련 있다. 나머지는 생활습

[표 8-1] 부위별 추정 암 사망자 수

남자			여자		
부위	사망자 수	비율	부위	사망자 수	비율
폐와 기관	88,900	30%	폐와 기관	70,490	26%
전립선	27,360	9%	유방	40,170	15%
대장과 직장	25,240	9%	대장과 직장	24,680	9%
췌장	18,030	6%	췌장	17,210	6%
백혈병	12,590	4%	난소	14,600	5%
간과 간내담관	12,090	4%	비호치킨성 림프종	9,670	4%
방광	10,180	3%	자궁체부	7,780	3%
비호치킨성 림프종	9,830	3%	간과 간내담관	6,070	2%
신장과 신우	8,160	3%	뇌와 신경계	5,590	2%

American Cancer Society, 2009a의 자료

관이나 환경요인과 같은 외적요인과 관련 있다고 생각된다. 미국에서는 하루에 1,500명이 암으로 사망하는 것으로 추정된다(2009). 또한 모든 사망 중 25%를 암으로 설명할 수 있다(American Cancer Society, 2009a). 2009년 미국의 부위별 암 추정 사망자수는 [표 8-1]에 나와 있다. 전 세계적으로 2007년 암 사망자는 약 760만 명이었으며, 세계 인구 증가와 노령화에 따라 앞으로 1,750만 명까지 증가할 것으로 예상된다.

중요한 것은, 많은 암이 건강 행태로 인해 발생한다는 것이 이미 입증되었으므로, 이론적으로 암은 예방가능하다는 것이다. 미국 암협회(2009a)는 2009년 56만 2,340명의 암 사망자 중 1/3이 과체중, 비만, 신체활동 부족, 불건강한 식습관과 같은 생활습관 요인과 관련 있다고 추정하였다. Vainio와 Bianchini(2002)는 전 세계적으로 암의 25%가 과체중과 앉는 것을 좋아하는 생활습관으로 인한 것이라고 보고하였다.

놀라울 것도 없이, 암의 경제적 부담은 복잡한 주제이다. 다양한 암은 다양한 건강 효과를 갖는다. 일부는 매우 치명적이고, 일부는 치료 가능하지만 질병 부담이 길다. 또 다른 일부는 조기에 발견된다면 완치가 가능하다. 따라서 간접비용(예: 건강관련 삶의 질 변화, 장애와 사망으로 인한 생산성 손실)만큼이나 직접비용(예: 병원에서 질환을 치료하는데 드는 비용, 의사나 요양원에 지불하는 비용, 의약품 비용)도 암의 종류에 따라 다르다. 연령도 매우 중요한 화두이다. 인구집단 수준에서 보면, 삶의 후반부에 발생하는 암은 젊은 사람에게 발생하는 암보다 적은 비용이 든다. 의료전달체계가 미국과 다른 나라에서 발생하는 암은 경제적 비용 또한 미국과 다르게 나타난다.

미국 암협회(2009b)는 2009년 미국에서 발생한 모든 암의 경제적 비용을 2,281억 달러로 추산하였다. 이는 932억 달러의 직접 의료비용, 질병 이환으로 인한 188억 달러의 생산성 손실 비용, 암 사망으로 인한 1,161억 달러의 생산성 손실 비용을 포함하고 있다. 비록 수치가 명확하지 않지만, 이는 대략적인 상황을 파악하는 데에 도움이 된다. 2,280억 달러는 2009년 포르투갈의 국내 총생산과 거의 일치한다. 건강 부담과 사회적 부담 이외에 경제적 부담 역시 공중보건 문제로 언급되는 것이 중요하다.

암은 중요한 건강 부담이고, 질환 감시는 공중보건의 핵심이기 때문에 유용하고 사용가능한 암 통계 자료는 많다. 이러한 통계 자료는 특히, 기존 환자(유병률) 중 새로운 환자(발생률)를 구분하도록 돕는데 핵심적인 역할을 한다. 치료의 발전으로 그 어느 때보다 많은 사람

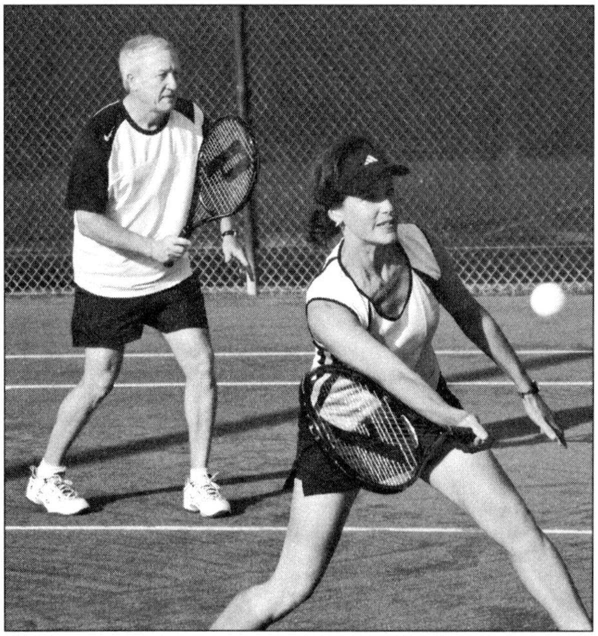

많은 암 위험요인은 수정 가능하다. 이 위험을 줄이는데 어떤 장벽이 있는가?

들이 암을 지닌 채 오래 살기 때문에 기존의 암 환자 수는 증가하고 있다(유병률). 만약 우리가 이러한 기존 암 환자와 새로운 환자(발생률)를 구분할 수 없다면, 암을 가지고 오래 사는 사람이 많아지기 때문에 '암은 증가하는 문제'라고 간단하지만 부정확하게 생각하게 될 것이다.

미국 국립보건원(National Institutes of Health, NIH) 소속의 국립암연구소(National Cancer Institue, NCI)는 훌륭한 암 정보를 가지고 있다. 암의 '감시 역학과 결과(Surveillance Epidemiology and End Results, SEER)' 프로그램은 1970년대 초반부터 운영되고 있으며, 전체 암 또는 암종별 사망, 발생, 유병과 관련된 정확한 데이터를 웹을 통해 제공한다(http://seer.cancer.gov).

2. 암 위험요인(Cancer Risk Factors)

암의 위험요인을 다루기 전에, 일반적으로 암이 어떻게 시작되고 진행되는지 이해해야 한다. 다양한 종류의 암이 여러 병인을 가지고 있을지라도, 정상적인 세포가 변화하여 암이 되는 과정은 모든 암에서 공통적으로 이루어진다. 이런 발암 작용의 다단계 모형(multistage model of carcinogenesis)을 [그림 8-1]에 설명하였다. 첫 번째 단계에서는 일군의 정상적인 세포가 조절되지 않는 증식을 하는 방향으로 가기 시작한다. 개시(initiation)는 점진적인 변화인 유전적 돌연변이 또는 외부 원인에 의한 결과이다. 유전물질이 변하면 이것의 영향을 받는 세포는 그렇지 않은 세포에 비해 더 빨리 성장하게 된다.

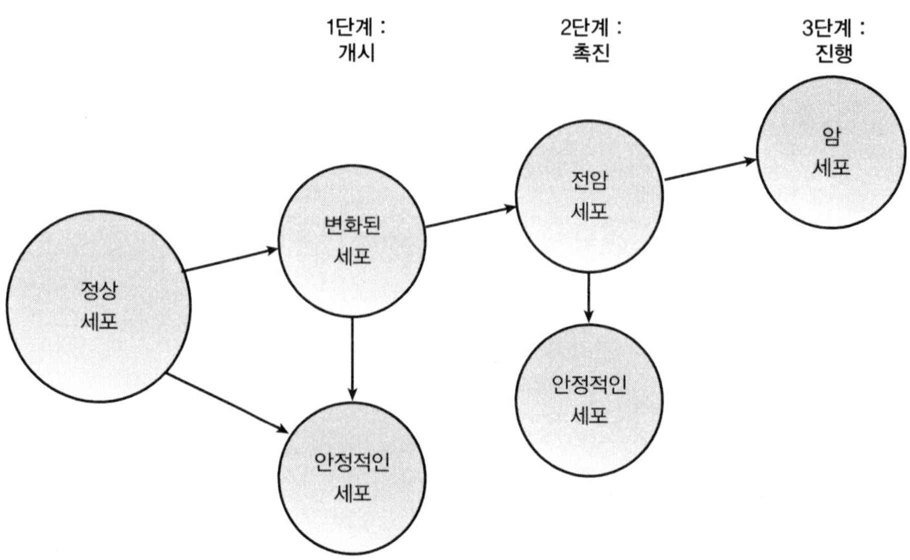

[그림 8-1] 발암 작용의 다단계 모형

Rogers 등, 2008에서 인용함.

다단계 발암 과정의 두 번째 단계는 촉진(promotion) 단계로, 개시된(변환된) 세포가 추가적인 유전적 변화를 거쳐 전암(precancerous) 상태로 바뀌게 된다. 촉진 단계는 이렇게 변한 세포(altered cell)의 빠른 증식을 특징으로 한다.

증식한 세포의 일부는 촉진 단계에서 세 번째 단계인 진행(progression) 단계로 진행한다. 이 단계에서는 증식한 전암 세포가 완전하고, 침습적인 종양(tumor)이 되고, 결과적으로 암으로 진단된다.

위 모델이 왜 중요한가? 개시, 촉진, 진행으로 이루어져 있는 발암 작용의 다단계 모형은 신체활동을 비롯한 다른 요인들이 일련의 과정을 방해함으로써 암을 예방할 수 있는 기전을 가정하고 연구할 수 있게 한다. 아직은 동물 모델을 사용하지만, 연구자들은 신체활동이 각 단계의 핵심 유전 변화와 세포 수준의 발현에 어떤 영향을 미치고 이를 예방하는지 적극적으로 연구하고 있다(Rogers 등, 2008).

아래에 암 발생과 관련된 일반적인 위험요인을 기술하였다. 특정 암은 호르몬 조절이나 영양 대사와 같이 내부적으로, 또는 흡연이나 화학물질, 태양광선 노출과 같이 외부적으로 세포 손상(예: 돌연변이, 면역 조건)을 일으키는 추가적인 위험요인을 가질 수 있다. 앞서 토의한 바와 같이 유전은 교정 불가능한 위험요인 중 하나이지만, 유전된 유전자의 발현은 환경 노출과의 상호작용에 달려있다.

암과 관련된 교정 가능한 위험요인

- 신체활동 부족
- 비만
- 흡연
- 영양섭취 불량
- 과도한 햇빛 노출
- 독성 환경 노출

암과 관련된 교정 불가능한 위험요인

- 나이
- 유전(유전학적 요인)
- 성별

다음은 암과 관련된 교정 가능한 위험요인과 교정 불가능한 위험요인에 대한 기술이다.

- **신체활동 부족** : 신체활동 부족은 몇몇 호발 암의 중요한 위험인자로 떠오르고 있다. 신체활동 가이드라인을 따르는 것은 이러한 암 발생 위험을 낮출 것이다.
- **비만** : 심혈관계 질환의 위험과 같이 BMI가 25 이상(과체중)이거나 30 이상(비만)인 경우 대부분의 암 위험이 상당히 증가한다.
- **흡연** : 만성적인 흡연은 낮은 유산소성 능력, 낮은 기능적 건강과 관련 있다. 흡연은 2009년 16만 9,000명의 암 사망과 관련 있으며, 폐와 기관에 발생하는 암의 주요 위험요인이다.
- **영양섭취 불량** : 필수 영양소(예: 신선한 과일과 채소에서 찾아볼 수 있는 영양소)가 적게 포함된 식사와 위험한 행태(예: 과다 음주)는 암의 위험을 증가시킨다.
- **과도한 햇빛 노출** : 과도한 햇빛 노출이나 실내 태닝(특히 비전리 방사선)은 피부암의 첫 번째 위험요인이다.
- **독성 환경 노출** : 장기간 화학약품, 전리 방사선, 감염성 질환 등의 환경 독성에 노출된 경우 대부분의 암 위험이 증가한다.
- **나이** : 대부분의 암은 시간이 지남에 따라 손상된 유전자로부터 생기기 때문에 암 발생의 위험은 오래 살수록 증가한다. 대부분(70% 이상)의 암은 55세 이상에서 발생한다.
- **유전(유전학적 요인)** : 암 위험은 어느 정도 유전자에 달려 있다. 그럼에도 불구하고, 신체적으로 활동적이기, 건강한 것 먹기, 건강한 몸무게 유지하기, 위험한 행동 최소화하기 등의 긍정적인 행태는 순환, 환기, 장통과 시간, 에너지 균형, 면역 기능, DNA 수선 등을 증진시킴으로써 전반적인 위험을 줄일 수 있다(Thune과 Furberg, 2001).
- **성별** : 몇몇 암은 성-특이적이다. 남자의 전립선암

과 여자의 생식기 계통에 발생하는 암(난소암, 자궁내막암)이 성-특이적 암의 대표적인 예이다.

3. 신체운동학과 암

미국 신체활동 자문위원회 (PAGAC)에서 권고하였듯이(미국 보건부, 미국 신체활동 자문위원회 2008), 신체활동과 암 위험 감소와의 관련성은 대장암과 유방암에서 두드러지게 나타난다. 적극적인 신체활동이 폐암과 자궁내막암의 위험을 낮춘다는 새로운 근거들이 밝혀지고 있다. 그러나 기타 암종과의 관련성에 관한 근거는 아직 부족하다.

신체활동과 암의 관련성에 관한 초기의 강력한 근거들은 대장암과 신체활동이 역의 상관관계에 있음을 밝히고 있다. 다양한 연구설계와 여러 종류의 대상자를 활용한 연구들이 오랜 기간 수행되어 오고 있다. Wolin 등(2009)은 대장암을 주제로 한 여러 연구 중 뛰어난 52개 연구를 요약한 양적 연구를 최근 발표하였다. 이들은 52개 연구의 결론을 합성하고, 연구설계와 기타 요인들에 의한 차이를 보정한 후, 적극적인 신체활동군의 대장암 위험이 신체활동부족군과 비교하여 24% 낮음을 추정하였다. 성별로는 남자의 위험(24%)이 여자보다(21%) 더 낮았다.

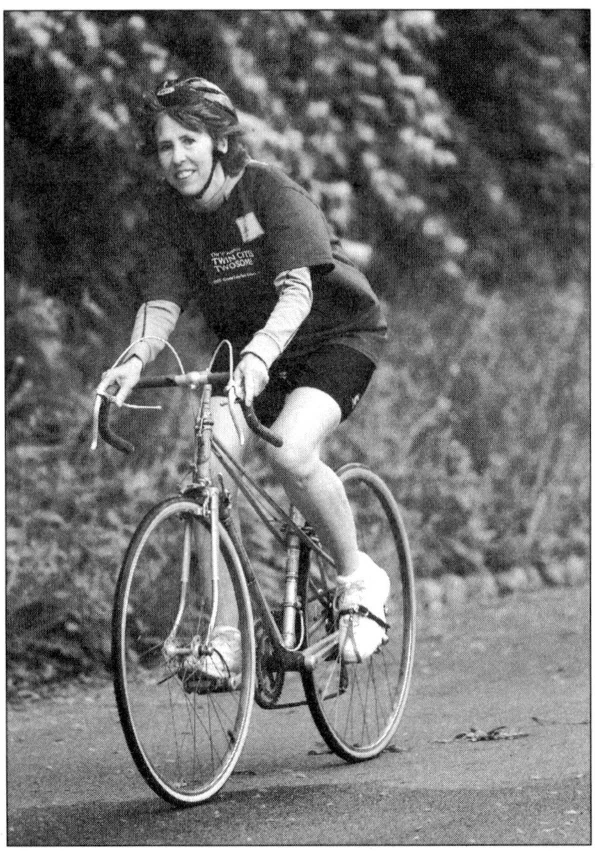

매년 새로운 연구가 발표되면서 암 생존자에 대한 신체활동의 긍정적인 효과가 점차 명확히 밝혀지고 있다.

그에 더해, 저자들은 우수한 연구설계를 토대로 수행된 연구에서 신체활동의 양-반응 관련성을 밝혀내었다. 즉, 가장 활동적인 신체활동군에서 가장 낮은 대장암 위험을 보였으며, 가장 적은 신체활동군에서 가장 높은 대장암 위험을 나타내었다. 이는 신체활동과 대장암의 인과성을 강하게 시사하는 매우 강력한 결과이다.

높은 수준의 신체활동과 낮은 유방암 위험 역시 매우 흥미로운 결과인데, 여성의 높은 유방암 유병률을 고려하면 더욱 주목할 만하다. 2011년 미국 국립암연구소(U.S National Cancer Institute)는 미국 내 거주하는 여성이 유방암으로 진단될 가능성을 평균 12.2%로 예측하였다. 즉, 평생 동안 여성 8명 중 1명은 유방암으로 진단된다는 것이다. 최근 질병 발생이 점차 안정화되는 경향을 고려하면 유방암은 우리가 다루어야 할 주요 건강 문제임이 분명하다.

신체활동과 여성 유방암에 관한 87개 연구를 종합한 결과(Friedenreich와 Cust, 2008) 가장 적극적인 신체활동을 한 여성은 신체활동이 부족한 여성보다 유방암 위험이 25~30% 낮았다. 유방암 위험을 낮추기 위한 신체활동량은 빠른 걷기를 하루 45분~60분, 주 5~6회 지속하는 것으로 추정된다(McTiernan, 2008). 다양한 연구설계로 넓은 범위에서 연구가 수행되었기에, Friedenreich와 Cust는 유방암의 위험을 특정 형태의 신체활동과 연관지어 구체적으로 살펴보았다. 어떤 연구는 직업적 신체활동에 초점을 맞추는 반면, 어떤 연구는 레저 활동에서의 양적인 신체활동(즉, 레크리에이션과 운동)이나 이동과 관련된 활동(예를 들어, 걷기와 자전거 타기), 또는 가사 관련 활동 등 연구별로 다양한 형태의 신체활동을 다루었다.

암 연구에서 신체활동 노출

암은 자유로운 일상생활을 하는 인구집단을 대상으로 연구를 수행하기에 매우 까다로운 주제이다. 특히 신체활동과 암 위험에 관한 주제에서 더욱 그렇다. 발암 작용의 다단계 모형은 매우 빠르게 진행되기도 하며(예를 들면, 수년에 걸쳐), 일생에 거쳐 천천히 일어나기도 한다. 이는 신체활동 부족과 같은 위험요인의 노출 시기를 아는 것이 매우 중요함을 의미한다. 예를 들어, 여러 연구자들은 생애 주기 중 특정 시기의 신체활동이 암 예방에 매우 중요하다는 가설을 세워 왔다(일례로, 초기 성인기가 질병 발생 시기와 가까운 후기 성인기보다 중요할 수 있다). 이와 다르게, 끊임없이 지속되는 신체활동의 중요성, 즉 일생 동안의 꾸준한 신체활동이 암 위험을 낮춘다는 견해를 가진 연구자들도 있다. 어느 쪽이든, 오랜 기간 추적 관찰하는 장기간 연구는 다음 질문에 답하는 것이 중요하다. 어떻게 생각하는가? 당신은 일생 동안 연구에 참가할 의향이 있는가?

그 결과, Friedenreich와 Cust는 모든 형태의 신체활동이 유방암 위험 감소와 관련된 일관된 결과를 나타내고 있음을 발견하였다. 업무 중 활발한 신체활동을 하거나 이동 중 상당량의 신체활동을 하는 여성에게서 유방암의 위험이 더 낮게 나타난 것이다. 레크리에이션을 통한 신체활동은 더 높은 감소를 나타내었다. 왜 이러한 결과가 나왔던 것인가?

흥미롭게도 Friedenreich와 Cust의 분석 결과, 여성의 생애 주기 중 신체활동에 참여하는 시점을 찾는 것은 중요하지 않았다. 신체활동이 유방암의 위험을 낮추는 것은 젊은 여성, 중년 여성, 노인(폐경) 여성에서 거의 동일하였지만 폐경 여성의 위험 감소가 비교적 크게 나타났다. 이러한 결과는 신체활동이 유방암의 위험을 감소시키는 특정 생애 주기가 없다는 주장을 뒷받침한다.

비록 강력한 과학적 근거들이 유방암 및 대장암의 위험 감소 신체활동과의 양-반응 관계를 지지하고 있지만 아직까지 어떤 생리학적 기전이 이러한 위험을 낮추는지에 대해 밝혀지지 않고 있다. 지난 10년 간 많은 연구자들이 신체활동과 암 위험 간 양-반응 관련성에 관한 생물학적 기전과 연결 고리를 찾기 위한 노력을 해왔다. 암 위험을 줄이는 것으로 알려진 만성 운동-관련 적응(chronic exercise-related adaptation)에 관한 내용이 hightlight box '신체활동이 암 위험을 줄이는 잠재적인 기전'에 제시되어 있다.

신체운동학 중 운동생리학이 암의 생리기전에 관한 대부분의 이해를 제공한다. 세계 곳곳의 여러 연구실에서 신체활동이 어떠한 기전으로 발암 작용 다단계 모형의 핵심 단계를 차단하는지에 대한 관심을 기울여 왔다. 생체역학적, 행태학적 요인이 중요하기는 하나 신체활동의 암 발생에 대한 영향에 관한 기전에서는 핵심 요인으로 인식되지 않고 있다.

여러 과학적 근거들은 신체활동이 암 위험을 어떻게 줄이는가에 관해-서로 다른 두 가지 기전을 통한-여섯 가지 설명을 제시하고 있다. 그 중 한 가지는 간접 방식으로 신체활동이 생체구성과 지방증(체중 감소)에 영향을 미친다는 것이다.

이 같은 신체구성의 변화는 전신염증생체지표(암을 포함한 다양한 만성질환의 생체지표)에 긍정적인 영향을 미치거나, 인슐린저항성의 개선(즉, 체내 당을 분해하는 인슐린의 기능 향상), 혈중 인슐린 농도 증가, 성호르몬(에스트로겐, 안드로겐)의 생산 감소와 같은 체지방 증가와 관련된 요소들을 변화시켜 간접적으로 암 위험을 낮춘다.

또한 신체활동은 직접적으로도 암 위험을 낮춘다(즉, 지방증을 감소시키지 않고). 신체활동이 근골격계에 미치는 직접적인 생리학적 영향은 인슐린 저항성을 개선하는 것이다. 또한 (지방증과 독립적으로) 성 스테로이

신체활동이 암 위험을 줄이는 잠재적인 기전

- 체중 증가 또는 감소를 예방한다.
- 인슐린 저항성을 낮춘다.
- 낮은 수준의 전신 염증을 줄인다.
- 대장 통과시간을 줄인다.
- 성호르몬 생산을 감소시킨다.
- 면역기능을 향상시킨다.

드 호르몬(안드로겐, 에스트로겐) 혈중 농도와 저단계 염증 생체지표를 개선하고, 면역기능을 향상시킨다. 게다가 신체활동은 기계적으로 대장 통과시간을 낮춰 잠재적인 발암 물질의 소화기관 접촉 시간을 단축시킨다. 이는 신체활동이 대장암을 예방하는 주요 가설 중의 하나이다.

성호르몬이 중요한 암 위험이라는 것은 매우 분명하다. 에스트로겐과 안드로겐의 혈중 농도가 높은 여성은 유방암 위험이 높아진다. 이는 특히 폐경 후 여성에서 특징적이다. 성호르몬의 농도는 운동을 통해 직접적으로 낮추고, 지방 감소를 통해서도 낮춘다. 성호르몬에 대한 신체활동의 긍정적인 효과는 고강도 운동뿐만 아니라 중등도의 운동에서도 확인된다. 높은 인슐린저항성은 여러 종류의 암과 관련이 있다. 인슐린은 세포 증식을 증가시키는데, 이는 발암 작용의 다단계 모형과 일치한다(그림 8-1). 신체활동과 운동이 세포 대사를 급성(즉, 운동 직후) 또는 만성적(즉, 습관적으로 운동을 하는 사람들에게서)으로 낮추고, 인슐린저항성도 낮춘다(체내에서의 효율적인 당 분해를 촉진)는 것은 매우 분명하다. 흥미롭게도 이러한 영향은 유산소 운동뿐만 아니라 저항 훈련에서도 나타난다.

면역력, 암, 신체활동 간의 상호관련성은 매우 복잡한 주제로 최근에서야 연구자들이 관심을 갖고 연구하기 시작했다. 조절할 수 없는 세포 분화와 증식이야 말로 암의 가장 독특한 특징이기 때문에, 신체의 면역체계는 오랫동안 암 예방과 치료의 주요 대상이 되어 왔다. 이는 우리가 이물 세포나 이상 세포를 격리하고 제거함에서 대개 면역체계에 의존하기 때문이다.

적은 수이기는 하나, 단기 운동훈련에 관한 연구에서 면역기능 단일 지표의 상승이 나타나고, 이 같은 반응이 훈련 중단 후에도 수 시간 동안 지속됨을 보고하고 있다. 게다가 신체활동 강도와 면역기능 간 양-반응 관계의 양의 관련성으로 인해 고강도 활동에서 더 많은 향상이 나타난다. 만성 운동에서의 장기간 관련성은 불분명하다. 그러나 시합과 같은 고강도 훈련(훈련 받은 엘리트 운동선수들이 수행하는 운동)의 반복은 면역기능을 낮추고 상기도감염과 같은 급성감염의 위험을 높인다. 이 주제에 관한 더 많은 연구가 분명히 필요하다.

4. 암 생존자의 신체활동

암으로 진단되고 치료 중이나 치료 후에 적극적인 신체활동을 하는 것이 이득이 있는가?

암 치료법이 발달하고 조기 진단 및 효과적인 진단 기술이 도입되면서 더 많은 환자들이 암으로부터 생존하고 있다. 2009년 기준, 미국 내 암환자와 암 생존자는 1,100만~1,200만 명에 이르고 있다.

암 진단은–질병 그 자체와 암을 조절하기 위한 치료의 결과로–심리적 · 생리적 변화와 같이 매우 힘겨운 상황을 동반한다. 항암화학요법, 방사선치료, 수술이 표준적인 암 치료인데, 이들 모두 종양을 줄이고 제거하는 과정에서 신체에 부정적인 영향을 미친다. 일부 암 치료에 병행되는 호르몬 치료와 스테로이드 치료 역시 해로운 영향을 미친다. 피곤, 림프부종(즉, 방사선 치료로 인한 이차적인 국소성 체액 저류), 심폐지구력, 근력과 지구력, 삶의 질, 자아존중과 안전(즉, 의료과오의 위험) 등이 암 생존자에게 가장 중요한 이슈이다.

Speck 등(2010)은 암 생존자를 대상으로 수행된 연구들을 포괄적으로 살펴보고 그 결과를 발표한 바 있다. 이들은 암 치료 중이나 치료 후에 수행된 신체활동 훈련 또는 신체활동의 효과를 조사한 82개 연구를 살펴보는데, 유방암을 대상으로 한 연구들이 가장 많았다(전체의 80% 이상). 그러나 암은 독특한 특성이 있는 질환이기에 유방암 생존자들에 대한 신체활동의 효과가 대장암, 자궁내막암, 전립선암 또는 기타 유형의 암 생존자들에게까지 효과적이지는 않았다.

지금까지 알려진 신체활동의 건강 이득과 신체활동의 효과를 암치료 도중 및 치료 후로 분류하여 [표 8-2]에 정리하였다. 건강, 생리학적 결과들이 많이 조사되었지만 표에 제시된 것은 여러 연구에서 증가된 운동 및 신체활동이 일관된 결과를 보이는 요인들이다.

[표 8-2]는 신체활동이 암 생존자의 신체적 · 심리적

[표 8-2] 암 생존자에서 신체활동의 영향 요약

지표	암 치료 후의 개선 효과	암 치료 과정에서의 개선 효과
상체 근력	큼	낮음~중간
하체 근력	큼	낮음~중간
유방암-특정	큼	–
심폐지구력	낮음~중간	낮음~중간
피곤	중간	낮음~중간
전체 삶의 질	낮음~중간	낮음~중간
불안	–	낮음~중간
자아 존중	–	낮음~중간
신체활동 참여	낮음~중간	낮음~중간
증상 및 부작용*	낮음~중간	–

* 증상 및 부작용은 오심, 림프부종, 통증을 포함함.
Speck 등, 2010의 자료

한도에 지속적으로 긍정적인 효과를 나타냄을 시사한다. 암 생존자의 상체와 하체 근력 강화에 대한 분명하고 견고한 이득이 암 치료 후에 나타나며, 낮거나 중간 수준의 이득이 암 치료 도중에 나타난다. 비록 관찰된 효과가 여느 생리적 결과보다 크지 않지만 이러한 새로운 근거들은 신체활동 프로그램이 암 치료자들의 치료 프로그램 중의 하나가 되어야 한다는 굳건하고 신뢰할 수 있는 믿음을 주고 있다.

암 조기 진단을 위한 선별검사

선별검사는 여러 유형의 암을 조기 진단하는 매우 효과적인 방법이다. 다양한 선별검사가 전암성병변 혹은 1기 암을 찾아내는데 활용되고 있다(암은 4기로 구분된다. 1기는 초기 단계, 4기는 마지막 단계 또는 진행성, 질환). "Cancer Facts and Figures(미국 암협회, 2009a)"에 제시되었듯이 자궁경부, 대장, 직장의 암은 전암성 조직을 제거함으로써 예방할 수 있다. 유방, 대장, 직장, 자궁경부, 전립선, 구강, 피부의 암 역시 선별검사를 통해 진단할 수 있다. 많은 암(예를 들어, 유방과 피부)에서 자가 검진은 개인 수준의 인식 제고에 매우 가치가 있고 조기 진단에도 유용하다.

5. 암 예방을 위한 신체활동지침

적어도 300백 년 전부터 과학자들은 신체활동이 암 예방에 효과가 있다는 사실을 주장하였지만, 구체적인 기전과 예방에 필요한 운동 수준에 관한 권고는 불과 10여 년 전에서야 밝혀졌다.

1) 과학적 증거

신체활동지침 자문위원회(The Physical Activity Guidelines Advisory Committee (USDHHS, PAGAC 2008))는 신체활동과 운동이 유방암, 대장암 위험과 역의 상관관계에 있음을 뒷받침하는 강력한 과학적 근거에 관해 주장하고 있다. 규칙적인 신체활동과 운동은 대장암의 위험을 30%, 유방암의 위험을 20% 가량 낮춘다. 이러한 관련성은 성과 연령에 관계없이 나타나며, 인종이나 종족을 고려할 때도 합리적으로 받아들여진다.

신체활동과 운동, 대장암 및 유방암의 낮은 발생 위험 간 양-반응 관계를 나타내는 많은 근거가 제시되고 있어, 매일 30~60분가량의 중등도-고강도 신체활동

핵심 리더 소개

Barbara E. Ainsworth, Ph D, FACSM, FNAK

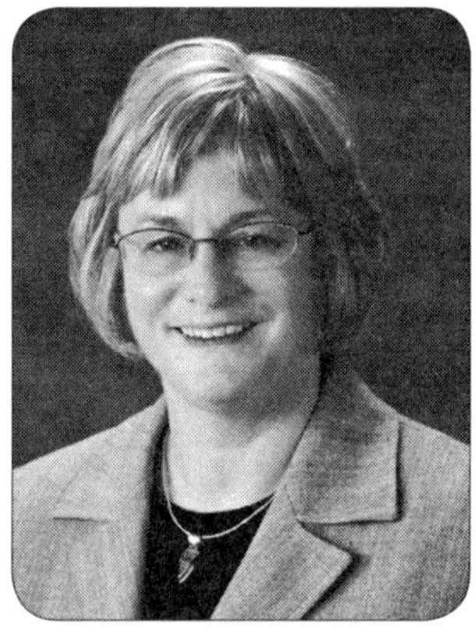

왜? 그리고 어떤 계기로 이 분야에서 일하시게 되었나요?

스포츠에 대한 사랑이 대학에서 체육 전공을 선택하는 계기가 되었습니다. 공립학교에서 교직생활을 하고 있던 중, 학생들을 가르치는 것이 제가 원하는 일이 아니었음을 깨닫고, 석사학위를 위해 대학에 진학하게 되었습니다. 그 후 작은 대학에서 체육을 가르치다 더 나은 경력과 교육을 위해 박사학위를 갖기로 결심하고, 미네소타대학에서 운동생리학에 관한 이학박사 학위를 취득하였습니다. 학위 과정 중, 신체활동 부족이 공중보건학적 문제임을 알게 되었고, 신체활동 부족 극복에 관한 공중보건 전략에 관해 좀 더 배우고 싶었습니다. 그래서 역학 전공으로 공중보건학 석사를 딴 미네소타 보건대학원에서 박사후 과정을 거치게 되었습니다. 신체활동 부족의 유병률을 평가하고 규칙적인 신체활동이 어떻게 만성질환과 조기사망을 예방하는지에 관한 이해를 높이기 위해 공중보건 감시체계와 관찰연구에서 주로 활용되는 신체활동 문항들의 타당성 제고의 필요성에 관해 공부하였습니다. 이러한 교육적 경험이 저를 대학에서의 교육과 연구로 이끌어 주었습니다.

선생님께 큰 영향을 주신 분은 누구인가요?

제가 이 분야에서 일을 하면서 도움 받는 여러분의 멘토가 계십니다. 프레스노주립대학의 교수님은 훌륭한 교육자가 되는 것과 제 분야의 전문가가 되는 것이 얼마나 중요한 지에 대해 가르쳐 주셨습니다. Rose Lyon과 Carlo Gulyas 박사님은 제가 대학원에 진학할 수 있는 용기를 북돋아 주셨습니다. 그리고 대학 교수인 제 사촌은 제게 남과 차별화할 수 있도록 최선을 다하라고 항상 얘기해 준답니다. 미네소타대학의 Robert Serfass 박사님은 저의 이학박사 과정을 지도해 주셨고, 동 대학의 Arthur Leon 박사님은 제가 신체활동과 공중보건에 눈 뜨도록 해주셨습니다. Arthur Leon 박사님은 제가 박사후 과정을 거칠 수 있도록 이끌어 주셨고 공중보건 분야로 나아갈 수 있는 문을 열어주셨다는 점에서 신체활동과 공중보건에서 저의 첫 번째 멘토이십니다. Carol Macera 박사님 역시 제가 더 높은 수준의 교육을 받을 수 있도록 이끌어 주고 질병관리본부(CDC)의 신체활동 감시체계 활동에 공동연구자로 참여할 수 있는 기회를 주신 또 다른 멘토이십니다. 두 분 모두 지금도 저에게 끊임없이 다양한 주제에 관한 조언을 주고 계십니다.

현재 관심을 갖고 계신 연구 주제는 무엇인가요?

신체활동의 평가, 신체활동 질문의 타당성, 여성의 신체활동 패턴들입니다.

무엇이 선생님을 신체활동 및 건강 분야의 연구자와 활동가로 이끌어주고 있는지요?

저는 신체활동 측정 지표의 정확성을 높여 신체활동 평가의 질을 개선하고 싶은 열정이 있습니다. 또한 연구와 현장에서 필요로 하는 가장 좋은 신체활동 측정법을 찾아 동료 연구자들을 돕고 싶습니다.

우리 분야에서 2022년까지 다루어져야 할 중요한 이슈들을 한두 가지 말씀해 주세요.

우선, 공중보건 감시체계와 개입환경에서 신체활동을 측정할 수 있는 가장 정확한 측정방법을 찾아내야 합니다. 다음으로 사람들이 일상생활에서 덜 앉고, 신체활동을 늘릴 수 있는 효과적인 행태학적 접근방법에 관한 이해가 필요합니다.

또는 운동이 추천된다. 이러한 영향은 유산소 레저(레크리에이션) 신체활동에서 가장 강력하고, 단시간의 고강도 신체활동과 운동의 축적된 효과와 암 위험 감소에 관한 자료는 아직까지 부족하다. 강력한 근거 중 일부에서 유방암 생존(즉, 삶의 질과 운동)이 규칙적인 신체활동 및 운동과 관련이 있음을 시사하고 있다. 마지막으로 신체활동 및 운동과 자궁내막암, 폐암 위험 감소와의 관련성을 시사 하는 근거들이 점차 제시되고 있다.

2) 지침

암 위험 감소와 관련 있는 신체활동과 운동 수준은 2008 미국인을 위한 신체활동지침(2008 Physical Activity Guidelines for Americans)의 심폐 건강(제5장)과 근골격계 건강(제7장)에 기술되어 있다. 성인은 주당 150분의 중등도 운동이나 75분의 고강도 유산소 운동을 하거나, 동일한 양의 중등도, 고강도 유산소 운동을 혼합하여 수행해야 한다. 이때 주요 근육을 단련하는 근력 강화 운동을 주당 2일 이상 함께 수행한다.

암 생존자들의 신체활동과 운동 수행은 새로운 만성질환의 위험과 암 치료의 부작용을 낮춘다. 암 생존자들은 자신의 신체능력과 건강상태에 따른 신체활동 및 운동계획 수립을 위해 건강관리자들과 상담해야 한다.

이 장을 마치며

핵심정리

- 암은 조절할 수 없는 이상 세포의 성장 및 증식과 관련된 질환 과정이다. 암은 내적요인(예를 들어 유전, 면역이상, 이상대사반응)과 외적요인(예를 들어 흡연과 같은 건강행태와 생활습관의 결과, 방사선 노출) 모두에 의해 야기된다. 이러한 요인들은 단독으로 혹은 여러 요인들이 합쳐져 시너지 효과를 내며 오랜 시간에 걸쳐 발암 물질을 생성한다.
- 대부분 암의 공통 위험요인으로는 연령, 신체활동 부족, 비만, 유전, 성별, 흡연, 태양광 노출, 영양 부족 등이 있다.
- 최소 주당 150분 이상 중등도 운동을 통해 대장암과 유방암의 위험을 감소시킬 수 있다.
- 암 생존자들은 신체활동과 운동을 통해 새로운 만성질환 위험과 암 치료의 부작용을 줄일 수 있다.

핵심용어

암, 전이, 발생, 유병률, 발암 작용의 다단계 모형, 개시(초기), 촉진, 진행, 인슐린저항성, 인슐린

연습문제

1. 암의 정의는 무엇인가?
2. 미국의 암 유병률 현황은 어떠한가?
3. 대부분의 암 발병과 관련 있는 위험요인 다섯 가지는 무엇인가? 이들에 대해 설명하시오.
4. 규칙적인 신체활동과 운동으로 예방할 수 있는 암은 무엇인가?
5. 발암 작용의 다단계 모형이란 무엇인가?
6. 암 위험에 영향을 미치는 신체활동 기전은 어떠한 생리학적 적응인가?
7. 암 예방에서 자가 검진이 중요한 이유는 무엇인가?
8. 암 생존자들의 암 위험을 줄이고 삶의 질 개선을 위해 얼마만큼의 신체활동과 운동이 요구되는가?
9. 암 생존자의 신체활동을 통해 과학적으로 관찰되는 건강 이득은 무엇인가?
10. 암 위험을 줄일 수 있는 신체활동과 운동 지침은 무엇인가?

인터넷 자료

신체활동, 건강 및 공중보건과 관련된 이슈는 다음의 웹사이트에서 검색할 수 있다.

American Cancer Society	www.camcer.org
U.S National Cancer Institute's Surveillance Epidemiology and End Results (SEER) Program	http://seer.cancer.gov
World Health Organization: On Physical Activity	www.who.int/topics/physical_activity/en
U.S National Cancer Institute	www.cancer.gov

참고문헌

American Cancer Society. 2009a. Cancer Facts and Figures 2009. www.cancer.org/Research/CancerFactsFigures/cancer-facts-figures-2009. Accessed 3 July 2011.

American Cancer Society. 2009b. Economic Impact of Cancer. www.cancer.org/cancer/cancerbasics/economic-impact-of-cancer. Accessed 5 July 2011.

Friedenreich CM, Cust AE. 2008. Physical activity and breast cancer risk: Impact of timing, type and dose of activity and population subgroup effects. British Journal of Sports Medicine 42: 636-647.

McTiernan A. 2008. Mechanisms linking physical activity with cancer. Nature Reviews Cancer 8: 205-211.

National Cancer Institute. 2011. Probability of Breast Cancer in American Women. www.cancer.gob/cancertopics/factsheet/detection/probability-breast-cancer. Accessed 2 July 2011.

Rogers CJ, Colber LH, Greiner JW, Perkins SN, Hursting SD. 2008. Physical activity and cancer prevention: Pathways and targets for intervention. Sports Medicine 38:271-296.

Speck RM, Courneya, KS, Masse, LC, Duval S, Schmitz KH, 2010. An update of controlled physical activity trials in cancer survivors: A systematic review and meta analysis. Journal of Cancer Survivorship 4: 87-100.

Thune I. Furberg AS. 2001. Physical activity anc cancer risk: Dose-response and cancer, all sites and site-specific. Medicine & Science in Sports and Exercise 33: S530-S550.

U.S. Department of Health and Human Services, Physical Activity Guidelines Advisory Committee. 2008 Physical Activity Guidelines Advisory Committee Report, 2008. Washington, DC: U.S. Department of Health and Human Services: www.health.gov/PAGuidelines.

U.S. Department of Health and Human Services, 2008. 2008 Physical Activity Guidelines for Americans. Washington, DC: U.S. Department of Health and Human Services. www.health.gov/PAGuidelines.

Vainio H, Bianchini F. 2002. International Agency for Research on Cancer: Weight Control and Physical Activity. Lyon: IARC Press.

Wolin KY, Yan Y, Colditz GA, Lee I-M. 2009. Physical activity and colon cancer prevention: A meta-analysis. British Journal of Cancer 100: 611-616.

공중보건 전문가의 신체활동

이 장의 내용은 미국 공중보건 분야의 신체활동 지도자 협회에서 제시한 역량 분야 코드 중 다음에 해당한다.
1.4.2, 2.1.1, 2.2.1, 2.2.3, 2.3.3, 3.2.1, 3.2.2, 6.1.4, 6.1.5, 6.2.1, 6.4.1, 6.4.3

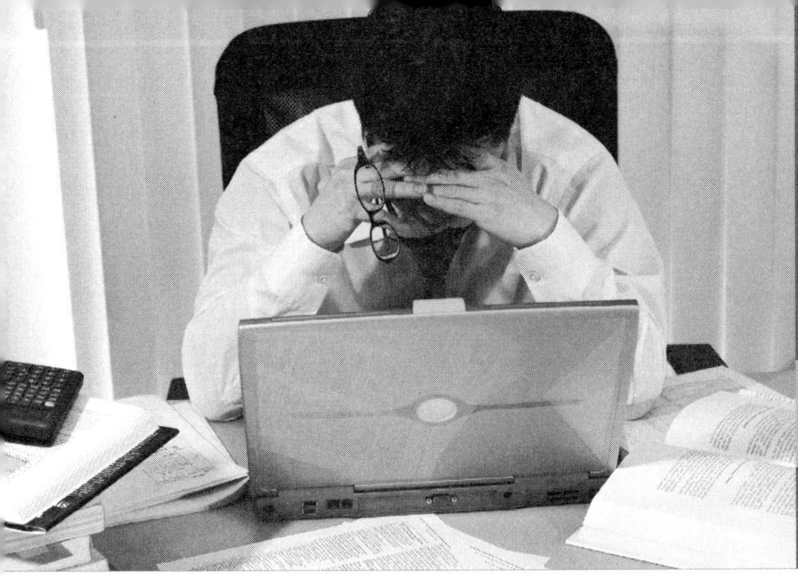

제 9 장

정신건강(Mental health)

학습목표

이 장을 마치면, 다음을 설명할 수 있어야 한다.

- 정신건강 장애의 유병률과 경제적 비용 및 관련 건강문제
- 흔한 정신장애 관련 요인들과 일반적인 평가방법
- 신체활동이 우울, 불안, 심리적 고통, 인지기능, 치매, 정신건강 관련 수면장애에 미치는 영향
- 생리적 적응과 정신건강 간의 관계
- 정신건강과 관련된 신체활동에 대한 지침과 근거
- 정신건강을 위한 신체활동과 운동에 대한 권고사항

들어가기에 앞서

- 규칙적인 신체활동이 정신건강에 긍정적 효과를 미칠 수 있을까요? 그렇다면, 어떤 방법으로 어떻게 영향을 미칠까요?
- 운동과 우울 및 불안 간에는 어떤 관련성이 있을까요?
- 규칙적인 운동을 통해 노화와 관련된 인지기능 저하와 치매를 예방할 수 있을까요?
- 운동을 통해 알츠하이머병을 예방할 수 있을까요?
- 규칙적인 신체활동으로 수면의 질을 향상시킬 수 있을까요?
- 양호한 정신건강을 유지하기 위해 어느 정도의 신체활동이 필요할까요?

일시적이라도 운동을 통해 정신적 스트레스 유발 문제를 털어내는 효과를 직접 체험한 적이 있는가? 체육관에 다녀오면 기분이 좋아지고 진정되는가? 살면서 어떤 요인으로 인해 스트레스를 받는가? 규칙적인 신체활동 및 운동은 스트레스를 낮추거나 조절하는데 유익한가? 주변에 운동중독자가 있는가? 그렇다면 운동중독이 그 사람에게 미치는 부정적인 심리적 효과를 직접 목격한 적이 있는가? 이런 모든 질문은 신체활동과 양호한 정신건강 간의 관련성에 관한 것들이다.

신체활동이 육체적 건강에 미치는 효과에 대한 관심은 높지만, 정신건강에 미치는 효과에 대해서는 대체로 밝혀지지 않았다. 하지만, 신체활동이 정신건강에 미치는 효과에 관심을 가질만한 근거들이 속속 등장하고 있다. 신체활동이 정신적 웰빙을 강화한다는 인식은 있지만, 신체활동이나 운동이 정신건강에 미치는 효과를 설명할만한 생물학적 기전에 대한 근거는 극히 제한적이다. 이러한 과학적 근거는 신체활동을 유지하는 것이 우울과 불안 등 일부 정신건강 상태에 중요하다는 점을 지지하고 있으나, 다른 정신건강 지표에 대한 데이터는 상당히 제한적이다(U.S. Department of Health and Human Services [USDHHS], Physical Activity Guidelines Advisory Committee [PAGAC], 2008). 제9장에서는 신체활동 및 정신건강 관련 개념에 대해 다루고, 신체활동과 정신건강의 관련성에 관한 과학적 근거를 제시한다.

1. 정신건강 장애 유병률과 경제적 비용

정신건강이란 무엇인가? '좋은' 정신건강과 '나쁜' 정신건강이 무엇인지에 대해 다양한 견해가 있다. 세계보건기구에서 정의한 정신건강이란 개인이 자신의 능력을 인식하고, 일상생활에서의 일반적 스트레스에 대처할 수 있고, 지역사회에서 생산적이고 효과적으로 일할 수 있고, 기여할 수 있는 웰빙(well-being) 상태이다(WHO, 2001a : p.1).

정신건강은 전체적인 웰빙에서 필수 부분이며, 정신장애나 문제가 있는 상태에서는 기능적 건강을 확보하거나 유지하는 개인의 능력에 한계가 있다. 정신장애의 종류와 유형은 다양하며, 정신장애 유병률은 연령과 비례하여 증가한다. 2000년 미국 정신의학회(American Psychiatric Association) 정신장애 진단 및 통계 편람 4판(Diagnostic and Statistical Manual of Mental Disorders, Fourth Edition)과 2011년 세계보건기구 국제질병기준(International Classification of Diseases: ICD)에 의하면, 정신장애에는 정서적 증상과 행동적 증상이 있다. 일반적인 정신건강 장애는 정신분열증, 치매, 우울증, 불안장애, 약물의존, 약물 남용 등이 있다. 제9장에서는 선행연구에서 주로 다루어졌거나 새로 발표되고 있는 연구에서 언급하는 일반적인 정신건강 장애 및 문제들만 논의하겠다.

일반적인 정신건강 장애 유병률을 파악하는 것은 쉽지 않다. 정신건강 문제로 진단받을 경우 발생할 수 있는 문화적 낙인효과, 치료를 받으려는 과정에서 부딪칠 수 있는 어려움, 장애 중증도 평가 방식 차이 등이 주요한 이유이다. 그 외에 의료보험 부족 등의 문제로 인해 정신건강 장애 및 관련 문제의 범위를 예측한 신뢰할만한 국내외 자료를 확보하기는 쉽지 않다. 미국 정보에 의하면, 미국에서 연간 26.2%에 달하는 성인이 일반적인 정신건강 이상 증세를 보인다고 한다(National Institute of Mental Health [NIMH], USDHHS, 2011a). 즉, 2004년 기준, 미국 성인 중 5,770만 명이 정신건강에 문제가 있었다고 해석할 수 있다.

정신장애는 1996~2006년까지 미국에서 가장 비용이 많이 드는 5대 질환 중 하나였다(Soni, 2009). 10년 동안 정신장애로 인해 비용을 지출한 인구가 1,920만에서 3,620만 명으로 약 2배 증가하였다. 이에 정신장애로 인한 의료비 지출액 또한 그에 비례해 증가하였다. 1996년 352억 달러(2006년 미화 기준)에서 2006년 575억 달러로 늘었다. 미국 내 우울증 하나에 대한 경제적 총비용도 매년 수백억 달러로 추산되고 있다.

이러한 경제적 부담 중 가장 큰 요인은 우울증으로 인한 업무 생산성 손실이다(Wang 등, 2003). 1990년 미국에서 불안장애로 인한 경제적 비용은 466억 달러로 추정되었는데, 이 금액은 정신질환 관련 전체 지출의 31.5%에 해당된다(Dupont 등, 1996). 현 시점의 달러화 가치로 산정한 구체적 비용 규모는 보고되지 않았지만, 당연히 크게 증가하였을 것으로 보인다.

2. 일반적 정신장애

신체활동 및 운동과 관련되어 연구되고 있는 일반적인 정신장애나 문제들은 다음과 같다(USDHHS, PAGAC, 2008):

- 기분장애
- 불안장애
- 심리적 고통
- 노화에 따른 인지기능 저하
- 낮은 자존감
- 식사 혹은 운동 관련 장애

기분장애에는 우울증, 양극성 장애 또는 조울증, 기분변화와 관련된 질환, 약물에 의한 기분 장애 등이 있다(American Psychiatric Association, 2000). 우울증은 기분부전증으로 알려진 경증 우울장애와 주요 우울장애로 분류할 수 있다. 기분부전증은 최근 2년간 우울증상이 나타난 경우로 미국 성인 인구의 1.5%에 영향을 미치며, 성인의 16%가 매년 2주 이상 증상이 지속되는 주요 우울장애를 경험한다. 미국 내 청소년(13~18세)의 기분부전증과 주요 우울장애의 평생 유병률은 11.2%이다(NIMH, USDHHS, 2011a).

우울증 증상은 집중력 및 의사결정을 방해하며, 취미와 활동에 대한 흥미 상실, 절망감과 무기력감, 불면증 및 자살 생각까지 다양하다. 우울 증상에 수반되는 근심이 심해지면 피로, 두통, 근육긴장 및 근육통, 연하곤란, 떨림, 경련, 과민, 발한, 일과성 열감 등이 나타난다. 우울증이 있으면 정서적으로 무디어지거나 자살충동을 느끼게 될 수 있음은 물론, 알코올이나 약물남용, 공포증, 강박증, 신체적 공격에 집착하는 등 다른 요인들과도 연관될 수 있다. 일정 기간의 경증 우울감은 누구에게나 정상적으로 나타나며, 그 원인은 상실이나 질환으로 인한 비애감일 수 있다. 하지만 우울증이나 기분장애가 2개월 이상 지속되면 심각한 기분변화 문제일 수 있다.

불안은 넓게 정의하면 초조, 걱정, 미래 일에 대한 우려라고 볼 수 있다. 불안은 일상생활에서 예측가능한 부분이지만, 시간이 지날수록 정신장애로 발전해 일상생활 수행능력을 저해하는 수준에 이를 수 있다. 불안증은 상태불안이나 특성불안으로 분류된다. 상태불안이란 개인의 기존 또는 현재의 정서 상태를 말한다. 특성불안은 개인의 성격에 따라 독특하게 나타나며, 일반적으로 A형 성격(공격적, 높은 스트레스)과 B형 성격(절제된, 낮은 스트레스)으로 설명하고 있다. 만성 불안장애는 특정공포증, 사회공포증, 공황장애, 강박장애, 외상 후 스트레스 장애로 이어질 수 있다.

심리적 고통이란 양호한 건강과 거리가 있는 정신적 스트레스를 의미한다. 아프거나 수술과 같은 의학적 상황에 직면했을 때 느낄 수 있는 감정들이 고통의 예들이다. 심리적 고통은 종종 운동연구에서 대상자들의 웰빙이 부족하다는 주관적 느낌으로 측정된다. 웰빙 수준이 높게 보고될수록 일반적으로 높은 삶의 질과 연관되어 있다.

노화에 따른 인지기능 저하란 정보를 처리, 선택, 조작 또는 저장하는 능력이 시간이 지날수록 감퇴하는 것을 말한다; 행동능력과 기능능력에 모두 영향을 미친다. 정신장애와 관련 있다고 보고된 유전 및 노화 관련 중추신경계 장애에는 치매(즉 기억력, 사고력, 언어, 판단력, 행동을 관장하는 뇌기능 상실), 다발성 경화증, 파킨슨병, 알츠하이머병 등이 있다.

자존감이란 정신건강에 긍정적 영향을 줄 수 있는 자기가치감을 말한다. 예를 들면, 연구들에서 운동프로그램에 참여하는 사람들이 운동을 하지 않은 사람들에 비해 자존감이 더 높다고 보고되고 있다. 또한 시간이 지날수록 운동을 중단한 사람들에 비해 운동을 계속한 사람들의 자존감이 더 높을 수 있다. 부상이나 중독행동(예, 강박적 달리기, 운동중독, 섭식장애) 선택 같은 부작용이 발생하는 경우, 자존감 수준이 떨어지거나 양호한 정신건강 상태와 상반되게 된다. 정신건강 수준 저하와 관련된 다른 중독행동들로서 거식증(음식섭취를 제한하고 과도하게 야위게 됨), 폭식증(먹고 토함), 근육추형(강건한 근육에 집착) 등이 있다.

3. 정신건강 장애 관련 위험요인

정신건강 장애 관련 위험요인을 모두 검토하기에는 지면상의 한계가 있으므로 일반적인 정신건강 관련 위험요인 일부에 대해 기술하고자 한다. 대다수의 정신건강 장애가 좌식 생활양식이나 낮은 수준의 신체활동과 연관되어 있다.

수많은 위험요인이 정신장애와 연관되어 있다. 각 질환마다 특이한 위험요인이 있지만, 전반적으로 몇 가지 일관된 주제가 주요 정신건강 진단에서 등장하고 있다.

교정 가능한 정신장애 위험요인들

- 신체 비활동
- 약물 남용(알코올 포함)
- 낮은 자존감
- 고통
- 불건강한 생활양식

교정 불가능한 정신장애 위험요인들

- 연령
- 성별
- 유전
- 트라우마 경험
- 만성질환

다음은 교정 가능 및 불가능한 정신장애 위험요인들이다:

- **신체 비활동** : 상당한 신체활동을 통해 일부 정신건강 증상이 많은 도움을 받을 수 있지만, 지나친 운동은 기존 정신건강 문제를 악화시킬 수도 있다.
- **약물 남용** : 합법적 또는 불법적 약물 남용, 특히 수년간 남용하면 정신건강 장애로 이어질 수 있다.
- **낮은 자존감** : 개인의 역량, 목표, 성취, 사회적 위치, 타인과의 관계 등에 대한 부정적 정서는 정신건강에 큰 영향을 줄 수 있다.
- **고통** : 삶의 다양한 스트레스 요인에 대처하는 능력과 스트레스 요인에 대한 인식은 중추신경계의 기능과 건강한 또는 불건강한 생활양식 선택에 긍정적이거나 부정적으로 작용할 수 있다.
- **불건강한 생활양식** : 건강한 생활양식을 채택함으로써 불건강한 생활양식을 극복하여 정신건강을 개선할 수 있다.
- **연령** : 대다수의 정신건강 장애(예, 주요 우울장애)가 일반적으로 젊은 성인층에서 더 많이 나타난다; 노년층에서는 기능적 건강 유지에 어려움이 있는 경우를 제외하고는 상대적으로 영향을 덜 받는 것 같다.
- **성** : 여성이 남성에 비해 일부 정신장애(예, 주요 우울장애) 위험이 더 높다.
- **유전** : 정신건강 장애나 수면장애 가족력은 이런 질환에 취약하게 할 수 있다.

- **트라우마 경험과 건강상태** : 트라우마 경험과 허약한 건강상태는 정신장애 위험요인으로 알려져 있으며, 이런 위험요인들은 대부분 개인차원에서 교정가능하지 않다. 선행 자살생각도 향후의 사건을 유발할 수 있는 교정 불가능한 위험요인이다. 연령, 자존감, 유전, 현재 건강상태 모두다 사람들이 삶의 스트레스와 자살생각 위험에 어떻게 대처하는지, 수술 및 정신건강 치료 같은 의학적 치료에 어떻게 대응하는지에 영향을 미친다.

4. 신체활동, 운동 및 정신건강

일부 정신건강 장애와 신체활동 간의 확인된 관계를 설명할 수 있는 생리적 메커니즘에 대해 논의하기 전에, 이 분야의 연구범위에 대한 개념을 정립하면 도움이 된다. 특히, 신체활동과 정신건강에 관련된 과학적 연구에서는 신체활동이 정신장애의 가능한 치료법이라고 보았다. 예를 들면, 신체활동이나 운동프로그램이 특성불안(trait anxiety)으로 진단받은 사람들의 웰빙감을 향상시키는가? 어느 정도 개선이 가능한가? 개선된 상태는 얼마나 오랫동안 지속될 것인가? 개선효과가 신체활동량에 따라 좌우되는가? 신체활동이 기존 치료요법에 상승효과를 가질 수 있는지 즉, 신체활동이나 운동이 정신건강 장애에 대한 표준 치료의 효과를 향상시켜줄 수 있는가?

이런 문제들은 신체활동이 정신건강 장애 발생을 완전히 예방할 수 있는지에 대해 다루지 않는다. 분명, 병을 예방하는 것이 진단받고 치료하는 것보다 바람직하다(이것은 공중보건의 핵심이다). 하지만, 정신건강 장애에서 신체활동의 예방적 역할에 대한 연구는 거의 없었다. 정신건강 장애(예, 불안이나 우울증)가 있는 사람들에 대한 연구를 통해 확인된(또는 확인되지 않은) 결과를 근거로 정신건강 장애 예방을 위한 신체활동을 촉진해야 한다.

Dunn과 Jewell(2010)은 정신건강 장애에 맞는 치료방법으로 신체활동에 대한 기존(& 미래) 연구 개념을 정립하는데 유용한 체계를 만들었다. 이 체계에서는 정신건강 장애가 있는 사람들을 대상으로 이용 가능한 운동 및 신체활동을 활용하는 세 가지 방식을 고려하고 있다: 단일요법(즉, 검토된 한 가지 치료), 증폭요법(즉, 처방약 등 기존 치료방법에 추가), 또는 보조요법(즉, 질병 치료에 유익한 것 외에도 건강상의 이익을 가짐). 이 세 가지 유형을 다음과 같은 효과를 보이는 3x3표에 배치한다: 급성 효과(표준검사실 기반의 운동훈련 연구에서 볼 수 있는 유익한 효과), 지속 효과(환자가 검사실을 벗어나 스스로 운동하기 시작할 때 기대할 수 있는 중기적 효과), 유지 효과(연구 중인 상태를 조절하는데 신체활동 행동의 효과를 의미할 수 있는 장기적 효과).

[그림 9-1]의 체계는 신체활동과 정신건강 결과 간 연관관계 메커니즘으로서 작동할 수 있는 생리적 · 행동적 효과를 탐구하고 범주화하는데 도움이 되므로 특히 유용하다. 급성 운동 관련 적응은 단기 훈련연구에서 초기에 확연하게 드러날 가능성이 가장 높다. 다른 건강 결과와 마찬가지로 생리적 적응 정도는 운동량에 따라 좌우된다. 즉, 신체활동량이 크고 강도가 높을수록 생리적 변화도 크다(제2장 참고). 이러한 적응 효과는 지속 및 유지기간까지 운동을 지속적으로 해줌으로써 유지할 수 있으나, 이론적으로 운동훈련을 통해 신체적으로 활발한 생활양식으로 발전하는 것처럼 행동변화도 확연하게 수반되어야 한다.

신체활동으로 인한 생리적 적응 중 어떠한 것이 일부 정신건강 장애와 연관성을 설명할 수 있는가? 앞장에서 언급한 바와 같이, 중등도 신체활동만으로도 대부분 좌식생활자들의 내구력, 근지구력, 최대 산소섭취량, 힘과 파워 등이 개선된다.

이러한 적응 범위는 운동량과 밀접한 상관이 있을 것으로 예상할 수 있다. 즉, 운동량이 많고 신체활동 강도가 높을수록 생리적 반응도 커진다. 이런한 변화의 영향을 파악하려면, 대부분 정신건강 장애의 중심부인 뇌와 신경계에 미치는 효과를 파악해야 한다.

신체활동으로 인한 생리적 적응이 뇌 모세혈관 성장과 발달(혈관형성으로도 부름), 뇌혈류와 산소공급을 개선하는 것으로 확인된 바 있다. 대뇌 혈류의 증가는 대뇌의 대사작용을 증가시키고, 이렇게 증가된 대뇌활

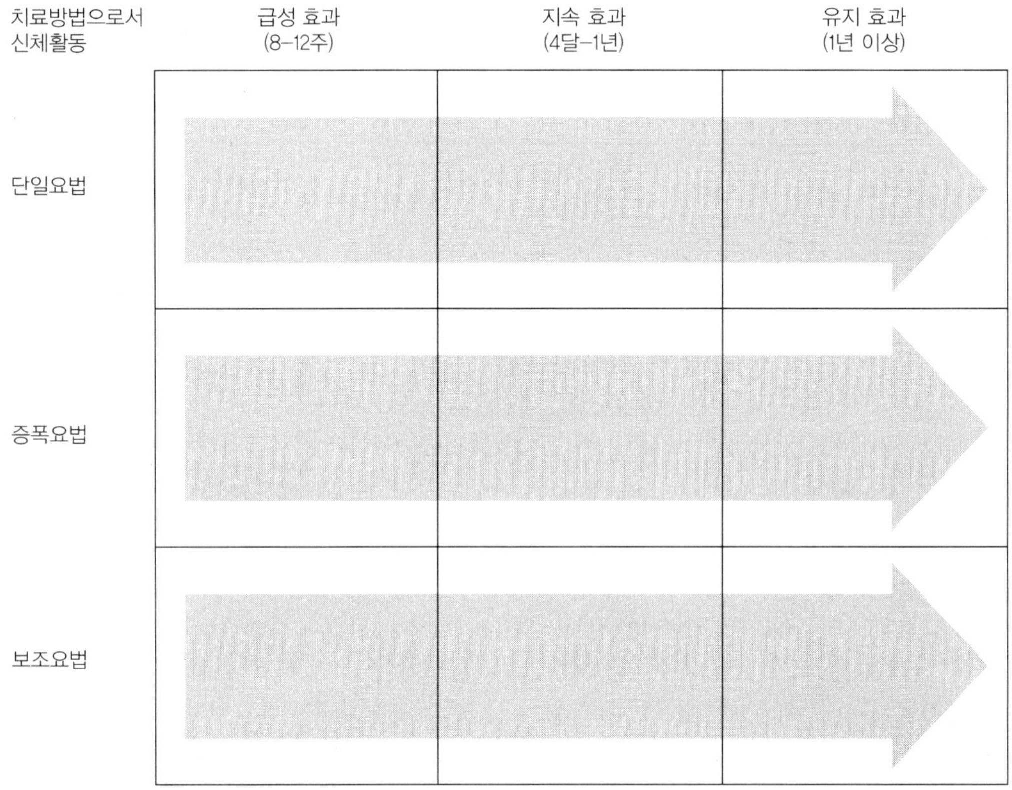

[그림 9-1] 신체활동, 운동, 정신건강에 대한 과학적 연구개념 정립 체계
Dunn과 Jewell, 2010에 기초함.

동(특히 노령층에서)이 정신건강 장애에 대항하는 신체활동의 보호효과를 부분적으로 책임진다는 것이 일반적인 가설이다(Deslandes 등, 2009). 다른 관련 가설들은 운동이 신경전달물질(신경접합부 전체에 걸쳐 신경자극 전달에 도움을 주는 화학물질) 조절, 뇌신경 세포의 성장과 유지 및 신경접합부 전체에 걸쳐 자극 전달 신경들의 능력을 개선한다는 개념을 포함하고 있다.

신체활동으로 인한 생화학적 개선도 어느 정도 말초적으로 생리학적 적응과 관련 있다. 생화학적으로, 사람들은 유산소 활동과 근골격계 강화 활동 후 경제성이나 효율성 개선(즉, 주어진 업무량에 에너지 소비를 감소시킴)될 것으로 기대한다. 균형, 안정성, 운동성(유연성과 운동 범위), 말초 자기수용 감각(즉, 위치와 움직임 감각)의 개선은 자존감과 웰빙을 개발할 수 있게 도와주거나 긍정적인 수준을 유지할 수 있게 할 수 있다. 운동기능의 발달은 사람들이 자신감을 가지고 신체활동과 운동 활동에 한층 더 다양하게 참여할 수 있게 하며, 일부 사람들에게서 이러한 자기효능감 증가가 정신건강에 긍정적 변화를 가져올 수 있다는 것이 핵심적인 가정이다.

정신건강의 이러한 생리적 지표에 영향을 미치려면 어느 정도의 신체활동 강도가 필요한가? 분명, 지표에 따라 신체활동 강도는 다양하지만, 신경생물학 연구에서 나온 최고의 근거는 가벼운 신체활동(산책, 일상생활 수행활동)으로는 필요한 생리적 반응을 이끌어내기에 충분치 않다는 것이다.

정신건강을 촉진하는데 필요한 생리학적 자극을 발생시키려면 신체활동 강도가 3.0 METs(제2장 참고)나 그 이상(즉, 격렬하거나 중등도 강도)은 되어야 한다.

5. 운동, 신체활동, 뇌 기능

운동과 신체활동은 정신건강 장애가 없는 사람들의

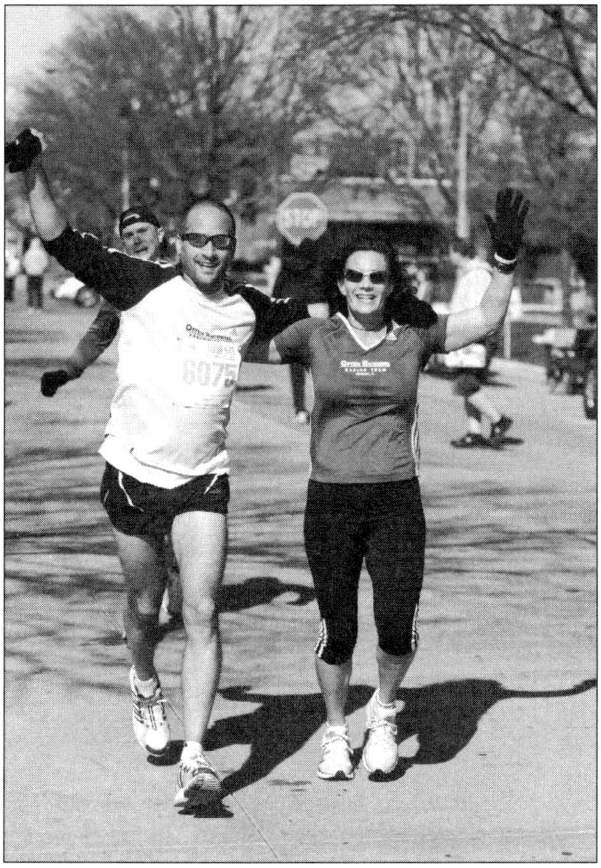

규칙적 신체활동은 정신건강에 구체적, 실질적, 긍정적인 효과를 미친다.

뇌기능에도 영향을 줄 수 있다. 신체활동이 사람을 더욱 스마트하게 만들어주거나 기억력을 더 좋게 해줄 수 있을까? 신체적으로 활발한 사람이 비슷한 수준의 신체활동을 하지 않는 사람에 비해 인지기능이 더 우수한가? 신체적으로 활발한 어린이가 신체적으로 활발하지 않은 어린이에 비해 학교성적이 더 좋은가? 분명히, 원활하지 않은 뇌 기능이 한층 더 심각한 정신장애의 무증상 전구요인이 될 수 있기 때문에 이러한 질문은 정신건강과 관련이 있다.

인지기능 저하는 노년층에서 급속하게 진행된다. 선진국의 인구노화가 빠르게 진행되면서, 우리의 부모와 조부모들이 가급적 오랫동안 기능적 독립성 유지를 위해 신체활동과 운동이 뇌 기능에 어떤 영향을 주는가에 대해 파악하려는 노력도 강화되고 있다.

연구자들이 뇌기능과 신체활동 및 운동과 연관성에 대해 조사한 결과를 [그림 9-2]에 정리했다. 그림에 제시한 내용 이외에도 여러 가지 결과가 있고, 연구도 일회성 운동에 대한 조사부터 단기훈련 운동에 대한 조사에 이르기까지 다양했다. 신체활동이 뇌기능에 작용하는 역할에 대한 결론이 아직 내려진 것은 아니지만, 이 그림에서 강조한 주제들이 향후 연구할 만한 가장 유망한 분야에 속한다.

6. 정신건강을 위한 신체활동지침

신체활동을 통해 (1) 불안증상, (2) 불안장애, (3) 우울증상, (4) 주요 우울 장애, (5) 노화에 따른 인지기능 감퇴 등 위험을 낮춘다는 주장을 뒷받침하는 과학적 근거가 있다. 신체활동이 심리적 웰빙 강화와 치매의 심리적 효과 지연과 연관 있다는 적절한 근거도 있다(미국 보건복지부, 2008년 미국 신체활동지침 자문위원회). 하지만 이 분야의 연구가 상당히 많음에도 불구하고, 신체활동이 정신건강장애 치료에 효과가 있다고 확인된 경우는 없다. 현재는 다른 치료 양식의 보조요법

정신장애 검사

정신건강 장애를 평가, 진단, 치료하기 위한 검사를 이 분야 전문성을 갖춘 의사나 연구자들이 주로 실시하고 있다. 선별검사(더 광범위한 진단 정밀검사에 의뢰할 증례를 파악하는)부터 시작하여 정신건강 장애를 평가하는 것이 일반적인 관행이다. 이런 검사에는 자기보고식 설문조사, 직접평가 및 관찰조사에 이르기까지 다양한 방법이 있다. 단순한 기분장애 선별검사의 대표적인 예는 기분상태검사(Profile of Mood States, POMS)이다. 기분상태검사는 긴장-불안, 분노-적대감, 피로, 무력, 활력-활동, 혼동-혼란 등 주요 표지 상 변동적 기분상태를 평가하는 설문지 유형의 측정 도구이다. 기분상태검사는 신체활동 및 운동개입 또는 참여 수준 간의 관계를 포함한 세팅 등 다양한 임상적 정신 건강 세팅 내에서 활용되어 왔다(www.mhs. com/product.aspx?gr=cli&prod=poms&id=overview참조).

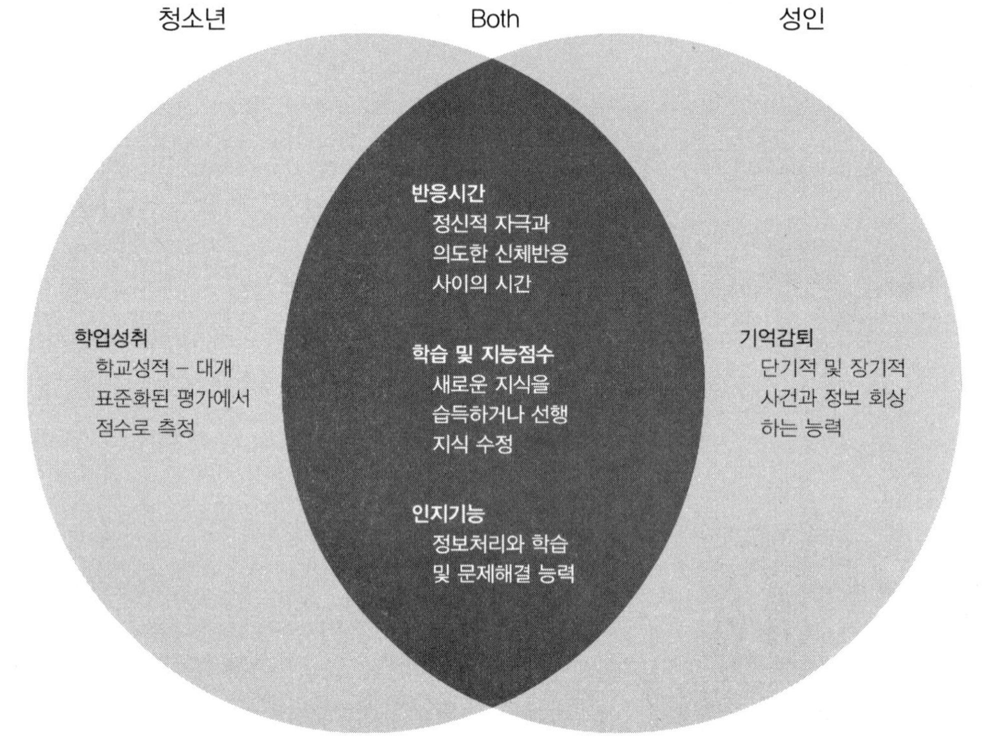

[그림 9-2] 신체활동 및 운동과 뇌 기능 결과 간의 연관성에 대한 청년층과 장년층 조사 결과

으로서만 신체활동을 권장하고 있다(미국 보건복지부, 2006년 국립 가이드라인센터(National Guideline Clearinghouse, NGC).

[그림 9-3]에 신체활동 및 운동과 고통 간의 투여량-반응 관계에 대한 최근 연구결과를 정리했다. 제시한 바와 같이 낮은 수준의 신체활동에 비해 중등도 신체활동을 통해 고통 발생 수준을 유의하게 낮추거나, 웰빙 수준을 높일 수 있다. 이러한 연구결과를 바탕으로 볼 때 신체활동량과 강도를 높인다고 해서 효과가 추가되지는 않는 것 같다. 이 그림에 제시된 데이터를 보면 신체활동의 공중보건 효과에 대한 더 많은 근거를 제시하고 있다. 정신건강 효과는 가장 높은 수준의 운동을 하는 사람들 및 운동선수들에게서만 제한적으로 나타나는 것은 아니다.

많은 육체적 건강결과에 대한 신체활동 및 운동의 건강효과를 확인한 다양한 과학적 근거가 존재하지만, 신체활동 및 운동과 정신건강 간의 긍정적 관계에 대한 연구결과가 문헌에 등장하기 시작한 것은 불과 1980년대부터였다. 새로운 운동 과학 기술 및 기법의 발달과 함께, 공중보건 분야에서 정신건강 장애 관리에 대한 강조는 정신건강 장애가 있는 사람들에게 적절한 신체

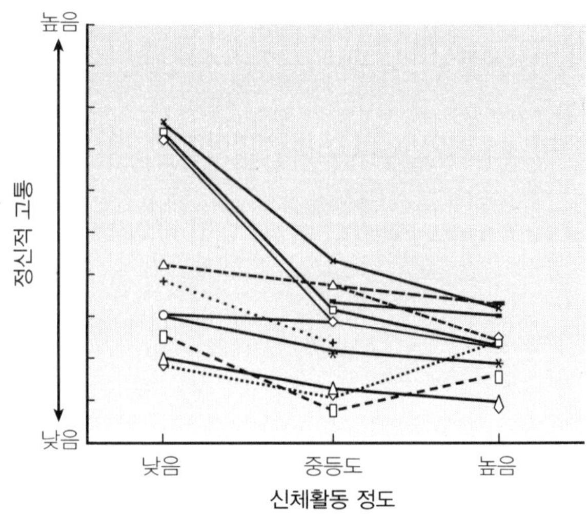

[그림 9-3] 신체활동과 고통감 전향적 코호트 연구 1995–2007

USDHHS, PAGAC, 2008에서 인용함.

활동 및 운동 개입을 추진하는데 유리한 상황인 것으로 판단된다.

1) 과학적 근거

미국 신체활동지침 자문위원회(미국 보건복지부, 2008년 신체활동지침 자문위원회)에서는 신체활동을 통해 장년층과 노년층에서 우울증 및 인지기능 저하 위험을 줄일 수 있다는 강력한 과학적 근거에 대해 언급하고 있다. 일부 제한적 근거에 의하면, 신체활동 및 운동은 고통을 줄이거나 웰빙감을 높여준다. 신체활동 및 운동이 수면을 개선한다는 근거도 어느 정도 있다.

규칙적인 신체활동 및 운동을 통해 우울증, 고통, 웰빙 부족 위험과 치매를 20~30% 낮출 수 있다. 남녀 위험 감소도는 비슷하다고 볼 수 있으며 흑인, 히스패닉, 코카서스계 백인에서도 그 효과가 비슷하다는 근거가 있지만, 근거 자체가 제한적이다.

정신건강 장애(우울증과 고통)을 완화시키는데 필요한 신체활동이나 운동량은 주 3~5일, 1회 30~60분이며, 활동 강도는 중등도부터 격렬한 수준이라는 근거가 어느 정도 나와 있다. 유산소 활동이나 근육강화 활동 또는 두 가지 활동을 조합해 실시하는 경우, 효과 면에서 비슷한 것 같다. 다만, 정신 건강에 효과적인 신체활동이나 운동의 최소 또는 최적의 유형과 양에 대해서는 아직 확인된 바 없다. 신체활동 및 운동과 불안 감소, 인지건강 향상, 수면 패턴 개선 간 용량-반응에 대한 과학적 근거가 현재로서는 충분하지 않다.

하루 동안 누적된 신체활동과 짧은 운동이 정신건강에 미치는 긍정적 효과의 근거는 제한적이거나 불충분하다. 다발성 경화와 파킨슨병 등 중추신경계의 질환의 발병, 진행, 또는 부작용을 신체활동이나 운동으로 줄일 수 있다는 일부 과학적 근거가 있다.

2) 가이드라인

다음 권장 사항의 출처는 2008년 미국 신체활동지침 (USDHHS, 2008: p.14)이다:

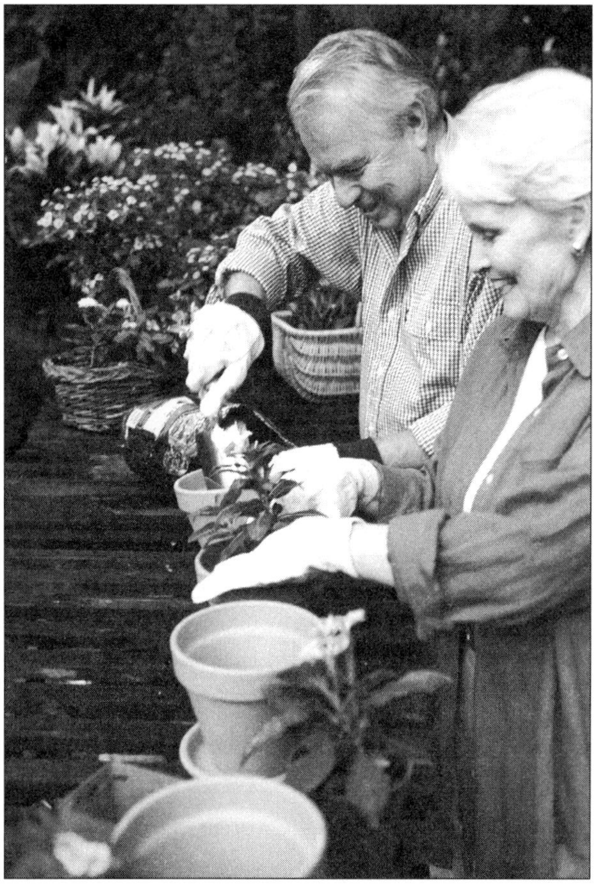

신체활동을 통해 자존감을 유지하거나 향상시키는데 유익한 방법은 무엇인가?

신체적으로 활발한 성인들의 우울증과 인지기능 저하(노화에 따른 사고, 학습, 판단능력 저하) 위험이 상대적으로 더 낮다. 또한 신체활동은 수면의 질도 향상시킬 수 있다. 신체활동을 통해 고통이나 불안을 줄일 수 있는 지는 현재 명확하지 않다. 매주 3~5일, 1회 30~60분 유산소 신체활동을 하거나 유산소성 신체활동과 근력강화 병행 신체활동을 하는 사람들로부터 정신건강 효과가 나타났다. 일부 연구에서는 그 보다 더 낮은 수준의 신체활동을 하는 경우에도 어느 정도의 효과를 제공할 수 있다고 보고되어 왔다. 규칙적인 신체활동은 어린이와 청소년의 불안과 우울 증상을 감소시키는 것 같다. 신체활동이 자존감을 개선하는 지에 대해서는 명확하지 않다.

핵심 리더 소개

Caroline A. Macera 박사

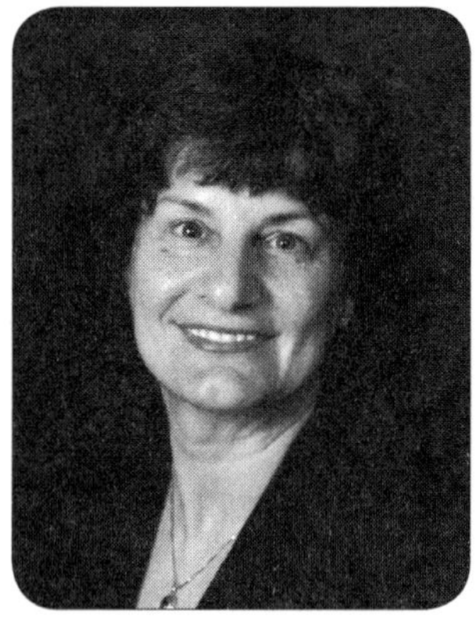

당신이 이 연구를 시작하게 된 계기는? 당신에게 특별히 영향을 준 인물이 있었는지?

만성질환 병인 연구와 관리 분야 전문 역학자인 내가 이 분야에 종사하게 된 계기는 과학과 과학적 연구방법에 대한 개인적 관심 때문입니다. 나는 현상의 원인을 파악하고 변화 방향을 모색하는 일을 하고 싶었습니다. 일찍이 만성질환(예를 들어 심장질환, 암, 당뇨병)에 대한 나의 관심이 시작된 이유는 이 분야야말로 내가 좋아하는 연구를 할 수 있고 나의 연구결과를 일상생활에 적용할 수 있다고 보았기 때문입니다.

신체활동연구에 대한 나의 관심은 Ralph Paffenbarger 박사를 만난 후 발전하였다. 이 분야에 대한 그 분의 열정과 파격적인 연구는 나에게 감명을 주었다. 누구나 달리기 선수나 울트라마라토너가 될 순 없지만, 누구나 더 많은 활동을 일상활동에 포함시킬 수 있고 실질적인 건강 혜택도 달성할 수 있다고 생각했습니다. 미국 질병관리본부(Centers for Disease Control and Prevention, CDC)에서 나의 업무가 신체활동 연구에 대한 나의 의지를 강화시키는데 큰 역할을 했습니다.

당신의 현재 연구관심사는 무엇인가?

공중보건 전공 학생들에게 역학방법을 지도하는 것이 나에게 매우 중요한 일이다. 차세대 연구자들이 현재 상황을 뛰어넘어 이 분야를 이끌어나가도록 돕는 것은 정말 흥분하게 하는 일입니다. 나의 연구관심사에 심장질환, 암, 당뇨 등 만성질환에 대한 신체활동 효과 등이 포함됩니다. 이 시기 주요 유행병인 비만에 관심을 갖지 않고서는 이 분야에서 연구자가 될 수 없습니다.

당신이 신체활동과 건강 분야의 연구자이자 활동가가 된 동기는 무엇인가?

건강분야를 살펴보면 너무나 많은 사람들이 일부 형태의 장애를 가진 체 그들 삶의 마지막 1/3을 보냅니다. 많은 경우 이런 장애들은 신체적으로 활동적인 생활방식을 유지함으로써 예방될 수 있습니다. 젊은 사람들은 현재 생활방식이 30~40대의 삶의 질에 영향을 미칠 수 있다는 점을 이해하기 어렵습니다. 나의 목표는 건강하고 적절한 생활방식을 표준으로 삼고 식사 및 신체활동에 대한 건전한 선택을 쉽게 할 수 있도록 만드는 것입니다.

2022년까지 이 분야에서 반드시 다루어야 하는 중요한 핵심 이슈 한두 가지는?

비만은 이 세대의 주요한 건강문제입니다. 전례 없이 많은 어린이와 청소년들이 주로 비만 유행으로 인해 당뇨에 걸립니다. 처음으로 현재 어린이들의 수명이 부모들보다 짧을 수도 있습니다. 비만 유행을 해결하기 위한 여러 가지 방법 중 하나는 학교, 가정, 직장에서 신체활동을 늘리는 것입니다. 개인의 행동 변화뿐만 아니라 정책과 환경 변화 또한 필요합니다. 아동과 청소년들의 건강을 유지시킴으로써 그들이 나이가 들어 발생하는 수많은 만성질환을 예방할 수 있습니다.

이 장을 마치며

핵심정리

- 연간 미국 성인 26.2%가 정신건강 질환을 앓는 것으로 추산된다. 이에 따라 정신장애 관련 의료비용도 상대적으로 증가하여 1996년 352억 달러(2006년 미화 기준)에서 2006년에는 575억 달러로 늘었다.

- 일반적인 정신건강 장애로는 우울증, 양극성 장애 또는 조울증, 기분변화, 약물에 의한 기분장애, 불안증, 공포증, 공황장애, 강박장애, 외상 후 스트레스 장애, 심리적 고통, 중추신경계 장애와 중독행동 등과 관련된 질환이 있다.
- 정신장애에 대한 일반적인 위험요인들은 신체 비활동, 낮은 자존감, 고통, 약물남용, 알코올남용, 부정적 생활양식 행태, 연령, 성별, 자살생각, 의학적 치료 등을 포함한다.
- 정신건강 장애를 찾아내기 위한 검사는 주로 의사(일반의) 및 전문가(정신과의사와 수면연구 전문가)에 의해 수행된다.
- 정신건강 효과는 주 3~5일, 1회 30~60분간 유산소 운동을 하거나, 유산소 운동과 근육강화 활동을 병행한 사람들에게서 확인되었다.

핵심용어

기분장애, 기분부전증, 상태불안, 특성불안, 심리적 고통, 노화에 따른 인지기능 저하, 자존감, 거식증, 폭식증, 근육추형

연습문제

1. 세계보건기구에서는 정신건강을 어떻게 정의하는가?
2. 정신건강이 전반적인 웰빙에서 핵심 요소인 이유는 무엇인가?
3. 미국에서 정신장애 유병률은 얼마나 되는가?
4. 미국에서 정신장애 치료와 관련된 경제적 비용은 얼마나 되는가?
5. 기분부전증과 인지기능이란 무엇인가?
6. 상태불안과 특성불안의 차이는 무엇인가?
7. 심리적 고통이란 무엇인가?
8. 정신 또는 수면장애에 대한 4개의 공통 위험요인은 무엇인가?
9. 정신장애를 검사하기 위해 유용한 전략들은 무엇인가?
10. 정신장애 위험을 감소시키고 수면을 개선하기 위해 신체활동이나 운동이 어느 정도 필요한가?

인터넷 자료

신체활동, 건강 및 공중보건과 관련된 이슈는 다음의 웹사이트에서 검색할 수 있다.

Human Kinetics	www. HumanKinetics.com
U.S. Department of Health and Human Services Physical Activity Guidelines for Americans	www. health.gov/PAGuidelines
International Society for Physical Activity and Health	www.ispah.org
American College of Sports Medicine	www.acsm.org
President's Council on Fitness, Sports & Nutrition	www.fitness.gov
World Health Organization	www.who.org
National Institute of Mental Health	www.nimh.nih.gov

참고문헌

American Psychiatric Association. 2000. Diagnostic and Statistical Manual of Mental Disorders: DSM- IV-TR. Washington, DC: American Psychiatric Association.

Deslandes A, Moraes H, Ferreira C, et al. 2009. Exercise and mental health: Many reasons to move. Neuropsychobiology 59: 191-198.

Dunn AL, Jewell JS. 2010. The effect of exercise on mental health. Current Sports Medicine Reports 9: 202-207.

DuPont RL, Rice DP, Miller LS, Shiraki SS, Rowland CR, Harwood HJ. 1996. Economic costs of anxiety disorders. Anxiety 2 (4): 167-172.

Soni A. 2009. The Five Most Costly Conditions, 1996 and 2006: Estimates for the U.S. Civilian Noninsti-tutionalized Population. Statistical Brief #248. Rockvllle, MD: Agency for Healthcare Research and Quality. www.meps.ahrq.gov/mepsweb/data_files/publications/st248/stat248.pdf. Accessed 23 September 2011.

U.S. Department of Health and Human Services. 2008. 2008 Physical Activity Guidelines for Americans. Washington, DC: U.S. Department of Health and Human Services. www.health.gov/PAGuidelines.

U.S. Department of Health and Human Services, National Guideline Clearinghouse. 2006. Adult Primary Care Depression Guidelines 2006. www.guideline.gov/summary.aspx?doc_id=6007. Accessed 20 July 2011.

U.S. Department of Health and Human Services, National Institute of Mental Health. 2011a. Statistics: Any disorder among adults. www.nimhnih.gov/statistics/1ANYDIS _ADULT. shtml. Accessed September 22, 2011.

U.S. Department of Health and Human Services, National Institute of Mental Health. 2011b. Statistics: Major disorder among children. www.nimh. nih.gov/statistics/1MDD_CHILD. shtml. Accessed September 22, 2011.

U.S. Department of Health and Human Services, Physical Activity Guidelines Advisory Committee. 2008. Physical Activity Guidelines Advisory Committee Report, 2008. Washington, DC: U.S. Department of Health and Human Services. www.health.gov/PAGuidelines.

Wang PS, Simon G, Kessler RC. 2003. The economic burden of depression and the cost effectiveness of treatment. International journal of Methods in Psychiatric Research 12 (1): 22-33.

World Health Organization. 2001a. International Classification of Functioning, Disability and Health. ICF. Geneva: World Health Organization.

World Health Organization. 200lb. Strengthening Mental Health Promotion. Geneva: World Health Organization (Fact sheet no. 220).

World Health Organization. 2011. International Classi-fication of Diseases. www.who.int/classifications/icd/en/.Accessed 22 September 2011.

공중보건 전문가의 신체활동

이 장의 내용은 미국 공중보건 분야의 신체활동 지도자 협회에서 제시한 역량 분야 코드 중 다음에 해당한다.
1.4.2, 2.1.1, 2.2.2, 2.3.3, 3.2.1, 3.2.2, 6.2.1, 6.4.1, 6.4.3

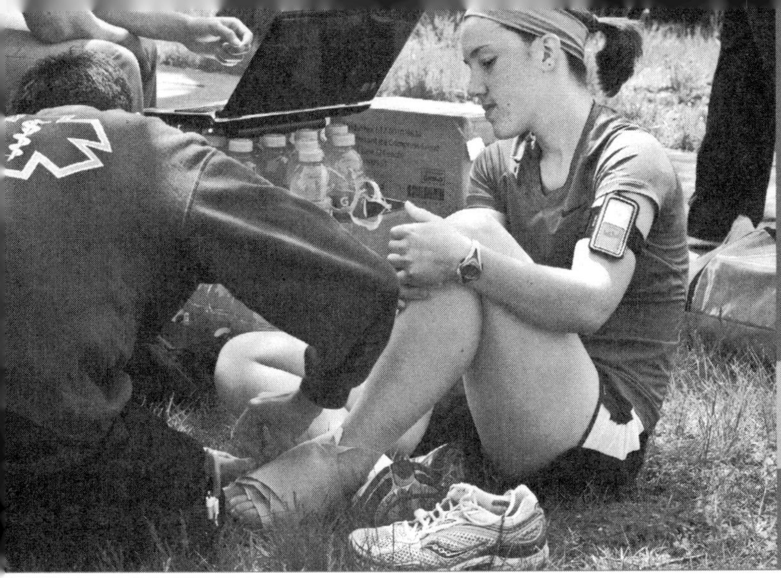

제 10 장

운동과 신체활동의 건강위험

학습목표

이 장을 마치면, 다음을 설명할 수 있어야 한다.

- 운동 및 신체활동과 관련된 주요한 건강위험
- 운동 및 신체활동과 관련된 흔한 근골격계 손상
- 운동관련 근골격계 손상의 위험요인들
- 운동관련 심장돌연사 및 심장돌연사 발생을 예측하는 요인들

들어가기에 앞서

- 운동관련 근골격계 손상의 위험요인은 무엇일까요?
- 이런 손상들을 예방할 수 있을까요?
- 운동이 심장돌연사 또는 심장마비를 유발할까요?
- 운동 및 신체활동의 이득이 위험을 능가할까요?
- 운동을 시작하기 전, 의사와 반드시 상담을 해야 할까요?

제2부는 건강을 개선하고 증진하는데 신체활동의 역할을 강조하고 있다. 신체활동은 심장질환, 일부 암과 당뇨병의 위험을 줄이고, 근골격계를 향상시키며, 골질환을 예방한다. 또한 삶의 질과 일부 정신건강 장애를 향상시킨다. 신체활동의 이득은 만성질환의 위험을 낮추는 능력에서 특히 주목할 만하며, 신체활동의 이득과 다른 긍정적인 성과를 알리는 새로운 연구가 지속되고 있다. 그러나 신체활동 또한 부정적인 측면을 가지고 있지 않는가? 신체활동과 운동 참여가 어떤 질환의 위험을 실제로 증가시킬 수 있는가? 만약 그렇다면, 신체활동의 이득이 위험보다 더 큰가?

공중보건 영역에서 당신이 홍보하고 있을 수도 있는 어떤 건강행태나 중재의 건강 이득뿐만 아니라 위험을 이해하는 것은 중요하다. 어떤 프로그램의 부정적인 측면을 아는 것은 완벽한 이해에 매우 중요하다. 예방접종 프로그램, 깨끗한 공기를 위한 환경변화, HIV 예방을 위한 교육 프로그램 등은 좋은 의도를 가진 프로그램이 여러 사람들에게 의도하지 않은 위험을 줄 수 있는 상황의 사례가 된다. 특정 프로그램의 이득뿐만 아니라 위험을 이해하는 것이 '책임 있는' 공중보건의 실천이다.

그 동안 많은 연구가 이루어진 신체활동의 의도하지 않은 2가지 주요한 위험(결과)은 근골격계 손상과 운동 관련 심장돌연사이다. 이 장에서는 이러한 위험에 대해 검토하고, 증가하는 신체활동의 비용과 이득을 균형 있게 다룰 것이다.

1. 근골격계 손상

신체활동 관련 근골격계 손상은 신체활동에 기여하는 뼈, 근육, 관절, 또는 결합조직에서 발생하는 여러 종류의 급성질환을 포함한다. 이는 발목염좌처럼 갑자기 발생하거나, 머리위로 전기회로를 설치하는 전기기술자 어깨 부위의 점진적인 통증처럼 일정기간 노출에 의해 일어난다. 인대파열, 염좌, 긴장, 골절, 타박상 및 관절 탈구는 운동과 신체활동으로 일어날 수 있는 흔한 근골격계 손상이다. 이러한 손상은 신체활동 없이도 발생할 수 있으나(예, 자동차 사고), 이 장에서는 몇 가지 신체 움직임에 의한 것만을 다룰 것이다.

근골격계 손상을 연구할 때 어려운 문제는 손상의 정의와 관련되어 있다. 무엇을 손상으로 볼 것인가? 아마도 당신은 손상이 의미하는 것을 알고 있을 것이다. 그러나 당신 어머니도 당신과 똑같은 손상의 정의를 알고 있을까? 세계적인 단거리 선수나 중장비 기사는 어떨까? 모든 사람이 손상이 무엇인지에 대해 자신만의 생각을 가지고 있을 가능성이 크다. 대부분의 경우 손상은 통증, 기능상실, 일이나 사회생활을 할 수 없는 상태를 수반한다. 어떤 사람들은 다른 사람들보다 통증에 대해 더 높은 역치를 가지고 있다. 그러므로 두 사람에게 발생한 같은 사고가 한 사람은 '손상'으로, 다른 사람은 '부딪침'으로 여길 수 있을 것이다.

심각성 또한 문제가 된다. 사고가 손상이 되려면 통증이나 신체적 기능손실이 얼마나 오랫동안 지속되어야 하는가? 30분? 30일? 사고가 손상으로 분류되기 전

손상의 정의

당신에게는 어떤 종류의 운동관련 근골격계 손상이 설문조사에서 보고해야 할 정도로 심각한 것인가? 당신은 6개월 전 하루 종일 정원 가꾸기를 한 후의 허리 통증을 기억할 수 있는가? 근골격계 손상에 대한 연구는 무엇이 손상인가에 대한 표준화된 정의의 부족과 연구 참여자의 기억에 대한 가변성 때문에 제한적이다.

에 의사나 다른 보건의료 전문가를 반드시 만나야 하는가? 건강보험을 갖고 있지 않다면 어떻게 되는가? 건강보험이 없는 사람은 같은 손상에서 건강보험이 있는 사람에 비해 의사나 보건의료 전문가를 만날 가능성이 분명 낮을 것이다. 이는 연구나 설문조사에서 어떤 사람은 손상으로 포함시킬 수 있으나 다른 사람은 단순히 '발견'될 수 없기 때문에 손상으로 포함되지 않을 수 있다. 운동관련 손상이 되기 위해 운동시간 중 손상이 발생되어야 하는가? 또는 운동에 누적 노출로 인한 손상(예, 무릎 관절염)도 운동관련 손상에 포함시킬 수 있는가?

요점은 학술문헌이 신체활동 및 운동과 관련된 근골격계 손상 연구로 가득함에도 거의 일관된 정의가 사용되지 않고 있다는 점이다. 이것은 연구들 간의 비교를 불가능하게 한다. '어떤 손상'에 대한 참여자의 자가 보고에 의존한 연구는 손상으로 분류 전 의사의 진단을 요구하는 연구와 비교할 수 없다. 따라서 신체활동 및 운동에 기인한 근골격계 손상의 비율과 위험에 대한 정보는 상대적으로 풍부한 건강 이득에 대한 이용 가능한 정보에 비해 부족하다고 할 수 있다.

운동관련 손상의 유병률이란 무엇인가? 이 단순한 질문에도 복잡한 여러 고려사항 때문에 단순하게 답을 제시할 수 없어 유감스럽다. 첫째, 논의된 것처럼 손상의 정의는 다양하다. 대부분의 사람은 응급실 방문이 필요할 정도로 심각한 사고를 손상에 포함시킬 것이다. 그러나 그보다 덜 심각한 것은 어떻게 할 것인가? 며칠간 집에서 쉬지만 응급실을 방문하지 않는 사고는 손상으로 고려할 만큼 충분히 심각한가? 단순히 아스피린 몇 알을 복용하고 며칠 동안 자가 치료한 경우는 어떻게 할 것인가? 신체활동과 근골격계 손상에 대한 연구의 주된 제한점은 일관성 없는 (그리고 불완전한) 정의를 사용하는 것이다.

운동관련 손상의 유병률 결정에서 또다른 복잡한 요인은 다양한 종류의 신체활동 참여율이 다르고 다양한 종류의 손상을 야기할 수 있다는 사실이다. 충격이 적고 비접촉성인 운동이나 스포츠는 충격이 크고 신체적 접촉이 많은 스포츠보다 근골격계 손상 위험이 낮을 것이다. 이러한 차이는 단일질환으로 당뇨병 및 심근경색의 유병률을 이야기하는 방식이므로, 손상의 유병률에 대해 논의하는 것을 다소 의미 없게 한다. 마찬가지로 걷기나 달리기와 같은 체중부하 활동은 신체의 다른 부분보다 하지 손상과 관련이 있을 것으로 예상되며, 테니스나 스쿼시 같은 라켓경기는 상지(어깨와 팔) 또는 두부(라켓이나 볼에 맞아서) 손상을 더 잘 일으킬 수 있다.

마지막으로 미국에는 운동관련 손상에 대한 전반적인 상황을 증명하는 통상적 설문조사나 시스템이 없다. 주기적 연구(Powell 등, 1998), 치명적 손상에 대한 연

분자 괴물(Numerator Monster)

운동관련 손상연구는 특히 분자 괴물에 취약하다. 이 문제는 손상을 계산하면서 위험 노출 인구(분모)가 무시될 때 일어난다. 역학자들은 유병률과 발생률을 계산할 때 위험 노출 인구집단의 크기(분모)뿐만 아니라 환자 수(분자)를 필요로 한다. 만약 어느 하나를 모른다면, 근골격계 손상에 대한 신체활동의 종류와 각각의 위험에 대한 비교는 불가능하다. 예를 들어, 어느 주말에 걷기를 좋아하는 사람 100명, 럭비선수 (둘 다 분자) 100명이 운동관련 손상 치료를 위해 응급실을 방문하였다면, 어떤 사람은 두 가지 활동이 똑같이 위험하다고 말 할지 모른다. 그러나 이 가정은 잘못된 것이며 옳지 않다. 지역사회에서 럭비선수보다 걷기를 좋아하는 사람이 훨씬 더 많다. 위험 노출 인구집단(걷기를 좋아하는 사람과·럭비선수 전체수) 간 크기의 차이에 대한 고려가 없다면, 사람들은 럭비선수가 걷기를 좋아하는 사람보다 손상될 가능성이 훨씬 더 많다는 사실을 놓치게 될 것이다. 분자 괴물을 조심하라.

구(Mueller와 Cantu, 1991)와 분자에 초점을 둔 연구(Gotsch 등, 2002)가 있으나, 이러한 문제점을 시간을 두고 추적한 연구는 없다. 이러한 현실은 신체활동의 위험에 대해 진정으로 이해하는 것을 불가능하게 하고, 신체활동의 정확한 위험/이득을 평가하는 공중보건 전문가의 능력을 제한한다.

비록 인구집단의 운동관련 유병률 자료가 제한적이지만, 정해진 기간 동안 여러 종류의 신체활동에서 무슨 일이 발생할 것인지에 대하여 우리는 알고 있다. [표 10-1]은 전국 설문조사에서 파악된 손상 자료이다(Powell 등, 1998).

응답자에게 손상이 일어날 때 무엇을 하고 있었는지에 대해 물었고, 연구자들은 다양한 종류의 일반적인 신체활동을 비교할 수 있었다. 분명, 각각의 보고된 활동은 매우 안전하다; 30일 이내 손상된 사람은 100명 중 3명 미만이다. 야외 자전거 타기가 근골격계 손상 측면에서 가장 덜 위험한 활동으로 보였고, 역도는 가장 위험한 활동으로 나타났다.

비록 이러한 결과들이 직관적으로 표시될 수 있음에도 불구하고, 연구자들은 현실 세계 적용을 위해 신체활동 위험의 정량화 필요성을 강조한다. 예를 들어, 어떤 정보는 앉아서 일하는 성인을 위한 지역사회 기반 걷기 프로그램을 시작하는 관리자에게 매우 유용할 수 있다. [표 10-1]의 자료를 검토 후, 걷기 프로그램 관리자는 걷기 프로그램 기간(30일 간) 동안 1~2명 정도가 손상을 입을 것으로 예상하였다. 이는 프로그램 기획과 평가를 위한 유용한 정보이다. 만약 프로그램 관리자가 적절한 예방 전략을 적용하고 참여자 중 손상자가 없다면, 그는 자신의 프로그램 참여자에서 기존 문헌의 기대치보다 더 낮은 빈도의 손상이 발생했다고 보고할 수 있다.

[표 10-1] 신체활동 종류에 따른 근골격계 손상 참여자 보고율

신체활동 종류	30일 이내 손상율
유산소 또는 무산소 댄스	1.4 %
원예 또는 정원일	1.6 %
자전거 타기(야외)	0.9 %
운동을 위한 걷기	1.4 %
역도	2.4 %

Powell 등, 1998에서 인용함.

학술문헌의 문제점에도 불구하고, 우리는 신체활동 관련 근골격계 손상의 원인 및 위험요인에 대한 몇 가지 사실을 알고 있다. 이러한 요인은 역학, 생체역학, 생리학, 의학 등의 학술문헌에서 확인할 수 있다. 신체활동과 운동에 대한 다른 보건 관련 연구결과에서 편의상 위험요인은 교정 가능한 것(예, 변하거나 변화할 수 있는 것)과 교정 불가능한 것(예, 일반적으로 변화할 수 없거나 변화가 어려운 것)으로 분류할 수 있다.

근골격계 손상에 대한 교정 가능한 위험요인

- 현재의 신체활동량과 유형
- 흡연
- 낮은 체력 수준
- 보호 장비의 부적절한 사용
- 불리한 환경 조건

근골격계 손상에 대한 교정 불가능한 위험요인

- 연령
- 성별 (일부 유형의 손상에 대하여)
- 손상의 과거력
- 예전(과거)의 신체활동량
- 해부학적 요인
- 환경 · 외부 조건

다음은 근골격계 손상에 대한 교정 가능한 위험요인과 교정 불가능한 위험요인에 대한 설명이다.

- **현재의 신체활동량과 유형** : 한 사람이 수행하는 신체활동량이 많을수록 신체활동과 관련된 근골격계 손상 위험은 커진다. 이런 결과는 문헌에서 반복적으로 확인되고 있다. 더욱이 각각 다른 신체활동과 운동은 각각 다른 위험을 동반한다. 예를 들어, 신체접촉성 스포츠는 비접촉성 스포츠보다 손상과 관련될 가능성이 더 높다.

- **흡연** : 운동과 흡연은 상반된 행태로 보일 수 있지만, 건설 노동자와 정원사 같은 신체활동이 요구되는 직업 종사자들도 흡연을 할 수 있다. 흡연은 혈관수축의 결과 근육과 결합조직으로 운반되는 산소의 양을 제한하여 신체활동 관련 근골격계 손상 위험을 증가시키는 것으로 보인다. 그때 신진대사 영양소의 위치와 유용성의 구조가 변화되는데, 이로 인해 근육과 결합조직을 손상에 취약하게 만든다는 것이 가설 내용이다.
- **낮은 체력 수준** : 체력 수준이 높은 사람(VO_2 max로 측정)은 신체활동과 관련된 근골격계 손상의 위험이 낮음이 일관되게 나타나고 있다.
- **보호 장비의 부적절한 사용** : 자전거 헬멧, 스케이트보드용 보호대, 야구선수를 위한 분리형 베이스, 특정 스포츠를 위한 마우스가드 및 신발 등이 보호 장비의 예이며, 이를 적절하게 사용하는 경우 신체활동과 관련된 근골격계 손상 예방이 가능하다.
- **불리한 환경 조건** : 환경 조건은 교정 가능하거나 교정 불가능한 것으로 고려될 수 있다. 환경조건이 신체활동에 도움이 되지 않거나 신체활동 중 손상 위험을 증가시킬 수 있다면, 장소가 변경될 수 있고, 신체활동이 재조정되거나 신체활동의 종류가 바뀔 수 있다(예, 비가 올 때 농구보다 체육관 가는 것).
- **연령** : 동일한 활동에 대해 노화로 인한 근골격계 변화는 젊은 사람들보다 노년층에서 손상될 가능성이 더 많다.
- **성별** : 여성의 골격구조와 성호르몬은 동일한 활동에 대해 남성과 비교하여 하지손상(특히, 무릎 전방십자인대)을 증가시킨다는 가설이 제기되고 있다.
- **손상의 과거력** : 손상의 과거력은 문헌에서 보고된 신체활동 중 손상에 대한 가장 일관된 위험요인이다. 이전에 손상 경험이 있는 사람은 그렇지 않은 사람보다 미래에 손상될 가능성이 더 높다. 이것은 첫 번째 일어나는 손상을 예방하기 위한 노력에 대한 강력한 근거이다.
- **예전(과거)의 신체활동량** : 신체활동과 근골격계 손상에 대해 우리가 알고 있는 대부분의 내용은 상당량의 신체활동을 수반하는 기초훈련에 참여한 신병 연구에서 나온 결과이다. 손상 전, 육체적으로 활동적이던 신병은 훈련 중 손상될 가능성이 적은 것으로 나타났다. 다시 말하면, 이 결과는 손상 예방을 위한 강력한 논거가 된다.
- **해부학적 요인** : 모든 인체는 독특하며, 개인의 생체 역학적 특성과 해부학적 특성이 운동관련 손상의 위험을 증가(또는 기존 손상을 악화)시킬 수도 있다. 가설이 세워진 많은 요인으로 내반슬 또는 활모양다리(뼈의 안쪽으로 비정상적 각도); 외반슬 또는 충돌무릎(뼈의 바깥쪽으로 비정상적 각도); 요족(비정상적으로 높은 발 아치), 외반편평족(평발) 등이 있다. 많은 해부학적 문제점은 의학적 중재술을 통해 반전될 수 있다.
- **환경 · 외부 조건** : 운동 관련 근골격계 손상에서 빈번하게 간과되는 위험요인은 환경 조건이다. 교통 혼잡, 손상되거나 젖은 운동장이나 코트 및 깨진 인도는 신체활동과 관련한 근골격계 손상 위험을 증가시킬 수 있는 환경 또는 외부 조건의 예이다.

2. 신체운동학과 근골격계 손상

학술문헌은 신체활동의 총량과 근골격계 손상의 위험 간에 용량-반응 관계가 있음을 상당히 일관성 있게 보고하고 있다. 이는 달리는 사람과 걷는 사람의 연구(Macera 등, 1989)와 군대 신병 연구(Almeida 등, 1999)의 결과이다. 간단히 말하면, 신체활동을 많이 할수록 근골격계 손상 위험이 높아진다는 것이다. 제2장에서 살펴보았듯이 신체활동량은 빈도, 강도 및 기간과 관련이 있다.

신체활동의 유형 또한 손상 위험에 영향을 줄 수 있다. 인체에 충격이 적은 체중지지 활동(예, 걷기)이나 비체중부하 활동(예, 수영, 자전거)은 신체활동과 관련한 근골격계 손상이 거의 없는 것으로 평가된다. 반면 달리기와 스포츠 참여(특히 신체접촉성 스포츠)는 매우 높은 손상 위험을 동반할 수 있을 것이다. 이러한 차이는 결합조직에 더 많은 스트레스 및 뼈와 관절에 더 큰 충격이 작용하기 때문으로 생각된다. 2001년 Hootman 등에 의해 수행된 연구에서 스포츠에 참여했다고 한 사람은 비운동자와 비교할 때 약 2배 정도 신체활동 관련 손상 위험이 있었다(그림 10-1).

운동하는 사람에게 충돌스포츠(아이스하키, 미식축구, 럭비)나 신체접촉 스포츠(농구, 축구)는 제한된 신체접촉 스포츠(야구)와 비신체접촉 스포츠(자전거타기, 경보)보다 더 높은 손상 위험을 동반한다. 이런 결과는 손상에 대해 각각의 정의를 이용한 다수의 설문조사에서 얻어졌다.

신체활동과 근골격계 손상 위험에 대한 흥미로운 연구결과가 등장하기 시작했다. 비록 신체활동량이 많을수록 그 활동과 연관된 급성 손상 위험이 더 높은 것으로 나타나지만, 신체활동의 증가에도 전체적인(운동관련되거나 그렇지 않은 근골격계 손상 둘 다) 손상 위험이 전반적으로 감소할 수 있을 것인가? 이것은 특히 낙상의 결과와 같이 손상에 취약한 노인에게 있어 중요한 보건문제이다.

Carlson 등(2006)은 미국에서 성인 9만 6,000명 이상의 연구를 통해 이 문제를 조사하였다. 설문조사 참여자들은 그들의 신체활동 행태에 대해 질문 받았고 세 그룹으로 분류되었다: 신체활동 가이드라인 충족(조사 시점에서 1주일에 5일 이상 30분 중등도 수준의 유산소

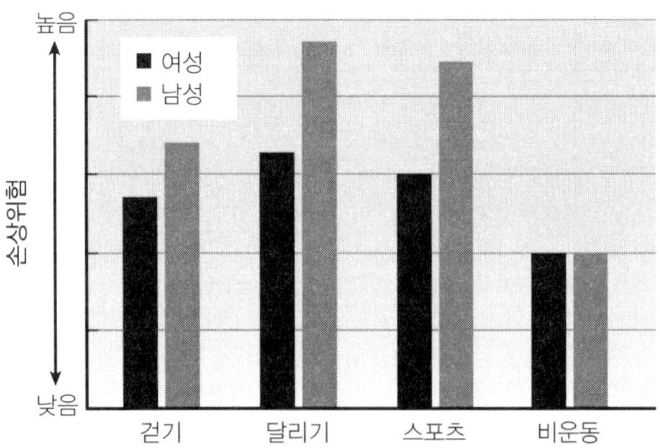

[그림 10-1] 남성과 여성의 운동관련 근골격계 손상률
Hootman 등, 2001에서 인용함.

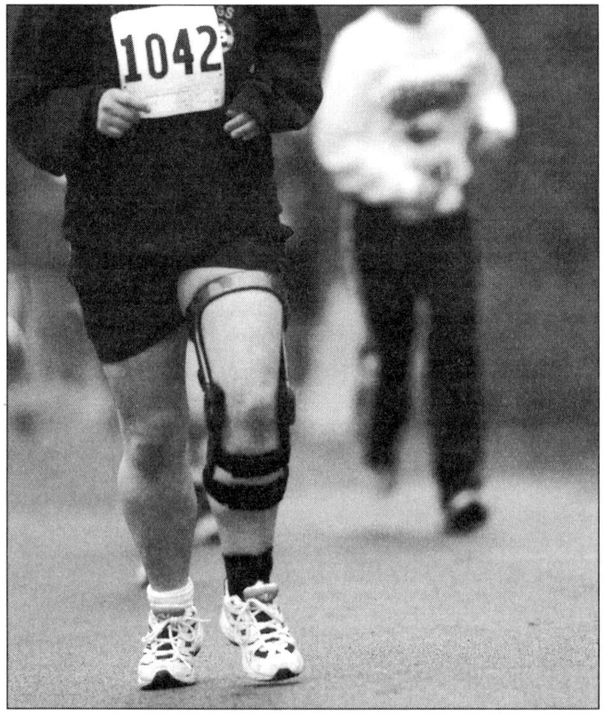

신체활동은 근골격계 손상이나 심장돌연사와 같은 이상 반응의 위험을 증가시킬 수 있다. 규칙적인 신체활동을 통한 이득이 위험보다 큰가?

운동) 그룹, 불충분한 신체활동(며칠 동안의 신체활동이 있지만 지침을 만족하지 않는 경우) 그룹, 비활동(신체활동이 없다고 응답) 그룹. 연구자들은 세 그룹 전체에 걸쳐 신체활동 중과 신체활동과 연관되지 않은 시간에 심하게 발생한 손상 유형을 조사하였다. 주요 결과는 [그림 10-2]에 보여 진다.

운동관련 근골격계 손상 위험은 두 그룹 모두에서 신체활동 중에 증가하였다(불충분한 신체활동 그룹에서 20%, 신체활동 가이드라인 충족 그룹에서 53%). 이것은 보다 활동적인 사람들이 신체활동 중 손상 위험이 더 높은 것으로 나타났기 때문에 예상된 결과였다. 놀라운 결과는 손상의 전반적 위험(운동관련 및 운동관련 되지 않은 손상을 합한)에 관한 것이었다. 비활동 그룹과 비교하여 신체활동 가이드라인 충족 그룹(−3%)이나 불충분한 신체활동 그룹(−12%)에서 실제로 손상의 전반적인 위험이 낮았다. 결과는 특히 신체활동에 기인하지 않는 손상에서 두드러졌다. 비록 운동관련 근골격계 손상 위험이 운동 중에 증가함에도 불구하고, 이런

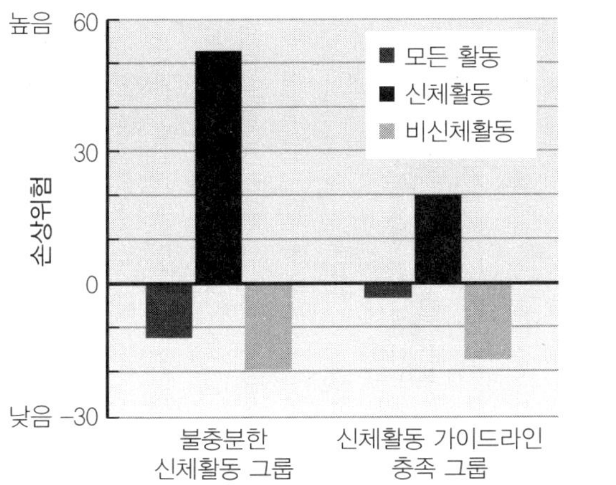

[그림 10-2] 신체활동 중 및 습관적인 신체활동과 전반적 손상 위험과의 관련성. 손상 위험은 비활동적인 대상자들과 관련이 있다.
Carlson 등, 2006에서 인용함.

결과들은 습관적으로 활동적인 사람이 특정 손상에 대해 전반적 위험이 낮다는 것을 시사하고 있는 것처럼 보인다.

많은 사람들은 근육 스트레칭이 운동관련 근골격계 손상을 예방한다고 믿는다. 운동시작 전이나 후의 스트레칭은 기분을 좋게 하고 관절 주위의 유연성을 증가시킨다. 스트레칭은 유연성을 증가시키고 스트레칭된 부위에 대한 부가적인 혈액공급이 근육, 관절 및 결합조직의 염좌나 스트레스 위험을 낮게 하여 결과적으로 손상 위험을 낮게 한다는 의견이 있다. 이것이 매혹적인 가설임에도 불구하고 많은 연구결과는 이런 결론을 증명하는데 실패하고 있다. 사실, 학술문헌은 운동시작 전이나 후의 스트레칭이 손상 위험을 감소시키지 않는다는 결론에 일치하고 있다. 유연성은 신체단련을 위해 분명히 중요한 요소이지만, 운동관련 근골격계 손상 위험을 꼭 낮출 것 같지는 않다.

3. 돌발성 심장 사건

취미로 달리기 하는 사람이 주말 10Km 경주 중 사망한다. 겨울 폭풍 후 진입로의 눈을 치우던 집 주인이 땅에 넘어지면서 사망한다. 몸이 탄탄하고 건강하게 보이는 젊은 농구선수가 경기 중 사망한다. 심장돌연사는 심장의 기능부전으로 인해 통상 증상이 나타나고 한 시간 내 일어나는 예상치 못한 죽음이다. 비활동 또는 경도나 중등도의 신체활동과 비교할 때, 특히 격렬한 강도로 행해지는 신체활동과 운동은 급작스러운 돌발성 심장 사건(심장마비나 심장사 등)의 높은 위험과 관련되어 있다.

많은 종류의 심장질환은 사람들에게 심장돌연사의 위험을 증가시킨다. 제5장에서 검토한 바와 같이, 죽상동맥경화 심장질환의 위험은 육체적으로 활동적인 사람에게서 실질적으로 더 낮다. 이 낮은 위험은 주로 30세 이상의 남녀에게서 관찰된다. 다른 질환, 즉 비후성 심근증(좌심실 벽이 지나치게 두꺼운 것을 특징으로 하는 유전질환), 전도 장애 및 심장 동맥의 이상은 신체활동과 운동 중 사람들을 심장돌연사의 위험에 빠뜨리는 중요한 질환으로 대부분 유전된다. 비록 적당한 강도의 규칙적인 신체활동이 비만, 죽상경화성 심장병, 당뇨병, 대장암, 유방암, 골다공증 같은 만성질환의 위험을 낮출 수 있음에도 불구하고, 심장돌연사의 위험을 증가

과부하와 적응 및 특이성

제2장에서 간략하게 소개된 과부하와 적응 및 특이성의 기본원칙은 운동관련 근골격계 손상을 논의할 때 특히 적절하다. 과부하, 또는 통상의 수준을 넘어서는 운동은 뼈, 근육, 관절 및 결합조직을 자극하여 그들의 기능을 증가시킨다. 이런 과부하가 지속(또는 자주 반복)된다면, 신체는 육체적 훈련을 바탕으로 새로운 표준에 적응한다. 실험실 기반 연구와 동물연구에서 뼈, 근육, 인대 및 힘줄은 증가된 신체활동에 적응하고(즉, 사람들은 더 많은 신체활동이나 과부하에 강해진다), 목표화된 행동(예, 하체에 집중)이 그 부위에서의 손상을 예방할 수 있음을 알려주고 있다. 적응 가능한 시간이 거의 없는 큰 과부하는 운동관련 손상 위험(특히 외상)을 증가시킬 수 있다. 과부하가 거의 없는 것은 어떠한 훈련이나 적응의 필요성을 야기하지 않으며 손상 위험 또한 증가시킬 수 있다.

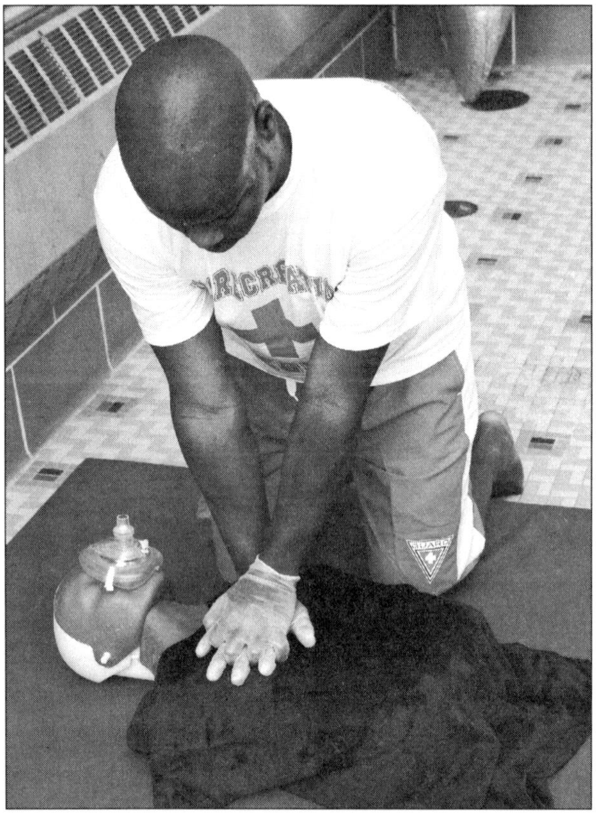

운동과 관련된 심장 사건의 가장 높은 위험은 언제 발생하는가?

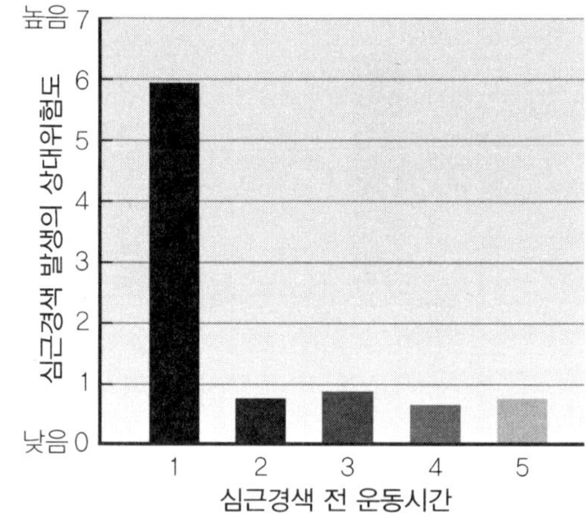

[그림 10-3] 심근경색 전 운동 시간에 따른 심근경색 발생의 상대위험도

Mittleman 등, 1993에서 인용함.

시키는 질환이 있는 사람들은 격렬한 강도의 신체활동을 피해야 한다. 더욱이 이러한 질환의 가족력이 있는 사람은 의사에게 검사와 추적관찰을 받아야 한다.

격렬한 강도의 신체활동 또한 죽상경화성 심장병으로 인한 심장돌연사의 방아쇠가 되는 것으로 알려져 있다. 관상동맥 안쪽으로 떨어져 나가 심장 일부로 가는 혈액의 흐름을 방해하는 섬유판(fibrous plaque) 생성의 결과로 추정되는 이 과정은 매우 위험한 상황이 될 수 있다. 이 과정의 근거는 돌발성 심장 부작용을 경험한 사람들을 대상으로 한 연구로부터 나왔다.

Mittleman 등(1993)은 심근경색(즉, 심장 근육으로 가는 산소의 갑작스런 손실)에서 살아난 1,200여 명 이상의 남녀를 대상으로 연구하였다. 연구자들은 모든 연구대상자를 면접 조사하여, 심근경색이 발생하기 방금 전 또는 도중에 무엇을 하고 있었는지를 파악하였고, 이를 연구대상자의 육체적 활동여부에 따라 분류하였다. [그림 10-3]은 주요 결과를 보여주고 있다.

[그림 10-3]에서 보여지는 것처럼 운동관련 심근경색의 위험은 활동 후 1시간 이내였다. 이 시간동안 연구에 참여한 남녀의 심근경색 발생 가능성은 거의 6배였다. 첫 1시간 이후의 위험은 거의 무시할 만했다. 비록 이러한 질병 발생들이 치명적이지 않다 하더라도, 이 근거는 심장부작용에 대한 가장 위험한 시기가 운동 중이거나 운동을 마치고 1시간 이내임을 시사한다.

만약 격렬한 강도의 신체활동이 심장 이상 반응을 증가시킨다면 격렬한 운동이 권고되는 이유가 무엇인가? 신체활동이 사망 또는 치명적이지 않은 심장마비 위험을 증가시킨다면 신체활동을 홍보하는 이유가 무엇인가? 이 질문에 대한 답은 전반적인 상황에 있다. 1980년대 이후 다양한 연구들은 격렬한 강도의 신체활동이 심장돌연사의 위험을 극심하게 증가시키지만, 실제로 습관적이면서 육체적으로 활동적인 사람들의 심장돌연사에 대한 전반적인 위험(하루 중 나머지 시간에 걸쳐)이 낮음을 보여주고 있다. 즉, 활동적인 사람과 비활동적인 사람을 비교할 때, 일회성의 격렬한 신체활동 결과로 발생가능한 심장 위험보다 전반적인 돌연사의 위험감소가 더 중요하다. 이 개념은 [그림 10-4]에 의해 잘 설명된다.

24시간 동안 비활동적인 사람의 심장마비 평균위험(그림 10-4에서 가늘고 연속된 선)은 습관적으로 활동

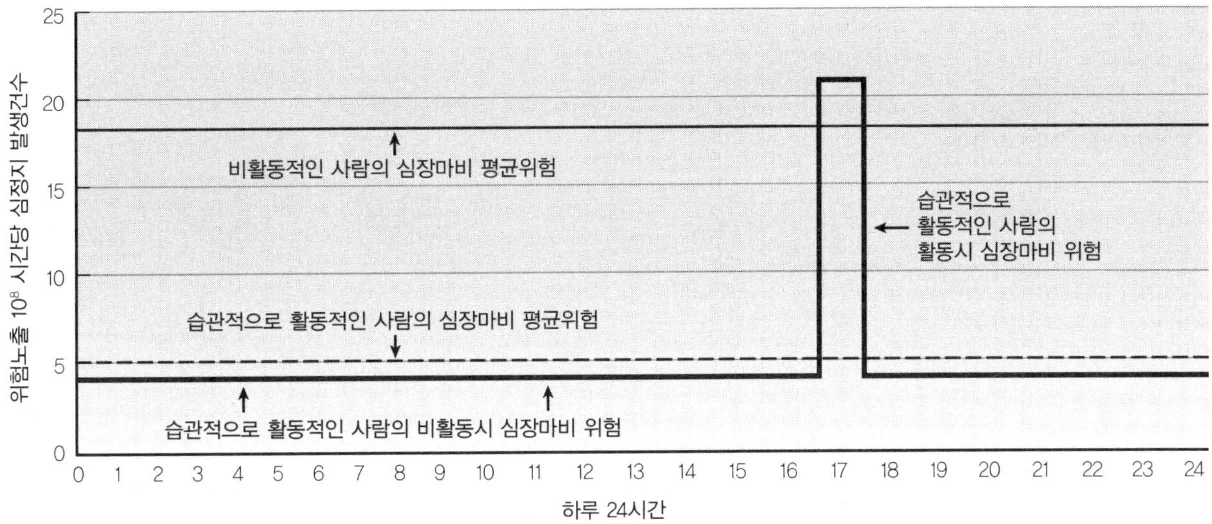

[그림 10-4] 격렬한 신체활동 중과 통상적 수준의 신체활동 나머지 시간에서의 심정지 위험
USDHHS, PAGAC, 2008에서 재인용함.

적인 사람의 심장마비 평균위험(점선)보다 훨씬 높다. 심장마비 위험은 신체활동 중이거나 직후에 훨씬 높았으나(급등), 전반적으로 활동적인 사람이 비활동적인(몸을 많이 움직이지 않는) 사람보다 훨씬 낮은 위험 수준에 노출되어 있다(활동시간을 고려하더라도). 이러한 상황은 앞서 검토한 근골격계 손상과 비슷하다. 육체적으로 활동적인 것에 대한 전반적인 이득은 신체활동으로 인한 극심한 단기적 부정적 사건의 위험을 능가한다.

활동량이 적은 사람은 신체활동 프로그램 시작 전에 의사나 다른 보건의료 제공자와 반드시 상담을 해야 하는가? 이 메시지는 수년 동안 제기되었고 좋은 생각처럼 보여지나, 실상은 이것을 운동하지 않는 변명으로 이용하는 많은 사람들에게 중요한 장벽을 만든다.

미국 신체활동지침 자문위원회(U.S. Department of Health and Human Services [USDHHS], Physical Activity Guidelines Advisory Committee [PAGAC], 2008)에 따르면 운동 프로그램을 시작하기 전에 의사나 다른 보건의료 제공자를 방문한 사람들이 그렇지 않은 사람보다 안전하다는 증거는 없다. 자신의 평소 행동을 통해 작으면서 편안하게 신체활동량을 증가시키면서 운동생리학의 근본적인 원칙(과부하, 적응 및 특이성)을 따르는 것이 신체활동과 관련된 극심한 심장 또는 근골격계 위험을 최소화할 수 있다. 이 경우, 보건의료 제공자와의 상담은 필요하지 않다. 적응시간 없이 신체활동에 높은 강도의 증가를 계획한 사람, 극심한 위험을 증가시킬 수 있는 만성질환이 있는 사람, 운동에 대해 일반적인 걱정을 갖고 있는 사람은 보건의료 제공자와 상담을 해야 한다. 몸을 많이 움직이지 않고 가볍게 또는 적당한 강도의 걷기 프로그램으로 운동을 시작하고자 하는 사람은 그런 상담이 필요하지 않을 것이다.

핵심 리더 소개

William E. Kraus 박사

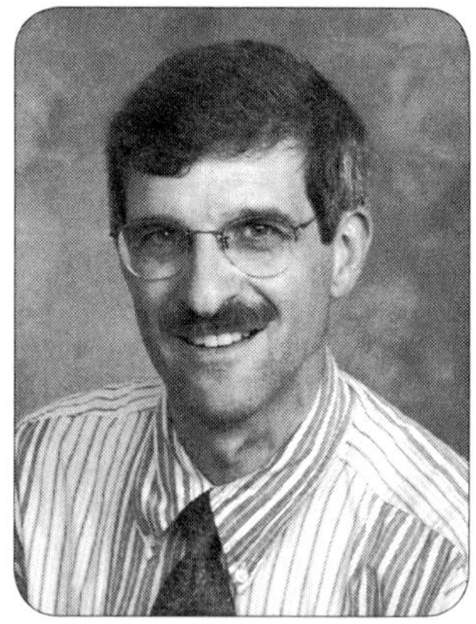

왜, 어떻게 당신은 이 분야에서 일을 하게 되었는가? 누가 당신에게 가장 중요한 영향을 주었는가?

나는 고등학교 졸업반 때 운동과학에 관심을 갖게 되었습니다. 1972년 하계올림픽 기간에 NOVA는 동독 육상선수 훈련프로그램을 방송하였습니다. 분명히 그들은 근육생검을 하였고, 섬유종류와 효소 함량 같은 골격근의 특성을 바탕으로 운동선수에게 경기종목과 적합한 훈련프로그램 제공을 목표로 하였습니다. 물론, 그들은 스테로이드 사용에 대해 언급하지 않았으나, 당시에는 의약품의 일부로 추정되었습니다! 나는 이것이 직접적인 훈련방식으로 적절하며, 운동훈련 작동 방법을 이해하는 데에 도움이 될 것이라고 생각하였습니다.

1979년 여름, 듀크 의과대학에 입학하였을 때, 내가 직업으로 운동과학에 관심이 있음을 깨닫고, 당시 듀크대학의 심장학 최고 권위자인 Andy Wallace 박사에게 조언을 구했습니다. 당시 그는 국내에서 독창적인 지역 심장재활프로그램 중 하나인 심장학에 대한 예방적 접근 듀크대학 프로그램(DUPAC: Duke University Preventive Approach to Cardiology)을 막 시작하였습니다. Andy는 이를 위해 Herman Hellerstein과 Ken cooper(1950년대 후반 유산소 운동의 아버지)와 상의하였습니다. 내가 운동의학에 관심을 표명함에 따라 Andy는 나에게 영감을 주는 사람과 멘토로서 도움을 주었습니다.

나는 심장재활을 돕고 현장에서 운동생리와 운동의학을 공부하면서 의과대학 생활을 보냈습니다. 이 분야의 실용적 측면과 운동이 환자에게 어떻게 도움을 주는가를 배울 수 있는 좋은 기회였습니다. 임상의사와 심장내과 전임의 과정을 마치고, 나의 또다른 스승인 R. Sanders(Sandy) Williams 박사 밑에서 일을 하면서 분자생물학과 동물모델의 운동에 이 방법을 어떻게 적용할 수 있을지에 대해 공부하면서 박사 후 과정을 마쳤습니다.

그러나 운동의 생리적 · 치료적 영향을 이해하기 위해 골격근을 이용하는 아이디어로 돌아가기를 원했습니다. 1990년대 내 자신의 연구를 시작할 때, 이것을 인체연구에 맞추는 것과 인체조직에 분자생물학을 적용하는 방법 찾기를 시작하였습니다. 1990년대와 2000년대 초 분자기술의 급속한 도약과 함께 소량의 인체 골격근 조직으로 의미 있는 분자연구를 수행하는 능력은 현실이 되었습니다. 이와 같이 지난 13년 동안 내 관심의 큰 부분을 차지하였던 STRRIDE 연구가 세상에 나오게 되었습니다.

최근 당신의 연구관심사는 무엇입니까?

우리는 운동의 건강관련 이득에 관련된 몇 가지 주제를 이해하는 것에 관심이 있습니다. 첫째, 보건지표로서 규칙적인 운동의 용량-반응 효과를 더 많이 알고 싶습니다. 즉, 어떤 건강관련 이득을 위해 어떤 종류의 운동, 어느 정도의 운동량과 강도가 최선인지 알아내고자 합니다. 둘째, 이런 이득을 중재하는 기초적이고 근본적인 인간의 생리기전을 알고 싶습니다. 셋째, 개인의 유전적 소인(특히 운동에 대한 질병 및 생리적 반응과 일반적인 생활습관 의학에 대한)과 의학적 치료 및 규칙적인 운동이 사람의 건강에 변화를 주기 위해 어떻게 상호작용 하는지 알고 싶습니다. 이 분야에서 실질적인 진전을 이루고자 한다면, 위 3가지 주제는 향후 10년에 걸쳐 강도 높은 연구를 필요로 합니다.

무엇이 당신을 연구가와 활동가로 이끌었습니까?

나는 무엇보다도 규칙적인 운동이 인간의 행복, 건강 및 삶의 질을 유지하기 위해 유용하고 필수적인 치료도구라는 근본적인 믿음에 이끌렸고 항상 매일매일 지지받고 있다고 생각합니다.

NOVA: WGBH 보스턴에서 제작한 미국인 대중과학 TV시리즈로 미국 및 100개 이상의 나라에서 방송되고 있음.

이 장을 마치며

핵심정리

- 신체활동 참여의 두 가지 중요한 위험은 근골격계 손상과 돌발성 심장 사건이다.
- 과부하와 적응 및 특이성 등 운동생리학의 원칙은 운동과 신체활동의 위험을 이해하는데 중요한 고려사항이다.
- 근골격계 손상의 정의는 문헌 해석에 있어 중요한 고려사항이다.
- 근골격계 손상의 유병률과 발생률 연구는 위험에 노출된 모집단을 반드시 고려해야 한다.
- 손상과 심장 사건의 심각한 위험은 한 번의 신체활동 중 또는 종료 직후 증가한다. 두 질환의 전반적인 위험은 습관적 · 신체적으로 활동적인 사람들에게서는 낮게 나타난다.
- 의료제공자와의 상담은 일부 사람들에게 필요할 수 있으나, 적당한 수준에서 활동적이면서 활동량이 적은 대다수의 사람들에게 그런 요구가 신체활동 참여의 장벽이 되어서는 안된다.
- 신체활동 참여에 따른 이득은 위험을 훨씬 능가한다.

핵심용어

근골격계 손상, 노출, 분자 괴물(numerator monster), 심장 사건

연습문제

1. 신체활동 관련 근골격계 손상은 무엇인가?
2. 근골격계 손상을 다룬 연구를 비교하는 것은 왜 어려운가?
3. 분자괴물은 무엇이며, 근골격계 손상 연구와 어떻게 연관되었는가?
4. 신체활동 관련 근골격계 손상에 대한 5개 교정가능 위험요인과 5개 교정 불가능 위험요인은 무엇인가?
5. 신체활동과 손상의 잠재적인 위험 간에 용량반응 관계가 있는가?
6. 규칙적인 신체활동 참여는 근골격계 손상의 위험을 줄일 수 있는가? 가능하다면 그 방법을 설명하시오.
7. 운동생리의 기본 원칙(과부하, 적응, 특이도)은 우리가 신체활동과 관련한 근골격계 손상 위험을 이해하는데 어떻게 도움이 되는가?
8. 신체활동이나 운동 전이나 후에 하는 스트레칭은 근골격계 손상의 위험을 줄일 수 있는가?
9. 신체활동 관련 돌발성 심장 사건은 무엇인가?
10. 급격한 신체활동과 습관적인 신체활동 및 돌발성 심장 사건 간의 관계는 무엇인가?

인터넷 자료

신체활동, 건강 및 공중보건과 관련된 이슈는 다음의 웹사이트에서 검색할 수 있다.

Human Kinetics	www.Humankinetics.com
U.S. Department of Health and Human Services : Physical Activity Guidelines for Americans	www. health.gov/PAGuidelines
International Society for Physical Activity and Health	www. ispah.org
American College of Sports Medicine	www. acsm.org
President's Council on Fitness, Sports & Nutrition	www. fitness.gov

American Heart Association	www. heart.org
World Health Organization	www. who.int
National Physical Activity Plan	www. Physicalactivityplan.org

참고문헌

Almeida SA. Williams KM. Shaffer RA. Brodine SK. 1999. Epidemiological patterns of musculo-skeletal injuries and physical training. Medicine & Science in Sports & Exercise 31: 1176–1182.

Carlson SM. Hootman JM. Powell KE. Macera CD Jr. Kohl HW III. 2006. Self-reported injury and physical activity levels: United States 2000–2002. Annals of Epidemiology 16: 712–719.

Gotsch K. Annest JL. Holmgren P. Gilchrist J.2002. Nonfatal sports-and recreation-related injuries treated in emergency departments-United States. July 2000–June 2001. Morbidity and Mortality Weekly Report 51: 736–740.

Hootman JM. Macera CA. Ainsworth BE. Martin M. Addy CL. Blair SN. 2001. Association among physical activity level. cardiorespiratory fitness and risk of musculoskeletal injury. America Journal of Epidemiology 154: 251–258.

Macera CA. Pate RR. Powell KE. Jackson KL. Ken-drick JS. Craven TE. 1989. Predicting lower-extremity injuries among habitual runners. Archives of Internal Medicine 149: 2565–2568.

Mittleman MA. Maclure M. Tofler GH. Sherwood JBm Boldberg RJ. Muller JE. 1993. Triggering of acute myocardial infarction by heavy physical exertion: Protection against triggering by regular exertion. New England Journal of Medicine 329: 1677–1683.

Mueller FO. Cantu RC. 1991. The annual survey of catastrophic football injuries: 1977–1988. Exercise and Sports Sciences Reviews 12: 261–312.

Powell KE. Heath GW. Kresnow MJ. Sacks JJ. Branche CM. 1998. Injury rates from walking gardening. weightlifting. outdoor bicycling and aerobics. Medicine & Science in Sports & Exercise 30: 1246–1249.

U.S. Department of Health Human Services. Physical Activity Guidelines Advisory Committee. 2008. Physical Activity Guidelines Advisory Committee Report. 2008. Washington. DC: U.S. Department of Health and Human Services. www.health.gov/PAGuidelines.

공중보건 전문가의 신체활동

이 장의 내용은 미국 공중보건 분야의 신체활동 지도자 협회에서 제시한 역량 분야 코드 중 다음에 해당한다.
2.1.1. 2.2.1. 2.2.2. 5.2.5. 6.1.1. 6.1.3. 6.1.4. 6.1.5. 6.2.1. 6.3.1. 6.3.6. 6.4.1. 6.4.4

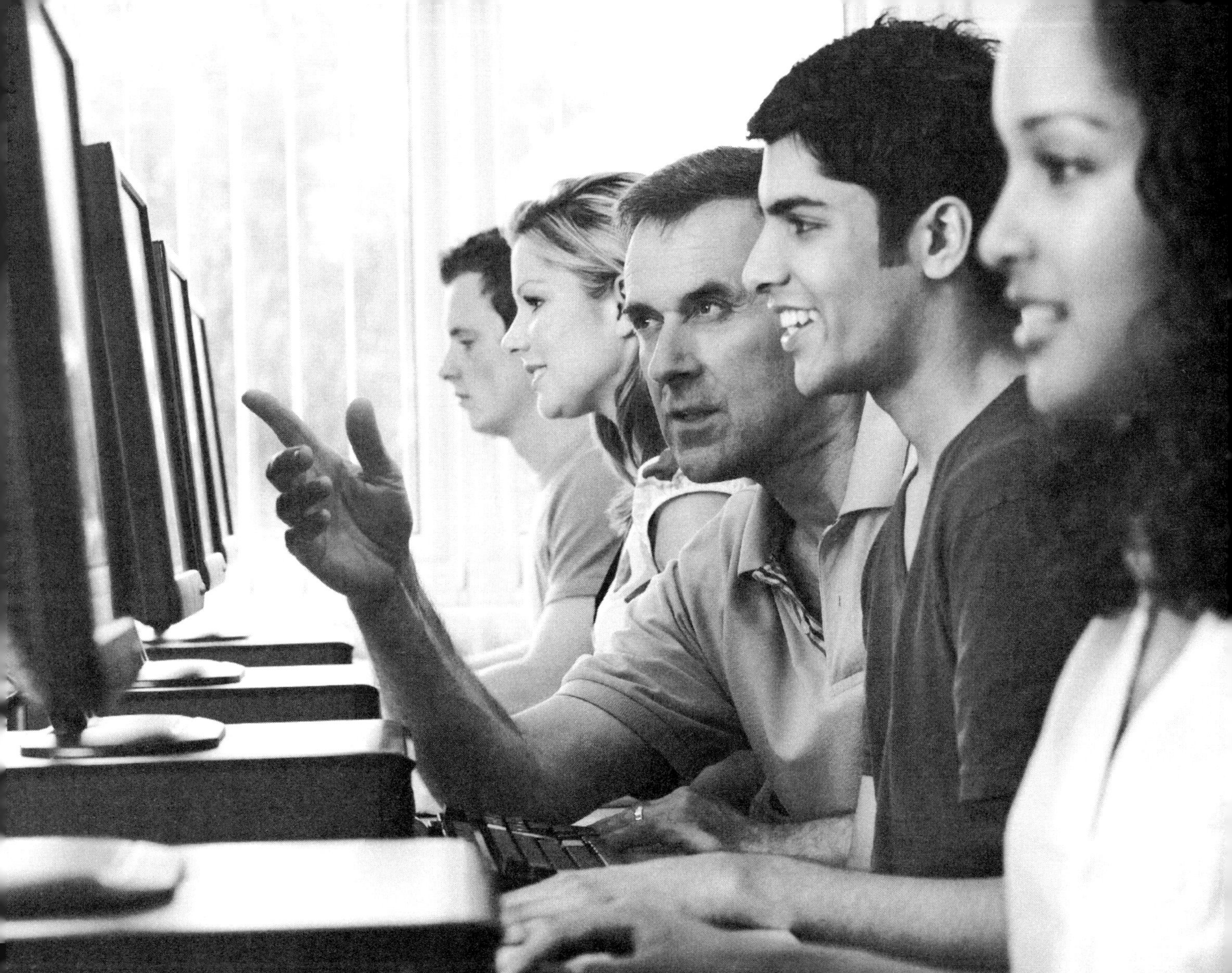

제 3 부

효과적인 신체활동 증진을 위한 전략

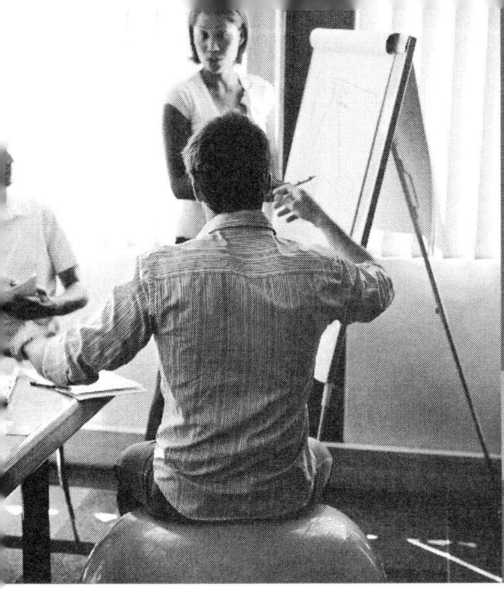

제 11 장

정보 제공을 통한 신체활동 증진 전략

학습목표

이 장을 마치면, 다음을 설명할 수 있어야 한다.

- 신체활동 증진을 위한 지역사회 예방서비스 특별위원회의 지침
- 정보 제공 전략을 통한 신체활동 증진의 근거
- 지역사회 캠페인 시 고려 사항
- 대중매체 캠페인 시 고려 사항
- 효과적인 보건교육 교과과정의 특성
- 학교기반 보건교육 프로그램 실시 고려 사항

들어가기에 앞서

- 누군가에게 신체활동의 건강상 이득에 대한 정보를 제공함으로써 신체활동 수준을 높이거나 운동 프로그램을 시작할 수 있도록 도와준 적이 있습니까?
- 얼마나 성공적이었습니까? 당신은 단기간 혹은 장기간에 걸쳐 어떻게 성공적으로 도움을 줄 수 있었습니까?
- 신체활동 증진에 실제적인 효과가 있는 정보 제공 전략은 어떤 것이 있습니까?
- 이들 전략의 구성 요소들은 어떤 것이 있습니까?

이 책의 제1부와 제2부는 신체활동 및 공중보건 영역을 정의하고 신체활동의 다양한 건강 편익을 규정하는데 초점을 맞추었다. 여기에서는 사람들의 신체활동을 증진시키거나 유지하는데 효과적이라고 증명된 전략들을 소개할 것이다. 이 장에서 정보는 행동적 · 인구 집단적 · 환경적 연구에서 도출된 것으로 공중보건 연구는 다른 연구들과 구별된다. 공중보건 연구결과의 대부분은 집단 혹은 개인의 건강 향상에 적용될 수 있다. 공중보건 연구는 다른 모든 형태의 연구처럼 새로운 지식을 창출해 낸다. 그렇지만 공중보건 연구결과들은 특정 건강 문제에 실제 적용한다는 점에서 근본적으로 차이가 있다.

공중보건 연구를 미국에서 실제 적용시킬 수 있는 가장 좋은 자료는 지역사회 예방서비스 지침(www.thecommunityguide.org)이다. 지역사회 지침에는 신체활동을 포함하여 수많은 건강 향상 전략들이 담겨 있다. 여기에 포함된 각각의 전략들은 활용가능한 방대한 과학적 근거를 토대로 한 것이다. 즉, 지역사회 지침에 포함된 건강증진 및 질병예방 전략들은 충분히 검토되고 과학적으로 증명된 것들이다.

지역사회 지침의 신체활동 부분에 포함된 내용은 아래와 같으며, 제12~14장에 걸쳐 좀 더 자세히 다룰 것이다.

- 학교중심 전략(제12장)
- 행동적 및 사회적 전략(제13장)
- 환경적 및 정책적 전략(제14장)

1. 지역사회 지침 개요

지역사회 지침에 포함된 공중보건 향상을 위한 근거중심 개입 권고안은 계속 개정되고 있다. 지역사회 예방서비스 특별위원회(이하 특별위원회)는 효과적인 지역사회 중심 건강증진과 질병예방 개입방법을 확인하기 위해 1996년 미국 보건부에 의해 설립되었다. 미국 질병관리본부는 보건부 산하기관이며 특별위원회를 기술적 · 행정적으로 지원하고 있다. 여기서 제시하는 내용은 지역사회 지침에 따른 것이지만, 독자들은 지역사회 지침 홈페이지(www.thecommunityguide.org/uses/general.html)를 방문해서 일반적 활용에 관한 내용을 확인해 두는 것이 좋다.

지역사회 지침에 포함된 정보들은 다음과 같은 공중보건에 관련된 다양한 방면의 활동을 지원하고 있다.

- **정책** : 입법 활동을 효과적으로 하고, 정책을 조직화하는데 도움을 주는 개념과 연구를 이해하게 함

근거기반 공중보건

지역사회 지침은 건강문제를 예방하거나 관리하는데 있어 현장 보건요원이나 기획가들에게 전략을 제공해 준다. 지역사회 지침은 성공 여부가 불명확한 다양한 전략을 끊임없이 시도하는 것을 방지하여, 연구결과를 성공 가능성 있는 프로그램으로 적용할 수 있게 만들어 준다. 지역사회 지침은 시간과 비용을 아껴주고, 공중보건 프로그램 개발자들로 하여금 개입방법을 개발하는데 선순환구조를 갖도록 해주고, 의문이 있을 때 근거중심 전략을 추진하게 만든다.

- **연구** : 연구의 현실적 문제, 연구의 우선순위, 양질의 근거중심 연구를 확인함
- **프로그램** : 프로그램 기획과 건강증진 서비스 제공에 도움을 줌
- **교육** : 효과적인 공중보건 전략에 대한 지식을 확산시킴
- **재정** : 예산 기획서 작성과 예산 확보를 위한 접근 방안에 대한 기본 정보를 제공함
- **공통** : 효과적인 자원 활용 방안을 결정하는데 도움을 주고 지역사회를 지원함

신체활동 프로그램에 관한 연구를 예로 들면, 특별위원회에서는 신체활동의 종류, 효과의 크기, 확산 방안, 대상 인구집단, 프로그램 제공 장소 등을 검토 내용에 포함시킨다. 또한 특정 신체활동에 대하여 다음과 같은 질문의 답을 구하고자 한다.

- 적용가능한가?
- 적용가능하다면 좋은 방안은 무엇인가?
- 적용 대상은 누구인가?
- 적절한 조건은 무엇인가?
- 비용은 어느 정도 필요한가?
- 효과적인가?
- 장애 요인은?
- 위험 요소는 있는가?
- 예상 밖의 결과는 무엇인가?

Community Guide에서 재인용함.

연구의 가치를 판단하기 위해 적용한 지역사회 지침의 모든 기준을 검토하는 것이 이 책의 저술 목적은 아니지만 그러한 기준들이 매우 엄격한 잣대인 것은 틀림없다. 충분한 수의 대상자와 연구방법을 적용한 좋은 연구만이 평가 대상이다. 일단 특정 영역의 연구에 대한 평가가 진행되고 나면 특별위원회는 신체활동 프로그램을 다음의 세 가지 범주로 분류하여 권고안을 제시한다.

- **권고** : 개입 혹은 프로그램이 효과적이라는 강력한 혹은 충분한 근거
- **권고 반대** : 개입 혹은 프로그램이 효과가 없거나 해롭다는 강력한 혹은 충분한 근거
- **근거 불충분** : 개입의 효과성을 판단할 충분한 근거 부족

어떤 프로그램이 근거 불충분으로 분류된다는 것은 몇 가지 의미로 해석할 수 있다. 첫 번째, 해당 개입방법이 효과적인지 판단하기 위한 추가 연구가 필요하거나, 결론을 확정하는데 필요한 연구 수 부족 및 질적으로 부족한 연구일 수 있다. 두 번째, 질적 · 수적으로 충분한 연구일지라도 일관성이 없거나 반대되는 결과를 도출했을 가능성이 있다. 마지막으로 일관성 있는 연구라고 하더라도 확실한 효과 기술을 위한 연구 수나 그 수준이 미흡할 수 있다. 즉 결과의 통계적 유의성이 부족할 수 있다는 것이다. 근거 불충분이 개입방법 혹은 프로그램의 효과가 없다는 것을 의미하지는 않는다.

2. 정보 제공 전략의 이론적 근거

아는 것이 힘이면, 신체활동의 편익에 대한 더 많은 지식이 활동적이지 않은 사람들의 행동 변화에 강력한 유인이 될 수 있는가? 여가 활동, 직업 활동, 이동, 가사 활동에서 신체활동 증가를 위해 정보 제공 전략들이 고안될 수 있다. 이들 접근법은 사람들이 특정 행동(예, 신체활동)의 편익에 대한 교육을 받으면 더 바람직한 행동을 할 것이라는 가정에 바탕을 두고 있다. 가끔은 유익하지 않은 행동 양식을 선택하기도 하지만 정보 제공 전략들은 우리의 지식을 증가시키고, 변화 욕구를 강화시킬 수 있다.

일반적으로 신체활동 증진을 위한 정보 제공 전략들은 몇 가지 방식으로 행동을 변화시킬 수 있다. 첫 번째, 신체활동의 건강상 편익과 위험(제5~10장)에 대한 지식 향상은 일부 사람들의 행동에 변화를 줄 만큼 충분하다. 예를 들면, 심장병 가족력이 있는 사람에게 신체활동을 통해 유전적 취약점이 보완될 수 있다고 교육을 한다면 그들의 행동은 신체활동적으로 바뀔 가능성이 높다.

두 번째, 정보 제공 전략은 신체활동 장소와 방법에 관한 정보를 지역사회에 확산시킴으로써 지역주민들을

시간

모두가 바빠서 누구에게나 충분한 시간이 주어지지 않는다. 시간 부족은 모든 조사나 연구에서 신체활동적이지 못한 사람들의 첫 번째 이유로 일관되게 언급되고 있다. 사람들은 그들 각자에게 중요한 일에 시간을 할애하고 있다. 하지만 신체활동을 장려하기 위한 정보 제공 전략은 사람들로 하여금 왜 그들이 신체활동에 시간이 없다고 믿고 있는지를 깨닫게 하고, 신체활동에 시간을 할애하도록 할 수 있다.

신체활동적으로 만들 수 있다. 예들 들면, 자전거 도로 만들기를 비롯하여, 도로 전반에 관한 정보, 진출입 위치, 안전한 자전거 타기 방법 등의 정보 제공이 신체활동 증진을 위한 자전거 도로 활용을 높일 수 있을 것이다.

세 번째, 정보 제공 전략은 사람들로 하여금 신체 비활동적인 개인적 · 환경적 이유를 확인하고 그것을 극복 가능하도록 할 수 있다. 결과적으로 정보 제공 전략들은 지역사회, 직장 등에서 신체활동 증진의 기회가 있을 때 사람들에게 알려 줄 수 있어 이와 같은 지식이 행동 실천으로 옮겨질 수 있다. 예를 들면, 걷기대회 혹은 다른 행사 계획 시 정보 제공 전략들은 사람들에게 홍보, 등록 유도, 행사 참여를 촉진함으로써 궁극적으로 신체활동을 향상시킬 수 있다.

특별위원에서 검토한 신체활동 증진을 위한 정보 제공 전략에는 광범위 지역사회 캠페인, 대중매체 홍보, 정보 제공 및 기술 개발 중심의 학급단위 보건교육 등이 있다. 지금부터는 이들 각각의 접근법을 검토하여 신체활동 증진의 효과를 평가하고, 성공 사례를 소개할 것이다.

1) 광범위 지역사회 캠페인

당신은 운동을 더 하도록 유도하는 지역사회 광고판, 신체활동적이 되도록 주의를 환기시키는 심야 텔레비전 광고, 직장 및 대학의 내부 통신 등을 본적이 있는가? 신체활동의 건강상 편익과 중요성을 일깨우는 이메일을 받아 본 적이 있는가? 이 모든 것들이 신체활동 증진의 정보 제공 전략의 사례에 해당한다. 불행하게도 이들 단일 접근법은 사람들을 활동적이 되도록 끌어 모으는데 거의 성공적이지 못했다.

단일 접근법들이 복합적 · 집중적 전략으로 합쳐지면 신체활동을 성공적으로 증진시킬 수 있을 것이다. 신체활동 증진을 위해 추천되는 정보 제공 전략 중 하나는 광범위 지역사회 캠페인이다. 이는 지식의 향상을 통한 행동 변화를 위해 의사소통에 중점을 둔다.

신체활동 증진을 위한 광범위 지역사회 캠페인은 세 가지 특징을 가진다. 첫 번째, 지역사회의 다양한 부서들이 포함된다는 것이다. 이것은 지역 보건부, 공원녹지 부서, 병원, 시장실 등에서 나오는 메시지만을 의미하는 것이 아니다. 이들 부서를 포괄하는 일관된 메시지와 프로그램 식별 표식(예, 로고, 표어)이 프로그램을 성공적으로 만들 수 있다.

두 번째, 광범위 지역사회 정보 제공 캠페인에는 가독성이 높고, 다양한 사람들을 대상으로 하는 전략들이 흔히 포함된다. 성공을 위해서는 텔레비전 광고, 길거리 광고판 등과 같은 일방향 의사소통의 방법들이 건강박람회, 암 검진, 사람들이 모이는 기타 행사 등 다른 건강 관련 행사들에 접목되어야만 한다. 또한 휴대전화, PC 등과 같은 매체를 활용하는 전략은 일방향 의사소통을 보완하여 쌍방향이 되도록 만들 수 있다.

마지막으로 광범위 지역사회 캠페인은 신체활동에 관련된 건강 이슈에 초점을 맞춘 다른 활동에 포함될 때 성공적일 수 있다. 예를 들면, 대규모 사업장의 심장병 예방 프로그램에 신체활동 증진 관련 정보들이 포함될 수 있다. 이러한 프로그램들이 표적 집단에서 신체활동을 증진시켜왔다.

광범위 지역사회 캠페인은 간혹 프로그램 홍보, 신체활동의 건강 메시지 확산, 행동 변화 촉진을 위해 텔레비전, 라디오, 신문, 혹은 기타 매체를 활용한다. 종교단체 및 지역사회 센터 등의 유력 인사들이 정보 제공 캠페인을 지지하는 메일 및 의견을 전달하는 것 또한 역시 효과적일 수 있다.

종합하면, 신체활동 증진을 위한 광범위 지역사회 정보 제공 캠페인의 성과 결과를 관련 연구에서 확인할

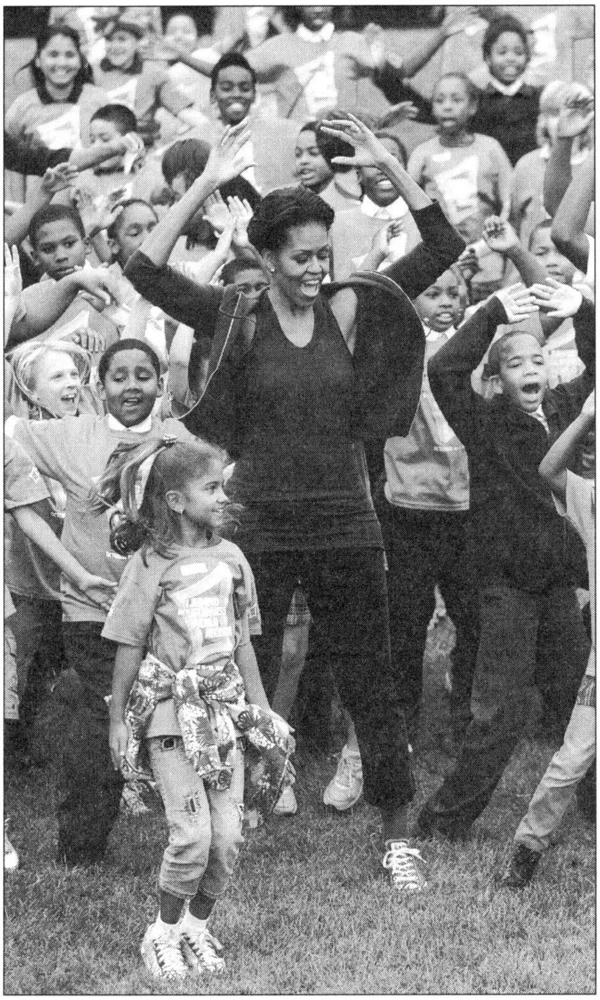

적절한 광범위 지역사회 캠페인은 신체활동 증진의 효과적인 전략이라는 것이 증명되었다. 미셸 오바마 미국 대통령부인이 학령기 아동의 비만 감소를 목표로 하는 '자! 움직이자' 운동의 일환으로 학령기 아동들의 팔 벌려 뛰기를 지도하고 있다.

수 있다.

- 신체활동적(최소 일정 기간 동안)이 되었다고 보고하는 사람들의 비율이 평균 4.2% 증가
- 열량 소비 평균 16.3% 증가
- 다양한 형태의 신체활동 증가
- 운동과 신체활동에 대한 참가자들의 지식 증가
- 신체활동적으로 되고자 하는 참가자들의 태도 향상(이러한 태도를 실천에 옮기지 않을 수도 있지만)
- 신체 비활동에 관련된 심혈관질환 위험 요인 감소

하지만 아주 흥미로운 것은 동일한 연구들에서 체중에 관해서는 모호한 결과를 보고하고 있다는 점이다. 일부 연구에서는 체중 감소, 다른 연구에서는 체중 변화가 없거나 심지어 소폭 증가를 보여주고 있다. 따라서 체중 감소 없는 신체활동 증가가 확실히 가능할 것 같다.

일반적으로 신체활동 증진을 위한 광범위 지역사회 캠페인을 조직화하기란 쉽지 않다. 이는 충분한 계획, 조율, 효과 판단을 위한 평가 노력 등을 필요로 한다. 파트너십이 개발되어야 하고, 파트너들이 캠페인을 지지하도록 검토될 필요가 있다. 재정 지원을 받지 못하고 계획이 불충분한 캠페인은 성공적이지 못할 수 있다.

2) 대중매체 캠페인

대중매체 캠페인은 메시지를 전달함으로써 지식, 태도, 신념의 변화를 통한 신체활동 행위 변화 유도에 중점을 두는 신체활동 증진 프로그램이다. 대중매체 캠페인 노출은 다양한 방법으로 측정될 수 있지만 통상적으로 보통의 표적 집단이 관람하고, 듣고, 보는 횟수로 요약된다. 이러한 캠페인들은 광범위 지역사회 캠페인의 일부분 일 수 있지만(가능하면 일부분이어야 함), 대중매체 캠페인만을 위해서 대규모 지역사회 역량을 투입하지는 않는다. 다음은 신체활동 증진을 위한 대중매체 캠페인의 특징이다.

- 대규모, 불특정 다수, 즉 모든 사람이 표적 집단이 되는 신체활동에 관한 메시지 전달을 위해 고안된 대단위 활동
- 지식 함양과 태도 및 신념 변화에 의한 신체활동 증진 전략
- 신문, 텔레비전, 라디오, 길거리 광고판 등의 매체를 모두 포함하는 총체적 의사소통 전략
- 단일 의사소통 수단(예, 길거리 광고판) 혹은 복합적 의사소통 수단의 선택

특별위원회는 대중매체 전략이 신체활동 증진에 권고할 만한 근거가 불충분하는 점을 확인하였다. 이들 종류의 프로그램은 비용이 많이 들고 실행에 옮기기 어려워 비용 낭비적일 수 있다. 효과가 없는 수많은 이유에는 기획 부족, 전달 매체의 부적절한 배치, 명확한 표

사례 연구 : 활동적 호주

주 전체의 신체활동 수준은 증가될 수 있는가? 활동적 호주(Bauman 등, 2001)는 1998년 2개월 동안 뉴사우스웨일즈주(호주)에서 시작되고 추진된 광범위 지역사회 캠페인의 완벽한 사례이다. 이 캠페인에서는 25~60세 사이 성인의 신체활동 수준을 높이고자 하였다. 텔레비전, 인쇄물, 로고가 인쇄된 사은품, 다언어 서비스, 주 전체 공중보건 전문가 및 보건의료인에게 편지 쓰기 등이 이 프로젝트에서 사용된 정보 제공 전략들이다. 대규모 주민이 참여하는 지역사회 걷기대회 같은 행사가 캠페인의 목적을 강조하기 위해 주 전체에 걸쳐 여러 마을에서 추진되었다.

두 달 간의 프로그램이 종료된 후 실시된 평가에서는 뉴사우스웨일즈주의 임의 추출된 주민들로부터 프로그램 전후 자료를 수집하였고, 자료를 전혀 받지 않은 주 이외 지역의 임의 추출된 주민들(대조군)로부터도 자료를 수집하였다(대조군).

이 프로그램 평가의 주요 결과는 [그림 11-1]과 같다. 뉴사우스웨일즈주의 주민들은 캠페인이 끝났을 때 신체활동 참여율이 더 높은 것으로 보고하였지만, 캠페인에 노출되지 않았던 사람들의 주당 신체활동 시간이 통계학적으로 유의하게 감소하였다. 신체활동 참여의 다른 지표들도 유사한 양상이었다. 더구나 표적 집단의 인지도(캠페인 인지)와 신체활동 관련 지식(강도, 횟수), 좀 더 신체활동적이 되는 자기효능감 향상이 특히 성공적이었다. 비록 이들이 단기간의 평가 결과이지만(신체활동 증가가 이전부터 있었던 것이라면 그것의 유지 기간은 명확하지 않지만), 그 결과는 지역사회 기반 정보 제공 캠페인이 주 전체의 신체활동을 실제적으로 증가시킬 수 있다는 점을 강력하게 시사하고 있다.

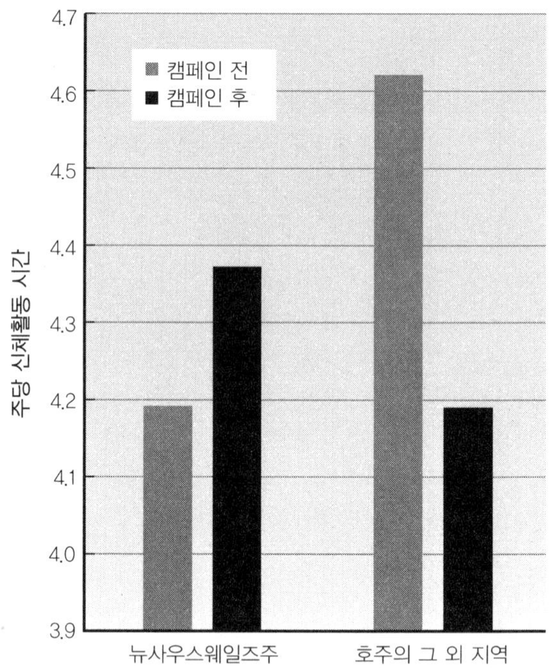

[그림 11-1] 광범위 지역사회 정보 제공 캠페인의 신체활동 참여 변화 : 활동적 호주
Bauman 등, 2001에서 인용함.

적 집단의 부재 등이 포함된다.

지역사회 지침에서는 신체활동 증진을 위한 대중매체를 통한 접근법이 근거가 불충분하여 권고되지 않지만 일부 학자들이 긍정적 전략으로 평가한 연구결과도 있다(Heath, 2009).

대중매체 캠페인이 신체활동 증진에 효과적이지 않은 이유는 무엇인가? 많은 지역사회와 도시들은 이들 캠페인을 사용했었지만, 표적 집단에서 행동 변화를 증명하는데 어려움을 겪었다. Bauman과 Chau(2009)는 문헌 검토를 통해 대중매체 캠페인이 성공적이지 못한 이유를 몇 가지 제시하였다. 첫째, 일관되고 포괄적인 메시지 전달 전략이 없다는 것이다. 즉, 일부 캠페인들은 운동 증가에 초점을 두는 반면, 다른 캠페인들은 모든 종류의 신체활동에 폭넓은 관심을 둔다는 것이다. 다르게 표현하면, 일부는 스포츠 활동에, 일부는 생활기반 신체활동에 초점을 둔다고 할 수 있다.

둘째, 목표 행동이 일관되지 않다는 것이다. 걷기를 권고받는 대상은 주당 150분 중등도 신체활동 실천을 권고받는 사람들과 다르다는 것이다. 대중매체 접근 전략은 한 가지 신체활동 결과에는 효과적이지만 다른 신체활동에는 그렇지 않다.

셋째, 캠페인의 진행 단계가 부적절하다는 것이다. 여기서 진행 단계(Sequencing)라는 것은 메시지가 행동 변화를 촉진할 수 있도록 논리적 틀 안에서 하나씩 쌓아 가야 한다는 것이다.

넷째, 표적 집단에 깊숙이 접근하고, 캠페인의 효과

사례 연구 : VERB

VERB 캠페인은 신체활동 증진을 위한 최초의 미국 전역 대중매체 캠페인이었다. 이 캠페인은 2002년 미국 질병관리본부에서 기획되고 수행되었으며(Huhman 등, 2005), 미국 전역에 걸쳐 9~13세 청소년들의 신체활동 증진 및 유지가 목적이었다. 표적 집단이 선호하는 텔레비전 채널에 유료 광고가 송출되었고, 신체활동이 매력적이고 멋진 행동이라는 점을 전달하는 라디오 광고, 인터넷 웹 광고, 기타 의사소통 매체 등이 포함되었다.

일 년 후, 이 캠페인은 신체활동 수준 개선에 있어 전반적인 효과가 없는 것으로 보였으나 일부 집단에서는 주당 신체활동 시간 증가의 결과가 있었다. 소녀, 소아 등 당초 신체활동이 없었던 아이들은 좀 더 활동적이 되었다고 보고되었다. 캠페인은 당초 목표였던 대부분의 집단에서 목표를 달성하였고, 대부분의 아이들과 그들 부모는 캠페인 로고와 인쇄물을 인지하고 그 의미도 이해하고 있었다. 비록 단언할 수 없지만, VERB에서 도출된 결과로 대규모 유료 대중매체 캠페인이 특정 인구집단의 신체활동 행동을 변화시킬 수 있을 것으로 추정해 볼 수 있다. 물론 이 영역에 대한 추가 연구는 필요하다.

를 적절하게 평가할 만한 자원이 불충분할 수도 있다는 것이다. 광범위 지역사회 캠페인에서 보았듯이 재원이 부족하면 그 성과도 부실할 가능성이 높다.

마지막으로 합리적 성공 가능성을 위해서는 신체활동 증진을 위한 대중매체 캠페인이 단독으로 사용되면 안 된다는 것이다(Bauman과 Chau, 2009). 대중매체 캠페인은 특정 신체활동의 정책, 프로그램, 환경 등을 전달하는 메시지가 포함된 포괄적 프로그램의 일부분으로 수행되어야 한다. 즉, 구체적 실천, 정책, 신체활동 장소 등에 대한 정보가 동반되지 않은 대중매체 캠페인은 효과적이지 않다는 것이다.

텔레비전, 라디오, 인쇄물 등이 전자기기, 인터넷 기반, 사회 연결망 매체 등으로 옮겨가고 있는 것은 분명하다. 이들 새로운 매체는 신체활동 증진에 효과적일 수 있는가? 이들은 대중매체 전략에 반드시 고려되어야 하는가? 전자매체가 최근까지도 대중매체 전략의 특징으로 일컬어지는 전통적인 프리사이즈 전략 대신 표적 집단 맞춤 메시지 생성이 가능하다는 점을 고려한다면 이 질문은 다소 교묘한 것이다. 캠페인 개발자들은 메시지 종류, 빈도, 유형을 메시지 수신자들의 특성에 맞게 개발할 수 있다. 기존 전통적 대중매체의 무딘 접근법으로는 이런 방식의 적용이 매우 어려웠다. Bauman과 Chau(2009)는 새로운 매체를 이용한 신체활동 중재 방법(주로 웹기반)에 대한 평가를 실시하였다. 그리하여 사회적 마케팅을 위한 이들 새로운 방법이 개인의 행동 변화를 촉진 가능한 맞춤형으로 개발될 수 있다고 결론지었다. 하지만, 이 영역에 대한 명확한 연구결과가 더 필요한 것은 사실이다.

웹기반 그리고 전자매체를 이용한 신체활동 증진 프

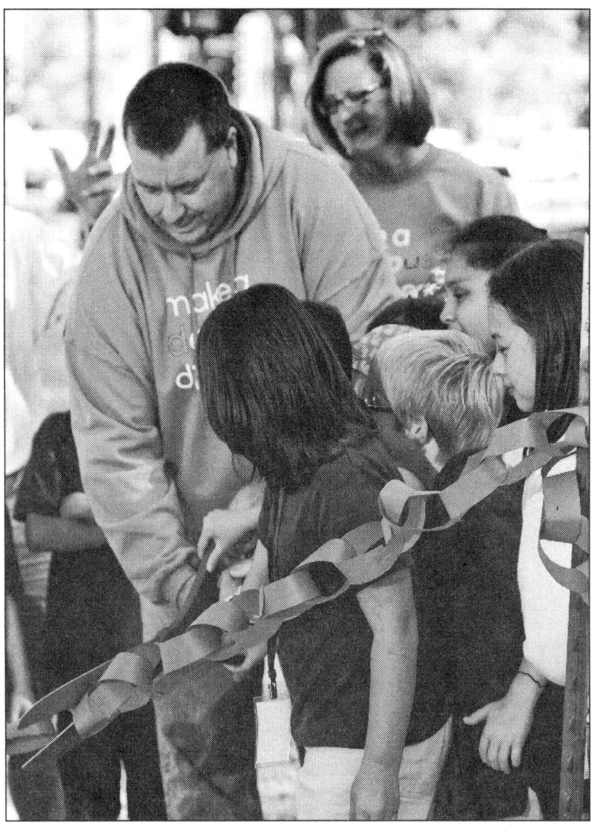

새로 조성된 운동공간에 대한 인지도를 높이는 지역사회 캠페인 등과 같은 정보 제공 전략은 어떻게 신체활동과 운동을 증진시킬 수 있는가?

로그램이 신체활동 수준을 증가시킬 수 있는 비전을 보였다고 하더라도 현재의 근거들은 결정적이지 않다. 웹기반 신체활동 중재 프로그램의 비용은 상대적으로 저렴하지만, 측정 가능한 결과에 초점을 둔 효과 평가 연구들이 필요하다. 동시에 웹기반 캠페인에 대한 접근성과 가용성에 대한 지속적인 개선 노력도 필요하다. 대중매체 캠페인의 전통적이고 새로운 접근 전략의 조합(대면 홍보와 전자매체를 이용한 사후 관리)이 기술적으로 좀 더 실제적인 시발점이 되고 있다. 성공적이었던 웹기반 매체 중재의 사례로 몇몇 유튜브 영상들이 있다. 이것은 이 장 마지막에 전자매체 자료에서 확인할 수 있는데, 동료들과 영상을 검토하고 토론하는 재미를 느껴보기 바란다.

3) 학교기반 보건교육 프로그램 (Classroom-based Health Education Programs)

이는 건강행동에 대해 학습하는 과정으로 정의된다. 보건교육 커리큘럼(교육과정)은 초 · 중 · 고등학교 교육목적의 중요한 부분이다. 학급단위 보건교육 프로그램은 대개 학생들이 건강한 행동 수용에 합리적 의사결정을 하도록 돕는 정보제공에 핵심을 둔다. 이상적으로 이들 커리큘럼이 단순히 가르치는 것에만 의존하는 것을 지양하고, 필수적인 정보와 개념을 제공하여 긍정적인 건강행동을 가져올 수 있는 가치와 사회적 규범을 갖추도록 돕는다.

사실 보건교육 커리큘럼의 질 측면에서 변이는 있다. 몇몇은 적절한 기금이 없고, 몇몇은 어린에게 가르쳐야 할 중요한 주제를 다루지 못하며, 몇몇은 교육 강사가 도움이 되는 역할 모델이 아닐 수 있다(예를 들면, 강사가 현재 흡연자임에도 불구하고 어린이들에게 금연을 가르침)는 것이다. 미국 질병관리본부는 효과적인 보건교육 커리큘럼의 정의 기준을 제안하였는데, 이 내용은 '효과적인 보건교육 커리큘럼의 특성(Characteristics of Effective Health Education Curricula)' 박스에 요약하여 제시하였다.

학급단위 보건교육 프로그램에서 제공된 정보가 신체활동을 증가시킬 수 있을까? 그러한 커리큘럼에 노출된 많은 학생들을 통해 보다 광범위한 대중들에게 도달될 가능성은 크다. 또한 보건교육 커리큘럼은 체육 커리큘럼과 수업에 보완적일 수 있다. 이상적으로는 그러한 커리큘럼이 자가보고 또는 객관적인 신체활동 측정치의 변화, 체질량지수의 변화, 체지방의 변화, 체력(예: 유산소능력, 근력)의 변화, 신체활동과 관련된 일반적인 건강지식의 향상(대개 학교와 동떨어져서) 및 신체적 활동을 가져올 자기확신감과 자기효능감의 향상도 가져올 수 있을 것이다. 신체활동을 증가시키는 학급단위 보건교육 프로그램의 몇 가지 특성은 아래와 같다.

- 건강한 의사결정을 위한 지식과 술기를 제공한다.
- 개인적 수준(개인적 · 행동적)에서 작동한다.
- 대개 여러 가지 요소(예: 흡연, 영양, 신체활동)를 포함하고, 만성질환의 위험을 낮추는데 초점을 맞춘다.
- 행동적 술기를 가르치지만 신체활동의 요소를 추가(수업)하지 않는다.

불행하게도 학급단위 보건교육 프로그램이 신체활동 행동을 증가시키는 방법으로써 이를 지지하는 과학적 근거는 없다. 지역사회 지침은 학급단위 보건교육 프로그램의 효과를 결정하는 근거가 불충분하다고 결론지었다. 일차적인 자료들은 학생들의 신체활동 수준을 증가시키는 근거가 거의 없음을 보여준다. 대중매체와 다른 정보 제공 전략, 보건교육은 일반적인 건강지식과 신체활동과 관련된 지식, 운동에 관한 자기효능감을 증가시키는 것으로 보인다. 불행하게도 이들 증가가 행동 변화로 이어지지는 않는다.

앞서 제시한 신체활동 증진을 위한 학급단위 보건교육 프로그램 특성 목록에서 놀랄만한 사실 하나는 신체활동에만 초점을 맞춘 프로그램은 없다는 것이다. 대개 프로그램은 만성질환의 위험요인을 감소하기 위한 큰 커리큘럼의 한 부분으로써 신체활동 정보와 교육이 포함되어 있다. 더욱이 많은 프로그램이 신체활동을 위한 술기개발에 초점을 맞추고 있지만, 학생들에게 신체적

효과적인 보건교육 커리큘럼의 특성

- 건강 목적 및 이들 목적과 연결된 행동을 명확히 정의할 것
- 이론이 아닌, 연구결과에 기반을 둘 것
- 연령에 적절한 건강 행동을 위한 동료집단의 규범과 사회적 규범을 정의하고 기술하며, 건강 가치와 믿음에 기초를 둘 것
- 학생 자신이 개인적으로 어떤 건강 행동의 위험을 가지고 있는지 이해할 수 있도록 도울 것
- 나쁜 건강 행동에 대하여 사회적 압력을 행사할 수 있는 술기를 가르칠 것
- 원하는 건강 행동에 대한 자기신뢰와 역량을 갖출 수 있는 술기를 가르칠 것
- 연령에 적합하며 문화적으로 적절한 학습 전략, 재료, 사례를 제공할 것
- 강의, 레슨의 강화, 술기 및 행동 실행을 위한 적절한 시간을 제공할 것
- 동료, 가족 구성원, 지역사회 지도자와 같은 역할 모델과 연계될 수 있는 기회를 제공할 것
- 교사들에게 교수효과를 높일 수 있는 지원을 포함할 것

CDC, 2011에서 인용함.

으로 활동적일 수 있는 시간을 제공하지 않는다. 이상적으로는 그러한 커리큘럼이 신체활동의 술기와 앞서 언급한 효과적인 보건교육 커리큘럼의 특성과 관련된 지식 개발에 초점을 맞추어야 한다. 프로그램의 효능에 대한 근거 부족은 프로그램이 합리적인 성공 기회를 충분히 갖지 못했다는 것과 일맥상통한다.

요약하면 신체활동 증진에 대한 정보 제공 접근 전략은 신체활동과 관련된 지식을 증가시키고, 태도를 변화시키고, 자기효능감(즉, 좀 더 실제적으로 신체적으로 활동적일 수 있다는데 대한 믿음)을 향상하는 것으로 여겨진다. 그러나 우리가 관심을 갖는행동의 동시적인 변화는 알 수 없다. 단기간에 신체활동 행동을 증가시키는 유일한 전략은 광범위한 지역사회 캠페인이라고 할 수 있다. 이 분야에 대해 좀 더 이해할 수 있는 많은 연구가 필요하다. 당신이 이 분야에 도움을 줄 수 있는 연구 주제를 생각할 수 있는가?

사례 연구 : 대학에서의 보건교육

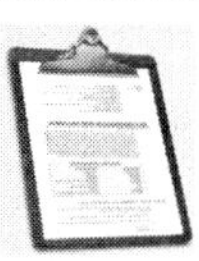

후기 청소년과 초기 성인기의 신체활동에 어떤 일이 벌어지고 있는가? 많은 연구들이 신체활동이 유의하게 감소되고 있음을 보고하고 있는데, 이후 대부분의 성인기에서 비활동이 지속되는 결과로 나타난다. 닥터 James F. Sallis 등(1999)은 신체활동 수준을 높이기 위한 대학 보건교육 수업의 효과를 연구하기 위해 GRAD 프로젝트(Graduate Ready for Activity Daily)를 계획하였다. 이 연구에서는 18~29세 338명의 학생에 대하여 기초 측정 후 중재군과 대조군으로 무작위 할당하였다. 1학기 후, 기초조사 후 1년 그리고 2년 후에 321명 학생을 통해 조사 자료가 수집되었다. 중재군 학생들은 신체활동 채택과 유지 중재에 관한 1학기 동안의 과정을 수강하였다. 수업은 매주 행동변화를 지지하도록 설계된 행동과학이론에 기초하였다. 대조군 학생들은 다양한 보건교육 주제에 대한 1학기 과정을 수강하였다. GRAD 중재는 연구기간 중 국가신체활동 권고안, 사회인지이론과 행동변화이론에 기초한 운동과학과 행동과학으로부터 개념을 통합하였다. 중재과정은 주 1회 신체활동과 행동주제에 관한 50분 강의를 포함하였다. 주당 110분의 중재 활동은 15분(별도의 장비 없는)의 신체활동, 25분간의 집단토론, 나머지 45분은 기구가 필요한 다양한 신체활동 시간으로 진행되었다. 일차적인 측정은 행동변화단계 사정과 7일 신체활동 회상(7-day Physical Activity Recall) 면담을 포함하였다. GRAD 프로젝트의 주된 결과는 1학기 중재기간 동안 남학생에서는 유의한 효과가 없었다는 것이다. 기초조사의 최소 유지단계에서 남학생은 여학생에 비해 더 활동적이었는데, 이것이 성과를 내는데 어려움을 증가시켰을 것을 것이다. 중재군의 여학생은 여가시간 동안 근력강화, 유연성운동 신체활동 수준이 유의하게 증가되었다.

저자들은 일관된 결과 부족의 이유로, 참여자들의 신체활동 시작 준비가 충분치 않았을 것이라는 가설을 제시하였다. 이 연구 결과 저자들은 신체활동을 대학시기보다는 좀 더 일찍 시작할 것을 권고하였다. Calfas 등(2000)은 GRAD 추적 연구 프로젝트에서 이론에 기반을 둔 중재의 높은 참여율에도 불구하고 2년 후 남학생 또는 여학생에서 신체활동의 결과에 대한 유의한 효과가 없었음을 보고하였다. 대학에서의 보건교육은 행동은 개선되지 않지만 지식은 향상되는 것으로 보인다.

핵심 리더 소개

Russell R. Pate, PhD

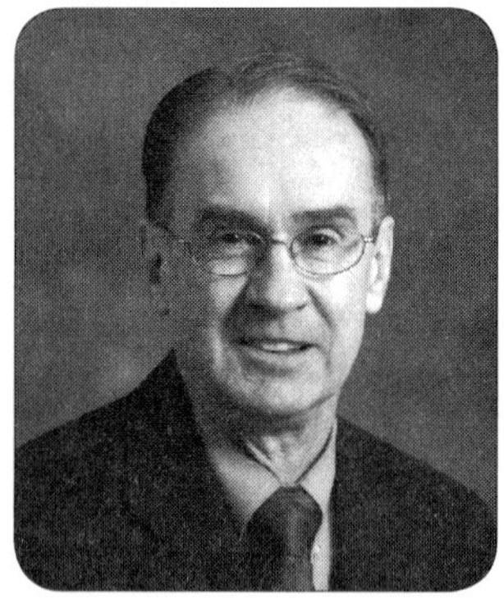

왜, 어떻게 이러한 종류의 일에 뛰어들었는가? 당신에게 지대한 영향을 준 사람이 있었는가?

나는 처음 스프링필드대학의 학부학생이었을 때 신체활동 연구에 관심을 갖게 되었는데, 나의 은사이신 운동생리학 교수 Wayne Sinning의 연구에 참여자로 초대받은 것이 시작이었다. 이 경험이 나의 석사학위 논문을 쓰게 하였고 이 연구를 선호하게 된 요인이 되었다. 이때부터 나는 신체활동 연구에 뛰어들게 되었고, 이후 오리건대학교로 옮겨 경험 많은 생리학자 Eugene Evonuk 교수로부터 박사과정 수련의 기회를 얻게 되었으며, 생리학적 토대를 이해하는 열정을 공유한 대학원생이 되었다.

당신의 현재 연구관심은 무엇인가?

나의 연구 프로그램의 최상의 목적은 어린이와 청소년의 신체활동 행동에 대한 우리의 이해를 높이는 것이다. 장기적인 목적은 젊은 사람 집단의 신체활동을 증가시키는 효과적인 공중보건 중재에 필요한 지식을 제공하는 것이다. 나는 젊은이들의 신체활동과 체력에 대해 내 전 생애를 걸 만큼 관심이 많다. 학창 시절부터 나는 젊은이의 체력과 생리적 기능의 발전적 영향에 대해 늘 생각해 왔다.

나는 1970년 중반 사우스캐롤라이나대학교에서 교수직을 시작하였는데, 당시 운동과학계에서는 젊은이의 현장 체력 측정에 대한 전통적인 접근이 도전과제였다. 이때 나는 젊은이에 대한 체력과 이것의 측정 연구를 시작하게 되었다. 수년에 걸친 나의 연구관심은 어린이의 신체활동 행동과 관련된 주제를 포함하여 확대되었다. 나의 연구팀은 현재 신체활동 측정 연구와 신체활동 영향 요인, 그리고 유치원에서 고등학생 연령대의 어린이 및 청소년의 신체활동 증진에 관여하고 있다.

무엇이 신체활동 및 건강 분야의 연구자와 활동가로 이끌었는가?

연구과정에 대한 애착과 신체활동에 관한 중요한 질문에 대한 답을 구하는 것과 신체활동이 공중보건에 미치는 영향을 갈망하는 것이 나를 이 분야로 이끌었다. 나는 핵심적인 과제에 답을 주는 연구의 설계와 수행에 대한 도전뿐만 아니라 우리의 연구목적을 추구하는 공동연구자, 연구 스텝, 박사 후 과정 연구원, 대학원생들과 함께 일하는 것을 즐기고 있다. 나는 젊은이들의 신체활동 감소가 21세기 공중보건의 큰 도전 중 하나라고 믿으며, 이에 답을 줄 수 있다는 것을 통해 동기를 갖게 되었다.

2022년까지 답이 제시되어야 할 우리 분야의 한 개 또는 두 개의 핵심과제는 무엇인가?

신체활동은 공중보건에서 상대적으로 새로운 분야인데, 현재 공중보건체계(연구 및 전문실제수행의 요소를 모두 포함)에서 다른 다수의 부문에 비해 투자가 이루어지지 않고 있다. 만약 우리가 선진국에서 감소하는 신체활동의 흐름을 저지하려 한다면 많은 사람을 신체활동적인 생활양식으로 유도하기 위한 필요한 연구와 학교, 사업장, 지역사회를 변화시킬 공중보건 인프라를 구축해야만 한다.

이 장을 마치며

핵심정리

- 지역사회 지침(The Community Guide)은 확장일로에 있는 공중보건 향상을 위한 근거기반 중재의 권고 자료원이다.
- 특별위원회(The Task Force)는 신체활동 중재에 관한 권고를 권고, 권고반대, 불충분한 근거 등으로 범주화하고 있다.
- 정보 제공 전략은 여가, 직업 활동, 이동 또는 가정에서의 신체활동을 증가시키게끔 설계할 수 있다.
- 광범위 지역사회 캠페인은 신체활동 증진을 위하여 권고되어지며, 인지도 증가 및 지식 증진, 동기 부여, 행동변화의 준비 조장, 원하는 행동 수행 및 유지에 필요한 술기를 가르치고 조장하는 전략들을 포함해야 한다.
- 대중매체 캠페인은 대규모의 층화된 청중에게 신체활동 메시지를 전해 주는 대규모 노력일 수 있다.
- 대중매체 캠페인은 신체활동 증가를 위한 인지도와 지식을 개선한다. 하지만 단독 적용은 안 된다.
- 새로운 매체와 웹기반 신체활동 중재는 신체활동을 증가시킬 것으로 보이나 현재 근거는 알 수 없다. 웹기반 신체활동 중재 비용은 상대적으로 낮으나 이의 효과성에 대한 연구는 웹기반 캠페인의 유용성, 접근성 측면에서 측정 가능한 결과에 좀 더 초점을 맞추어야 한다.
- 학급단위 보건교육 프로그램은 대개 학생들이 건강한 행동을 수용하는 것을 지지하는 정보 제공에 초점이 맞추어져 있다.
- 학급단위 보건교육 프로그램은 비록 일반적 건강지속, 운동관련 지식, 자기효능감을 증가시키는 것으로 보이나 신체활동 행동을 증진시키지는 못하는 것으로 보인다.

핵심용어

지역사회 지침(Community Guide), 정보 제공 전략(informational approaches), 광범위 지역사회 캠페인(community-wide campaigns), 대중매체 캠페인(mass media campaigns), 보건교육(health education)

연습문제

1. 지역사회 지침(the Community Guide)은 무엇이며, 효과적인 신체활동 중재 방법을 개발하기 위해 이를 어떻게 사용할 수 있는가?
2. 특별위원회(the Task Force)는 신체활동 중재가 효과적인지 그렇지 않은지를 어떻게 결정하는가?
3. 신체활동을 증가시키기 위한 세 가지 정보 제공 전략은 무엇인가?
4. 특별위원회(the Task Force)의 신체활동 중재를 분류하기 위한 세 가지 범주는 무엇인가?
5. 신체활동을 성공적으로 증가시키기 위한 지역사회 프로그램의 세 가지 특징은 무엇인가?
6. 대중매체 접근은 신체활동 증가를 위해 효과적인가? 왜 그러한가? 또는 왜 그렇지 않은가?
7. VERB 프로그램은 무엇이며, 이는 신체활동을 증가시키는가?
8. 학급 단위 보건교육 프로그램 접근은 신체활동을 증가시키는데 효과적인가? 왜 그러한가? 또는 왜 그렇지 않은가?
9. 미국 질병관리본부(CDC)가 제시한 효과적인 보건교육 기준의 네 가지 특징은 무엇인가?
10. GRAD 프로젝트는 무엇인가? 효과적인가?

인터넷 자료

신체활동, 건강 및 공중보건과 관련된 이슈는 다음의 웹사이트에서 검색할 수 있다.

Human Kinetics	www.HumanKinetics.com
U.S. Department of Health and Human Services: Physical Activity Guidelines for Americans	www.health.gov/PAGuidelines
International Society for Physical Activity and Health	www.ispah.org
American College of Sports Medicine	www.acsm.org
President's Council on Fitness, Sports & Nutrition	www.fitness.gov
U.S. Centers for Disease Control and Prevention: Physical Activity	www.cdc.gov/physicalactivity/
Guide to Community Preventive Services	www.thecommunityguide.org/pa/index.html
The Community Guide Website: Information About the Task Force on Community Preventive Services and Systematic Review Process	www.thecommunityguide.org/about/taskforce-mambers.html www.thecommunityguide.org/about/findings.html
GetActive:TV campaign to get out of your chair	http://youtu.be/AY5AlLaXDdA
VERB with Hannah Montana	http://youtu.be/7AECNDfs51Q
iThrive Austin-Physical Activity:15	http://youtu.be/-Hqp-_Bo-oQ
Physical Activity-Well-Being	http://youtu.be/2gHNFj_fltc
PA Physical Activity	http://youtu.be/FDh-s3pxjRk
Get a Life, Get Active, Go Walking!	http://youtu.be/L84dSVDg5XU
Informational Approaches	http://youtu.be/781vWEFgrlE

참고문헌

Bauman A, Bellew B, Owen N, Vita P. 2001. Impact of an Australian mass media campaign targeting physical activity in 1998. American Journal of Preventive Medicine21:41-47.

Bauman A, Chau J. 2009. The role of the media in promoting physical activity. Journal of Physical Activity Health 6(Suppl2) : S196-S210.

Calfas KJ, Sallis JF, Nichols JF, Sarkin JA, Johnson MF, et al. 2000. Project GRAD: Two-year outcomes of a randomized controlled physical activity intervention among young adults. American Journal of Preventive Medicine 18: 28-37.

Centers for Disease Control and Prevention. 2011. Characteristics of an Effective Health Education Curriculum. www.cdc.gov/healthyyouth/SHER/characteristics/index.htm. Acessed 23 July 2011.

Health G. 2009. The role of the public health sector in promoting physical activity: National, state, and local applications. Journal of Physical Activity Health 6(Suppl2): S159-S167.

Huhman M, Potter LD, Wong FL, Banspach SW, Duke JC, Heitzler CD. 2005. Effects of a mass media campaign to increase physical activity among children: Year-1 results of the VERB campaign. Pediatrics 116: 277-284.

Kahn EB, Ramsey LT, Brownson RG, Health GW, Howze

EH, Powell KE, Stone EJ, Rajab MW, Corso P, the Task Force on Community Preventive Services. 2002. The effectiveness of interventions to increase physical activity. American Journal of Preventive Medicine 22: 73–107.

Sallis, JF, Calfas KJ, Nichols JF, Sarkin JA, Hohnson MF, et al. 1999. Evaluation of a university course to promote physical activity: Project GRAD. Research Quarterly for Exercise and Sport 70: 1–10.

U.S. Department of Health and Human Services. 2008. 2008 Physical Activity Guidelines for Americans Washington, DC: U.S. Department of Health and Human Services. www.health.gov/PAGuidelines. Accessed 23 July 2011.

U.S. Department of Health and Human Services, Public Health Service, Centers for Disease Control and Prevention, National Center for Chronic Disease Prevention and Health Promotion, Divisin of Nutrition and Physical Activity, 2010. Promoting Physical Activity: A Guide for Community Action, 2nd ed. Brown DR, Heath GW, Martin SL, eds. Champaign, IL: Human Kinetics.

공중보건 전문가의 신체활동

이 장의 내용은 미국 공중보건 분야의 신체활동 지도자 협회에서 제시한 역량 분야 코드 중 다음에 해당한다.
1.1.1, 1.1.5, 1.3.1, 1.3.2, 1.3.3, 1.4.1, 1.4.2, 2.1.1, 2.1.3, 2.2.1, 2.2.2, 2.3.2, 2.3.3, 2.5.2, 3.1.1, 3.1.2, 3.2.1, 3.3.3., 3.7.1, 4.1.1, 4.1.2, 4.1.4

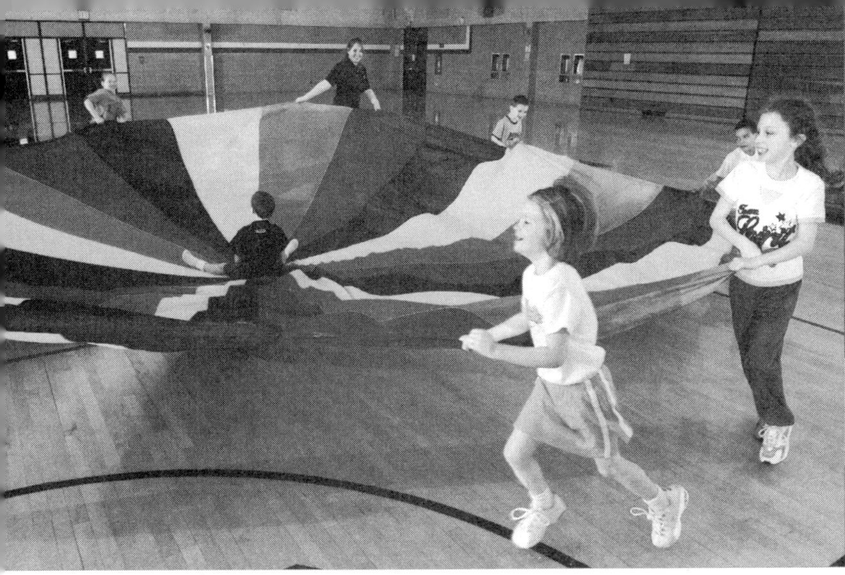

제 12 장

신체활동 증진을 위한 학교기반 접근법

학습목표

이 장을 마치면, 다음을 설명할 수 있어야 한다.

- 신체활동 증가를 위한 학교기반 프로그램의 이론적 근거
- 효과적인 학교기반 중재 요소와 학교 신체활동 프로그램에 대한 현재 미국의 정책과 전략
- 청소년에 대한 잠재적인 신체활동과 운동의 결과
- 청소년에 대한 신체활동 및 운동에 대한 근거와 지침
- 신체활동 증가를 위한 학교기반 프로그램의 다양한 예시

들어가기에 앞서

- 학교는 신체활동 프로그램을 구현할 수 있을까요?
- 효과적인 학교 신체활동 프로그램의 구성 요소는 무엇일까요?
- 학교기반 신체활동 프로그램의 성공 모델은 어떤 것들이 있을까요?

체육과 스포츠 참여와 같은 학교기반 신체활동 프로그램은 미국을 비롯하여 많은 나라에서 100년 이상 학교문화의 한 부분을 담당해 왔다. 체육교사와 코치는 학교에 재학 중인 청소년과 젊은 성인들의 체력 및 운동수행능력을 향상시킬 수 있도록 운동을 더욱 장려하고 있다. 2005년 이후 미국 학교에서 체육 및 운동경기에 대한 국가적 관점이 체육을 통해 학생들에 대한 신체활동을 좀 더 증진시키고, 운동경기를 통해 학생들의 건강과 안전을 증진시키는 쪽으로 바뀌고 있다. 오늘날 학교는 체육 및 운동경기뿐만 아니라 모든 학년에서 신체활동이 증진되기를 기대하고 있다. 또한 신체활동 증가를 위한 전략으로 강화된 학교기반 신체활동을 권장하고 있다(Kahn 등, 2002).

학교에서는 체육뿐만 아니라 신체활동을 학생들 삶의 다른 영역으로 확장하기 위한 방안을 고려하고 있다. 현재로서는 어린이집 프로그램, 유치원 프로그램, 방과전 프로그램, 수업 중 신체활동 휴식(classroom activity break), 휴식시간, 방과 후 프로그램, 상업적 후원 프로그램 및 여름(계절) 프로그램이 가장 좋은 실천방법이다.

1. 학교기반 신체활동 프로그램의 이론적 근거

이 장은 교육 부분을 통해 신체활동 촉진을 지원하는 여러 보고서(Kahn 등, 2002; Massengale, 1987; Siedentop, 2009) 및 지역사회 예방 서비스 지침(지역사회 지침, 2011)에 기반을 두고 있다.

미국의 경우, 학교는 식민지 시대부터 공중보건 및 어린이와 청소년의 안전에 관여해 왔었다. 학교에서는 최초에 감염성 질환에 대한 대응이 주요 관심 사항이었으나, 오늘날은 비만, 과체중 및 당뇨병의 발생을 예방하고 조절하는 방법을 지도하도록 요구되고 있다(제5장, 제6장 참조). 미국에서 매년 5,400만 명 이상의 공공 및 민간 초·중·고등학교 학생이 연간 180일 동안 하루 평균 6.5시간을 학교에서 지내는 것으로 추산하고 있다. 또한 110만 명 이상의 어린이가 어린이집을 다니고 있으며, 1,150만 명 이상의 청년은 지역사회 대학으로 통학하고 있다.

이렇게 많은 학생들이 속해 있는 학교는 긍정적인 신체활동의 메시지를 전파하고 활동적인 생활양식을 촉진할 수 있는 아주 매력적인 공공장소이다. 최근 학교에서 의무적인 신체활동 증가는 생활양식 변화에 대한 학생들의 자발적 순응에 기대하는 것에 비해 다양한 교육과정에 기반을 둔 의무적 신체활동 증가가 비만, 과체중 및 당뇨병 해결에 효과적일 것이라는 정책 입안자들의 믿음 때문이다.

2004년 미국의 연방법은 아동영양 및 모자영양 공급보조법(Lee 등, 2006)을 포함하여 건강한 식생활과 신체활동을 증진시키는 학교 건강 정책 같은 항목에 학교 예산을 결부시켰다. 미국의 건강증진 2010(Healthy People 2010)과 건강증진 2020(HP2020)에서는 체육수업시간의 최소 50% 이상 격렬한 또는 중등도의 신체활동을 교육과정 목표에 포함하도록 국가적 수준에서 권장하고 있다. 더군다나 미국 스포츠체육협회(National Association for Sport and Physical Education, NASPE, 2010)에서는 초등학생은 주당 150분 이상, 중학생의 경우 주당 225분 이상을 학교 체육에 참여하도록 권장하고 있다.

비록 체육 교육과정이 학교에서 신체활동 증가의 주된 초점이지만, 현실적으로 청소년은 체육수업만으로

건강증진 2020

건강증진 2020은 10년마다 미국 보건국(Department of Health Service)에 의해 갱신되는 가장 최근의 건강 목표로서, 10년 동안 달성하기 위한 공중보건 목표를 설정하여 건강증진을 위한 불평등한 차이(disparities)와 기회를 강조하고 있다. 이러한 목표 중 일부는 학교 관련 신체활동 수준 증가와 관련이 있다. 다음은 어린이와 청소년을 대상으로 한 신체활동 관련 국민건강 2020 목표의 일부이다.

- 유산소 신체활동과 근육 강화 활동에 대한 현재 연방 정부의 가이드라인을 충족시키는 청소년의 비율을 높인다.
- 매일 학교 체육에 참여하는 청소년의 비율을 높인다.
- 초등학교 쉬는 시간을 정기적으로 늘린다.
- 초등학교 쉬는 시간을 적절한 기간 동안 권장하거나 요구하는 학군의 비율을 높인다.
- 신체활동을 제공하는 허가받은 보육 프로그램을 요구하는 주의 수를 늘린다.
- 정규 수업시간 이외(즉, 방과 전·후, 주말, 여름 및 기타 방학동안)의 모든 사람들을 위해 신체활동 공간 및 시설을 제공하는 국가의 국립 및 사립학교의 비율을 높인다.

하루 60분의 신체활동 가이드라인(이 장의 뒷부분에서 과학적 증거를 참조하시오)에 도달할 수 없다. 바람직한 체육 수업일지라도 신체활동 시간은 20~30분 정도를 제공할 뿐이다. 청소년에게는 학교뿐만 아니라 방과 전·후에도 다양한 방법을 통해 놀이, 스포츠, 레저 또는 레크리에이션 등의 신체활동을 할 수 있도록 권장해야 한다. 미국 스포츠체육협회(NASPE)의 주간 체육 가이드라인에서 청소년의 신체활동 증진을 최대한 많이 할 수 있도록 학교 교육 구조와 행정 문제 해결이 필요하다는 점 또한 매우 중요하다.

학교는 활동적인 생활양식을 받아들이도록 어린이와 청소년에 대한 잠재적인 영향을 줄 수 있는 중요한 자원이다. 학교는 여러 정부기관, 가족 및 미디어 등과 같이 어린이와 청소년이 열량 균형을 달성하는 행태를 받아들이는 것에 영향을 미칠 수 있다. 최근까지 미국의 학교는 대부분의 학생들이 도보로 통학할 수 있는 거리에 있으며, 청소년과 어른 모두 이용할 수 있는 야외 녹지, 야외 트랙, 실내 또는 실외 농구코트 및 체육관 등의 장소가 포함되어 있어 전체 지역사회 신체활동에 긍정적인 영향을 줄 수 있는 주거 인근지역에 건설되어 왔다. 학교는 전통적으로 체육수업, 쉬는 시간 및 체계적인 스포츠에 대한 기회를 제공해 왔다. 그러나 낙제아동방지법(No Child Left Behind legislation, 2001)과 같은 학생 성적에 대한 요구는 학교에서 체육 및 쉬는 시간을 줄이고 수학과 독서 등의 과목에 집중하도록 유도하고 있다.

이러한 도전에 더하여 대부분의 새로운 학교는 스프롤현상(urban sprawl)[1]의 결과로 인해 도시 외곽에 지어지고 있다. 이러한 추세는 학생들이 버스나 자가용을 이용해 통학해야 하므로 학교 주변 지역사회 구성원들의 신체활동 기회를 감소시킨다. 새로운 학교인지 오래된 학교인지에 따라 부모들은 안전, 상해 및 범죄에 대하여 우려를 하며, 부모가 학교 주변 환경이 안전하지 않다고 인지한 경우 아동에 대한 신체활동 기회를 제한하게 된다는 연구결과가 있었다.

2. 신체운동학(Kinesiology)과 청소년 신체활동의 결과

신체활동과 운동을 위해 선정된 만성 적응(chronic adaptation)은 청소년 신체활동과 운동 프로그램에 대한 하이라이트 상자(highlight box)에 나열되어 있다. 각각의 식별된 이득과 관련이 있는 생리학적 적응 정도는 용량 의존적(dose dependent)이며 제2장에서

1) 도시의 급격한 발전과 지가(地價)의 앙등 등으로 도시 주변이 무질서하게 확대되는 현상

신체활동이 아동들을 더 똑똑하게 만들 수 있는가?

학교 일과 중 신체활동에 참여할 수 있는 기회 제공과 과목 간 균형은 학교 정책 입안자에게는 중요한 도전이다. 비록 일부에서는 체육시간을 줄여 다른 과목 시간을 늘리는 것을 지지하기도 하지만, Robert Wood Johnson Foundation(2009)과 CDC(2010)의 연구결과에 의하면 학교기반 신체활동과 학업성취도 간에 강한 연관성이 있다는 것을 보여주고 있다.

학교기반 신체활동과 학업성취도 간의 인과관계에 대해서는 아직 보고된 바 없지만, Van Dusen과 그의 동료들은(2011) 최근 여러 학생을 대상으로 텍사스 주에서 시행한(30만 명 이상) 체력점수와 학업성취도 점수 간 뚜렷한 용량-반응관계가 있음을 보고하였다. 체육과 같은 학교기반 신체활동 참여가 학업 성적에 피해를 주지 않을 뿐만 아니라 실제로는 향상시킬 수 있음을 보여주는 증거들이 늘어나고 있다.

Strong과 그의 동료들이 검토한 육체 훈련 원칙에 영향을 받는다.

어린이, 청소년 및 젊은 성인을 위한 신체활동의 편익과 관련된 운동학은 개인의 성장과 발전에 크게 의존한다. 대부분 청소년들은 신체활동 및 운동과 연관된 매우 긍정적인 편익을 경험하게 되나, 성숙은 특정한 훈련 적응 시간과 타이밍에 영향을 줄 수 있다.

생리학적으로 규칙적인 활동 참여는 청소년의 최대 산소심폐지구력(VO_2max or VO_2peak)을 8~10% 정도 높이는데 도움을 줄 수 있다. 어린이와 청소년은 자신의 근력과 근육의 지구력을 증가시킬 수 있으나, 사춘기 이전의 근력향상은 근육 비대(즉, 근육 크기 증가)보다 신경학적 변화(예, 신경 자극에 반응하는 근육 구조 단위의 증가) 때문에 일어난다. 청소년의 근력과 지구력을 위한 훈련에 적용할 수 있는 참고 자료들이 출판되어 있다(Kenney, Wilmore, and Costill, 2012 자료 참고).

청소년은 체중 부하 및 근력과 지구력 운동에 참여함으로써 골건강에 대한 중요하고도 지속적인 향상을 이뤄낼 수 있다. 소년과 소녀 모두 골량 증가를 위한 중요한 시기는 사춘기와 초경 전이다. 대사장애(예를 들어 HDL, 중성지방 및 인슐린 농도와 관련성, 혈압 및 체지방률) 및 제2형 당뇨병과 관련된 위험은 하루 60분 이상 신체활동을 하는 경우 뚜렷하게 감소한다.

청소년이 다양한 신체활동에 참여하여 다양한 운동기술을 발달시킬 수 있는 기회를 갖는다면 성인과 동일한 생체 역학적 편익을 경험할 수 있다. 아이들이 사춘기를 거쳐 청년이 되는 동안, 달리기 등의 신체활동에

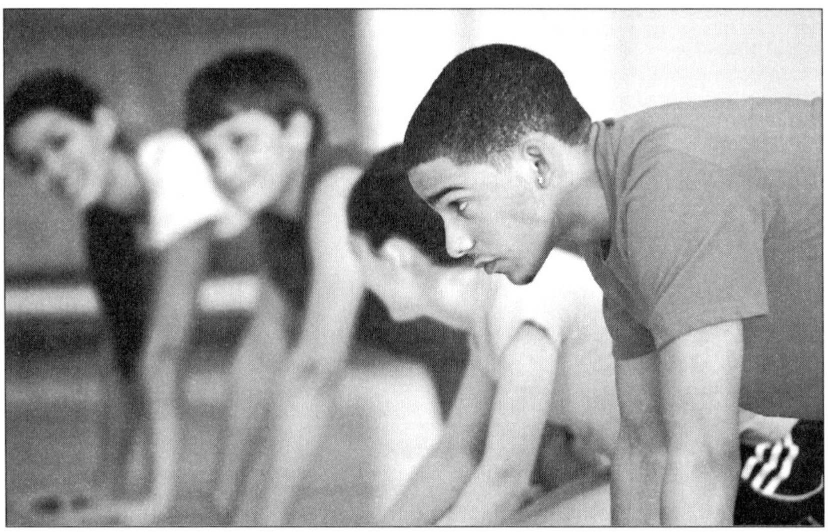

어린이와 청소년이 학교 체육에서의 경쟁을 좋아하는가? 그것이 신체활동을 홍보하는 데 도움이 되는가? 도움이 된다면 이유는 무엇인가?

청소년의 신체활동과 운동 프로그램의 적응

생리적	생체 역학적
VO_2max 증가	개선된 생체 나이
근력(Strength) 증가	균형 개선
지구력 개선	이동성 개선
HDL 수치 증가	운동 기능과 신체활동과 운동을 위한 자신감의 향상
중성지방 수치 감소	고유 감각 개선
인슐린 수치 개선	**행태학적**
저혈압	자신감 증가
체지방 비율 저하	자기효능감 개선
대사장애 위험 감소	자기존중감 향상
제2형 당뇨병 위험 감소	우울증과 불안감 감소
골건강 개선	행태 변화 경험

서 에너지 소비의 감소와 같은 개선된 효율성을 경험하게 된다. 효율적 사용의 변화는 몸 크기(즉, 체중 증가)의 변화에 기인한다.

체계화된 스포츠에 참여하는 청소년(특히 보호 장비를 안전하게 착용하지 않을 경우)은 비참여자보다 신체활동을 제한할 수 있는 손상을 더 잘 입는 것으로 보고되고 있다.

그러나 고등학교 운동선수의 기술적인 연구 정보를 제외하고, 이 주장에 대한 증거는 적다. 학교기반 체육 참여에 대한 연구에서는 참여 학생 대부분이 매우 안전함을 시사하고 있다.

행동학적으로 어린이(유아원 및 유치원 학생 포함)의 신체활동 경험과 이러한 참여 결과로 개발된 초기 행태가 청소년 및 성년까지 활성화되고 유지되는 지에 대한 유무는 중요하게 여겨진다. 여가활동, 레크리에이션, 체육, 스포츠 및 게임 등 다양한 신체활동 참여를 통한 운동기능 개발 기회를 갖지 못한 청소년, 성인, 또는 노인의 경우는 비활동적이고, 비만 또는 과체중이 되기 쉽다.

3. 학교기반 신체활동과 청소년의 체력 평가

어린이와 청소년에 관련된 신체활동 및 운동 평가에 대한 논의는 본 저서의 범위를 벗어난다(Morrow 등, 2009). 그러나 제4장에서 논의된 평가기술이 신체활동 중재 평가에 광범위하게 사용되고 있다는 것을 지목하는 것은 중요하다.

자주 사용되는 포괄적인 체력 평가 프로그램은 피트니스그램(Fitnessgram)과 프레지던트 챌린지(President's Challenge)이다. 두 가지 모두 어린이와 청소년의 체력에 대한 포괄적 현장 평가 도구이며 타당하고 믿을 수 있는 체력 평가 도구(교사와 개인을 위한 옵션을 포함), 연령에 적합한 해석 및 신체활동을 증가시키거나 유지시키기 위한 전략과 프로그래밍 등 다양한 영역을 포함하고 있다. 또한 두 프로그램 모두 학교 친화적이며 교사와 보건전문가들에게 서비스 프로그램으로 사용될 수 있다.

피트니스그램(Fitnessgram)은 체육프로그램을 위한 평가 절차의 통합적 세트에 대한 요구에 따라 1982년 쿠퍼연구소(Cooper Institute)에서 처음으로 개발하였다. 이 평가는 유산소 능력, 근력, 지구력 및 유연성 그리고 신체구성을 가늠하는 건강관련 신체적성(physical fitness) 영역에 대한 검사항목을 포함한다. 이러한 평가들의 점수는 학생들의 전반적 신체적성 수준을 판단하여 건강한 신체적성 표준영역과 비교할 수 있으며 적절한 시기에 개선이 필요한 영역을 제시할 수 있다. 액티비티그램(activitygram)은 피트니스그램 소프트웨어와 함께 제공되는 활동 평가 도구이며, 3일 동안 30분 단위로 학생들의 신체활동을 기록하게 된다. 이 소프트웨어는 총 활동 시간(분), 일별 활동 시간의 주기 및 활동 유형을 보여주는 리포트를 생성시킨다.

신체적성, 스포츠 및 영양에 대하여 대통령 위원회에서 관리하는 프로그램인 프레지던트 챌린지(President's Challenge)는 모든 미국인에게 그들 매일매일의 삶의 일부를 활동적으로 만들기를 권장하고 있다. 프레지던트 챌린지(President's Challenge)는 어린이, 청소년, 성인 및 노인이 신체적성 향상을 위해 매일 신체활동에 참여하는 것을 돕고 있다. 이 프로그램에서는 온라인 도전도 포함하고 있으며 참가자들의 진전을 기록하고 있다.

많은 이들이 학교에서의 신체적성 검사를 폐기해야 한다고 주장하지만, 청소년 신체적성 검사는 최근에 탄력이 붙고 있는 것으로 보인다. 캘리포니아와 텍사스 주의 일부 학년에서는 학생 신체적성 평가를 받도록 하고 있다. 건강 관련 신체적성 매개변수를 측정하는 아이디어는 행태, 체력 및 운동기능을 통합하는데 도움이 될 것이며, 학교 안팎에서 더 많은 신체활동을 할 수 있도록 인지하는 데 도움이 될 것이다. 정책 입안자는 어린이와 청소년 중 건강관련 체력 점수가 낮아 좀 더 활동적이고 건강하게 될 필요가 있는 이들을 위해 적어도 부분적이라도 체력 평가 결과를 사용해 왔다.

McKenzie(2007), Morrow(2005) 등은 청소년의 신체단련 검사 특히 체육과 관련된 수많은 위험에 대해 검토하였다. 공중보건 종사자가 기억해야 할 가장 중요한 점은 체력(즉, 생리학적 구조) 및 신체활동(행태) 측정 사이의 관계가 상대적으로 약하다는 것이다. 더군다나 청소년의 신체단련 실적은 부모로부터의 유전, 성장과 발전 및 성숙에 의해 영향을 받는다. 따라서 매우 비활동적인 아이들도 학교의 체력 평가에서는 잘할 수 있는 반면, 하루 60분 운동 가이드라인을 만족하거나 초과하는 아이가 좋은 평가를 받지 못할 수도 있다. 이러한 비활동적인 아동 그룹에서 체력 평가가 더 많은 신체활동을 유도할 수 있는지 확인하는 것과 비만, 과체중 및 당뇨의 유병률에 중요한 영향을 미치는 지에 대한 판단이 남아있다.

4. 어린이와 청소년의 신체활동

어린이와 청소년의 신체활동 추진과 관련된 중요한 고려사항은 개인의 성장궤도와 청소년이 젊은 사람보다 더 나은 운동기능을 가지고 있다는 사실이다. 우리는 아이들마다 성장속도가 다르다는 것을 알고 있다. 이것은 동년배 및 연령 차이에 따라 개개인의 운동기능에 차이를 발생시킨다. 예를 들면, 14살 어린이는 일반적으로 어린 아동보다 더 나은 대근육 운동 능력, 더 많은 근육량 및 높은 피트니스를 가지고 있다. 성장과 발달에 의한 신체적 기능의 차이는 육체적 · 정신적 양면으로 신체활동 행태의 다양한 측면에 영향을 줄 수 있다.

6~17세 청소년을 위한 피트니스 매개 변수의 수에 대한 운동능력의 변화는 [그림 12-1]에 제시하였다. 명백하게, 연령이 다른 아이들은 유연성, 근력 및 유산소 체력 측정 결과에 차이가 있다. 또한 성별 차이는 특히 사춘기 성장 기간 동안 뚜렷이 나타난다. 이 그림 자료는 청소년들의 성장, 발달 및 성숙과 관련된 많은 신체 수행능력의 결과를 보여주고 있으며, 이는 성별에 따라 다르게 나타난다. 성장, 성숙과 운동 간 상호관계를 이해하는 것은 어린이와 청소년을 위해 의미 있는 신체활동 프로그램을 계획하고 구현하는데 있어 중요하다.

1) 과학적 증거

신체활동과 운동이 청소년의 심폐 능력과 근력에 일관된 효과가 있음을 과학적 증거들이 지지하고 있다〔미국 보건부(USDHHS), 미국 신체활동지침 자문위원회(PAGAC) 2008〕. 또한 신체활동과 운동이 신체 조성, 심폐 및 대사 기능 및 골건강에 긍정적으로 관련이 있다는 유력한 증거가 있으며, 높은 수준의 신체활동은 더 좋은 결과와 관련되어 있다. 활동적인 청소년의 정신건강 혜택과 관련된 증거는 불안과 약한 관계를 보이며, 자기존중과 제한적인 관련성을 보이지만, 우울증과는 중간정도의 관련성이 있다.

청소년에 신체활동 및 운동과 심폐 및 대사 건강과의 용량반응 관계에 대한 증거는 특별히 확정되지 않았으

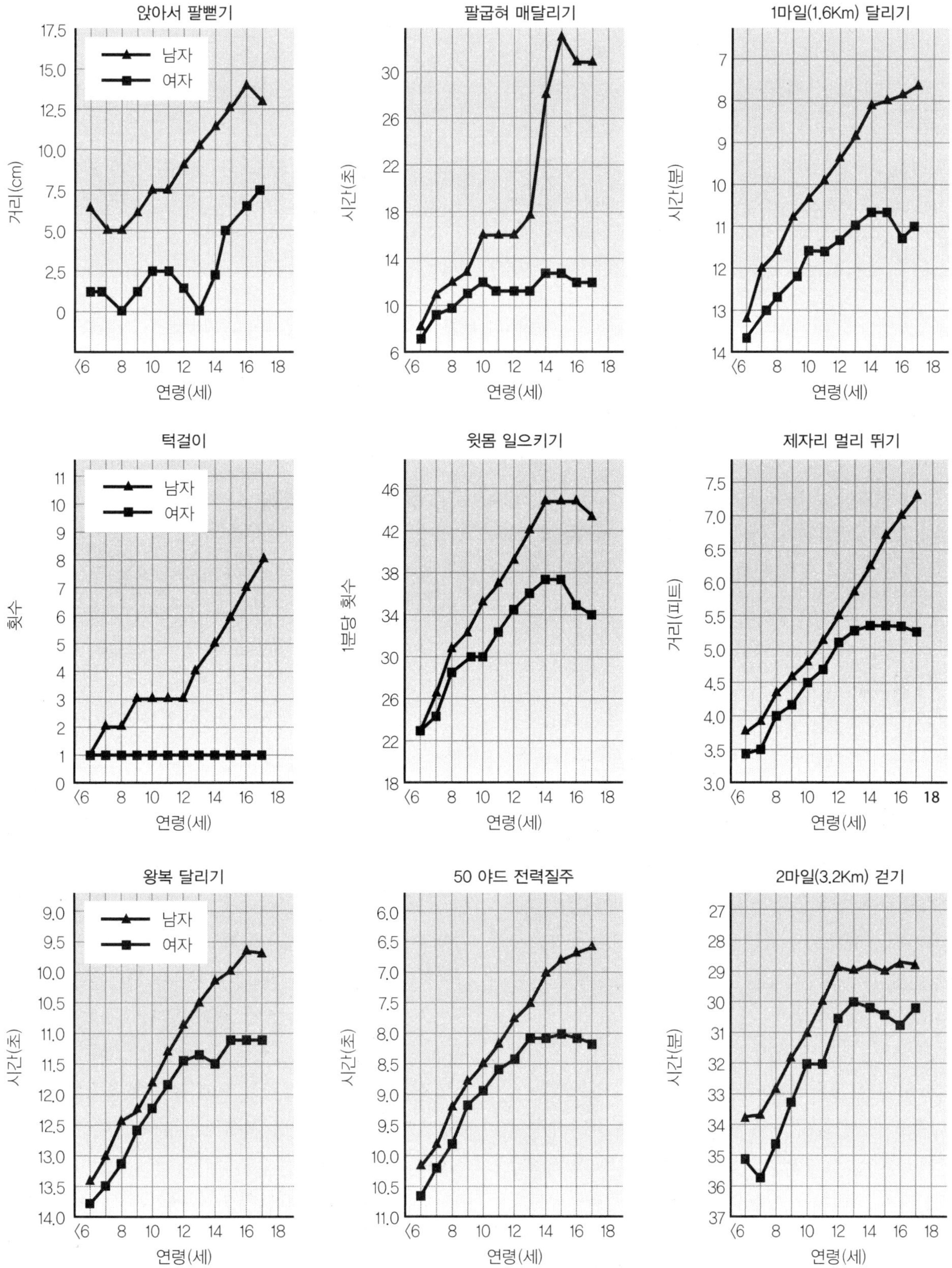

[그림 12-1] 6세에서 17세 동안 운동능력의 변화

J.H. Wilmore, D.L. Costill, and W.L. Kenney, 2008, Physiology of sport and exercise, 4th ed. (Champaign, IL:Human Kinetics), 397에서 허락을 받아 재인용함. President's Council on Fitness and Sports, 1985의 자료

며, 다른 건강 결과에 대한 용량반응 관계를 위한 연구가 필요하다. 신체활동과 운동이 청소년의 체력에 긍정적인 영향을 미친다는 강력한 증거가 있다. 청소년의 체성분, 심폐 및 대사 건강에 나이, 성별, 인종 또는 종족에 따른 효과에 대한 증거는 명확하지 않다. 그러나 남녀 모두 신체활동 및 운동과 골건강 사이에 강한 관련성이 있으며, 이는 성장, 발달 및 성숙에 의해 영향을 받는다. 아이들은 생리학적 혜택을 극대화하기 위해 적어도 10대 초부터 신체활동을 시작해야 한다.

많은 연구에서 어린이와 청소년이 일주일에 3일 또는 그 이상 격렬한 강도의 유산소 운동을 하고, 일주일에 2~3일 정도 근육 및 뼈 강화 운동을 하는 경우 체력 측정(심폐 및 근육)에 상당한 향상이 있음을 입증하고 있다. 또한 격렬한 유산소 운동을 일주일에 최소 3일 이상 하는 경우 상당히 개선되며, 골건강은 일주일에 최소 3일 이상 체중 부하 운동을 하는 경우 효과가 나타난다.

2) 지침

청소년을 위한 신체활동지침은 제6장에서 강조된 바 있다. 하루에 최소 60분 이상 격렬한 또는 중등도 신체활동(유산소, 근육강화, 뼈 강화 운동 포함)을 하는 것뿐만 아니라, 비활동을 활동으로 대체하는 몇 가지의 전략을 아는 것이 중요하다. 청소년들이 이러한 것을 활동적으로 지속할 수 있는 방법에 대한 제안은 다음과 같다[미국 보건부(USDHHS), 미국 신체활동지침 자문위원회(PAGAC) 2008].

- 지침에 비해 신체활동을 적게 하거나 비활동적인 어린이와 청소년은 즐기는 방법으로 신체활동의 양을 천천히 늘리도록 해야 한다. 활동적으로 지내는 시간을 점진적으로 늘리게 되면 부상의 위험을 감소시키며 이는 제2장에서 다루는 운동생리학의 기본 원칙에 부합한다.
- 권장 지침에 부합한 어린이와 청소년은 매일매일 활동을 지속해야 하며, 적절한 범위에서 좀 더 많은 활동을 해야 한다. 하루 60분 이상 신체활동을 한다면 부가적인 의료적인 이익(혜택)이 있다는 증거가 제시되고 있다.
- 지침을 초과하는 어린이와 청소년은 과도한 운동이나 부상의 위험을 줄이기 위해 신체활동 수준을 유지하거나 신체활동의 종류를 다양화해야 한다.
- 청소년은 발달가능하고 적합한 신체활동에 다양한 범위에 걸쳐 참여할 수 있는 기회를 제공받아야 한다.
- 장애아동은 장애가 없는 아동에 비해 활동적이지 않기가 쉽기 때문에 그들의 신체 및 정신적 문제를 수용할 수 있도록 생활양식(일상생활)에 신체활동을 포함시켜야 하다.

5. 학교기반 체육

1990년대 초반 이후 학교 체육 프로그램은 건강 관련 체육(health-related PE, HRPE)(McKenzie, 2007)에 초점을 맞추고 있다. 건강 관련 체육(HRPE)의 개념은 공중보건 목표를 촉진하고 신체활동의 건강 혜택에 초점을 맞추고 있다. 과거의 여러 해 동안 학교 체육이 스포츠 성과와 학생들의 연간 피트니스 평가에 주로 집중했기 때문에 생리적 상태보다 행태에 보다 중점을 둔 것은 매우 중요한 의미를 가진다. 일반적으로 피트니스 평가를 준비하지 않았던 학생들은 낮은 점수를 받게 되고, 평가기준에 도달하는 것에도 관심을 갖지 않게 된다. 사실 오늘날 공공 정책 입안자의 대다수는 체육을 당황, 굴욕, 분노, 불쾌감, 반란, 순응 및 무관심한 행태가 표준이 되는 설정으로 경험한 바 있다(Massengale, 1987, 56쪽). 따라서 건강 관련 체육(HRPE) 지속을 통해 학교 체육을 추진하는 것에 대하여 체육계 내 · 외부 양면에서 저항하는지 이해하는 것이 그다지 어렵지는 않을 것이다.

제11장에서 다룬 바와 같이, 지역사회 안내서(Kahn 등, 2002)는 증거기반 질병 예방 및 건강증진 전략의 자원이다. 이러한 전략 중 하나는 고품질 체육이다. 체육 연구에 대한 관심의 결과물에는 시간(주당 며칠, 기간당 몇 분)뿐만 아니라 체육 수업 중 학생들의 신체활

동 시간을 포함하고 있다. 더군다나, 체력 개선과 신체 구성 변화 같은 생리학적 측면에서도 조사되고 있다. 신체활동을 증가시키는 학교 체육의 효과에 대한 연구들은 다음과 같이 제안하고 있다.

- 체육 수업 중 격렬한 또는 중등도의 신체활동에 소요되는 시간은 평균 50.3%이다.
- 체육에서 활발한 또는 중등도 신체활동에 소요되는 시간의 비율증가는 3.3%~15% 사이의 분포를 보이고 있다(평균 10%).
- 유산소 운동능력의 뚜렷한 증가(평균 8.4%) 또한 이러한 프로그램을 통해 얻을 수 있다.

이러한 증가는 기존 체육 수업 시간을 연장하고, 새로운 체육 수업을 추가하고, 수업 시간의 증가 없이 격렬하거나 중등도의 신체활동 시간을 증가시키는 연구를 통해 입증되었다. 또한 대부분 비활동적인 수업을 활동적인 수업으로 변경하거나 신체활동의 강도를 증가시켜서 기존 수업을 변형함으로써 대부분 달성되었다.

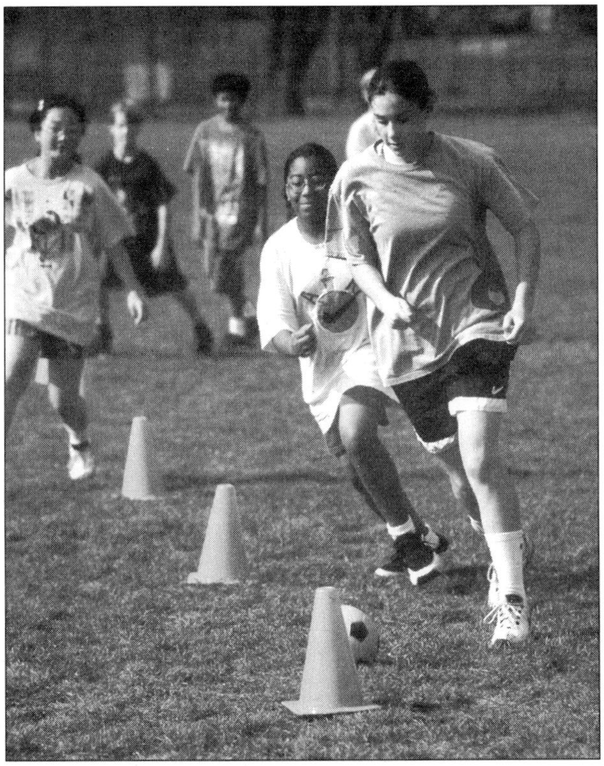

청소년 스포츠에 참여하면 평생 동안 신체활동과 운동을 촉진할 수 있을까?

체육에 대한 지역사회 치침의 중대한 권장 사안은 질 높은 연구결과의 사용이다.

일련의 연구에서는 체육 시간 농구 활동 중 공이 학생들에게 충분히 배분되지 않거나 농구공을 넣기 위해서 골대 앞에 한 줄로 서 있다는 내용을 보고한 바 있다. 반면 지역사회 지침 권고안은 모든 학생을 포함한 높은 품질의 체육 프로그램 연구를 기반으로 하고 있으며, 지도를 위한 적절한 학급의 크기, 숙달된 체육 전문가에 의한 성장과정에 적합한 교과과정, 교육목표를 달성하기 위한 적절한 장비, 운동 기능의 적절한 조합에 대한 집중, 학생 이해의 증가 및 연습 기회의 제공 등을 포함한다. 이러한 항목들은 미국의 체육 교육 전문가를 위한 주요 협회인 미국 스포츠체육협회(NASPE)에서 권장하고 있다. 체육은 고품질이어야 체육으로서 작용하게 된다.

여러 상업적인 학교기반 체육 프로그램은 초 · 중 · 고등학교 체육 교육과정을 강화하는데 사용할 수 있다. 이러한 프로그램의 대부분은 긍정적인 테스트 결과를 나타낸다. 이러한 자원들에 대한 내용은 이 장 끝에서 찾을 수 있다.

체육은 단지 학교에 건강 측면에만 영향을 줄 수 있는 것은 아니다. 학생은 학교에 등록되어 있기 때문에, 학교는 건강한 행태를 배우고 연습할 수 있는 합당한 장소이다. 신체활동을 포함하여 학교 건강증진을 위해 미국 질병관리본부에 의해 개발된 일차 공중보건 틀은 조절된 학교보건(coordinated school health, CSH) 모형이며, 다음 8개가 상호작용하는 구성요소로 이루어져 있다.

- 건강교육
- 체육
- 건강서비스
- 영양서비스
- 상담, 심리, 사회 서비스
- 건강하고 안전한 학교 환경
- 직원의 건강증진
- 가족 및 지역사회 참여

미국 질병관리본부(www.cdc.gov/healthyyouth/cshp/components.htm.)의 내용

사례 연구 : SPARK 프로그램

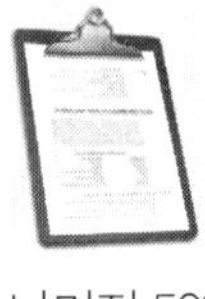

스포츠, 놀이, 활동적인 레크리에이션(SPARK) 프로그램은 초등학생을 위한 포괄적인 건강 관련 체육 프로그램이다. 프로그램 동안 운동 능력과 체육을 결합하여 즐거운 신체활동을 촉진시킨다. 아이들은 체육 수업 시간에 대부분 고강도 또는 중등도 신체활동에 적극적이다. 시간의 약 50%는 건강관련 신체활동에 전념하고 나머지 50%는 기술 개발에 사용하고 있다. 건강 관련 신체활동과 기술 관련 스포츠에 대한 주별 교과목 단위에 더하여 SPARK 프로그램은 자기관리에 중점을 두었으며, 부모를 격려하기 위한 숙제도 포함하고 있다. 프로그램 평가를 위해, Sallis와 그의 동료들은(1997) 7개 학교(약 1,000명)에 SPARK 프로그램 또는 일반체육 프로그램(대조군)을 무작위로 할당하였다. SPARK 학교는 무작위로 두 가지 그룹 중 하나에 할당하였다. 한 그룹은 체육 교육 전문가에 의해 체육 수업을 진행하였고, 다른 그룹은 체육 교육 전문가가 아닌 일반 학급 교사에 의해 진행하도록 하였다. 2년 후, SPARK 프로그램 학교는 대조군 학교보다 체육 수업(그림 12-2 참조) 동안 신체활동을 훨씬 더 많이 달성하였다. 또한, 체육 교육 전문가에 의해 주도된 그룹에서 학생들은 대부분의 수업시간 동안 신체활동을 하였다. 고품질 체육은 신체활동을 촉진한다.

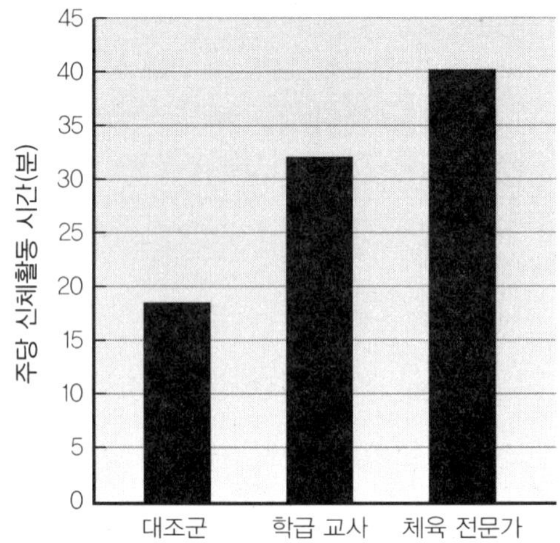

[그림 12-2] 초등학생 신체활동의 건강관련 프로그램의 효과(SPARK)
Sallis 등, 1997에서 인용함.

6. 청소년 신체활동을 위한 발전 고찰

이미 논의되었던 체력에 영향을 주는 성숙, 성장 및 발달 요인들(대략, 완벽하지 않지만, 아동의 연령으로 측정)은 어린이와 청소년의 신체활동을 증진시키기 위한 전략에 영향을 미친다. 분명 연령, 성별 및 발달 단계에 따라 각각의 접근 방법이 필요하다. 고품질의 학교 체육 교과과정은 이러한 차이를 고려해야 한다. [그림 12-3]은 아이들의 성장에 따라 체육 프로그램의 주안점이 어떻게 달라지는지를 보여준다.

유치원과 초등학교의 체육 프로그램에 대한 주안점은 잡기(chasing), 도망가기(fleeing) 및 피하기(dodging) 같은 이동 기술, 도약, 착지 및 균형 잡기 등 비조작 기술, 차기, 던지기 및 잡기 같은 조작적 기술을 발달시키고 개선하도록 하는 일반 신체활동에 맞닥뜨리게 하는 것에 있다. 육체적인 능숙함을 개발하고 선택권을 제공

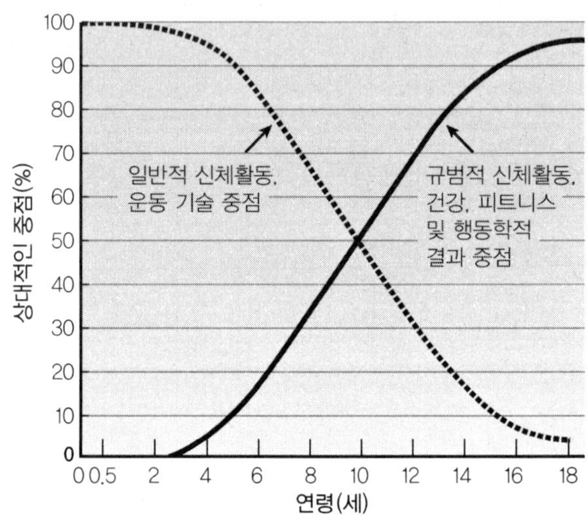

[그림 12-3] 어린이와 청소년기 신체활동 주안점의 변경
American Academy of Physical Education, 1991, New possibilities, new paradigms?, edited by R.J. Park and M.H. Eckert, American Academy of Physical Education Papers, No. 24. (Champaign, IL: Human Kinetics Publishers), 30–38에서 허락을 받아 인용함.

학교와 관련된 신체활동의 기회

학교가 신체활동 수행에 도움이 되는 장소임에도 불구하고, 체육 수업은 어린이와 청소년에게 필요한 하루 60분의 신체활동 권장량을 제공할 수 없다. 이는 어린이들이 하루 60분의 지침에 근접하도록 도와 줄 수 있는 다른 학교 관련 환경의 유용성에 대한 연구의 활성화를 유도하였다. 이러한 예로는 방과 전·후 프로그램, 스포츠와 교내 프로그램, 수업 중 신체활동 휴식, 활동적이고 구조화된 휴식 시간, 계절 휴식(여름) 및 걷기와 자전거 타기 등 활동적인 등하교 등이 있다. 이러한 전략의 대부분은 어린이와 청소년에게 일과 중 신체활동의 기회를 제공하는 것에 대한 약속임을 보여주고 있으나, 아직까지 근거중심의 전략으로 권장되고 있지는 않고 있다.

하여 재미와 즐거움은 최대로 늘리고, 불안감을 최소화하는 활동(예를 들어, 게임과 리드 업 스포츠)에 참여하게 되면 어린이의 활동 수준에 긍정적인 영향을 미칠 수 있다.

학생들이 10~14세에 도달하게 되면 신체활동의 주안점은 학교 및 클럽 스포츠를 포함한 개인 및 그룹 활동으로 옮겨지도록 해야 한다. 일반적으로 이 연령대의 학교 체육 시간은 줄어들기 때문에 교사는 다음과 같은 신체활동 수준을 받아들이고 유지하기 위해 청소년을 격려하는 것에 초점을 맞춰야 한다.

- 친구와 함께 활동적이기
- 선택한 활동을 수행하기 위해 필요한 기술을 개발하고 재미있게 즐기기
- 능숙하게 느껴지는 신체활동을 위한 시간 갖기
- 신체활동에 대해 긍정적인 역할 모델을 할 수 있는 성인과 시간 보내기
- 여가시간 활동을 보낼 수 있는 이웃 시설에 대한 접근성
- 부모와 청소년 사이의 좋은 의사소통
- 자기 존중
- 장비에 대한 접근성

15~18세의 청소년을 위해서는 성인이 되어서도 신체활동을 유지할 수 있도록 도움이 되는 체계적인 신체활동 프로그램이 추천된다. 이 연령대의 아동은 보호자로부터 독립적일수록 앉아서만 활동하며, 칼로리 균형을 잃고 빠른 속도의 체중 증가가 매우 쉽게 일어날 수 있다. 젊은 성인에 대해 건강과 피트니스 및 행태에 대한 강조는 성인이 되어서도 받아들이고 유지될 수 있도록 할 수 있다. 지역의 전문대학이나 대학에서는 활동적인 삶을 유지하기 위한 능력을 기르거나 활동적인 삶을 위해 신체활동 수업의 참여를 격려해야 한다.

요약하면, 학생들의 신체활동 수준을 높이기 위해 다수의 방법이 학교에서 구현될 수 있다. 다른 생리학적 조치가 유사하게 반응하지는 않지만, 유산소 운동 수준은 학교기반 체육 프로그램으로 증가될 수 있다. 고품질의 체육은 신체활동을 증가시키는 유일한 증거기반 전략이지만, 다른 방법들에 대한 연구도 여전히 진행되고 있다. 훈련된 신체활동 교육자가 진행하는 고품질 체육 프로그램은 학생들의 신체활동에 큰 영향을 미치는 것으로 보인다. 신체활동과 신체적성이 학업성취도에 긍정적인 영향을 미친다는 증거는 아직 미비한 수준이다. 마지막으로 학교기반 체육 및 신체활동 개입에 대한 비용효과분석은 아직 평가되지 않았다.

핵심 리더 소개

아드리안 바우만, 의사, 보건학석사, 이학박사, FAFPHM

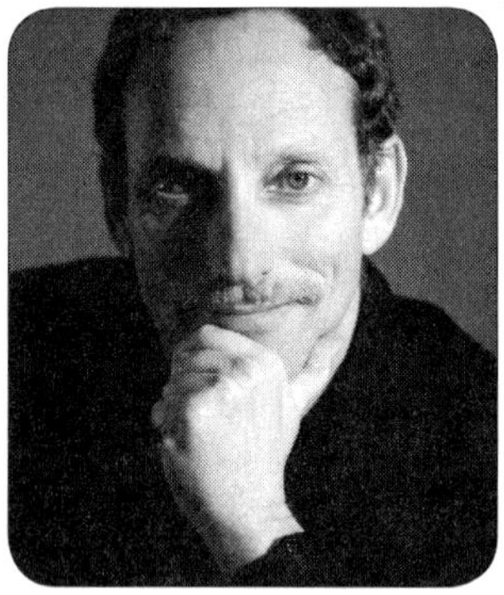

당신은 왜 그리고 어떻게 이러한 직업에 종사하게 되었는가? 당신에게 영향을 주는 사람이 있었는가?

자기성찰은 학술연구, 교육 및 서비스 역할 등에 비하여 많이 하지 않았다. 나는 1973년 의과대학의 운동생리학 수업에 참석하였지만, 운동과학에는 아무런 배경이 없다. 나의 학문적 배경은 임상 연구였으나 1980년대 초반에 공중보건으로 옮겨 이를 진심으로 즐겼으며 건강증진 및 전통적 역학 연구에 전문가가 되었다. 나의 석사 및 박사 학위 논문은 환자 교육프로그램 평가였지만, 신체활동 역학에 대한 연구도 동시에 시작하였다.

내가 왜 이 영역에 관심을 가지게 되었을까? 나는 신체적 비활동성을 전통적인 공중보건 위험인자로 보았으며, 이는 개인적 행태 교정 및 다각적인 반응이 필요하리라 여겼다. 그 당시 이것은 약물치료가 필요한 고혈압, 이상지질혈증 등 다른 심혈관질환 위험요인들과는 명백히 다른 것으로 보고 있었다. 역사적인 관점에서는 그 당시 비만 유행의 개념이 어렵게 도입되고 있었으나, 공중보건에서는 아무도 이것을 인구집단의 문제로 걱정하지 않았었다.

내가 진행하는 일에 실제 멘토는 없었지만, 나는 1987년 세계보건기구 여행 장학금을 통해 2명을 만나게 되었는데, 그들은 모두 친절하였으며, 두 명 모두 신체활동 및 공중보건의 전 분야에 걸쳐 나에게 영향을 미쳤다. 1987년 나의 첫 번째 만남은 켄 파웰(Ken Powell)이었고 그는 그 후 미국 질병관리본부의 한 부서에서 근무하였으며 신체활동 감시 및 비활동성을 다룬 공중보건의 기초를 세운 개척자였다. 두 번째 만남은 스티브 블레어(Steve Blair)였으며, 그는 에너지와 열정을 가지고 좋은 역학적 근거를 바탕으로 많은 지지를 바탕으로 이 분야를 발전시켜왔고, 공중보건 분야에서 근무하는 모든 이들에게 신체적 비활동성이 심각한 것으로 받아들이도록 하였다.

현재의 연구 분야는 무엇인가?

나는 현재 신체활동 및 공중보건 연구의 다양한 분야에 많은 시간을 보내고 있다. 보다 구체적인 관심은 앉아 있는 시간과 건강, 신체활동의 통합적 측정 및 감시 시스템 개발 및 전체 인구집단에게 신체활동을 촉진시키기 위한 사회적 마케팅 및 대중매체의 노력에 대한 평가이다.

신체활동 및 공중보건은 도전적인 영역이지만, 나의 관심은 그것의 폭넓음 때문에 유지된다. 나는 정책 입안자, 도시계획, 환경 과학자 및 여러 다양한 분야의 전문가와 일하고 있는데, 이는 새로운 문제와 방법에 대해 생각하게 해준다.

2022년까지 우리의 분야에서 해결해야 할 중요한 한두 가지의 핵심 문제는 무엇인가?

2022년까지 해결하거나 개선해야 할 중요한 쟁점에는 전체 지역사회 및 국가에 걸쳐 지원이 잘되고, 다양한 분야 및 광범위한 신체활동 프로그램이 실제로 어떻게 수행될 수 있는지 알아내는 것이 포함된다. 이것은 선진국 및 개발도상국에서의 국가적 신체활동 계획의 실천을 의미한다. 건강의 목표뿐만 아니라 사회의 목표는 비활동적인 시간을 줄이고, 이에 따라 활동시간은 증가하고 앉아 있는 시간이 감소하는 것이 될 것이다.

이 장을 마치며

핵심정리

- 미국에서는 5,400만 명 이상의 어린이와 청소년이 연간 평균 180일 동안 하루 평균 약 6.5시간을 공립 · 사립 초등학교 및 중 · 고등학교에서 보내고 있다. 더군다나 110만 명 이상의 어린이는 유아원에 다니고 있으며 1,150만 명 이상의 청소년들은 전문대학 또는 대학에 다니고 있다. 이것은 학교를 신체활동 촉진이 가능한 매우 매력적인 장소로 만들어준다.
- 신체활동이나 체육이 학업성취도에 부정적인 영향을 미친다는 증거는 없으며, 체육이 학업성취도에 긍정적인 영향을 미친다는 새로운 증거들이 제시되고 있다.
- 미국의 교육자가 학교 신체활동을 증가시키기 위해 사용한 조정된 학교보건(CHS) 구성요소는 보건교육, 체육, 의료서비스, 영양서비스, 상담, 심리 및 사회 서비스, 건강하고 안전한 학교 환경 프로그램, 직원 건강증진 및 가족과 지역사회 참여이다.
- 지역사회 지침은 신체활동을 촉진하기 위해 근거 중심 전략으로 고품질의 학교 체육을 권장한다.
- 건강 관련 체육(HRPE) 개념은 과거 체육의 결과물로서 체력에 집중하는 것이 아니라, 공중보건 목표를 촉진하고 학생들에게 보다 많은 신체활동을 권장하는 것이다.
- 학교에서는 체육뿐만 아니라 등교 전 프로그램, 수업 중 신체활동 휴식, 휴식시간, 방과 후 프로그램, 스포츠 및 교내 프로그램 및 여름(계절) 프로그램 등을 통해 청소년의 신체활동을 증가시킬 수 있다.
- 유치원과 초등학교 기간 동안, 신체활동 증가를 위한 학교기반 프로그램은 일반적 신체활동 및 운동기술〔잡기(chasing), 도망가기(fleeing) 및 피하기(dodging) 같은 이동 기술, 도약, 착지 및 균형 잡기 등 비조작 기술, 차기, 던지기 및 잡기 같은 조작적 기술〕 증진을 강조해야 한다.
- 학생들이 10~14세에 도달하게 되면, 주안점이 학교와 클럽 스포츠를 포함한 다양한 개인 및 집단 활동으로 옮겨지도록 해야 한다.
- 젊은 성인에 대한 중점은 성인이 되어서도 받아들이고 유지할 수 있도록 건강, 피트니스 및 행태에 두어야 한다.
- 어린이, 청소년 및 젊은 성인에 대한 운동과 관련된 혜택은 개인의 성장과 발달에 크게 좌우된다. 대부분의 청소년은 신체활동과 운동에 참여함으로써 매우 긍정적인 경험을 할 수 있다. 그러나 이러한 훈련의 적응 속도 및 시간에 성숙도가 영향을 미칠 수 있다.
- 5세 이상의 어린이와 청소년을 대상으로 신체활동 참여를 위한 지침은 매일 격렬하거나 중등도 강도의 활동을 60분 이상 하는 것이다.
- 청소년의 신체적성(심폐기능 및 근력)의 의미 있는 이득은 최소한 일주일에 3일 이상 격렬한 유산소 운동을 하고 일주일에 2일이나 3일 저항성 운동을 함으로써 얻을 수 있다.

핵심용어

수업 중 신체활동 휴식(classroom activity breaks), 건강증진 2020(Healthy People 2020), 낙제아동방지(No Child Left Behind), 피트니스그램(Fitnessgram), 프레지던트 챌린지(President's Challenge), 건강 관련 체육(health-related PE, HRPE), 조절된 학교보건(coordinated school health, CSH)

연습문제

1. 학교기반 신체활동 증진이 필요한 세 가지 이유는 무엇입니까?
2. 학교기반 신체활동 증진과 관련된 국민건강증진 2020의 세 가지 목표는 무엇입니까?
3. 여덟 가지 구성요소 중 학교 건강 프로그램과 관련되어 있는 네 가지 요소는 무엇입니까?
4. 이전 건강관련 신체활동은 학교 신체활동과 어떻게 다릅니까?
5. 학교기반 체력검사는 신체활동을 어떻게 증진시킬 수 있습니까?
6. 학생 신체활동 수준 향상과 관련된 학교기반 신체활동 프로그램의 좋은 점 네 가지는 무엇입니까?
7. 지역사회지침에 기반을 둔 중등도 이상의 학교기반 신체활동 프로그램을 증진시킬 수 있는 두 가지 전략은 무엇입니까?
8. 일반적으로 연구기반의 학교 신체활동 중재가 가지고 있는 두 가지 또는 세 가지 요인은 무엇인가?
9. 성장과 발달 이슈가 젊을 때 체력과 신체활동 수준에 어떻게 영향을 미칩니까?
10. 여러분 개개인의 경험 중 체력과 신체활동 수준에 좋거나 나쁘게 영향을 미치는 것이 있습니까? 있다면 영향을 미치는 이유는 무엇입니까?

인터넷 자료

신체활동, 건강 및 공중보건과 관련된 이슈는 다음의 웹사이트에서 검색할 수 있다.

U.S. Department of Health and Human Services: Physical Activity Guidelines for Americans	www.health.gov/PAGuidelines
President's Council on Fitness, Sports & Nutrition	www.fitness.gov
U.S. Centers for Disease Control and Prevention: Adolescent and School Health	www.cdc.gov/healthyyouth
National Association of Sports and Physical Education	www.aahperd.org/naspe
Guide for Community Preventive Services	www.thecommunityguide.org/index.html
Fitnessgram and Activitygram	www.fitnessgram.net
School-based approaches	http://youth.be/s7YX2giUJ84

다음 웹사이트에서 학교기반 체육 교육과정을 검색할 수 있다(공식적인 추천은 아님).

Bienestar	www.sahrc.org
CATCH (Coordinated Approach to Child Health)	www.catchinfo.org
Eat Well & Keep Moving	www.eatwellandkeepmoving.org
Middle School Physical Activity and Nutrition (MSPAN)	http://rtips.cancer.gov/rtips/programDetails.do?programId=285123
Sports, Play, and Active Recreation for kids (SPARK)	www.sparkpe.org
Planet Health	www.planet-health.org
Youth Fit for Life	http://cbpp-pcpe.phac-aspc.gc.ca/intervention.pdf/en/389.pdf

참고문헌

Centers for Disease Control and Prevention, National Center for Chronic Disease Prevention and Health Promotion Division of Adolescent and School Health. 2010. The Association Between School-Based Physical Activity, Including Physical Education, and Academic Performance-Revised Version. www.cdc.gov/Healthy Youth. www.cdc.gov/healthyyouth/health_and_academics/pdf/pa-pe_paper.pdf. Accessed 26 September 2011.

Healthy People 2020. 2010. www.healthpeople.gov/2020/default.aspx. Accessed 30 July 2011.

Kahn EB, Ramsey LT, Brownson RG, et al. 2022. The Effectiveness of interventions to increase physical activity. American Journal of Preventive Medicine 22: 73-107.

Kenney L, Wilmore J, Costill D. 2012. Physiology of Sport and Exercise, 5th ed. Champaign, IL: Human Kinetics.

Lee S, Wechsler H, Ballin A. 2006. The role of schools in preventing childhood obesity. Research Digest. 7(3): 1-8.

Massengale JD, ed. 1987. Trends Towards the Future in Physical Education. Champaign, IL: Human Kinetics.

McKenzie T. 2007. The preparation of physical educators: A public health perspective. Quest 259 (4): 345-357.

Morrow JR Jr. 2005. Are American children and youth fit? It's time we learned. Research Quarterly for Exercise and Sport 76: 377-388.

Morrow JR, Zhu W, Franks D, Meredith M, Spain C. 2009. 1958-2008: 50 years of youth fitness tests in the United States. Research Quarterly for Exercise and Sport 80: 1-11.

National Association of Sport and Physical Education. www.aahperd.org/naspe. Accessed 30 July 2011.

Park RJ, Eckert MH, eds. 1991. New possibilities, new paradigms? American Academy of Physical Education Papers 24. Champaign IL: Human Kinetics, pp 30-38.

Robert Wood Johnson Foundation. 2009. Active Living Research, Active Education, Physical Activity, and Academic Performance. www.activelivinggresearch.org. Accessed 14 July 2011.

Sallis JF, McKenzie TL, Alcarez JE, Kolody B, Faucette N, Hovell MF. 1997. The effects of a 2-year physical education program (SPARK) on physical activity and fitness in elementary school students. American Journal of Public Health 87: 1328-1334.

Siedentop D. 2009. National plan for physical activity: Education sector. Journal of Physical Activity and Health 6 (Suppl): S168-S180.

Strong, W.B., Malina, R.M., et al. 2005. Evidence based physical activity for school-age youth, Journal of pediatrics, 146, pp. 732-737.

U.S. Department of Health and Human Services, Physical Activity Guidelines Advisory Committee 2008. Physical Activity Guidelines Advisory Committee Report, 2008. Washington, DC: U.S. Department of Health and Human Services. www.health.gov/PACuidelines.

Van Dusen DP, Kelder SH, Kohl HW III, Ranjit N, Perry C. 2001. Associations of physical fitness and academic performance among school chidren. Journal of School Health 81:733-740.

공중보건 전문가의 신체활동

이 장의 내용은 미국 공중보건 분야의 신체활동 지도자 협회에서 제시한 역량 분야 코드 중 다음에 해당한다.

1.1.1, 1.4.1, 1.4.2, 2.1.1, 2.1.3, 2.2.1, 2.2.2, 2.2.3, 3.4.2, 4.2.2, 4.5.3, 4.5.4, 6.2.1, 6.2.3, 6.4.1, 6.4.4

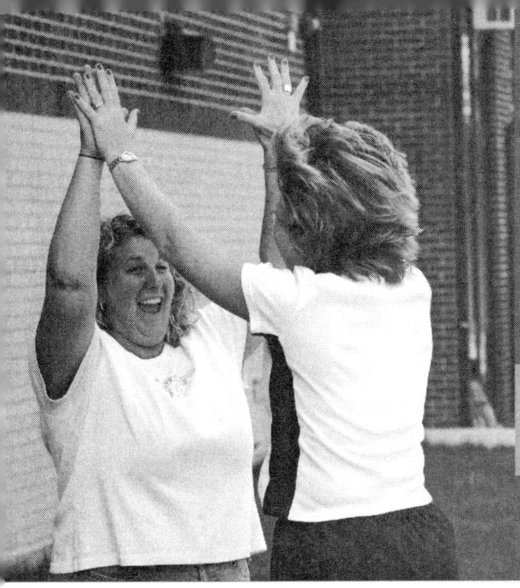

제 13 장

신체활동 증진을 위한 행태적 · 사회적 접근

학습목표

이 장을 마치면, 다음을 설명할 수 있어야 한다.

- 신체활동 행태를 설명하는데 활용되는 중요한 행동이론과 이론적 모형
- 신체활동 증진을 위한 행태적 · 사회적 접근의 개념
- 행태적 · 사회적 접근을 활용한 신체활동 증진의 이론적 근거
- 신체활동 증진을 위한 행태적 · 사회적 접근의 이론적 기초 모형
- 신체활동 증진을 위한 행태적 · 사회적 접근의 근거에 기반을 둔 전략
- 각 전략의 사례

들어가기에 앞서

일반적으로 사람들은 신체적 움직임을 활발하게 하는 경우와 그렇지 않은 경우의 기간을 보내곤 합니다. 어떤 주간은 신체활동을 많이 하지만, 다른 주간은 그렇지 않을 때도 많습니다. 몇 주가 모여 한 달이 되고, 이것이 쌓이면 일 년이 될 수 있습니다. 생활 환경과 요구들이 우선순위에 영향을 미쳐 우선순위를 바꾸게 됩니다.

- 여러분에게도 이전에 이런 일이 일어난 적이 있습니까? 생활의 변화 때문에 일상적으로 해 오던 운동에 변화를 주거나 중단해야만 했던 적이 있습니까? 여러분은 그 문제를 어떻게 해결했습니까? 운동과 신체활동에 우선순위를 두기 위하여 여러분이 활용했던 전략은 무엇입니까?
- 가족이나 가까운 친구 중에 이전에 이런 일이 일어난 사람이 있습니까? 그 사람이 신체활동을 지속하는데 방해되는 요인은 무엇이었습니까?
- 하루도 빠짐없이 신체활동을 하는 사람이 무슨 방법을 활용하는지 궁금했던 적이 있습니까? 이 사람들의 성공요인은 무엇이었습니까?

이 장은 이런 질문들을 포함한 다양한 의문사항에 대한 해답을 제공해 줄 것입니다.

신체활동에 대한 행태적 · 사회적 접근은 행태 변화 및 유지를 위한 개인의 전략들과 기술들, 신체활동을 지원하는 물리적 환경이 아닌 사회적 환경의 구축 여부에 의해 영향을 받는다. 역사적으로 심리학, 행동과학, 사회심리학에 뿌리를 둔 신체활동 증진에 대한 초기의 대다수 과학적 연구는 신체활동뿐만 아니라 다양한 건강관련행태를 사람들의 건강에 이롭게 개선하는 방법을 규명하는데 많은 도움을 주었다.

1. 행태 변화의 행동이론과 이론적 모형

행동과학자들은 이론과 이론적 모형에 근거하여 건강상태와 변화, 그런 행태들의 유지를 설명하고 예측한다. 이러한 이론과 이론적 모형은 개인에 초점을 맞춘 신체활동 프로그램과 신체활동 증진사업을 이끌어 가는데 매우 중요한 역할을 한다. 이론적 모형은 사람들이 신체활동을 시작하거나 지속하도록 하는데 필요한 기술을 채택하기 위해 무엇이 필요할 것인가를 결정하는데 주로 이용된다.

[표 13-1]에 제시된 내용은 개인의 신체활동 행태를 설명하고 예측하는데 활용되어 온 다섯 개의 유명한 행동이론과 이론적 모형이다. 여기에는 이론 또는 모형의 이름, 이들이 교정하거나 지원하고자 하는 핵심 행태 구성요소, 그리고 이 이론이나 모형에 대한 간략한 설명이 기술되어 있다.

비록 이 책에서는 이론과 모형의 전반적인 면을 다루지는 않지만 이론과 모형, 행태에 영향을 미치게 하도록 고안된 이론 및 모형의 구성요소를 깊이 이해하는 것은 중요하다. 과학자들마다 자신이 선호하는 행태 변화 이론이나 모형은 다양한데 여기서는 잘 알려진 하나의 예로, 범이론적 모형(transtheoretical model)을 제시하고자 한다. 불행하게도 행태 변화와 유지를 예측하는 능력이 가장 탁월하다고 평가받는 단일 이론이나 모형은 없다. 개인의 행태에 대한 환경의 다양한 영향력에 따라 각각의 이론이나 모형은 강점과 약점을 모두 가지고 있다. 제14장에서는 신체활동 행태에 대한 환경의 영향에 대하여 더욱 심도 있는 논의를 진행할 것이다.

범이론적 모형은 신체활동 행태를 변화시키는 방법에 관한 아이디어를 개발하는데 도움을 주기 위하여 행태의 연속체를 제시하고, 사람들이 그 연속체를 따라 어떻게 이동할 수 있는지를 다루는 모형이다. 본질적으로 사람은 – 변화할 준비가 되어 있지 않거나 신체활동을 시작할 준비가 되어 있지 않은 단계에서부터 장기간 그 행태를 유지하는 단계까지 – 다섯 가지 행태 변화 단계의 범주 중 하나로 분류될 수 있다. 범이론적 모형

[표 13-1] 잘 알려진 신체활동 행태 관련 행동이론과 이론적 모형

이론 또는 모형	핵심 행태 구성요소	설명
건강 믿음 모형 (Janz 등 2002)	인지된 가능성, 인지된 심각성, 인지된 믿음, 인지된 장애요인, 행동을 위한 계기, 자기효능감	사람들은 자신이 부정적인 건강결과의 위험에 처해 있다고 느끼고(인지된 가능성과 심각성), 신체활동의 수행이 이런 부정적인 건강결과를 예방할 것이라고 기대하고(인지된 편익), 신체활동을 시작하고 유지할 수 있다고 믿으면(인지된 장애, 자기효능감) 신체활동을 수행한다.
합리적 행동이론/계획된 행태이론 (Azjen 1991)	태도, 주관적 규범, 행동 통제, 행동 의도	평가의 영향을 받는 신체활동에 대한 자신의 신념(태도), 여러 의견이 만들어 낸 가치의 영향을 받는 신체활동에 대한 다른 사람의 신념(주관적 규범), 신체활동의 촉진요인과 방해요인에 대한 인식(인지된 행동 통제)이 신체활동을 하겠다는 사람의 의도에 영향을 미친다. 신체활동을 하려는 의도를 가진 사람은 신체활동을 할 가능성이 높다.
사회인지이론 (Bandura 1986)	상호 결정론, 환경, 결과 기대, 관찰학습, 강화, 자기효능감	환경, 개인적 요인(신념), 그리고 신체활동 사이에는 상호관계가 존재한다. 신념(결과 기대, 자기효능감)은 행동에 영향을 줄 수 있고, 그 반대의 경우도 성립된다. 신념은 사회적 · 물리적 환경 속에 있는 구조에 의해 형성된다. 신체활동은 환경에 영향을 미칠 수 있고, 환경에 의해 결정된다. 이러한 과정은 관찰학습과 강화의 과정을 통하여 발생한다.
자기결정이론 (Ryan과 Deci 2000)	외적 조절, 내사적 조절, 확인된 조절, 통합된 조절, 내재적 동기	인간의 행동은 외부 영향력이 전혀 없는 상태에서의 의지력에 의해 결정된다. 신체활동을 하겠다는 동기는 외적 조절(보상, 타인의 요구)부터 내사적 조절(도덕적 이성), 확인된 조절(유용한 결과), 통합된 조절(개인적 성장에 중요한), 내재적 동기(숙달과 즐거움)에 이르는 연속체를 따라 발생한다.
범이론적 모형 (Prochaska와 DiClemente 1983)	변화를 위한 동기화된 준비 단계, 변화 과정	사람들의 신체활동은 고려 전, 고려, 준비, 행동, 유지의 다섯 가지 변화단계를 통하여 발전한다. 변화 과정은 사람들이 인식 증가(관심의 증가), 극적 안도(정서적 각성), 환경 재평가(사회적 재검토), 사회적 해방(환경적 기회), 자기 재평가(자기 재검토), 자극 통제(쇄신), 조력 관계(지지), 역조건화(대체), 강화 관리(보상), 그리고 자아 해방(전념)의 단계들을 거치는 과정에서 활용하는 활동이다.

Dunton 등, 2010에서 인용함.

의 아이디어는 어떤 사람이 행태 변화의 연속체 중 어디에 위치하고 있는가를 알면 그 사람의 신체활동 행태를 증가시킬 수 있는 방법과 그러한 변화가 발생하는 과정을 이론적으로 더 쉽게 이해할 수 있다는 것이다.

처음에 범이론적 모형은 금연 행태를 설명하기 위하여 개발되었지만 다른 건강행태에도 적용되어 왔다. 이는 신체활동 중재 연구에서 가장 빈번하게 활용되는 모형 중 하나이다.

개인에서부터 인구집단까지

신체활동 증진에 대한 행태적 · 사회적 접근은 역사적 · 필연적으로는 개인의 운동 행태를 변화시키거나 유지하는데 초점을 맞추었다. 이 책의 앞부분에서 살펴봤듯이 공중보건학은 개인에게도 초점을 맞추지만, 실제로 인구집단을 더욱 중요시한다. 만약 사회적 · 행태적 접근이 각 개인별 전략을 강조한다면 이러한 접근법이 흥미로운 이유는 무엇인가? 이는 개인이 변화할 수 있고 그 변화를 실행할 수 있는 방법을 이해함으로써 인구집단을 변화시킬 수 있는 방법에 대한 상당한 지식을 습득할 수 있기 때문이다. 비록 행태적 · 사회적 접근이 신체활동에 있어서 인구집단의 광범위한 변화를 위하여 엄격하게 권고하지 않지만, 인구집단은 개인으로 구성되어 있기 때문에 이 접근법은 유용한 출발점을 제공한다.

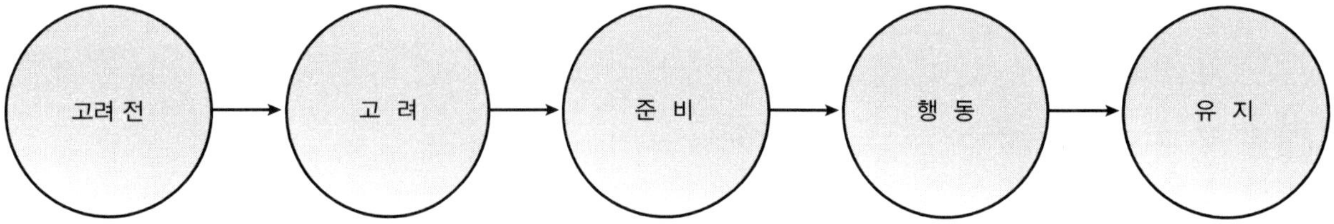

[그림 13-1] 신체활동 행태 변화의 범이론적 모형
Marcus 등, 1992에서 인용함.

신체활동과 연관된 범이론적 모형은 [그림 13-1]과 같다. 행태의 연속체는 사람이 자신의 행동 또는 동기와 연관된 준비 정도를 어떻게 변화시키는가를 분류하는데 이용되는 다섯 가지 범주를 가진다. 첫 번째 단계는 고려 전 단계인데, 이는 신체활동을 하겠다는 생각조차 하지 않았거나 그 중요성을 모르는 단계이다. 두 번째 범주 단계는 고려단계이다. 이 단계에 있는 사람은 가까운 장래에 신체활동을 하겠다고 생각할 수 있다. 그는 건강편익에 대한 지식을 가지고 있을 가능성이 있지만, 아직 행태를 변화시킬 수 있는 정점에 도달한 것은 아니다. 세 번째 단계는 준비 단계인데, 이는 정점에 도달한 것이고 엘리베이터보다 계단을 오르내리는 것처럼 행태에 작은 변화가 이루어지고 있는 단계이다. 준비 단계에 있는 사람은 신체활동을 시작하면서 가족이나 친구들로부터 지지를 기대할 수도 있다. 행동 단계는 범이론적 모형의 네 번째 단계이다. 이 단계에서는 주로 앉아서 생활했던 사람이 최근에 신체활동을 하게 된 단계이고, 중등도 신체활동을 주당 150분 수행하라는 미국의 신체활동지침을 충족하는 단계일 것이다. 마지막으로 유지 단계는 적어도 6개월 동안 지속적으로 신체활동을 해 온 사람이 속하는 단계이다.

의사는 개개인의 단계에 맞는 행태 중재 프로그램을 만들 때, 준비와 관련된 이런 단계를 알면 도움이 된다. 예를 들면, 운동을 해야 하는 동기를 늘리고 운동을 하지 않으려는 동기를 줄이는 방법을 통하여 준비 단계에 있는 사람들이 행동 단계로 이동하도록 용기를 북돋울 수 있다.

운동의 건강편익, 신체활동을 하는 이유, 최소 신체활동 지침을 충족하는 방법을 교육하는 것은 고려 전 단계에 있는 사람들에게 활용할 수 있는 전략들이다. 이 단계에 있는 사람들은 신체활동을 하지 않을 때의 위험에 대한 교육도 받아야 한다. 분명한 것은 준비 단계나 행동 단계에 있는 사람들에게는 이러한 전략이 거의 소용이 없다는 것이다. 그 이유는 그들은 이미 이런 지식을 획득했기 때문이다.

비록 행태 변화 전략들이 단계에 따라 다를 수 있다 하더라도 동기와 연관된 준비의 각 단계에는 결정 균형(decisional balance)과 자기효능감(self-efficacy)이라는 중요한 개념이 있다. 결정 균형은 신체활동에 대한 찬반양론을 검토하고 그 결과에 근거하여 행동하는 개인의 능력이다. 고려 전 단계와 고려 단계에서는 반대가 찬성보다 우세한 것이 전형적인 형태이지만, 행동 단계와 유지 단계에서는 찬성이 반대보다 우세해야 한다.

신체활동 행태에서 자기효능감은 신체활동을 할 수 있을 것 같고, 둔화, 정지, 퇴보와 같은 결과를 낳는 외부의 위협과 방해를 다룰 수 있을 것 같은 자신감 또는 인지된 능력이다. 자기효능감은 [표 13-1]에 있는 여러 건강행태 이론의 핵심 구성요소라는 것이 연구를 통하여 밝혀져 왔다. 동기와 연관된 준비정도의 각 단계별 전략은 사람들이 신체활동을 하고, 이를 유지하는 자기효능감을 높일 수 있는 일부 기술 훈련을 포함하고 있다.

물론, 한 사람은 하나의 단계에 머무르거나 일정 시간이 흘러 또 다른 단계에 머물러 있을 수 있다. 또는 질병, 시간 부족, 다른 우선순위로 인한 퇴보를 경험할 수도 있다. 그러나 단계를 규명하고 퇴보의 원인에 대한 전략을 실행한다면 성공적인 결과를 도출할 수 있다.

우리의 신체활동을 방해하는 것은 무엇인가? 건강향상을 위해 권고되는 수준의 운동을 하지 않는 가장 흔한 이유는 시간이다. 신체활동 증진을 위한 개인 맞춤형 프로그램에는 사람들이 장애요인을 규명하고 극복하는 것을 돕는 전략이 자주 포함된다. 장애요인은 신체활동의 증진을 막거나 방해한다고 믿는 실제적이거나 인지된 것을 의미한다. 장애요인을 규명하면 신체활동의 우선순위가 높아질 수 있다. 한 번 장애요인이 규명되면 이를 극복하기 위한 전략이 개발될 수 있다.

[양식 13-1]에는 신체활동의 장애요인을 규명하는데 유용한 짧은 문항들이 제시되어 있다. 이러한 장애요인 중 어느 것이 여러분에게 해당되는가? 여러분의 인생에서 신체활동의 우선순위를 높이기 위하여 장애요인을 극복하려고 할 때 유용한 전략은 무엇인가?

2. 건강행태 변화를 위한 사회적 지지

사회적 지지의 개념은 행태 변화 이론과 관련성을 가지고 있지만 차이점도 존재한다. 공중보건에서 사회적 지지란, 사람들이 자신의 건강문제를 극복하기 위해 도움 받는다는 느낌의 정도를 일컫는 것이다. 사회적 지지는 이미 검토된 기존의 건강행태 이론과 모형에 통합되는 방식이나 독립된 전략의 한 유형으로 신체활동 증진에 중요한 역할을 한다.

사회적 지지는 오랫동안 건강행태 변화와 그 유지를 이해하는데 기초가 되어 왔다. 이 개념은 동일한 경험과 목표를 가진 사람들이 상호 지지를 통하여 편익을 얻는다는 사실로부터 도출되었다. 사회적 지지는 다양한 형태로 표현될 수 있다. 예를 들면, 신체활동을 더 많이 하길 원해서 이른 아침 출근 전에 함께 걷는 두 사람, 아내의 지지를 받아 신체활동 프로그램을 다시 시작한 남편, 엄마의 지지로 방과 후 스포츠 리그에 참여하여 신체활동을 하는 아이들이 여기에 해당한다.

사회적 지지의 세 가지 기본 형태는 지각된 지지, 받은 지지, 연계된 지지이다(Barrera, 1986). 지각된 지지는 어떤 사람이 적절하게 지지된다는 인식을 가지고 있느냐와 관련성이 있는 개념이다. 신체활동과 관련된 예로, 어떤 여성이 동반자가 필요할 때 함께 걸을 수 있는 여러 명의 교회 친구들이 있다는 것을 알고 있는 경우이다. 더욱 직접적이고 측정가능성이 높은 받은 지지는 어떤 사람이 신체활동을 위하여 의지할 수 있는 직접적 지지의 양에 대한 개념이다. 경기에 참가하기 위해 다섯 명의 구성원이 필요한 농구팀이 그 예가 될 수 있다. 각 구성원은 나머지 구성원들이 경기장에 존재할 때 팀을 이루어 경기를 할 수 있다. 마지막으로, 연계된 지지는 어떤 사람이 사회적으로 통합된 정도를 의미한다. 사회적 통합은 잠재적인 사회적 지지를 제공하는데, 이는 참여를 통한 연계의 결과이다. 클럽, 지역사회, 그리

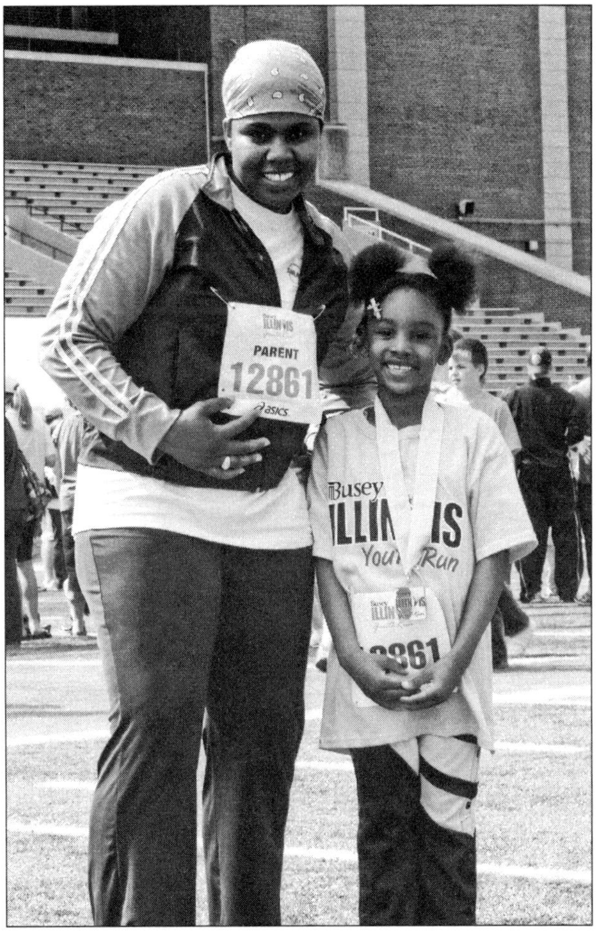

당신의 가족들은 얼마나 신체적으로 활동적인가? 왜 그들은 신체활동에 적극적이거나 소극적인가?

[양식 13-1] 신체활동의 장애요인 관련 문항

다음의 질문에 대하여 얼마나 그러한지 답변해 주십시오.	매우 그렇다	조금(약간) 그렇다	조금(약간) 그렇지 않다	전혀 그렇지 않다
1. 나는 지금 너무 바빠서 정기적으로 신체활동 할 수 있는 시간을 낼 수 있을 것 같지 않다.	3	2	1	0
2. 내 가족이나 친구들 중에는 신체활동을 좋아하는 사람이 없어서 운동할 기회가 없다.	3	2	1	0
3. 나는 퇴근하면 너무 피곤해서 어떤 운동도 전혀 할 수 없다.	3	2	1	0
4. 나는 더 많은 운동을 하겠다는 생각을 해 왔지만 운동 시작을 못할 것 같다.	3	2	1	0
5. 나이가 들어서 내게는 운동이 위험할 수 있다.	3	2	1	0
6. 나는 운동을 배운 적이 없기 때문에 충분한 운동을 하지 못한다.	3	2	1	0
7. 조깅로, 수영장, 자전거 도로 등에 접근하기 힘들다.	3	2	1	0
8. 신체활동은 너무 많은 시간을 필요로 하므로 직장, 가정에 헌신할 시간을 줄인다.	3	2	1	0
9. 다른 사람들과 함께 운동할 때, 내가 어떻게 보일지에 대해 부끄럽다고 생각한 적이 있다.	3	2	1	0
10. 현 상황에서는 잠이 부족하다. 나는 운동을 하기 위해 일찍 일어날 수도 없고, 늦게까지 자지 않을 수도 없다.	3	2	1	0
11. 무언가를 하려고 밖에 나가기보다는 운동하지 않으려는 핑계를 찾는 것이 더 쉽다.	3	2	1	0
12. 너무 많은 사람들이 운동을 심하게 해서 다쳤다는 사실을 알고 있다.	3	2	1	0
13. 나와 같은 연령대의 사람들이 새로운 운동을 배우는 것을 본 적이 없다.	3	2	1	0
14. 신체활동은 너무 비용이 많이 든다. 강좌를 듣거나 클럽에 가입하거나 적합한 장비를 구입해야 한다.	3	2	1	0
15. 하루 중 나의 여가 시간은 너무 짧아서 운동을 할 수 없다.	3	2	1	0
16. 가족이나 친구들과의 일상적인 사회활동 때문에 운동을 하지 않는다.	3	2	1	0
17. 주중에는 너무 피곤해서 주말에는 쉴 필요가 있다.	3	2	1	0
18. 더 많은 운동을 하길 원하지만, 어떤 것도 지속적으로 할 수 없을 것 같다.	3	2	1	0
19. 부상을 당하거나 심장발작이 일어날까봐 두렵다.	3	2	1	0
20. 즐겁게 할 만큼 충분히 잘 하는 신체활동이 없다.	3	2	1	0
21. 직장에 운동시설과 샤워실이 있다면, 운동을 할 가능성이 높을 것이다.	3	2	1	0

다음의 지시를 따라서 스스로 점수를 매겨 주세요.

1. 상기 신체활동의 장애요인 관련 21개 문항 각각에서 동그라미를 친 숫자를 아래의 숫자가 매겨진 공간에 입력하고, 첫째 줄의 첫 번째 문구, 둘째 줄의 두 번째 문구, 기타 나머지 문구의 숫자를 모으세요.
2. 각 줄의 세 숫자를 합해 보세요. 여러분의 신체활동 장애요인은 시간 부족, 사회적 영향력, 에너지 부족, 의지력 부족, 부상에 대한 공포, 기술 부족, 자원 부족의 일곱 가지 범주 중 하나이거나 그 이상에 해당할 것입니다. 어떤 범주든 숫자가 5 이상인 경우에는 그것이 여러분이 극복해야 할 중요한 장애요인입니다.

___ + ___ + ___ = ____________　　___ + ___ + ___ = ____________
1　8　15　시간 부족　　5　12　19　부상에 대한 공포

___ + ___ + ___ = ____________　　___ + ___ + ___ = ____________
2　9　16　사회적 영향　　6　13　20　기술 부족

___ + ___ + ___ = ____________　　___ + ___ + ___ = ____________
3　10　17　에너지 부족　　7　14　21　자원 부족

___ + ___ + ___ = ____________
4　11　18　의지력 부족

CDC(www.cdc.gov)에서 재인용함.

고 자선 모금을 위한 마라톤대회 같은 지역사회 행사, 사업장, 가족, 친구들이 그 예가 될 수 있다. 연계된 지지는 신체활동 증진에 도움이 되는 것으로 평가받는다. 그 이유는 사회적 네트워크를 통해 공유될 수 있는 경험 때문이다.

신체활동 증진을 위한 행태적 · 사회적 접근은 [표 13-1]의 건강행태 이론이나 모형 중 하나를 선택한 사람들이 행태를 변화시키고 관리하는 과정을 통하거나 신체활동 행태에 도움이 되는 사회적 환경을 구축하는 과정을 통해 이루어진다. 행태적 접근은 사람들에게 신체활동을 하는 기술 뿐 아니라 이의 실행을 방해하는 요인의 극복 기술을 제공한다.

행태적 · 사회적 접근은 신체활동이 여가, 직장, 운전, 가정생활 등의 일부가 되게 함으로써 신체활동 참여를 증가시킨다. 제11장에서 논의할 정보적 접근과 마찬가지로 신체활동을 증가시키기 위한 행태적 · 사회적 접근은 대부분의 사람들이 건강증진과 같이 자신에게 도움이 되는 특정한 건강행태를 해 보라는 이야기를 들으면, 행태를 바꿀 것이라는 이론에 기반하고 있다.

3. 개인별 맞춤형 건강행태 변화 프로그램

개인별 맞춤형 행태 변화 전략은 사람들이 신체활동 행태를 변화시키고 유지하도록 돕기 위하여 건강행태 이론과 이론적 모형의 핵심 구성요소를 통합한다. 이런 종류의 프로그램은 강력한 근거-기반을 가지고 있고, 적절하게 실행된다면 효과적인 전략이 될 수 있다.

개인별 맞춤형 행태 변화 프로그램에서 우리는 어떤 건강증진을 기대할 수 있는가? 신체활동에 대한 지역사회 예방서비스 대책위원회 지침(the Guide to Community Preventive Services Task Force, Community Guide)의 권고안(Kahn 등, 2002)에 의하면, 이를 도출한 연구들은 신체활동이 평균적으로 35% 증가했다고 보고하였다(사전사후측정치). 이런 종류의 프로그램이 신체건강(최대산소섭취량)을 향상시키고 열량 소모를 증가시킨다는 연구결과도 보고되었다. 비록 이 연구들이 이용한 신체활동 측정방법과 신체활동 시간은 다양하지만, 이런 향상은 인상적인 것이다. 신체활동 결과의 측면에서 어떤 사람이 매주 어느 정도 신체활동을 하였다면(예를 들어 매주 약 2시간 또는 120분 동안 걷기), 이런 프로그램에 참여한 사람들은 2008년 미국인을 위한 신체활동지침에서 권고한 주당 150분이라는 목표 달성과 관련하여 도움을 받은 셈이다(USDHHS 2008). 개인별 맞춤형 행태 변화 전략은 천편일률적인 전략이 아니기 때문에 남녀 모두에게 효과가 있는 것 같다. 게다가 이런 전략은 사업장, 지역사회, 학교, 가정 등 다양한 상황에서 적용될 수 있다.

개인별 맞춤형 행태 변화 프로그램은 최대한 성공적인 결과를 도출하기 위하여 중재의 종류와 양을 개인의 필요에 맞춘다. 앞에서 언급한 바와 같이, 프로그램 개

결정 시점에서의 정보 제공

개인별 맞춤형 행태 변화 프로그램에서 정보 제공(기억나게 하기)이 단지 신체활동을 증가시키는데 이용되는 기술이지만, 더 큰 인구집단에서도 활용될 수 있다. 신체활동에 대한 지역사회 예방서비스 대책위원회 지침(지역사회 지침)은 신체활동 증진을 위한 근거기반 전략으로서 결정 시점에서의 정보 제공을 권고한다. 이 아이디어는 개인을 대상으로 하는 다른 정보 제공 전략과 비슷하다. 신체활동을 선택하거나 그렇지 않는 것과 같은 결정 시점에서의 정보 제공은 신체활동을 선택하도록 장려한다. 그 예로 건물 내부의 엘리베이터나 에스컬레이터에서 합리적이고 편리한 신체활동 대안으로 계단 이용이 가장 흔하게 활용되어 왔다. 비록 지역사회 지침이 정보에 대한 접근법의 하나로 결정 시점에서의 정보 제공을 포함하고 있지만, 이러한 정보 제공은 다양한 사람들에게 서로 다른 효과를 발생시킴으로써 개인별 전략의 성격을 더욱 강화해 준다. 결정 시점에서의 정보 제공이 신속하게 신체활동을 하겠다고 결정을 하는 사람들의 경우에는 영향력을 미칠 수 있지만, 신체활동 행태 변화를 얼마나 지속시키는가에 대해서는 알려진 바가 없다. 급하게 선택해야 할 때 정보를 효과적으로 제공할 수 있는 전략이 결정 시점에서의 정보 제공이 될 수 있는 즉, 계단이나 엘리베이터를 제외한 다른 상황을 머리에 떠올리게 할 수 있는가?

발을 위하여 범이론적 모형을 활용하였다면 단계별 맞춤형 교육과정은 고려 전 또는 고려 단계에 있는 누군가를 위한 그런 유형의 전략이 될 수 있다. 만일 사회인지이론에 근거하여 프로그램을 개발한다면, 어떤 사람이 신체활동을 많이 하게 하기 위해 그가 처한 환경과 어떻게 상호작용 하는지를 집중적으로 조명해 주는 것도 또 다른 예에 해당한다. 다양한 모형과 이론이 존재하지만, 각각의 개인별 맞춤형 행태 변화 전략은 개개인의 필요 및 성공을 위해 각자가 요구하는 것의 영향을 받는다는 점이 중요하다.

주로 앉아서 생활하는 사람이 어떻게 신체적으로 활동적인 사람이 되는가? 비록 모든 사람들에게 한 가지씩 적용되는 방법은 없다 하더라도, 행동과학자들이 선호하는 전략은 자기효능감을 향상시키고 한 사람의 결정 균형을 반대 입장에서 찬성 입장으로 이동시키는 것이다. 신체활동 증진을 위한 개인별 맞춤형 행태 변화 프로그램의 일부인 다섯 가지 전략을 [표 13-2]에 제시하였다.

이런 종류의 활동에서는 개인에게 가장 효과적일 수 있는 전략을 적절하게 배합하는 것이 중요하다. 일부 사람들에게는 단순히 상기하는 것만으로도 신체활동을 할 가능성이 높아지지만, 그 외 사람들이 신체적으로 활동적인 생활습관을 갖게 하려면 몇몇 또는 모든 전략이 필요하다.

4. 지역사회 생활 터에서의 사회적 지지 중재

행동학적 및 사회적 접근에 의한 신체활동 증진을 위한 또 다른 권장 전략으로는 지역사회 생활 터에서의 사회적 지지 중재이다. 앞에서 이미 언급하였듯이, 사회적 지지는 매우 넓은 개념이지만 일반적으로 신체활동을 장려 또는 장애를 극복할 수 있는 사회 환경을 구축하거나 강화하려는 특정 전략과 연계된다. 사회적 지지는 개인별 맞춤형 행태 변화 프로그램에서 중요한 전략일 수 있지만, 여기에서 우리가 언급하고자 하는 사회적 지지의 유형은 개개인보다 지역사회 수준에 맞추어져 있다.

지역사회 사회적 지지 중재는 행태 변화를 위한 강한 참여적 관계를 제공해주는 지역사회 내에서 사회적 네트워크 – 특정 수준까지의 신체활동을 달성하고자 타인과의 계약을 맺는 동아리단체 및 우정과 지지를 제공해 주는 걷기단체나 유사 단체 – 의 구축, 강화 및 유지를 통한 신체활동 행태 변화에 초점을 둔다.

신체활동 증진을 위한 지역사회 중심의 사회적 지지 프로그램에 관한 연구들은 대체로 다음의 결과를 보고하였다(Kahn 등, 2002).

[표 13-2] 신체활동 증진을 위한 개인별 맞춤형 행태 변화 프로그램에서의 유용한 행태 전략

전략	의도하는 결과	예시
대체	신체활동을 전혀 고려하지 않을 때에도 신체활동을 한다.	하루 일하는 동안 책상에서 일어나서 2분씩 몇 차례 산책을 한다.
사회적 지지	신체활동을 하도록 도움 주는 동료를 찾는다.	걷기 동아리에 가입하거나 가족과 함께 운동한다.
자기 보상	스스로에게 신체활동에 대한 긍정적인 피드백을 제공한다.	만보계 목표를 정하고 장단기 목표를 달성하면, 자기 자신에게 선물을 준다.
헌신	헌신하려는 노력을 통하여 스스로 신체활동을 한다.	자기 계약을 맺어 신체적으로 더욱 활동적인 노력을 하고 있는 사람들을 위해 신체활동 지지자가 된다.
상기시키기 위한 정보 제공	여러분을 비롯한 여러 사람들이 신체활동을 기억할 수 있도록 정보 제공 도구를 이용한다.	보이는 곳에 운동화와 운동 도구를 둔다(예를 들면, 운동기구를 뒷방에 숨겨놓는 것이 아니라 집이나 아파트 중간에 설치하는 것).

사례 연구 : Active 프로젝트

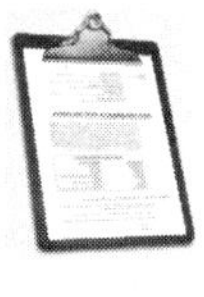

신체활동 수준을 늘리려는 목적으로 개인별 맞춤형 행태 변화의 역할을 검증하기 위한 첫 번째 장기 연구과제는 신체활동 증진에 대한 전통적 모형과 사회인지이론의 특성을 반영한 범이론적 모형을 비교하는 것이었다(Dunn 등, 1999). Active 프로젝트 연구팀은 2년간의 개인별 맞춤형 행태 변화 프로그램을 수행하기 위해 235명의 사무직 여성과 남성을 선발하였다. 이 들의 연령은 35~60세에 속했으며, 비만하지 않았고, 대체로 건강한 편이었다(앉아서 일하는 것만 예외적이었다).

235명 참여자들은 무작위 확률화 방법에 의해 두 집단으로 나뉘어졌다. 정형화된 운동집단(structured exercise group)은 (기초검사 결과와 비교해 볼 때) 매주 3~5일 동안 20~60분간 일정 강도의 활동성 있는 표준운동처방을 받았다. 또한 이들은 연구기간 중 첫 6개월 동안 헬스클럽 체육관에 쉽게 접근할 수 있도록 도움을 받았다. 마지막으로 24개월 연구기간 내내 소식지와 정기 우편물을 통해 긴밀한 연락을 유지하였다.

생활양식 운동집단(lifestyle exercise group)의 참여자들은 적절한 행태 중재 전략과 과정을 동반한 자발적 동기부여 단계와 접목시킨 범이론적 모형에 근거한 개인별 맞춤형 행태 변화 프로그램을 지원받았다. 이들은 프로그램 시작 첫 4개월 동안은 매주, 이후 이어진 2개월 동안은 격주로 회의에 참여하였다. 이 회의는 참여자가 서로 적극적이며 변화를 지속하도록 인지 및 행태 전략에 초점을 두었다. 각 참여자의 자발적 동기부여 단계가 파악된 후, 지식과 변화 행태를 높이고자 활용된 전략과 과정은 모든 단계에 짝지어졌다. 이 회의에서 참여자 간 목표 설정, 과정 모니터링, 긍정적 행태의 강화, 문제해결형의 신체활동을 적극적으로 할 수 있는 방안을 포함한 장애 극복방법, 사회적 지지 구축, 원 상태로의 회귀 예방 등의 토픽을 토론하였다.

Active 프로젝트에서 흥미를 끈 주요 결과는 두 집단의 추정 에너지소비량에 의해 측정된 신체활동량이었다. 개인별 맞춤형 행태 변화 프로그램의 결과로서 생활양식 운동집단의 참여자들에서 신체활동이 증가되었을까? 정형화된 운동집단에 비교해 생활양식 운동집단에서는 어떠한 변화가 발생하였을까?

Active 프로젝트로부터 얻어진 주요 연구결과를 [그림 13-2]에 제시하였다. 두 집단 참가대상자들의 신체활동 수준이 모두 기초단계에 비해 24개월 동안 유의하게 늘어났다. 가장 흥미로운 점은 정형화된 운동집단에 비교해서 생활양식 운동집단에서 신체활동에 따른 에너지소비량이 통계적으로 동등(상당)하게 증가하였다는 것이다. 뿐만 아니라 에어로빅 피트니스(aerobic fitness)에서의 증가도 유사한 결과를 보였다. 이번 결과를 통해 개인별 맞춤형 행태 변화 프로그램이 애초 사무직 근로자들의 신체활동을 증진시키기에 용이할 뿐 아니라 더 정형화된 집단에서의 참여자들에게도 대안으로서 유용할 수 있음을 알 수 있었다. 즉, 전통적 운동처방 모형은 때때로 작동하지 않거나 적절하지 않을 수 있다. 여러분은 어떤 모형이 최선의 선택이 될 수 없었던 사례들을 떠올릴 수 있는가? Active 프로젝트는 신체활동 증진을 위한 행태 변화 프로그램의 유용성을 입증해 준 셈이다.

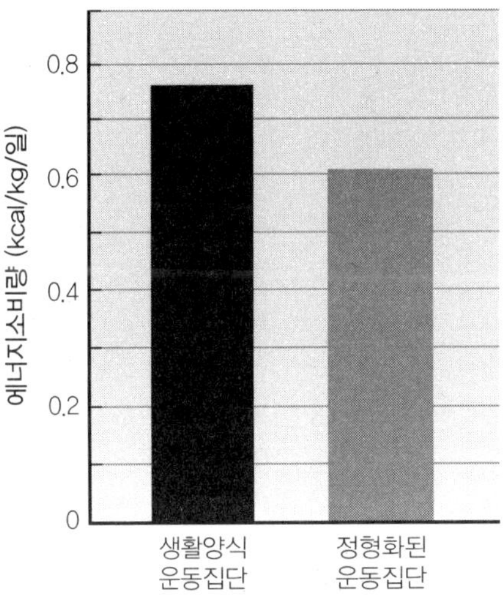

[그림 13-2] Active 프로젝트에서의 신체활동에 따른 24개월 동안의 에너지소비량 (kcal/kg/일)의 변화
Dunn 등, 1999의 자료

- 지역사회 생활 터에서의 사회적 지지 중재는 다양한 방식 – 매일 일정 구간 걷기나 계단 오르기, 운동프로그램 참여횟수, 신체활동에 사용한 시간 – 으로 측정한 결과, 모두 신체활동을 증가시켜준다.
- 신체활동에 사용한 시간은 기초단계에 비해 평균 44% 이상 증가되리라 기대될 수 있다.
- 신체활동의 빈도(주당 며칠)는 거의 평균 20% 이상 증가되리라 기대될 수 있다.
- 더 많은 지지(신체활동을 위한 사회적 네트워크에 더 많은 참여)는 보다 높은 수준의 신체활동과 연계되어진다. 그러나 이 둘 간의 용량–반응관계에 대한 가능성은 아직 밝혀진 바 없다.
- 신체활동 증진을 위한 사회적 지지는 다양한 생활 터(지역사회, 사업장, 대학)에서 남성과 여성, 참여자의 연령구간, 기초단계 신체활동의 다양한 수준(사무직 근로자와 애초부터 활동적인 집단)을 뛰어넘어 모두 효과적으로 보인다.

다른 지역사회 중심의 활동처럼 지역사회 중심 사회적 지지체계의 개발은 도전 과제이다. 예배를 위한 특정 장소에서의 신앙–기반의 운동프로그램, 일부 블록을 함께 걷는 이웃동아리, 마을이나 도시 전체 차원의 공원과 레크리에이션 센터에서의 스포츠경기 등 어느 것이든지 간에 이런 프로그램을 개발하는데 있어 가장 중요한 것은 목표 대상자가 누구인지를 파악해야 한다는 것이다. 만약 프로그램 개발 전에 지도자와 이해관계자의 자문을 받지 않고, 그들의 아이디어가 고려되지 않는다면 좋은 의도를 가진 프로그램이라 할지라도 결코 순조롭게 진행되지 못할 것이다. 제15장은 논리모형(logic model)과 프로그램 평가 전략을 소개하고 있다. 핵심 첫 단계는 센서스 데이터, 건강조사자료나 다른 자료원을 이용한 문제를 규명하는 것이다. 가장 중요한 점은 새로운 네트워크를 만들려고 노력하는 것보다 사회적 지지의 기존 네트워크와 다른 자원에 영향을 미치는 지의 여부에 있을 것이다.

마지막 기록 : 개인별 맞춤형 행태 변화 프로그램과 지역사회 중심 사회적 지지체계가 과학적으로 신체활동을 증진시켰다고 입증했더라도, 다른 유형의 사회적 · 행태적 전략들도 아직 그렇다고 말하지 못한다. 그 이유는 엄격하게 검증되지 않은 전략이거나 전략이 실

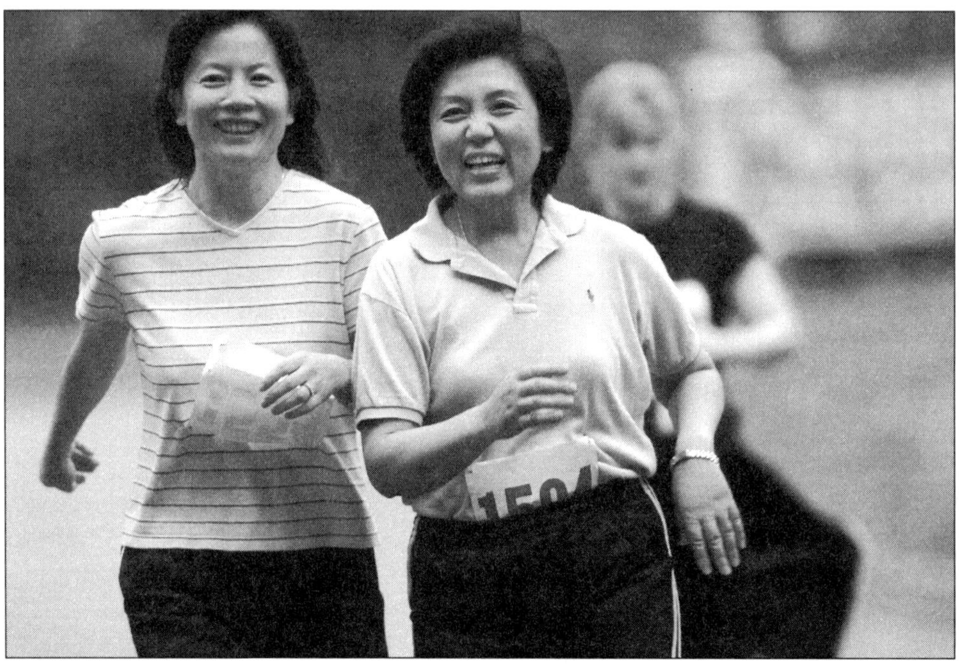

사회화는 정기적 신체활동 프로그램 참여를 촉진시키는가?

사례연구 : 심장 · 정신 신체활동 프로그램(Heart and Soul Physical Activity Program)

Peterson과 공동연구팀(2005)은 대상 지역사회로 교회를 활용한 중년여성(35~65세)을 목표 집단으로 하며, 사회적 지지체계를 고안하고자 하는 독특한 신체활동 프로그램을 개발하였다. 신체활동은 교회 중심의 지지 네트워크를 통해 늘어났다. 프로젝트의 목표는 이 프로그램을 제공받지 않는 교회의 다른 성도들에 비해 참여자들에서 중등도 신체활동을 증가시키는데 있다. 12주 기간 동안 참여자들은 신체활동을 더 하도록 서로 지지해주는 모든 방안을 규명하고 개발하고자 매주 한 시간가량 만나 함께 의논하였다. 참여자들은 회의를 통해 다른 회원 및 리더와 함께 자신의 신체활동 목표, 장애, 성공요인을 공유하도록 요청받았다. 다른 사람과 함께 운동하기와 같은 외부 지지활동 발견을 위한 전략도 포함되었다. 대조집단(교회)의 참여자들도 12주 동안 운동 소책자, 신체활동 권장에 관한 정보 및 몇 차례의 추적 전화를 받았다.

연구가 매우 작은 규모일지라도 사회적 지지 집단의 참여자들에서 적어도 중등도 신체활동에 소비한 시간(주당 몇 분)이 63% 정도 증가하였다. 단지 정보만 제공한 대조집단(교회)의 참여자들에서도 중등도 신체활동이 늘어났지만, 거의 사회적 지지 집단만큼 이르지 못했다(43%). 이 연구의 저자들은 이런 사회적 지지 중심의 신체활동 증진 프로그램이 신체활동을 늘려주는 전략으로 보장받는다고 결론지었다.

제로 적용될 수 없기 때문일 수 있다. 신체활동 증진에 있어서 어떠한 프로그램이 유용한지, 그렇지 않을지를 아는 것이 중요하다. 근거기반의 지식은 신체활동 증진 프로그램에 대한 자발적 동의를 더 많이 용이하게 해준다. 효과의 근거가 있는 프로그램은 분명히 보다 우선권을 부여받을 수 있다.

지역사회 지침(Kahn 등, 2002)에 따르면, 신체활동 증진에 대한 대학-중심의 건강 및 체육교육과목; 초 · 중 · 고 학생을 위한 교실-단위의 건강교육과목; 그리고 가족-중심의 사회적 지지 프로그램을 통한 사회적 · 행태적 접근은 그 적용을 권장할 만큼 근거가 아직 충분하지 않다.

핵심 리더 소개

Antronette (Toni) K. Yancey, MD, MPH

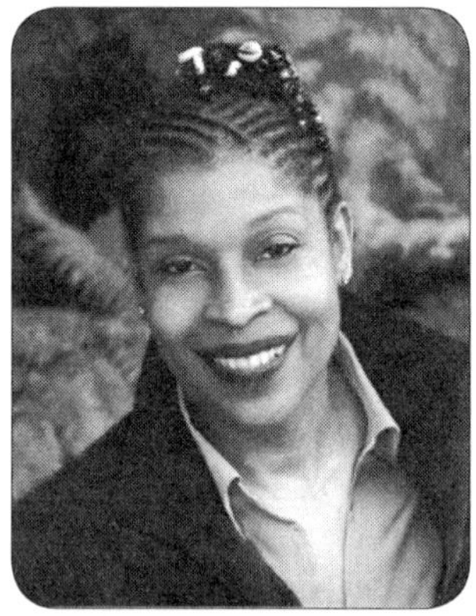

왜 그리고 어떻게 이 분야에 종사하게 되었나요?

1969년 중학교 시절 인종차별대우 폐지에 참여한 이후 저는 줄곧 사회정의 옹호활동에 온 힘을 쏟아왔습니다. 1980년대 말 뉴욕시에서 일반의로 활동하면서 보다 상위권에서 일할 필요–조직적 · 규정적 · 법적 정책의 변화–를 자주 절감하였기 때문에 예방의학과 공중보건학 분야에 눈을 돌리게 되었습니다. 고아원 관리(foster care) 중 직면했던 흡연, 패스트푸드, 성매개감염병, 약물남용 및 임신 등이 혼재된 수많은 십대들의 건강문제는 손을 쓰지 못한 채 빈곤과 열악한 부모 되기의 악순환에 빠지게 되는 것을 목격했습니다. 또한 지역사회 클리닉에서 만난 수많은 성인들은 50대에 이르러 당뇨병, 고혈압, 심혈관계질환 등으로 마치 철로 위를 걷는 것처럼 악화 일로에 있었습니다. 이러한 일들을 통해 저는 반창고로 대량 출혈을 치료하고 있다는 느낌을 받았습니다.

누가 당신에게 가장 많은 영향을 끼쳤습니까?

저의 경우처럼 비전을 품은 사람을 선호하다보니, Lester Breslow(MD, MPH)를 멘토로 갖게 된 것은 매우 중요하다고 생각합니다. 예방의학 전공의 시절, 의무적으로 기록하던 나의 모든 메모, 보고서, 논문 및 비디오 대본을 읽고 나서 얼마 지나지 않아 내게 코멘트와 조언을 주었던 그 분은 바로 현대 "공중보건학의 아버지"라 불리는 이 분야의 개척자로 존경을 받고 있습니다. 그는 어떻게 실행해야 하는지, 종종 보다 더 중요한 점은 무엇을 달성할 것인지, 언제 수행할지, 그리고 이런 수고에 종사시키거나 그렇지 않은 자가 누군지의 실제적 사례를 제공해 주었습니다.

현재 관심을 갖고 있는 연구 분야는 무엇입니까?

저의 일차적인 연구 분야는 인구집단 중심의 신체활동 증진 중재에 대한 설계, 실행 및 평가에 있습니다. 최근 몇 년간 저는 구조적 세팅을 선택 가능한 것이 될 수 있도록 사회적 문화적 환경을 바꾸는 것, 그리고 리더쉽, 롤모델링 등을 포함하여 성공적인 중재를 위한 필수적인 요소를 잘 정리하는 것에 대한 일들을 중점적으로 해왔습니다.

연구자 및 활동가로서의 동력은 무엇입니까?

1996년 버지니아 주 시보건부의 Richmond의 영향을 받은 저는 학계에서 공공분야로 옮기게 되었습니다. 그 때 나는 전 도시의 체육활동을 어떻게 증가시킬 수 있을지에 대해 고민하면서 많은 시간을 보냈습니다. 21세기에 만성질환 예방과 특히 신체활동 증진에 초점을 둘 수밖에 없는 상황을 고려해 나는 이 부서에서 일하기를 원했습니다. 하지만 제 도전은 대부분의 인생사를 통하여 사람들이 피하고자 했고 일부 엘리트를 제외한 모든 사람들이 여전히 어떤 형태로든 외면하는 것을 하도록 하는 방법을 이해하는 것이었습니다. 어느 날, 일이 아닌 놀이 중심의 '재미와 게임'에 빠져있었던 생애의 한 시절에 대해 생각하기 시작했습니다. 바로 이 분야에서의 내 생애 20여년의 결실이 『10분 내에 한 시대 건강의 나라 세우기(Building a Fit Nation 10 Minutes at a Time)』라는 책으로 맺어진 것입니다.

2022년에 도래할 하나 또는 두 개의 핵심 이슈는 무엇입니까?

우리는 신체활동이 국가 보건정책 의제로 상정될 수 있는 다양한 길을 모색해야 합니다. 나는 그 실천전략으로 조금씩이라도 핵심 가치를 방안으로 전환해 가야 한다고 생각합니다. 20세기 말 많은 사람을 해칠 수 있는 흡연, 음주운전과 같은 공중보건의 중요한 성공이 조직 변화에 의한 것이므로 어른과 어린이가 잠깐 쉬는 동안 흡연을 멈추고 신체활동을 하도록 사회적 운동으로 승화시켜야 할 것입니다. 또한 많은 관련 단체들이 이 움직임에 전념하도록 그 전환점을 창출해야 합니다.

이 장을 마치며

핵심정리

- 행태적 · 사회적 접근방식은 개인과 지역사회 행태 변화를 위한 그 사전 대비 정도를 향상시킬 수 있다.
- [표 13-1]에서 강조했던 행태이론과 이론적 모형 등은 사람들이 왜 신체적으로 활동적이거나 그렇지 않은지를 이해하고 행태 변화 프로그램을 위한 세부 방안을 개발하는데 도움을 준다.
- 신체활동 증진을 위한 행태적 · 사회적 접근방식은 사람들이 흔히 특정 건강행태에 익숙해졌다라고 말할 때의 관련 이론에 근거를 둔다. 즉, 그 이론은 일반적으로 건강증진을 위해 적합하다고 인식되며, 곧 이어 사람의 행태를 변화시킬 것이다.
- 개인별 맞춤형 행태 변화 프로그램은 목표 설정, 목표 달성을 향해 거쳐야 할 과정에 대한 개개인의 모니터링, 새로운 행태를 위한 사회적 지지 구축, 자아 보상과 긍정적 대화를 통한 행태 강화, 행태 변화를 지속하기 위해 구조화된 문제 해결방식, 신체활동을 거의 하지 않던 원 상태로의 회귀 예방과 같은 행태기술을 가르쳐준다.
- 개인별 맞춤형 행태 변화 프로그램은 신체활동 증진을 위해 권장된다.
- 사회적 지지 중재는 행태 변화를 위한 지지적 관계성을 제공해주는 사회적 네트워크(동아리체계, 특정 수준까지 타인의 신체활동을 달성하도록 이끌어주는 계약, 우정과 지지를 제공해주는 걷기동호회 등)의 구축, 강화 및 유지를 통해 신체활동 행태 변화에 초점을 둔다.

핵심용어

범이론적 모형(transtheoretical model), 고려 전 단계(precontemplation), 고려 단계(contemplation), 준비 단계(preparation), 행동 단계(action), 유지 단계(maintenance), 결정 균형(decisional balance), 자기효능감(self-efficacy), 결정 시점에서의 정보 제공(point-of-decision prompting), 개인별 맞춤형 건강행태 변화 프로그램(individually adapted health behavior change programs), 지역사회 생활 터에서의 사회적 지지 중재(social support interventions in community settings)

연습문제

1. 행태 변화의 다섯 가지 이론이나 모형이 어떻게 다른가?
2. 사람의 동기와 연관된 준비단계를 어떻게 측정할 수 있는가?
3. 신체활동을 증가시키기 위한 행태적 · 사회적 접근 방안의 목표는 무엇인가?
4. 신체적인 활동에 있어 다섯 가지 흔한 장애는 무엇인가?
5. 사회적 지지의 세 가지 기본 유형은 무엇인가?
6. 신체활동 프로그램으로서 지역사회 지침이 지역사회 생활 터에서의 사회적 지지 중재를 권장하는 이유는 무엇인가?
7. 신체활동을 증가시켜 주는 개인별 맞춤형 건강행태 방안의 세 가지 유형은 무엇인가?
8. 신체활동을 늘리기 위한 두 가지 지역사회-기반의 사회적 지지 전략은 무엇인가?
9. 결정 시점에서의 정보 제공은 무엇이며, 이것은 어떻게 작동되나?
10. Active 프로젝트는 무엇인가? 그것은 성공적인가 혹은 실패하였나?

인터넷 자료

신체활동, 건강 및 공중보건과 관련된 이슈는 다음의 웹사이트에서 검색할 수 있다.

U.S. Department of Health and Human Services: Physical Activity Guidelines for Americans	www.health.gov/PAGuidelines
President's Council on Fitness, Sports & Nutrition	www.fitness.gov
U.S. Centers for Disease Control and Prevention: Physical Activity	www.cdc.gov/physicalactivity
Guide to Community Preventive Services	www.thecommunityguide.org/pa/index.html
Healthy and Active Australia	www.healthyactive.gov.au
Behavioral and Social Approaches	http://youtu.be/8xmilUPtqiM http://youtu.be/2P6G0LjPbco

참고문헌

Ajzen I. 1991. The theory of planned behavior. Organizational Behavior and Human Decision Processes 50: 179–211.

Bandura A. 1986. Social Foundations of Thought and Action. Englewood Cliffs, NJ: Prentice Hall.

Barrera M. 1986. Distinctions between social support concepts, measures, and models. American Journal of Community Psychology 14, 413–445.

Dunn AL, Marcus BH, Kampert JB, Garcia ME, Kohl HW III, Blair SN. 1999. Comparison of lifestyle and structured interventions to increase physical activity and cardio-respiratory fitness: A randomized trial. Journal of the American Medical Association 281, 327–334.

Dunton GF, Cousineau M, Reynolds KD. 2010. The intersection of public policy and health behavior theory in the physical activity arena. Journal of Physical Activity and Health 7 (Suppl 21): S91–S96.

Janz NK, Champion VL, Strecher VJ. 2002. The Health Belief Model. In Glanz K, Lewis FM, Rimer BK, eds. Health Behavior and Health Education. San Francisco: Jossey-Bass, 45–66.

Kahn EB, Ramsey LT, Brownson RG, et al. 2002. The effectiveness of interventions to increase physical activity. American Journal of Preventive Medicine 22: 73–107.

Kohl HW III, Dunn AL, Marcus BH, Blair SN. 1998. A randomized trial of physical activity interventions. Medicine & Science in Sports & Exercise 30: 275–283.

Marcus BH, Banspach SW, Lefebvre RC, Rossi JS, Carleton RA, Abrams DB. 1992. Using the stages of change model to increase the adoption of physical activity among community participants. American Journal of Health Promotion 6: 424–429.

Peterson JA, Yates BC, Atwood JR, Hertzog M. 2005. Effects of a physical activity intervention for women. Western Journal of Nursing Research 27: 93–110.

Prochaska JO, DiClemente CC. 1983. Stages and processes of self-change of smoking: Toward an integrative model of change. Journal of Consulting Clinical Psychology 51: 390–395.

Ryan RM, Deci EL. 2000. Self-determination theory and the facilitation of intrinsic motivation, social development, and well-being. American Psychology 55: 68–78.

U.S. Department of Health and Human Services. 2008. 2008 Physical Activity Guidelines for Americans. Washington, DC: U.S. Department of Health and Human Services. www.health. gov/PAGuidelines.

공중보건 전문가의 신체활동

이 장의 내용은 미국 공중보건 분야의 신체활동 지도자 협회에서 제시한 역량 분야 코드 중 다음에 해당한다.
1.1.1, 1.1.5, 1.4.1, 1.4.2, 2.1.3, 2.3.3, 3.1.3, 3.1.4, 3.3.1, 3.3.2, 3.3.3, 4.1.1, 4.1.2, 4.1.5, 4.2.5

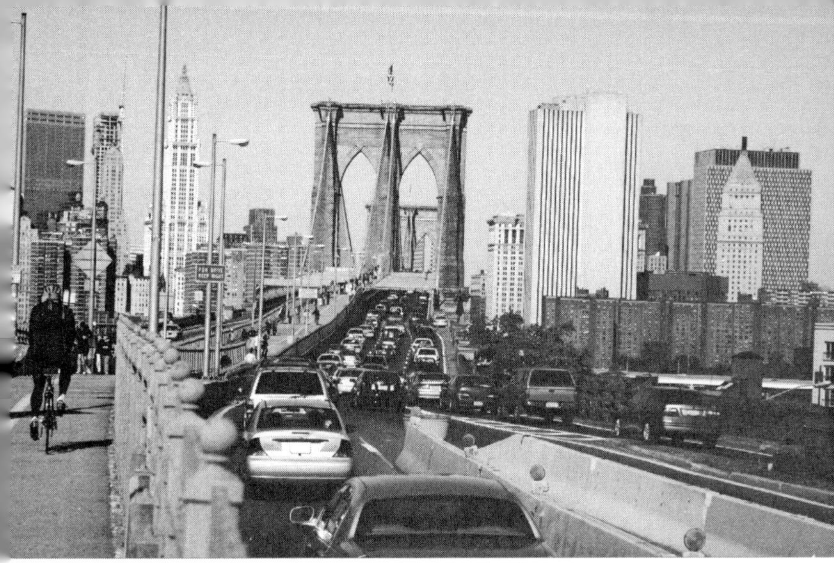

제 14 장

신체활동 증진을 위한 환경과 정책 차원의 접근법

학습목표

이 장을 마치면, 다음을 설명할 수 있어야 한다.

- 물리적 환경과 건축 환경이 어떻게 신체활동을 증진하거나 방해할 수 있는가?
- 신체활동 기회에 대한 접근성을 높이고 신체활동을 추구하는 장소를 늘리는 것이 어떻게 작용하는가?
- 신체활동 증진에서 도시계획의 역할
- 거리 차원의 도시계획과 토지이용 정책, 지역사회 차원의 도시계획과 토지이용 정책간의 차이점, 그리고 각 유형이 신체활동 증진에 어떻게 이용되고 있는가?
- 건축 환경과 물리적 환경이 신체활동 증진에 어떻게 영향을 미치는지 측정하는 방법
- 신체활동 정책 개념과 신체활동을 위한 장소를 창조하고 증진하는 방법에 대한 실제적인 사례

들어가기에 앞서

- 건축 환경이 신체활동에 영향을 미칠 수 있을까요? 만약 그렇다면, 어떤 측면이 도움을 주고 어떤 측면이 해를 미칠까요?
- 지역 수준의 물리적 환경이 신체활동에 대한 기회를 높이기 위해 어떻게 변화할 수 있을까요?
- 건축 환경을 변화 · 증진시킴으로써 신체활동의 증진 정책 개발과 시행에 어떤 전략이 도움을 줄까요?

당신은 건축 환경(built environment)이라는 용어를 들었을 때 무엇을 떠올리는가? 당신이 살고 있는 아파트나 주택? 아래층의 체육관이나 피트니스 센터? 당신 대학의 건물? 도시 중심가의 산책로와 자전거길? 이처럼 많은 사람들이 서로 다른 다양한 정의를 제안하고 있지만, 이 책에서는 건축 환경을 신체활동에 대한 기회에 영향을 주는 건설된 구조물의 집합으로 정의하고자 한다. 그 구조물들이 신체활동에 미치는 영향은 번화가의 보행로와 같이 긍정적이거나, 건널목이 없어 보행자가 반대편 인도로 이동하는 것을 막는 6차선 도로와 같이 부정적일 수도 있다. 물리적 환경은 건축 환경뿐만 아니라 다른 물리적 지지물 또는 장애물을 포함하는 더 포괄적인 용어이다. 해변과 같은 평지를 걷는 것보다 구릉성 지형을 걷는 것이 노인들이나 육체적 수준이 낮은 사람들에게는 더욱 힘든 일이다. 들개와 같은 야생동물들은 어린이들의 야외활동을 어렵게 하는 물리적 환경의 일부가 될 수 있다.

우리는 건강이 물리적 환경과 관련되었다는 것을 잘 알고 있다. 당신이 어디에 살고 있는 지는 중요한 문제이다. 이것은 사회적 요인과 관련되어 있을 수 있지만, 물리적 요인 역시 건강을 결정짓는데 매우 큰 역할을 하고 있다. 물과 공기의 질, 주거 유형, 도로, 안전 문제, 다른 물리적 · 환경적 요인은 전반적인 건강, 보건 의료와 질병 예방에 중요하다.

13장에서 다루었듯이 개인적으로 적응한 행태 변화와 사회적 지지를 강화하는 전략은 개인의 신체활동을 증진시킬 수 있다. 이러한 전략들이 어떤 사람들에게는 충분할지라도, 공중보건은 인구집단 건강에 영향을 미치는 변화에 관심을 둔다. 따라서 신체활동과 공중보건은 마을의 시민, 도시 교육구에 등록된 학생, 근린 연합회 회원(members of a neighborhood association) 또는 아파트 거주민과 같이 인구집단 전체에 영향을 미치는 변화에 집중해야 한다.

공중보건 증진(향상)을 위한 환경과 정책 변화 이니셔티브(계획)는 개인에 초점을 맞춘 접근법을 증강시킬 방안을 시도한다. 환경과 정책 수준에서의 실행은 오랜 기간 동안 더욱 적합한 결과를 얻기 위한 노력들에 있어서 사람들보다 조직과 물리적 구조에 직접적으로 영향을 미친다. 성공을 극대화하기 위해 환경과 정책의 변화는 건강에 영향을 주는 다양한 분야를 섭렵해야 한다. 예를 들어, 도시 중심가에 자전거 도로를 설치하는 일은 교통부서, 시 정부와 공공(대중교통) 안전 전문가들이 참여해야 한다.

설사 개인의 행태 변화가 중요하다 하더라도 공중보건 분야에서의 주요 변화가 개인의 행태 변화에만 의존하는 일은 극히 드물다. 대체로 정책 이니셔티브, 환경

정책은 건강에 영향을 미친다

행태를 변화하거나 유지하는 것은 이에 반하는 외부 영향력이 지속될 때 힘들어진다. 효과적인 보건 및 건강행태 정책은 흡연율을 줄이기 위한 담배세와 구입연령 제한, 치아우식증을 줄이기 위한 수돗물 불소화, 운수사고 사망률을 줄이기 위한 속도제한과 선수들의 근골격계 손상을 줄이기 위한 유소년 야구리그에서의 독립된 베이스를 포함한다. 공중보건 분야는 질환과 장애를 줄이기 위해 인구집단 수준에서 실행한다는 점에서 의료분야 혹은 헬스 케어 분야와는 다르다. 당신은 공중보건 정책의 다른 예시들을 생각해낼 수 있는가?

이니셔티브, 또는 둘 다 개인의 행태 변화를 용이하게 해준다.

신체활동 증진을 위한 환경과 정책 접근법은 보다 활동적인 사람이 되도록 도와주는 기회 및 지지와 계기를 향상시킨다. 이러한 접근법은 간혹 그 효과를 향상시키기 위한 정보전달 활동과 같이 시행된다. 환경과 정책 접근법은 건축 환경과 물리적 환경을 변화시키고, 조직의 규범과 정책의 변화를 만들거나 건강을 개선하는 규정을 제정하는 일을 포함한다.

신체활동 증진을 위한 환경적 접근법은 접근성, 도시계획과 토지이용이라는 두 영역에서 발견된다. 이 장은 두 영역을 기술하고 사례를 제시하고 있다.

1. 접근성

넓은 의미의 접근성은 어떤 것에 접근하거나 사용하는 권리를 의미한다. 신체활동과 공중보건에서는 신체활동을 위한 장소에 대한 접근성을 창조하거나 증진하는 것은 신체활동과 운동 실천을 증가시키기 위한 근거에 기반을 둔 전략이다. 접근성 향상에 관한 이슈를 검증하는 연구들은 물리적 환경을 변화시킨 전략에 초점을 맞춰왔다. 오래된 철길을 산책로와 자전거 도로로 바꾸기, 회사 직원의 피트니스 센터 회원가입 비용 낮추기(경제적 접근성), 학교 야외 야구장을 개방하여 주말에 이용할 수 있도록 하기 등은 접근성을 향상시키는 단순한 전략들이다. "직장에서의 신체활동 접근성 증진"을 다룬 아래의 박스는 직장 내 신체활동 증진 방법에 대한 사례를 제공하고 있다.

신체활동 접근성을 창조하거나 증진한다는 생각이 어떤 이에게는 직관적일지라도 그렇게 단순하게 볼 문제가 아니다. 새로운 길을 내고, 공원을 청소하고, 새 야구장을 세우거나 피트니스 센터에 더 많은 운동 장비를 설치하는 것들은 충분하지 않을 수 있다. 활동적인 장소에 대한 향상된 접근성과 신체활동에 더 많이 참여하는 것과의 관계를 지적한 많은 연구들은 또한 일종의 정보 지원을 포함하고 있다. 기본적으로 신체활동 자원을 만들고 그것에 더 쉽게 접근할 수 있도록 도와주는 것은 충분하지 않은 것 같다. 사람들이 신체활동 자원이 있음을 알게 해주는 적절한(그리고 목표가 있는) 정보가 필요하다. 표지판, 휴대폰 문자, 웹사이트 홍보, 우편물, 이메일은 사람들에게 신체활동 자원이 존재함을 알게 해주는 여러 방법들이다.

일반적으로 활동적인 장소에 대한 향상된 접근성을 검증하는 연구의 심리적·행태적 결과는 이러한 접근성 향상을 권장하는 전략으로서 지지하고 있다(Kahn et al., 2002). 참가자들 사이의 칼로리 소비는 평균적으로 기준 시점보다 약 8% 넘게 증가하는 것으로 기대되고 있다.

증진된 신체활동 접근성에 노출된 인구집단 중 일부 사람들의 신체활동 참여율이 약 3% 증가하는 것으로 기대된다. 심폐 건강(유산소 능력)은 평균적으로 5% 이상 증가해야 하는데, 어떤 참가자들은 그보다 더 증가할 것이며 다른 이들은 전혀 증가하지 않을 수도 있다(혹은 감소할 수 있다). 효과성(신체활동 참여의 증

직장에서의 신체활동 접근성 증진

- 자전거로 출퇴근을 장려하기 위해 안전하고 지붕이 덮인 자전거 주차공간을 제공하라.
- 직원 샤워 시설과 탈의실을 설치하라.
- 활동적으로 통근하는 것에 대한 경제적 인센티브를 제공하라.
- 평일동안 간단한 운동 휴식을 장려하기 위한 신체활동 문화를 창조하라.
- 도보와 달리기 경로에 쉽게 접근할 수 있게 할 뿐만 아니라 직장 내 피트니스 센터나 신체활동을 유도하는 건물을 제공하라 ; 도보 지도를 제공하라.
- 직원과 직원 가족들에게 피트니스 또는 레크리에이션 센터의 할인된 회원권을 제공하라.
- 직원들이 지역 내 직장 운동회 또는 대중 참여 행사에 참여하도록 격려하라.

가)의 결과는 다양한 유형의 생활터, 저소득 지역, 다양한 인종 집단에서 보여지고 있다. 남녀는 활동적인 장소에 대한 접근성의 증진에 동일하게 잘 반응하는 것 같다.

2. 도시계획과 토지이용 정책

건축 환경과 물리적 환경이 신체활동에 영향을 줄 수 있는 두 번째 방법은 도시계획과 토지이용 정책을 통해서이다. 도시계획과 토지이용은 서로 다른 단어들이지만 물리적 환경, 건축 환경과 신체활동을 논의할 때 함께 거론되는 경우가 많다. 많은 정의들이 서로를 위해 존재하는 것 같다. 이 책의 목적을 위해 도시계획은 근린, 마을, 도시, 지역사회와 같이 명확히 구분되는 독립체 안의 물리적 환경의 형태, 기능과 외관으로 정의된다. 신체활동을 위한 도시계획의 사례로는 도시 공원의 경관 디자인, 어린이 안전을 위한 도로 디자인, 지역사회 내 레크리에이션 센터의 디자인과 위치들이 있다.

다른 한편으로, 토지이용은 명확히 구분되는 구역의 토지관리, 기획과 개발을 의미한다. 토지이용 정책은 토지를 관리하는 지역사회의 안녕을 증진하기 위해 지역 차원에서 가장 자주 발생한다. 토지용도 지정(zoning)은 법적으로 결정된 토지이용 정책에서 자주 쓰이는 동의어이다. 신체활동을 위한 토지이용 정책의 사례로는 밀도 목표의 설정(즉, 1평방 마일당 인구수에 대한 지침의 개발), 마을이나 부락 경계 내의 녹지 권한(예를 들어, 미개발 토지의 보존), 그리고 생활공간으로 걸어갈 수 있는 거리 내에 있는 지점을 제공하는 도시 복합용도 개발을 포함한다.

신체활동을 최대화 할 수 있는 완벽한, 또는 최적의, 도시계획이나 토지이용 정책을 위한 근거-기반의 방법은 존재하지 않을지라도, 많은 전략들이 지역사회에서 효과를 보여주고 있다. 지속적인 연구를 통해 우리는 특정 접근방식을 확인할 수 있을 것이다. 현재 도시계획과 토지이용 정책 그리고 정책의 실행은 지역사회(community scale)와 거리 차원(street scale), 이 두 가지의 범주로 구분된다.

사례 연구 : 산책로의 개발과 홍보

Brownson 등(2004)은 미국 미주리 주의 산책로 접근성을 증진하는 정책의 결과를 발표하였다. 18세 이상의 성인이 목표이다. 연구집단의 대부분은 여성이었고(75%), 대부분 고등학교 졸업 미만의 학력이었으며(60%), 70%가 백인이었다. 대조군은 이웃한 아칸소 주와 테네시 주의 유사한 지역에서 선정하였다. 사업은 산책로 개발을 통해 시골지역의 신체활동 수준을 부분적으로 증진하기 위해 계획되었다. 걷기대회(walk-a-thon)나 걷기 동호회와 같은 지역차원의 행사를 홍보하는 동안, 참가자들에게는 상호간 활동과 사회적 지지를 증진하는 8개의 개인에게 맞춰진 소식지를 전달하였다. 중재 지역의 산책로는 사람들이 개인 맞춤 걷기 보고서를 받는 것을 도와주는 추적 시스템이 장착되었다. 산책로 개발에는 각 길마다 약 3,000 달러가 소요되었다(0.3~3.8km 또는 0.13~2.38 마일의 6개 길). 이 연구에서 특히 관심을 둔 것은 산책로 사용과 일반인의 걷기 행태〔주당 도보에 걸린 분(minute per week)〕의 변화였다.

1년 동안 여섯 지역에서의 홍보 후, 산책로 이용과 걷기 행태 변화를 관찰하였다. 하지만, 연구시작 또는 산책로 개발 시점에서 이미 산책로를 이용한 사람들에서만 그 이용이 증가한 것에 그쳤다. 즉, 이전에 산책로를 이용했던 사람들의 이용정도만 증가한 것이다. 이러한 결과는 긍정적이지만, 연구 시작 전 산책로를 이용하지 않은 사람들에게까지 영향을 미치지 못한 것으로 보인다. 어떤 인구집단은 주당 걷기 참여 수준이 증가하였지만, 전체 인구집단에서는 그 변화가 관찰되지 않았다. 저자들은 시골 지역에서의 신체활동 접근성을 증진하기 위해 이 지역의 추가 연구들을 어떻게 설계하는지에 대해 이해하는 것이 필요하다고 결론지었다.

변화가능성?

분명, 물리적 환경과 건축 환경의 지역사회 차원의 변화는 하룻밤 사이에 일어날 수 없다. 심지어 몇 년이 지나더라도 변화가 없을 수 있다. 이러한 변화는 구조적인 것으로, 신체활동과 건강상 이득을 수 년 동안 볼 수 없는 것처럼 장기간 관점과 강한 리더십을 요구한다. 이러한 변화는 매우 값진 과제들이므로, 지역사회 지도자들은 재정적 영향을 고려해야 한다. 정치적 변화는 그와 같은 변화를 느리게 할 수 있다. 모든 이해당사자들이 지역사회 차원의 변화를 지지하지 않을 수 있다. 이러한 어려움에도 불구하고, 장기적 관점을 가질 필요가 있다. 아마도 이와 가장 관련된 질문은 "우리는 시민의 건강을 위한 이러한 변화를 만들지 않을 수 있는가?"일 것이다.

1) 지역사회 차원의 도시계획

지역사회 차원의 도시계획 및 토지이용 정책과 그 사업들은 수 평방마일(또는 킬로미터) 이상의 도시 지역의 물리적 환경과 건축 환경의 변화와 가치 상승을 포함한다. 지역사회 차원의 정책들은 소규모 마을, 부락, 더 큰 도시나 마을을 포함할 수 있다. 그 활동이 운송수단과 관련되었거나 레크리에이션 또는 훈련 시간에 목적을 위한 운동이든 간에, 이러한 유형의 접근법은 지역사회 전체를 보다 쾌적하게 만드는데 노력하는 것이다. 이러한 수준의 영향을 미치는 전략은 수송로 연결하기; 지역사회의 미관과 인지된 안전을 높이는 조경과 조명 만들기; 새로운 개발지역에 보도와 길을 설치한 개발자에게 세금 혜택 제공하기; 자전거 타기를 권장하는 지역차원의 사업 실행하기; 직장, 학교, 레저 지구, 레크리에이션 지구까지 도보나 자전거로 안전하게 갈 수 있도록 주거지역 설계하기 등을 포함한다.

신체활동 증진을 위한 지역사회 차원의 변화를 검증하는 연구들은 매우 다양한 결과 측정치를 이용하였다(Heath et al. 2006). 어떤 연구는 주어진 기간에 지역사회 내 산책로 수를 측정하였고 어떤 연구는 산책로의 길이, 주당 산책 시간(분), 특정 지역 내 산책 인구 수를 측정하였다. 이러한 결과 측정치들이 전적으로 비교할 수 없을지라도, 일반적으로 과학적 사실에 기반을 두어 물리적 환경과 건축 환경이(어떻게 측정됐는지를 고려하더라도) 신체활동 수준을 평균 160% 이상 증진시킬 수 있는 것으로 해석된다. 환경이 지역사회의 신체활동 습관에 영향을 미치는 주요 요인이라는 것은 명백한 사실이다.

지역사회 차원의 환경 변화가 신체활동의 외부 요인에 미칠 수 있는 영향은 간혹 무시되지만 매우 의미가 있다. 지역사회의 더 많은 녹지가 신체활동을 장려한다는 것을 많은 연구들이 말해주고 있다. 이 지역사회의 주민들은 다른 지역과 비교하여 더욱 소속감을 느끼고 심지어 어떤 연구들은 더 낮은 범죄율을 보고하기도 하였다. 이러한 다른 이득들이 절대적이지 않더라도(또는 보장되지 않더라도), 더 나은 신체활동 친화적 지역사회를 만들기 위한 노력들을 옹호하는데 도움을 주는 유용하면서 추가적인 긍정적 결과들이다.

2) 거리 차원의 도시계획

거리 차원의 도시계획 및 토지이용 정책과 그 사업들은 일반적으로 몇 블록에 한정된, 더 작은 지역의 건축환경과 물리적 환경의 변화를 포함하고 있다. 이러한 유형의 접근법은 이웃 지역이나 유사한 지역들이 좀 더 생기 있게 활동하고 다양한 신체활동 기회를 잘 받아들일 수 있게 해준다. 전략들은 시장 건널목 지역이나 다차선 고속도로를 지나는 보행 육교와 같이 보행자를 위한 시설물; 로터리, 정지 신호, 표지판과 과속방지턱 같은 도로안전 장비; 개선된 조명; 조경; 그리고 안전과 미관을 개선하기 위해 깨진 유리창, 낙서와 같은 흉물스러운 것들을 고치는 것을 포함한다. 거리 차원의 접근법이 지역사회 차원의 접근법으로 현실화될 수 있을지라도, 이 접근법은 대부분 지도자가 주민의 생활수준을 개선하는 방법을 모색하는 지역에서 시작된다.

지역사회 차원의 연구와 같이, 거리의 특성과 신체활동의 관련성을 검증하는 연구들은 다양한 결과 측정치를 이용하였다. 연구자들은 특정 지역에서 걷는 사람이나 자건거 타는 사람 수의 증가, 신체활동을 실천하는 사람의 유병률과 변화, 산책로 이용자 수를 살펴보

사례 연구 : 보고타, 콜롬비아

Gomez 등(2010)은 시민의 이동성 증진을 위해 도심과 외곽지역을 새롭게 하고, 도시 삶의 질을 높이기 위해 공공지역을 회복하기 위한 콜롬비아 보고타 수도에서의 노력들에 대하여 보고하였다. 이러한 변화에는 토지 이용과 도시계획에서의 지역사회 차원의 개선이 포함되었다. 차량 통행과 대기오염을 줄이기 위해 대규모, 현대식 대중교통 시스템이 만들어지고, 녹지 공간과 공원이 만들어지고, 공원을 연결하기 위한 자전거길(ciclorutas)이 만들어 졌다. 보고타 재창조는 지금까지 시행된 가장 상당한 규모의 도시 재설계 노력들 중 하나로 알려졌다.

저자들은 도시 전반에 걸친 이러한 변화가 신체활동 참여에 어떠한 역할을 하는지에 대해 연구하였다. 이 연구에서는 지리정보시스템(GIS) 기술(이 장의 뒷부분에서 더 자세히 다루고 있다)을 이용하여 근린 지역(the neighborhoods)을 지도에 표시하고, 신체활동 참여와 관련된 주요 지역사회 차원의 건축 환경 및 물리적 환경까지의 근접 수준을 분석하였다. 저자들은 지역 밀도, 토지이용 혼합, 공원 밀도, ciclorutas의 완성도, 정차역과의 거리, 지역의 지형적 경사지를 고려하였다(보고타는 산간 지역의 평평한 지대에 위치한다). 18~65세의 남녀가 연구모집단을 구성하였다.

연구결과, 활동적인 사람들은 비활동적인 사람들과 비교하여 공원 밀도가 가장 높은 지역에 사는 경향이 있었다. 그리고 새로운 정차역 근처에 살고 있는 사람들이 더 먼 거리에 사는 사람들보다 27% 이상 신체활동을 더 실천하는 것으로 나타났다. 이 연구설계상 인과성을 증명하기 어렵다 할지라도, 지역사회 차원의 건축 환경과 물리적 환경 변수가 증가된 신체활동 수준과 관련이 있다는 것은 명백하다.

았다. 결과 측정치의 다양성으로 인해 거리 차원에서 변화의 효과를 요약하기 어렵다. 모든 측정치를 고려한다면, 적절한 거리 차원의 변화와 함께 신체활동 실천이 평균 35% 증가하는 것을 기대할 수 있다. 필요한 변화의 유형은 명백히 목표 지역에 달려 있다. 어떤 지역도 그 특성이 유사하지 않기 때문에, 일반적 권장사항은 수많은 특정 전략을 아우를 수 있다.

3. 건축 환경과 물리적 환경의 측정

건축 환경과 물리적 환경을 측정하는 것은 도전적인 일이다. 제4장에서 언급되었듯이, 개인의 신체활동 행태와 에너지 소비량을 평가하는 데에는 다양한 방법들이 있다. 앞서 소개한 제한점에도 불구하고 우리는 논리적이고 정확하게 개인의 신체활동을 평가하고, 매우 활동적인 사람들을 비활동적이거나 어느 정도만 활동적인 사람들로부터 확실하게 구분해 낼 수 있다. 우리는 신체활동 가이드라인(미국 보건부(U.S. Department of Health and Human Services[USDHHS]), 미국 신체활동지침 자문위원회(Physical Activity Guidelines Advisory Committee[PAGAC]) 2008)을 충족하거나 넘어서는 사람들을 확실하게 평가하고 구분해 낼 수 있

원인과 결과?

신체활동 증진을 위한 환경과 정책 변화 부문에서 연구들이 처하는 어려움 중 하나는 실험 연구의 부족이다. 사람들을 신체활동 증진을 위한 거리 차원의 정책이 시행되는 지역과 그렇지 않은 지역으로 무작위 할당하는 것은 불가능하다(불가능하지만, 분명 타당하지 않다). 사람들은 그들이 원하는 곳에 자유롭게 살고 있다. 따라서 연구자들은 실험설계 없이 어떤 일이 일어나는지 측정하는데 어려움을 겪고 있다. 연구자들은 지역의 특성이 사람들로 하여금 더 활동적이게끔 하거나 이미 활동적인 사람들이 그러한 지역에 사는 것을 선택하는지 여부를 알 수 없다. 이 문제는 원인(신체활동을 더 잘 전도하는 지역)이 결과(더 높은 신체활동 참여 수준)를 낳는지에 관해 평가하고자 하는 연구에 혼란을 줄 수 있다. 당신은 이 문제를 해결하기 위해 연구설계를 어떻게 하겠는가?

사례 연구 : 뮬러(Mueller)

미국 텍사스 주 오스틴에 있는 뮬러 지역은 초기 항공시대에 세워져 1999년에 문을 닫은 도시 공항 지역에 세워졌다. 이 지역은 재개발 노력의 일부분으로, 800 에이커 이상이 새로운 도시계획 전문가의 영감을 받은 곳으로 탈바꿈하였다. 새로운 도시계획은 6개 원칙을 지킴으로써 지속가능한 지역사회를 창조한 지역 기획 접근법이다. 6개 원칙은 걷기에 알맞음(보행자-친화적 거리 설계), 연결성(상호 연결된 도로 격자), 다양하고 복합용도로 설계된 건축 환경(지리적으로 편리한 지역에 모두 위치한 가게, 사무실, 주거시설), 복합 주거지(주택 선택의 다양성), 미관상 아름답고 품격 있는 건축물, 근처에 공공의 공간이 위치하는 것이다. 산책로, 공원, 도로 안전 장비, 보행로, 자전거길, 그리고 다른 전략들은 뮬러 지역 설계의 특징이다.

뮬러 개발은 거리 차원의 설계가 신체활동 참여에 미친 영향을 연구하는 유일무이한 기회이다. 지역에 사람들을 무작위 할당할 수 없지만, 자연실험 설계는 가능하다. Calise 등(2012)은 뮬러에 전입한 사람들을 대상으로 전입 전후 신체활동 습관을 조사하였다. 가설은 이전 지역에서 보다 덜 활동적인 사람들이 뮬러 지역에서 더 높은 신체활동 수준을 보고한다는 것이다. 지역의 설계는 관측된 변화들 중 하나의 설명변수일 것이다.

이 연구의 핵심 결과는 [그림 14-1]에 기술되었다. 뮬러 지역으로 이사한 후, 연구 참여자들은 이전 지역에 살았을 때보다 중등도 및 고강도 신체활동을 주당 약 평균 30분 이상 실천한다고 보고하였다. 흥미롭게도 재미삼아 걷기(주당 약 45분) 실천 수준이 뮬러 지역으로 이사한 후 증가하였지만, 뮬러 지역 이외 지역에서의 걷기는 실제적으로 감소하였다(주당 약 20분 이하). 저자들은 지역의 설계 특성이 신체활동 특성에 영향을 미치는 것 같다고 결론지었다.

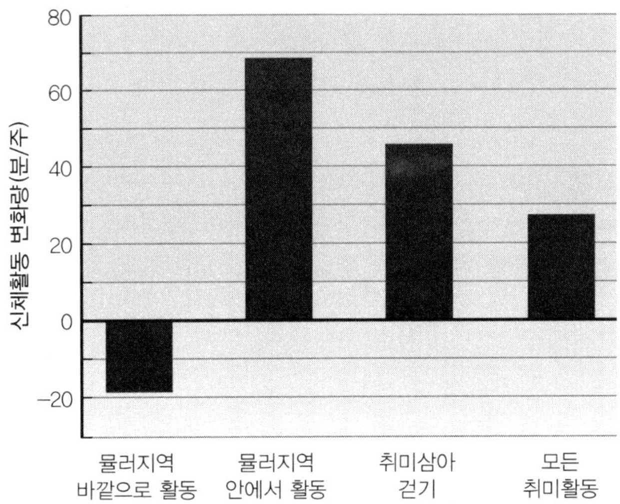

[그림 14-1] 신체활동을 지지하는 정책이 시행된 지역으로 이사한 후 보고된 신체활동 실천 수준의 변화
Calise 등, 2012에서 인용함.

다. 또한 수행한 신체활동의 내용과 종류도 확인할 수 있다. 더 발전할 가능성이 있으나 이 방법들은 지난 수년 동안 발전되고 개선되었다.

신체활동 증진에 있어 건축 환경과 물리적 환경이 중요하므로 이 분야를 좀 더 이해하기 위해서는 이를 제대로 측정해야 한다. 그러나 안타깝게도 개인의 신체활동에 비해 이 분야에 대한 연구는 미미하다. 최근, 건축 환경과 물리적 환경에 대한 관심이 커졌으므로 앞으로 더욱 기대될 것으로 보인다; 새로운 방법 및 기술들이 확실히 더 개발될 것이다.

Brownson 등(2009)은 건축 환경과 물리적 환경을 측정하는데 사용되는 도구 및 기술들에 대한 포괄적인 리뷰 내용을 발표하였다. 그들은 현존하는 도구를 3개로 범주화하였는데, 환경에 대한 지각의 자기기입식 척도, 직접 관찰기법[심사(audits)], 그리고 기존 자료와 지리정보시스템(GIS)을 사용한 이차자료 분석기법이다.

자기기입식 기법은 조사 대상자들에게 신체활동을 지지하거나 방해하는 환경에 대한 지각과 관련한 질문을 하는데 사용되는 방법이다. 신체활동 행태의 환경적 영향에 대한 현존하는 대부분의 과학적 근거는 환경에 대한 지각의 자기기입에 의존한 연구로부터 나온다. 이러한 도구들은 보통 면접조사(전화 또는 대면), 인터넷 조사, 또는 우편조사를 통해 이루어진다. 설문 문항들은 흔히 지각되고 있는 접근성, 교통, 미적 특징, 도시 디자인, 안전 및 범죄와 같은 지역사회 차원 및 거리 차원의 특성, 지역 신체활동 자원에 대한 가용성을 평가한다.

자기기입 도구는 대부분의 경우 수행하는 데 있어 상대적으로 저렴하여 유용하게 쓰일 수 있고 대규모 인구를 대상으로 한 연구에 쓰일 수 있다. 그러나 응답자의 환경에 대한 지각은 실제와 일치하거나 그렇지 않을 수도 있다. 응답자들은 그들이 처한 상황이나 건강상태에 따라 환경적인 측면을 과대평가하거나 과소평가할 수 있다. 예를 들면, 외부 활동을 거의 하지 않는 사람은 신체활동을 지지하거나 방해하는 환경을 전혀 모를 수 있다. 또는 건강하지 못한 사람들은 건강한 그들의 이웃이 볼 수 있는 환경을 동일하게 보지 않을 수도 있다. 범죄에 대한 지각 또한 중요한 이슈이다. 주변 범죄에 대한 지각은 실제 객관적인 범죄 통계 자료와 다를 수 있다.

자기기입으로 인해 발생가능한 편견을 최소화하기 위해 과학자들과 도시계획자들은 심사라는 좀 더 객관적인 평가 척도를 사용한다. 심사는 보도의 완성도, 소음과 교통 수준, 아무도 살지 않거나 안전하지 않은 건물 유무, 공원과 설치된 기구들의 청결도 및 유용성 등 관찰될 수 있는 지역사회 차원과 거리 차원에서의 건축 환경과 물리적 환경을 정량화한다. 이러한 심사 결과들은 연구에 사용되어 환경을 바꾸거나 발전시킬 수 있다.

근린(neighborhood)은 무엇인가?

자기기입에 기반을 둔 연구들은 흔히 응답자들에게 근린의 신체활동 자원에 대해 기술하라는 요구를 한다. 불행하게도 과학자들 사이에도 근린을 구성하는 것이 정확히 무엇인지 일관된 동의가 없다. 반경 0.5마일(800미터) 내외? 반경 1마일(1.6km)내외? 각 방향으로 10블록 내외? 또한 무엇이 근린을 구성하는지에 대한 사람들의 지각에도 차이가 크다. 일부 사람들은 이를 직장과 주거지 사이의 구역이라고 보고, 다른 사람들은 특정 거리라고 생각하기도 한다. 어떤 사람들은 그들이 살고 있는 아파트가 근린이라고 본다. 이러한 다양성은 평가기법에 상당한 불확실성을 투영하고 연구들 간 비교를 어렵게 한다. 당신은 근린이 무엇이라고 생각하는가? 당신은 그곳에서 어떠한 신체활동의 기회가 생길지 알고 있는가?

심사 도구는 특히 좀 더 표준화되고 응답자 편견에 노출되지 않은 자료를 수집하는 경우에 더 유용하게 사용될 수 있다. 심사는 흔히 자기기입식 도구를 사용하는 것 보다 더 많은 비용이 든다. 그 이유는 자료수집과 분석, 결과 해석을 위해 필요한 자료 입력 인력 때문이다. 용어와 관찰기술을 표준화하여 관측치 간 변이를 최소화하는 것만큼 심사 자료수집에 필요한 인력을 교육시키는 것이 매우 중요하다. 만약 연구가 대규모로 이루어진다면 지속적인 교육과 관찰자들의 오류 확인 과정 또한 필요하다.

지리정보시스템(GIS)은 환경을 평가하기 위한 세 번째 기법이다. 지리정보시스템은 다양한 정보원에서 산출된 자료를 지도 형식으로 덮어씌워 지리적 · 사회적 자료(예, 거리, 주요 지형물, 밀도, 교통, 범죄, 자원, 녹지)를 분석할 수 있다. 이 기술에 대한 상세 내용은 이 교재의 범위를 벗어나는 것이지만, 지리정보시스템은 이차 자료원으로부터 다중 입력을 가능하게 하는 객관적 기술이라고만 말해 두자. 최근 몇 년 동안 컴퓨터 기술의 발달과 함께 지리정보시스템은 유행하게 되었고 복잡한 공간정보 데이터 세트 분석이 가능하게 되었다.

연구자들과 도시계획자들은 건축 환경의 척도를 포함하고 있는 객관적 데이터 세트를 활용하여 신체활동의 저해 및 지지 요인을 확인하고, 지역사회에서 이들을 연관 짓는 데 지리정보시스템을 사용할 수 있다. 지리정보시스템은 여러 지역을 대상으로 하며 비용 및 이송의 어려움으로 심사가 불가능한 경우 가장 유용하다.

지리정보시스템 기술은 연구 이외의 목적으로 수집된 데이터 세트에 의존하기 때문에 자료의 불완전이나 오차가 있을 수 있다. 이러한 문제들은 자료 분석가들이 지리학적으로 정의된 지역의 노출 정보(예, 근린 밀도)와 신체활동 정도와의 관련성을 분석할 때 문제가 될 수 있다. 이러한 문제에도 불구하고 지리정보시스템은 신체활동 행태와 관련이 있을 수 있는 건축 및 물리적 환경을 평가하는데 있어 아직 완전히 탐구되지 않은 어마어마한 자료를 제공한다.

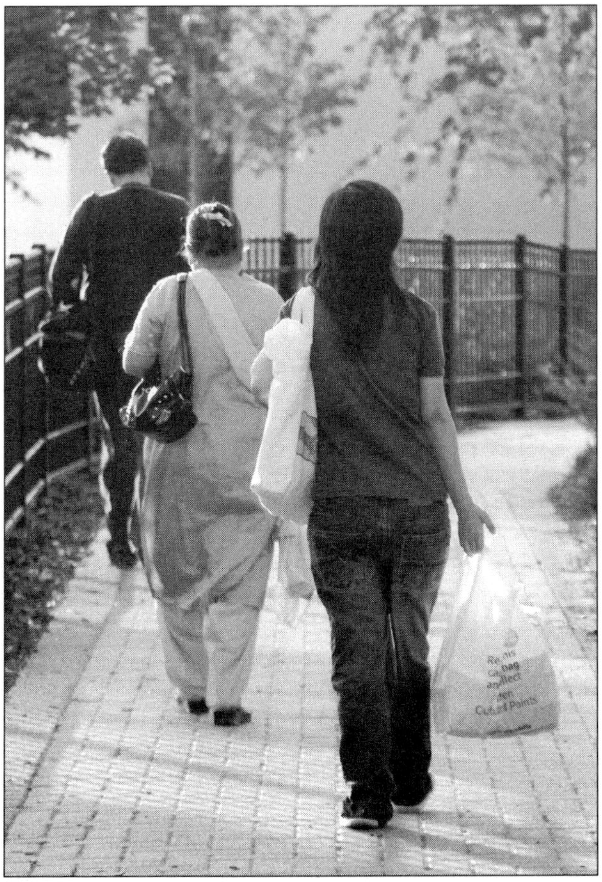

당신의 동네는 얼마나 쉽게 걸을 수 있나요? 좀 더 걷기 편하게 되어 있다면 더 걸으시겠습니까?

4. 신체활동 정책

신체활동 정책은 신체활동 참여를 지지하거나 방해할 수 있는 능력을 지닌 기관에 의해 만들어진 입법 또는 규제 조치로 정의할 수 있으며 함축적이거나 명확한 공식적 · 비공식적 규범들을 포함한다. 그 기관에는 정부, 비정부기관(고용주, 학교, 예배장소 포함), 근린조직 및 사회집단과 같은 것들이 포함된다. 비록 다 그런 것은 아니지만 신체활동 증진에 대한 환경적 접근의 대부분은 어느 정도의 정책 변화를 필요로 한다.(이 장에서 살펴본 바와 같이) 환경적 접근은 신체활동 행태에 영향을 주고 이는 곧 개인과 집단의 건강에 영향을 준다.

Schmid 등의 연구(2006)에 의하면 정책에 있어 다음의 3가지 분류가 신체활동에 긍정적인 영향(예, 환경적 변화와 지지를 통한 신체활동 권장)을 줄 수도 부정적인 영향(예, 환경적 변화와 장애물로 인한 신체활동 방해)을 줄 수 있다.

첫째, 정책은 법적 권한을 발휘하기 위하여 법규, 규정, 또는 판결과 같은 공식적으로 문서화된 것을 포함한다. 그 예로, 특정 지역에서 경영할 수 있는 사업의 종류를 규제하는 지역 토지용도 규제(municipal zoning regulations), 보도와 보행자 통행을 위한 공간을 제공하기 위하여 도로에서 건축물을 멀찍이 위치시키는 것에 대한 도시법규(city codes), 초등학생들에게 매일 체육수업을 제공하도록 하는 주(州) 입법권이 있다.

둘째, 비법률적 기준들(nonlegal standards)은 신체활동 참여에 영향을 줄 수 있는 정책의 종류로, 일반적으로 받아들여지고 문서화될 수도 있다. 이러한 정책들이 법적 효력이 있는 것과 가장 크게 다른 점은 법적 의무가 없다는 것이다. 전통이나 전문적인 기준(예, 도시계획, 건축, 또는 공학)에 따라 이러한 정책들은 실행기준들이 마련되고 신체활동 참여를 권장하거나 저해할 수 있다.

셋째, 문서화 되지 않은 사회적 규범들도 신체활동 정책에 영향을 줄 수 있다. 수량화하기 어려운 이러한 규범들은 보통 기관이나 사회 문화에 기반을 두어 다방면으로 신체활동에 영향을 줄 수 있다. 구성원들 대부분이 운동을 중요하게 생각하고 주기적으로 참여하는 사회집단에서는 새로운 구성원의 신체활동을 권장할 수 있다(예, 사회적 지지). 비공식적 걷기 모임을 통해 신체활동 참여를 권장하는 작업장 문화도 문서화 되지 않은 사회적 규범의 예이다.

신체활동 정책의 효과성을 이해하기 위해서는 단계적인 접근이 필요하다. 더불어 신체활동 정책은 여러 단계, 다양한 종류의 기관, 그리고 여러 지리적 상황에서 발생 가능하다. [그림 14-2]는 이런 3차원 매트릭스를 나타내고 있다.

매트릭스의 좌측은 단계적 접근이다. 아래에서부터 신체활동을 권장 또는 저해하는 정책이 확인되어야 한다. 다음으로 정책의 결정요인을 알아야 한다. 예를 들면, 특정 토지용도 지정 법안(zoning code)이 도시의 어느 구역에 격자 모양의 연결된 도로가 아닌 막다른 골목이 필요하다고 규정하는 이유가 무엇인가? 다음으로는 정책 실행의 정도에 관심을 가져야 한다. 법적 의무를 얼마나 완벽하게 따르고 있는가? 정책을 따르지 않을 경우 어떠한 결과가 발생하는가? 예를 들어, 주(州)법에 의하여 매년, 교내에서 모든 학생들을 대상으로 한 체력검사를 수행해야 하는가, 만약 수행하지 않을 경우 어떤 결과가 초래되는가? 마지막으로 정책의 결과는 무엇인가? 신체활동 행태에 영향을 주는가? 방해하지는 않는가?

3차원 정책 매트릭스의 아래쪽에는 신체활동 정책을 실행하는 다양한 분야들이 있다. 각 정책 종류(법적, 문서화되었거나 되지 않은 업무들이나 기준, 문서화 되지 않은 규범)는 여러 분야에서 역할을 갖는다. 예를 들어, 법적 정책들은 공공장소, 교통, 학교에 대해 다룬다. 문서화되지 않은 업무는 직장이나 보건 분야에서 두드러질 것이다(예, 의원 및 병원). 사회적 규범은 예배 장소와 같은 사적인 공간에서 중요하다.

마지막으로 각 정책 종류는 지역, 주(州), 권역, 국가, 국제적으로 여러 영향 수준에서 작용할 수 있다. [그림 14-2]의 4×6×5 매트릭스 어느 칸이든(이론적으로는) 분리될 수 있으며 신체활동을 지지하거나 저해하는 환경에 영향을 주는데 사용될 수 있는 정책과 정책결정요인에 대해 조사할 수 있다. 당신은 여러 칸 중 한 칸에 대한 예를 생각해 볼 수 있는가?

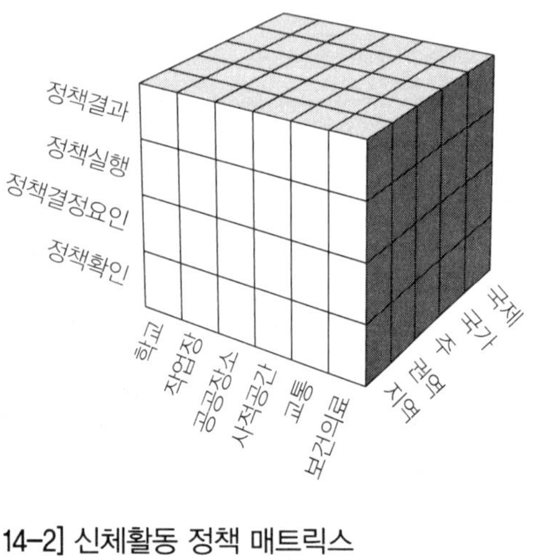

[그림 14-2] 신체활동 정책 매트릭스
Schmid 등, 2006에서 인용함.

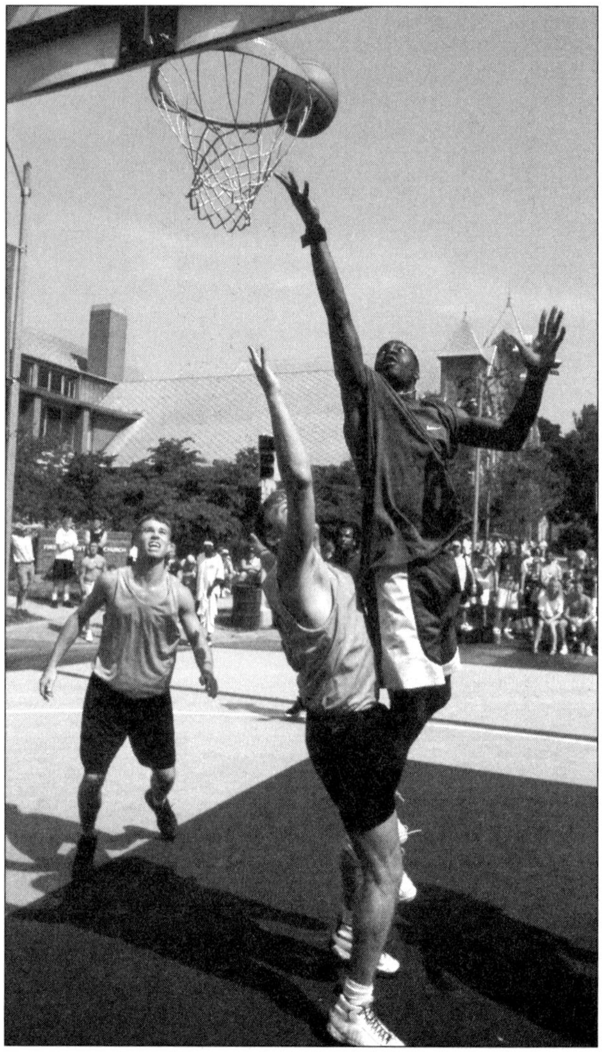

당신의 집에서 1~2마일(1.6~3.2km) 이내에 공원이 몇 개나 있나요? 신체활동을 주기적으로 할 수 있을 정도로 잘 관리되고 있나요? 신체활동을 좀 더 권장하기 위해서는 어떻게 발전시킬 수 있을까요?

핵심 리더 소개

James F. Sallis 박사

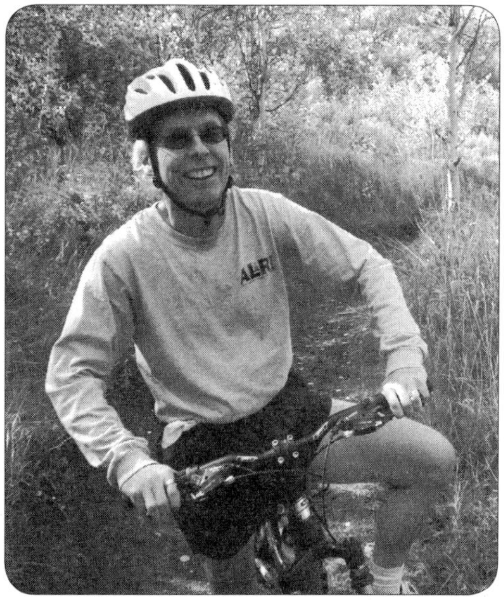

현재 관심 있는 연구 분야는 무엇인가요?

거의 효과가 없는 개인행동 변화를 목적으로 하는 중재들에 좌절감을 느끼고 난 후에 무언가 다른 것을 해봐야겠다고 결정했습니다. 지난 몇 년 동안 환경이 신체활동에 어떻게 영향을 미치는지에 대해 이해하는 기반을 마련하기 위해 아이디어를 개발하고, 자료를 모으고, 보건 분야를 넘어 다른 분야들과 관계를 맺었습니다. 급속히 확산되고 있는 주로 앉아서 생활하는 좌식의 방식을 바꾸기 위해서는 환경과 정책을 바꾸는 것이 필요하다고 생각하였습니다. 그 생각은 새로운 행동모형, 척도, 연구설계, 그리고 공동 연구자들이 필요한 꽤 신선한 아이디어였습니다. 저는 이 주제에 대해 약 15년 정도 연구하였습니다. 그 짧은 기간 동안 신체활동 증진에 대한 환경적 · 정책적 접근방식에 대해 처음에는 "그게 뭐냐?"는 반응이었지만, 현재 미국 정부 등이 수억 달러를 투자하는 데에 이르렀습니다. 이러한 변화는 저에게 이 연구가 큰 변화를 만들어 낼 수도 있다고 믿게끔 해주었죠.

어떤 계기로 신체활동과 건강분야의 연구자이자 활동가가 되셨는지요?

신체적으로 활동적인 것은 모든 사람들이 건강하기 위해 필요한 중요 요소들 중 하나로 이를 뒷받침하는 근거들은 너무나 강력합니다. 많은 주요 질환들은 물론이고 신체기관과 구조에도 영향을 주지요. 그러나 개인적 · 사회적으로 우리가 알고 있는 것과 행동하는 것에는 너무 큰 격차가 있습니다. 저는 사람들이 활동적이 되도록 돕는다면 그들의 건강을 크게 개선할 수 있을 것임을 알고 있으면서도 그러한 변화를 일으키는 데에는 너무 적은 투자를 하고 있다는 점이 납득하기 어려웠습니다. 체육시간과 휴식시간이 줄어들고 있고 정부의 교통 예산의 95%는 자동차를 위한 도로를 만드는데 사용되고 있습니다. 토지용도 지정 법률(zoning laws)은 대부분의 도시에서 걷기 좋은 근린 공간 만드는 것을 불법으로 규정하고 있습니다. 우리가 해야 할 일은 너무도 많습니다. 그것이 제가 매년 지속적으로 근거들을 만들어내고 사람들이 그것을 활용할 수 있도록 활동하는 이유입니다.

이 분야에서 2022년까지 반드시 착수해야 하는 한두 가지 중요한 이슈는 무엇인가요?

우리는 우리가 알고 있는 대로 실행하여야 합니다. 이제 우리에게는 '미국 국가 신체활동 계획(National Physical Activity Plan for the United States)'이 있습니다. 이는 우리가 무엇을 해야 할지에 대한 우수한 청사진으로 대부분의 행동지침들은 연구결과를 기반으로 하고 있습니다. 쉽지 않겠지만, 우리는 여러 다양한 전략을 실행할 수 있는 여러 방안을 마련해 합니다. 우리는 모든 사람들의 도움이 필요합니다. 이 과정은 당신이 살고 있는 도시, 주(州), 국가에 건강한 변화를 가져오는 데에 큰 역할을 하도록 당신을 준비시킬 것입니다. 움직이십시오, 그리고 배운 것을 활용하십시오.

이 장을 마치며

핵심정리

- 환경 및 정책적 접근방식은 물리적 환경의 변화, 사회연계망 구축, 기관의 규범 및 정책 개선, 또는 공중보건 전문가, 지역사회조직, 입법자, 공원휴양부서, 교통부서, 도시계획위원회, 언론에 영향을 줄 수 있는 법 제정이나 입법을 포함할 수 있다.
- 정보지원 활동과 더불어 신체활동을 위한 공간을 만들거나 용이하게 접근하기 위해서는 작업장, 연합체, 기관, 그리고 지역사회의 노력을 필요로 한다.
- 도시계획자, 건축가, 공학자, 개발자, 공중보건 전문가는 도시 일부 지역의 물리적 환경을 변화시키고 나아가 신체활동을 증진시키기 위해 지역사회 차원의 도시계획 토지이용 정책 및 실무를 활용한다.
- 도시계획자, 건축가, 공학자, 개발자, 공중보건 전문가는 몇 블록 정도의 작은 지리학적 구역의 물리적 환경을 변화시켜 신체활동을 증진하기 위하여 거리 차원의 도시계획과 토지이용 정책 및 실무를 활용한다.
- 건축 환경과 물리적 환경의 세 가지 척도는 자기기입식 지각, 객관적인 심사, 지리정보시스템이다. 각각은 장단점이 있고 발전 중이다.
- 신체활동과 관련된 환경영향을 지지하거나 방해할 수 있는 정책들과 연관된 결정요인 및 결과를 이해하는 것이 중요하다.
- 정책들은 공식적이거나(예, 법적인) 비공식적(예, 전통이나 사회적 규범에 기반)일 수 있다.
- 신체활동을 지지하거나 방해하는 정책들은 여러 영역에서 만들어질 수 있고 여러 수준에서 영향을 줄 수 있다. 신체활동을 지지하기 위하여 어떻게 정책을 바꿀 것인가를 알기 위해서는 메트릭스의 교차점을 이해하는 것이 중요하다.

핵심용어

건축 환경(built environment), 물리적 환경(physical environment), 접근성(access), 도시계획(urban design), 토지이용(land use), 토지용도 지정(zoning), 지역사회 차원의 도시계획(community-scale urban design), 심사(audits), 지리정보시스템(geographic information systems(GIS))

연습문제

1. 건축 환경이 어떻게 신체활동 참여에 영향을 주게 되는가?
2. 작업장에서 신체활동에 대한 접근성을 높일 수 있는 세 가지 방법은 무엇인가?
3. 웹사이트, 우편, 전자우편의 표식, 문자, 안내 등이 신체활동 기회에 대한 접근성에 어떻게 영향을 줄 수 있을까?
4. 어떤 환경 및 정책적 접근이 신체활동 중재에 효과적일까?
5. 이 교재에 따르면 도시계획은 무엇인가?
6. 지역사회 차원의 도시계획 토지이용은 무엇인가? 예를 들어보자.
7. 도시계획에서 적절한 거리차원의 변화로 신체활동을 몇 퍼센트나 증가시킬 것으로 예상할 수 있는가?
8. 지역사회가 걷기에 적당한 물리적 환경인지 평가하는데 심사는 어떻게 사용될 수 있는가?
9. 지리정보시스템은 신체활동의 접근 및 장애와 관련하여 건축 환경을 평가하는데 어떻게 사용될 수 있는가?
10. 신체활동 참여에 긍정적인 영향을 줄 수 있는 정책의 3분류는 무엇인가?

인터넷 자료

신체활동, 건강 및 공중보건과 관련된 이슈는 다음의 웹사이트에서 검색할 수 있다.

Human Kinetics	www.HumanKinetics.com
U.S. Centers for Disease Control and Prevention: Physical Activity	www.cdc.gov/physicalactivity/
Guide for Community Preventive Services	www.thecommunityguide.org/index.html
Robert Wood Johnson Foundation : Active Living Research	www.activelivingresearch.org
Journal of Physical Activity and Health : Special supplement on active living environments	http://journals.humankinetics.com/JPAHsupplements-special-issues/jpah-volume-8-supplement-january
Journal of Physical Activity and Health : Special supplement on physical activity policy	http://journals.humankinetics.com/JPAHsupplements-special-issues/jpah-volume-7-supplement-march-supp
Physical Activity Policy Research Network (PAPRN)	http://paprn.wustl.edu
New Urbanism	www.newurbanism.org
International Physical Activity and the Environment Network (IPEN)	www.ipenproject.org
Environmental and Policy Approaches	http://youtu.be/pEtrlzklUiY http://youtu.be/azP6runT9Al http://youtu.be/xLDqHnp61hc

참고문헌

Brownson R, Baker EA, Boyd RL, Calto NM, Duggan K, Housemann RA, Kreuter MW, Mitchell T, Motton F, Pulley C, Schmid T, Walton D. 2004. A community-based approach to promoting walking in rural areas. American Journal of Preventive Medicine 27: 28-34.

Brownson R, Hoehner CM, Day K, Forsyth A, Sallis JF. 2009. Measuring the built environment for physical activity: State of the science. American Journal of Preventive Medicine 36 (4 Suppl): S99-S123.

Calise TV, Dumith SC, Dejong W, Kohl HW III. 2012. The effect of a neighborhood built environment on physical activity behaviors. Journal of Physical Activity and Health (in press).

Gomez LF, Sarmiento OL, Parra DC, Schmid TL, Pratt M, Jacoby E, Neiman A, Cervero R, Mosquera J, Rutt C, Ardila M, Pinzon JD. 2010. Characteristics of the built environment associated with leisure-time physical activity among adults in Bogotá, Colombia: A multilevel study. Journal of Physical Activity and Health 7 (Suppl): S196-S203.

Heath GW, Brownson RC, Kruger J, Miles R, Powell K, Ramsey LT, and the Task Force on Community Preventive Services. 2006. The effectiveness of urban design and land use and transport policies and practices to increase physical activity: A systematic review. Journal of Physical Activity and Health 3 (Suppl): S55-S76.

Kahn EB, Ramsey LT, Brownson RG, et al. 2002. The effectiveness of interventions to increase physical activity. American Journal of Preventive Medicine 22: 73-107.

Schmid TL, Pratt M, Witmer L. 2006. A framework for physical activity policy research. Journal of Physical Activity and Health 3 (Suppl 1): S20-S29.

공중보건 전문가의 신체활동

이 장의 내용은 미국 공중보건 분야의 신체활동 지도자 협회에서 제시한 역량 분야 코드 중 다음에 해당한다.
1.1.1, 1.1.2, 1.4.2, 2.1.3, 2.2.1, 2.2.2, 2.2.3, 2.4.6, 2.5.2, 3.7.1, 3.8.1, 3.8.2, 3.8.3, 4.1.1, 4.1.2, 4.5.3, 5.2.1

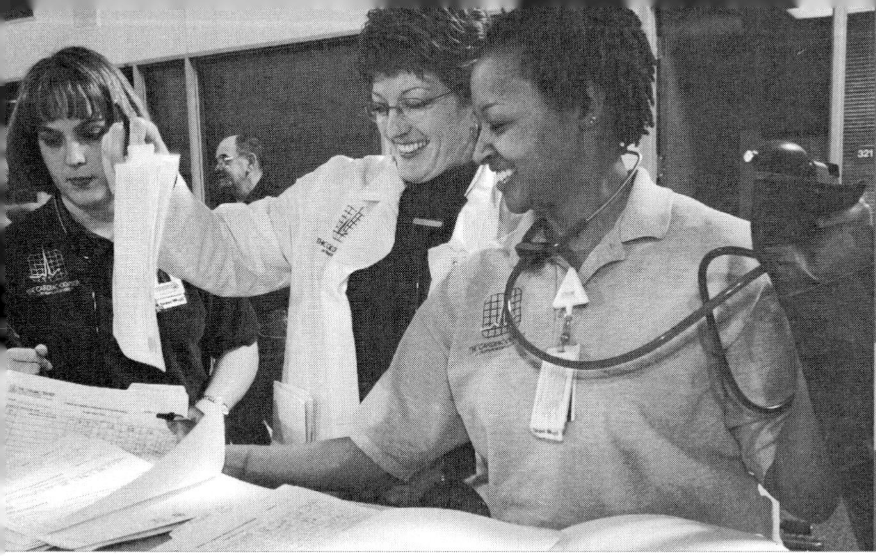

제 15 장

신체활동과 공중보건 프로그램 및 정책 평가

학습목표

이 장을 마치면, 다음을 설명할 수 있어야 한다.

- 신체활동 증진을 위한 프로그램 평가의 중요성
- 평가의 종류, 시기 및 사용 방법
- 프로그램 평가에서 논리모형의 역할
- 효과적인 평가를 위한 6단계 접근

들어가기에 앞서

- 신체활동 프로그램이 평가되어야 하는 이유는 무엇인가?
- 프로그램은 잘 운영되는가?
- 초등학생에게 체육 수업을 매일 시행하는 학교 자치구 정책이 모든 자치구로 확대될 수 있는가?
- 신체활동 증진사업에 대한 평가는 언제 시작하는 것이 좋은가?
- 신체활동 프로그램의 성공요인은 무엇인가?

앞에서 신체활동 증진에 대한 효과적인 근거중심 전략을 살펴보았다. 이러한 전략들은 연구 또는 실제 현장의 개인과 집단 수준 모두에 적용되어 왔다. 승강기 앞에 부착된 스티커와 같은 기본적인 중재들은 사람들이 승강기 대신 계단을 선택하도록 돕는다. 인도를 개선하거나 근린주거계획 같은 사업들도 사람들의 신체활동 증가에 도움이 된다.

특이한 프로그램을 제외하고, 우리는 평가를 통해 이러한 접근 방법들이 효과적이라는 것을 알 수 있다. 평가를 통해 우리는 프로그램이 무엇을 변화시킬 수 있는지(또는 없는지), 그리고 얼마만큼 변화시킬 수 있는지에 대한 계량화된 결론을 내릴 수 있다. 이번 장에서는 평가의 기본적인 측면을 다루면서, 신체활동과 공중보건 영역에서 우리의 지식을 발전시키기 위해 평가가 얼마나 중요한 지에 대해 설명할 것이다.

우리가 흔히 하는 질문인 '신체활동 증진사업의 평가는 언제 시작해야 하는가?'에 대한 대답은 간단하다. 평가는 프로그램 구상 단계부터 기획의 모든 단계마다 계획되고 수정되어야 한다. 만일 당신이 진행 중인 사업에 대한 평가를 고려하고 있다면, 이미 당신은 적절한 평가 계획 시기를 지나쳤다.

신체활동 증진 프로그램에 대한 많은 아이디어가 연구를 통해 제공되고 있다. 알게 된 지식을 실천하는 것은 신체활동 영역뿐 아니라 공중보건의 모든 영역에서 매우 중요하다. 노인센터에서 균형감 향상 운동을 통한 낙상 위험 감소 프로그램, 학생들과 가족들이 차를 타지 않고 등교하도록 격려하고 보상하는 걸어서 등교하기 프로그램, 직장에서 만보계를 활용하고 신체적으로 활동적인 근로자들에게 직장의료보험에서 인센티브를 주는 걷기 프로그램 등은 모두 신체활동 증진을 위한 프로그램의 사례들이다.

과학의 공헌과 끊임없는 발전에도 불구하고, 특정한 신체활동 프로그램의 효과를 평가하는 것은 매우 중요하다. 노인센터의 균형감 향상 프로그램 사례를 통해 우리는 다음 내용을 알아 볼 것이다. '이 프로그램에 노인센터 사람들이 얼마나 많이 참가하였는가? 또한 얼마나 자주 참가하였는가? 강사가 프로토콜에 따라 훈련을 받았는가? 강사가 프로그램을 효과적으로 진행하였는가? 부상자는 없었는가? 참가자들 중 낙상 건수가 기대했던 것보다 감소하였는가? 양반응 효과가 나타났는가? 즉, 프로그램에 가끔 참여한 사람에 비해 자주 참여하는 사람들의 낙상 위험이 더 낮았는가?' 각각의 이러한 질문은 프로그램 평가의 핵심적인 측면과 연관되어 있다.

프로그램 평가가 중요한 이유는 매우 많다. 무엇보다 당신은 프로그램의 효과를 가장 먼저 알고 싶어 할 것이기 때문에 프로그램 참여자에 대한 효과의 계량화가 중요하다. 당신은 프로그램의 참여자들을 모으고 그것을 수행하기 위해 많은 노력을 기울였다. 프로그램은 당신이 원하는 효과를 가져왔는가? 참가자들의 신체활동이 증가하였는가? 그렇다면 얼마나 증가하였는가? 그러한 증가가 건강상태의 변화를 이끌어낼 만큼 충분하였는가?

프로그램 평가는 이러한 기본적인 질문의 답을 구하는 것 이외에도 다른 중요한 기능을 수행한다. 예를 들어, 좋은 프로그램 평가는 전반적인 성공을 위해 필요

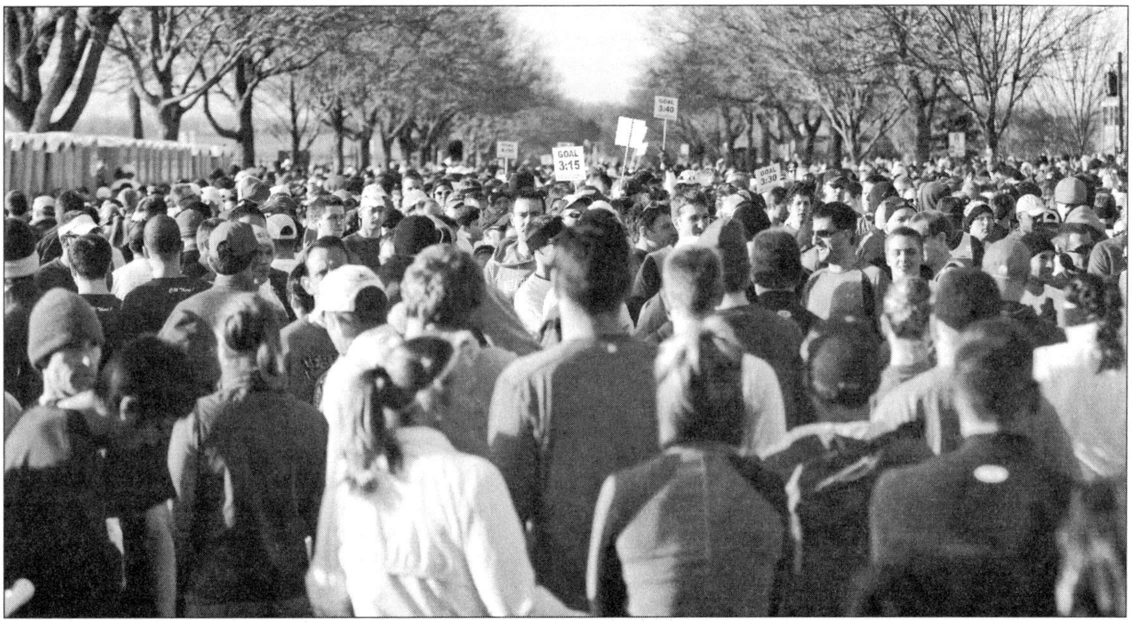

지역사회와 마을에 대한 어떤 정책이 신체활동을 지원하거나 저해하는가? 어떻게 하면 그것들이 변화될 수 있는가?

한 자금, 인력, 물자와 같은 자원을 계획하는데 도움을 준다. 일반적으로 자금지원자들은 잘 설계된 프로그램 평가를 통해 그들의 투자가 참가자들에게 도움이 되었다는 사실을 확신시켜 주기를 원한다. 또한 평가는 올바로 진행된 프로그램과 기대하지 않았던 방향으로 진행되거나 잘못 진행된 프로그램에 대한 강점과 약점을 알려줄 수 있다. 만일 프로그램이 성공적이라면, 성공요인은 무엇인가? 어떤 문제점의 개선이 필요한가? 만일 프로그램이 현재 진행 중(예를 들어, 걸어서 등교하기 프로그램)이라면 평가를 통해 참가자의 추세를 알려주고, 해마다 다르게 나타나는 변화의 원인을 제시해 줄 수 있다. 예를 들어, 새로운 프로그램 코디네이터의 채용과 프로그램 참가율 증가는 연관이 있는가? 참가율 증가에 새로운 프로그램 코디네이터는 어떤 기여를 하였는가? 코디네이터의 새로운 활동 시점이 관찰된 참가율 증가와 일치하는가? 즉, 프로그램 평가는 우리들의 노력으로 어떠한 효과를 가져왔는지 이해하도록 돕는 전략이다.

평가 전략은 공중보건 정책의 발전과 실행이라는 거시적인 측면에서도 활용될 수 있다. 예를 들어, 도시 일부 지역에 자전거도로를 설치함으로써 자전거 이용을 증가시키기 위한 지자체의 새로운 정책이 실제로 자전거 이용률을 높였는가? 동일한 지역에서 자동차 교통량이 감소했다는 증거가 있는가? 자전거도로와 자전거 이용률의 증가가 있었다면, 언제부터 시작되었는가? 이러한 증가가 특정 시간대나 특정 요일에 집중하여 발생하였는가? 이러한 증가가 일시적인가? 또는 몇 달이나 몇 년 동안 지속될 수 있는가? 새로운 정책의 결과로 기대하지 않았던 성과나 부정적인 사건(자전거 관련 부상 등)이 발생했는가? 적절한 평가 설계는 개인 신체활동 증가 프로그램의 효과뿐만 아니라 도시, 주정부, 그리고 더 넓은 지역을 포함한 인구집단에 대한 정책의 효과를 보여줄 수 있다.

미국 질병관리본부는 신체활동 프로그램의 평가 전략 개발과 실행을 돕기 위한 「신체활동 평가 틀(USDHHS 2002)」을 제안하였다. 평가 틀은 6개의 주요 단계로 구성되어 있다.

1. 이해관계자들을 참여시켜라.
2. 프로그램을 기술하고 계획하라.
3. 평가를 정의하라.
4. 자료를 수집하라.
5. 평가로부터 결론을 도출하라.
6. 확실한 활용을 위해 결과를 공유하라.

이해관계자들은 사업에 직 · 간접적 관심을 갖는 사람들 또는 그들이 속한 집단이며, 여기에는 자금지원기관, 목표 인구집단, 정책지도자와 의사결정자, 사업 인력, 평가 팀 등이 포함된다. 이해관계자는 프로그램 및 평가의 초기 과정부터 포함되어야 한다. 비록 이해관계자 각각의 관심이 다르지만(예를 들어, 목표 인구집단과 의사결정자의 관심은 서로 다른 경우가 많다), 그들 모두를 다양한 수준으로 참여시키는 것이 중요하다. 이러한 과정에는 모두가 사업을 적절히 이해할 수 있도록 보고하고 소통하는 전략이 포함되어야 한다. 일반적으로 평가는 사업 이해당사자들의 좋은 만남을 갖도록 노력한다. 왜냐하면 그러한 회의를 통해 이해관계자들 모두가 형성, 과정, 결과, 비용-효과 평가 틀의 연속선상의 일부 또는 전체에 대한 공통된 이해를 가지기 때문이다.

제16장은 공중보건 프로그램을 위한 생산적인 협력관계 발전과 유지에 대한 더 많은 정보를 제공한다.

1. 프로그램 및 정책 효과 측정 방법

프로그램을 명확히 한 후에는 곧바로 평가를 정의해야 한다. 프로그램의 정의는 프로그램 계획을 변화시킬 수 있는 상호적인 과정이다. 프로그램 실행계획과 평가계획은 밀접히 연관되어 서로의 정보를 필요로 하므로 동시에 기획되어야 한다. 형성, 과정, 결과, 또는 비용-효과 평가에 대한 구체적인 평가 질문은 평가를 명확히 하는데 도움을 준다. 나중에 설명될 논리모형은 이러한 상호적 과정을 이해하고 응용하는데 도움이 될 것이다.

비록 신체활동 프로그램에 대한 평가 질문은 끝이 없겠지만, 일반적으로 이 질문들은 4가지 평가 범주로 구분된다(그림 15-1 참조).

1) 형성 평가

형성 평가는 신체활동 평가의 첫 단계이다. 형성 평가의 기본적인 질문은 신체활동 증진 프로그램 또는 정책 구성요소들의 필요, 효용, 설계 특성과 연관되어 있다. 형성 평가 단계에서 제기되는 질문은 결과(예: 신체활동 행동의 변화)보다 프로그램의 전체적인 설계에 연관된다. 이전에 소개된 노인 균형감 운동프로그램에 대한 형성 평가 질문은 다음과 같다. 노인집단에서 낙상의 문제는 어느 정도인가? 참가자들은 운동교실에 얼마나 자주 참가하려고 했는가? 참여율을 높이기 위한 인센티브가 필요했는가? 목표 집단에서 봉사활동을 도와줄 수 있는 지도자가 있는가? 어떤 종류의 장비들이 필요한가? 강사는 어떻게 양성되어야 하는가? 이러한 정보들은 프로그램 관리자나 정책결정권자들이 목표 집단에게 맞춤화된 프로그램의 구성요소를 파악할 수 있도록 돕는다.

형성 평가에서 자료의 첫 번째 정보원은 전문가 의견 및 이전 연구와 프로그램의 목표 집단이다. 프로그램 시청자를 전문가 의견은 과거 경험, 다른 환경에서의 유사연구, 출간되거나 출간되지 않은 사례, 이외의 여

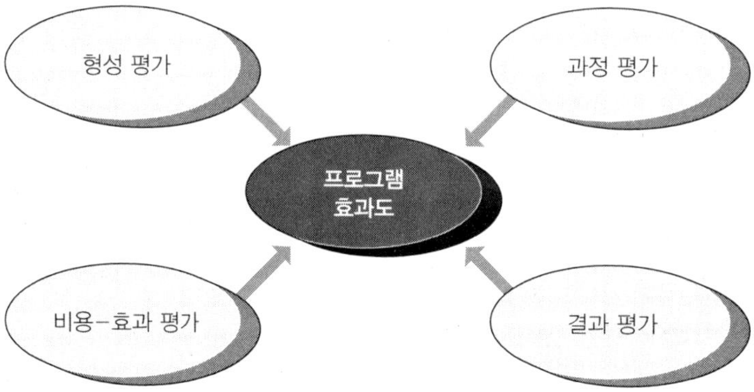

[그림 15-1] 신체활동 증진 프로그램의 4가지 평가 범주

러 다양한 출처에서 나올 수 있다. 신체활동 프로그램을 개발하려는 프로그램 관리자에게 유사 프로그램을 운영한 사람들의 경험은 매우 유용하다. 그러나 이러한 경험은 출간되지 않을 수 있기 때문에, 비슷한 목적을 가진 사람들의 네트워크에서만 얻을 수도 있다. 전문가 의견 수집은 인터넷을 통한 빠른 검색이나 MEDLINE 같은 출판물 색인서비스, 또는 둘 다 모두를 시행하면서 시작된다.

필요 평가는 형성 평가의 두 번째 정보원이다. 필요 평가는 공식적이고 표준화된 조사나 인터뷰, 또는 효과적인 전략을 알고 있는 핵심 인물들과의 정량적인 토론을 통해 시행된다. 하지만 필요 평가의 일반적인 목적인 목표 집단(또는 유사 집단)을 통한 정보 수집이 가장 중요하다. 지자체의 자전거도로 사례에서 필요한 필요 평가 질문은 다음과 같을 것이다. 필요가 얼마나 많은가? 사람들이 자전거도로를 사용하는데 조금이라도 관심이 있는가? 관심이 없다면, 왜 그런가? 관심이 있다면, 어떻게 자전거도로를 계속 이용하게 할 수 있을 것인가? 참여에 대한 인센티브가 도움이 되는가? 자전거도로에서 자동차를 운전할 경우 불이익을 주는 것은 어떠한가? 어떤 종류의 단체 활동이 활용되어야 하는가? 즉, 필요를 충족시키기 위해 해야 할 일은 무엇인가?

형성 평가는 프로그램 전반에 걸쳐 활용되어야 한다. 형성 평가는 프로그램이 가장 적합한 대상과 실행 전략을 결정하기 전에 수행되어야 하지만, 프로그램이 시작된 이후에도 지속되어야 한다. 잘 설계된 형성 평가는 프로그램 실행 전반에 대한 환류를 제공하여 프로그램을 조정하고 변화시킨다. 예를 들어, 노인 균형감 운동교실의 참여자 및 비참여자와의 인터뷰는 프로그램 기획자가 각 그룹의 특성(사람들이 프로그램에 지속적으로 참여하는 이유, 중도에 그만두거나 전혀 참여하지 않는 이유 등)을 이해하는데 도움을 줄 수 있다. 그에 따라 기획자는 프로그램을 발전시킬 수 있다.

2) 과정 평가

형성 평가와 달리, 과정 평가는 프로그램이나 정책 시행에 초점을 맞춘다. 신체활동 프로그램이나 정책이 얼마나 잘 운영되었는지, 이러한 운영을 향상시키기 위해 무엇을 할 수 있는지가 관심사이다. 과정 평가는 프로그램 관리자가 프로그램이나 정책 수행의 질을 평가하는데 도움을 준다. 이 과정을 통해 성공적으로 시행된 전략과 계획대로 시행되지 않은 전략을 파악하게 된다. 이 과정은 프로그램이나 정책 평가는 물론 향후 성과를 얻기 위해서도 중요하다.

과정 평가는 전달 대안의 평가를 포함해야 한다. 전달 대안의 평가를 통해 프로그램 관리자와 정책결정자는 그들이 시행하는 전략의 전달 대안을 비교해 보아야 한다. 예를 들어, 걸어서 등교하기 프로그램에서 학생과 가족이 개별적으로 참여하는 집단에 비해 지도자가 지원하는 집단(자원 봉사하는 부모가 학교까지 아이들을 지도함)이 더 효과적인지 확인하기 위한 예비조사를 시행할 수도 있을 것이다. 이러한 체계적인 접근으로 평가를 더욱 강력하고 유용하게 만들 수 있다. 여러 가지 대안은 잠재적인 프로그램 참여자들과 전문가들에 의해 형성 평가 단계에서 제안될 수 있다. 이러한 대안을 과정 평가에서 평가하게 된다.

노인 균형감 운동교실의 과정 평가 질문은 다음과 같다. 모든 운동교실은 스케줄에 따라 운영되었는가? 계획된 프로토콜에 따라 강사의 훈련과 인증이 지속적인가? 운동교실의 출석률은 어떠한가? 이러한 자료들은 계획된 목표를 달성하고 있는가? 프로그램이 제공되는 동안의 주별, 월별 운동교실 참여율의 추세는 어떠한가? 자료수집 체계와 같은 다른 체계는 계획대로 잘 운영되고 있는가? 잘 되거나 잘 되지 못하는 이유는 무엇인가? 어떤 프로그램 개선이 참여율에 영향을 미쳤는가?

이러한 과정 평가 질문을 통해 수집된 정보는 프로그램이나 정책 실행의 충실도 모니터링에 사용되며, 프로그램이나 정책의 결과 평가를 이해할 수 있도록 해준다. 예를 들어, 균형감 향상 프로그램의 낙상관련 부상 감소율이 교실에 따라 60~80%로 다르게 나타난다면, 과정 평가 자료는 교실마다 어떠한 운영차이가 있었는지, 성과의 차이가 발생한 이유가 무엇인지를 이해할 수 있게 해준다. 만일 낙상이 줄어든 교실의 정기적인 참가율이 매우 높았다면(반대로 낙상 위험의 변화가 없는 교실에서 참여율이 매우 낮았거나 간헐적으로 참여했다면), 낙상 발생률이 낮은 교실은 참여율이 높아 신체활동량이 많았을 것으로 판단된다. 하지만 이러한 과정은 단순하게 파악할 수 있는 것은 아니며, 모든 결과의 다양한 측면을 통합적으로 이해하는 것이 필요하다.

평가 질문

신체활동 평가는 다양한 형태와 규모로 수행된다. 성공적인 평가의 한 가지 공통점은 평가질문을 매우 명확히 개념화하였다는 점이다. 명확한 평가질문은 프로그램 관리자뿐만 아니라 목표 집단이 '누가, 무엇을, 얼마나'에 대해 정의할 수 있도록 도와준다. 따라서 프로그램 기획자는 신체활동 평가를 시작하기 전에 평가질문을 명확하게 할 수 있도록 많은 노력을 기울여야 한다.

3) 결과 평가

영향 평가라고도 불리는 결과 평가는 원인과 효과에 초점을 맞춘다. 프로그램이나 정책이 의도한 효과를 나타내었는가? 형성 평가 및 과정 평가 단계에서 프로그램이나 정책의 설계 및 실행에 관한 질문은 평가되었다. 이제 질문은 '프로그램이나 정책이 신체활동 행동을 증진시켰는가?'이다. 결과 평가는 이 질문에 대한 답을 찾는다. 또한 과정 및 형성 평가와 종합하여 의도한 효과가 어떻게 달성되었는지(또는 왜 달성되지 못했는지)를 평가한다. 신체활동 증진 프로그램이나 정책의 결과 평가 항목으로 목표 집단의 중등도 또는 고강도 신체활동 시간(주당 몇 분), 그들의 신체적성 수준의 변화, 신체활동지침을 충족한 목표 집단의 비율, 새로운 자전거도로를 이용한 사람의 수 등이 포함될 수 있다.

원인과 효과는 결과 평가의 주된 관심으로 이러한 지표들의 변화를 결과 측정에 자주 활용한다. 물론 이러한 관심 있는 결과 변화의 산출이 가능하기 위해서는 프로그램이나 정책 실행 이전에 사전 평가가 미리 이루어져야 한다.

신체활동 증진 프로그램 및 정책의 결과는 제4장에서 언급한 방법들을 통해 평가될 수 있다. 이미 언급했듯이, 각각의 방법은 장점과 단점이 있다. '걸어서 등교하기' 사례에서 프로그램 사전 · 사후 확률추출에 의해 선정된 학생들의 만보계로 측정한 하루 걸음 수는 좋은 결과 평가 지표가 될 수 있다.

관찰된 결과가 발생된 이유는 결과 자체를 측정하는 것만큼 중요하다. 따라서 신체활동 프로그램 및 정책의 평가는 신체활동이 일어나게 된 상위 결정요인에도 초점을 맞춘다. 예를 들면, 자기효능감(신체적으로 더 활동적이게 되고 행동을 지속할 수 있는 그의 능력에 대한 개인의 신념)은 신체활동 참여를 증진시킬 수 있다. 노인 운동프로그램에서 참가자의 자기효능감이 향상된 반면 비참가자에서 변화가 없었다면, 프로그램 평가자는 프로그램 참가자의 자기효능감 향상이 해당 집단에서 보인 신체활동의 증가 이유 중 하나라고 생각할 수 있을 것이다. 신체활동 프로그램에 대한 완전한 결과 평가는 신체활동 행동에 대한 프로그램이나 정책의 효과를 측정할 뿐만 아니라, 효과를 발생시킨 가능한 결정요인을 제시한다. 이러한 과정을 통해 프로그램 운영자는 프로그램의 효과 발생 기전을 더 잘 이해할 수 있게 된다.

4) 비용-효과 평가

평가의 마지막 항목은 공중보건 평가에서 자주 간과되는 프로그램이나 정책의 경제성에 관련되어 있다. 비용-효과 평가의 목적은 전반적으로 사용된 비용뿐만 아니라 대안 프로그램 수행 비용과 비교하여 평가하는 것이다. 또한 프로그램이나 정책의 시행 비용을 프로그램이나 정책이 시행되지 않았을 때 발생되는 비용(실제든 추정이든)과 어떻게 비교할 것인 지에도 관심이 있다.

공중보건 영역에서 프로그램 시행 비용은 시행되지 않았을 때 발생될(단기간뿐만 아니라 평생) 건강에 관련된 비용과 반드시 비교되어야 한다. 이러한 건강 비용에는 개인의 질병, 장애, 또는 의학적 문제의 치료에 소요되는 비용뿐만 아니라 생산성 저하 같은 간접비용을 포함시켜야 한다. 비록 이 책에서 복잡한 비용-효과 평가 방법을 완전히 설명할 수 없지만 이러한 형태의 평가를 간과해서는 안 된다는 것은 분명하다. 노인 균형감 운동교실의 사례에서 시행 비용에는 운영진 급여, 물리적 자원, 평가비용, 참여시간(기회비용)이 포함된다. 이러한 비용은 균형감 운동프로그램으로 인해 감소된 의학적 관리비용(예: 응급실 방문, 골절, 관절 치환술의 감소)을 포함하여 평가되어야 한다. 2008년 Roux와 동료들은 신체활동과 공중보건에 대한 비용-효과 분석 결과를 발표하였다. 신체활동 프로그램 비용과 함께 신체활동의 향상으로 기대되는 건강 결과의 이득(예: 심장질환, 몇몇 암, 당뇨병의 더 낮아진 위험)에 대한 정보를 활용하여, 저자들은 이 책의 제11~14장에서 소개된 근거기반 신체활동 증진 전략들이 비용-효과적인 가치를 갖는다고 평가하였다. 즉, 신체활동과 관련된 건강 이득은 프로그램 비용보다 훨씬 큰 것으로 분석되었다. 프로그램들은 신체활동을 증가시켰을 뿐만 아니라, 질병과 관련된 직접 · 간접 비용의 관점에서 비용-효과적이었다.

이 장에서 다룬 4종류의 평가 중 비용-효과 평가는 정책결정자들에게 가장 큰 영향을 미친다. 만일 신체활동 증진 프로그램이나 정책이 질병과 장애의 부담(과 비용) 감소를 통해 실제적으로 비용을 절감하는 것으로 평가된다면, 정책결정자들은 이 비용을 현명한 투자로 인식할 것이다.

2. 신체활동 증진과 정책의 논리모형

평가의 첫 단계는 전반적인 프로그램 개발 및 시행과 관련이 있다. '누가, 무엇을, 어디서, 언제, 왜, 어떻게'에 관한 질문들이 이 단계와 관련되어 있다. 목표 집단은 누구인가? 목표 집단이 무엇을 하기 원하는가? 프로그램은 언제 시행할 것인가? 어떻게 완료할 것인가? 누가 어떤 역할을 담당할 것인가? 논리모형이 전반적인 프로그램 개발과 평가에 결정적이므로 이러한 초기 단계에서 평가를 위한 논리모형을 개발하고 발전시켜야 한다.

신체활동과 공중보건의 프로그램 평가는 매우 복잡할 수 있다. 평가 질문의 구상 체계부터 선행요인과 결과의 관련성 이해까지, 프로그램 관리자는 많은 투입과 산출 그리고 이들 관계에 대한 발자취를 쫓아야만 한다. 논리모형은 신체활동 증진 평가를 위한 활동들이 연결될 수 있는 중심이 된다. 논리모형은 자원들의 관계, 목표 집단, 단기 및 장기 효과, 바람직한 궁극적인 결과를 기술하고 정의한다.

논리모형은 기본적으로 결과(원인과 효과)에 이르는 과정과 이들의 상호관계에 대한 설명으로, 이러한 관계를 도표나 글로써 설명한다. 논리모형은 사업 직원과 이해관계자 사이의 지속적인 의사소통에 기본적으로 활용된다. 좋은 논리모형은 사업에 관련되거나 관심 있는 모든 사람들에게 사업 운영과정에서 사용되는 전문용어들과 프로그램이나 정책이 의도하거나 의도하지 않은(기대하거나 기대하지 않은) 결과를 함께 이해하고 공유할 수 있도록 한다. 마지막으로, 논리모형은 프로그램과 정책의 평가를 일정에 따라 적정한 시기에 실행하는 것을 돕는다. [그림 15-2]는 프로그램 및 정책 평가에 관한 포괄적인 논리모형의 개요를 보여주고 있다.

논리모형의 상호관계는 '최종 목적'이라고 이름 붙은 우측 아래 모서리에서 시작된다. 가끔은 좌측에서 우측으로의 일반적인 진행에 비해 우측에서 좌측으로 진행되는 논리모형을 세우는 것이 더 쉽다. 대부분의 신체활동 증진 프로그램과 정책의 궁극적인 최종 목적은-비록 특정한 프로그램이나 정책의 현 상황 속에서 자주 측정되는 것은 아니지만-참가자들의 건강증진이다. 이것은 주로 사망률과 이환율로 추정된다. 비록 사망이나 질병의 감소가 신체활동 증진의 분명한 목적이지만 사망이나 질병의 발생 및 예방은 수년이 걸릴 수 있으며, 특히나 더 짧은 기간의 행태 변화를 목적으로 하는 많은 프로그램과 정책에서는 건강증진의 변화를 측정할 수 없다. 비록 건강증진이 많은 신체활동 증진 프로그램의 측정 범위를 넘어서지만, 궁극적인 최종 목적이 프로그램의 존재 이유를 상기시키고 방향성을 유지시켜 주기 때문에, 프로그램 관리자는 이것을 항상 마음속에 새기고 있어야 한다.

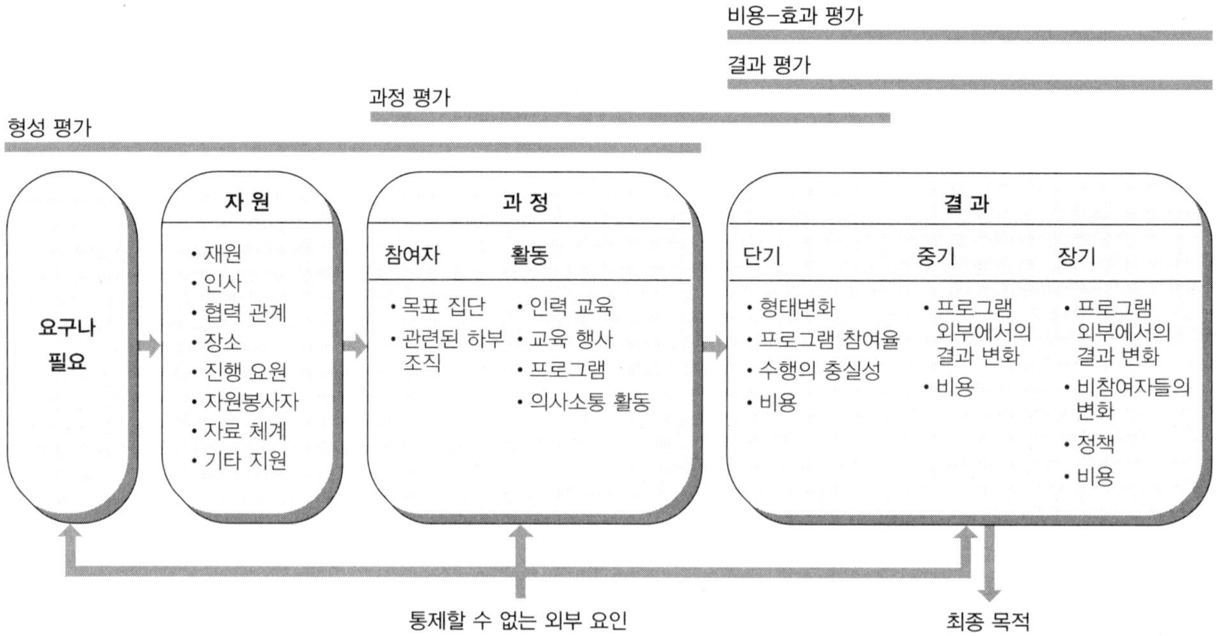

[그림 15-2] 신체활동 프로그램 평가의 논리모형

앞의 단락에서 자세히 설명한 신체활동 프로그램과 정책을 평가하는 각각의 4가지 방식 (형성, 과정, 결과 및 비용-효과)은 평가 틀의 일부이지만, 논리모형의 개요와도 일치한다.

신체활동 증진 프로그램의 주된 관심사인 결과는 [그림 15-2] 최종 목적의 바로 위(그리고 앞쪽으로)에 도식화하여 제시되어 있다. 결과는 시간의 관점으로 구별될 수 있다. 프로그램이 수행된 직후 단기 결과로 무엇을 기대하거나 측정할 수 있는가? 신체활동 증진 프로그램의 단기 결과로는 지식, 기술, 초기 프로그램 참가율, 신체활동 행태의 향상정도가 해당된다. 중기 결과로는 프로그램의 지속 참가율과 프로그램 수행 비용이 해당된다. 장기 결과로는 프로그램 종료 이후에도 신체활동에 지속적으로 참가하는 것, 참여자의 가족 구성원들도 신체활동 증진 프로그램에 참여하는 것, 직접 · 간접적인 비용 그리고 프로그램을 지속시키기 위한 정책이 수립되는 것이 포함된다. [그림 15-2]에서 볼 수 있듯이, 이러한 각각의 항목에 대해 과정, 결과, 비용-효과 평가가 이루어진다.

[그림 15-2] 결과의 왼쪽은 논리모형으로, 목표 집단과 프로그램 활동을 정의하고 있다. 평가를 위해서는 프로그램의 목표 집단이 누구인지 명확하게 정의되어야 한다. 또한 프로그램에 직접 참여하지 않은 이웃이나 가족 구성원과 같이 관련 집단도 목표 집단에 포함될 수 있다. 프로그램 활동들도 각각의 과정으로서 명확하게 정의해야 한다. 이러한 과정에는 특정한 활동(예: 운동교실, 교육 활동 또는 자료, 다수를 위한 특별 행사, 이해관계자들의 모임, 의사소통 활동)은 물론 프로그램 인력에 대한 훈련이 포함된다. 이러한 각 과정들에 대해 형성 평가와 과정 평가가 이루어지게 된다.

평가 비용은 얼마나 필요한가?

프로그램 기획자들은 프로그램의 수행 예산에는 관심이 많지만 프로그램 시작 전에 수행되어야 하는 평가계획을 비롯한 평가 예산 확보에는 관심이 많지 않다. 적절한 평가 예산이 확보되지 못한다면 아무리 최고의 신체활동 증진 효과를 낸 프로그램이라고 하더라도 그 효과를 입증하고 확산시킬 수 없다. 그렇다면 평가를 위한 적절한 예산은 얼마인가? 이에 관한 명확한 지침이 존재하지 않지만, 전문가들은 전체 예산의 10% 정도를 평가 활동(인력, 자료 수집, 분석, 보고)에 사용할 것을 권장하고 있다.

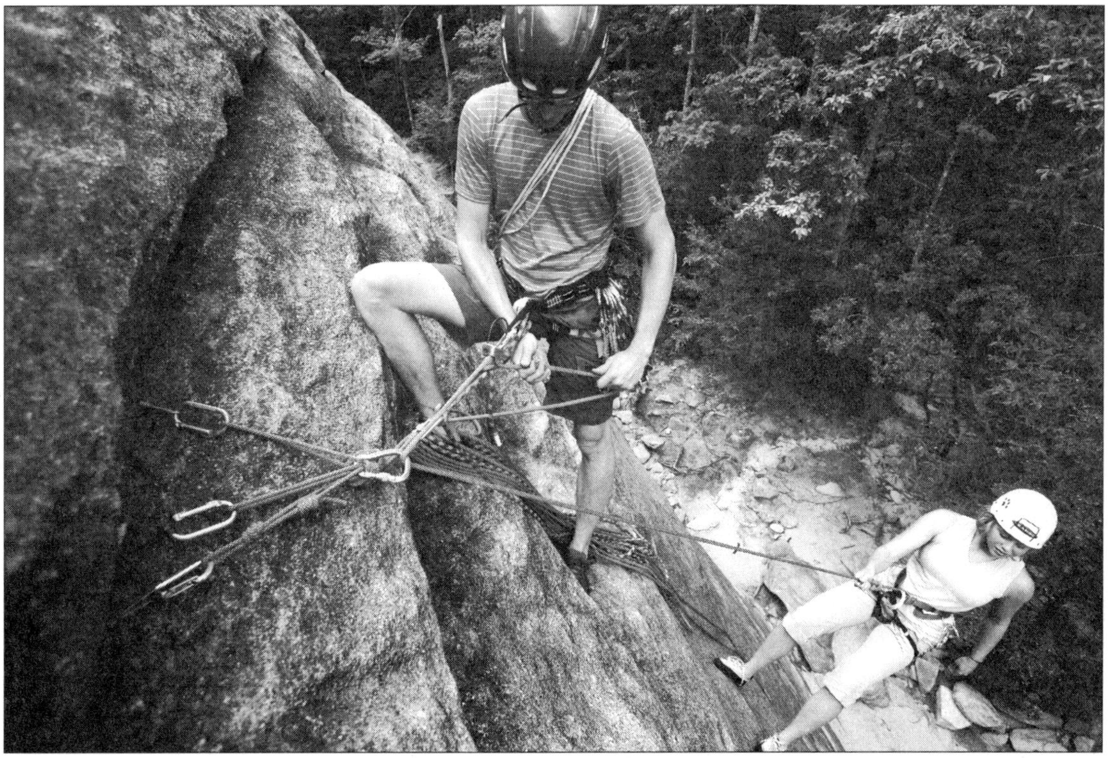

신체활동 증진 정책을 수립하기 위해 많은 시간과 단계가 필요한 이유는 무엇인가?

[그림 15-2]의 과정 항목 다음은 자원 항목을 나타내고 있다. 자원에 대한 철저한 이해(그리고 그 자원을 획득하고 관리하는 방법)는 프로그램 평가의 중요한 요소이다. 자원이 없다면 프로그램은 존재할 수 없기 때문이다. 자원에는 프로그램 예산, 수행 인력, 협력 관계(예: 프로그램의 다른 이해당사자), 운동 시설(예: 운동 교실을 위한 공간)을 위해 소요되는 유급 인력, 자원봉사자, 그리고 이들이 일하는 시간들도 포함된다. [그림 15-2]의 자원에 해당되는 항목은 프로그램 평가 인력이 통제하거나 측정할 수 있는 것들로 한정된다. 형성 평가는 이러한 자원들을 정의하고 평가하는데 이용된다.

형성 평가를 위해서는 프로그램 시작 전에 이 사업의 필요를 명확하게 파악해야 한다. 이 과정(최종 목적과 연관된)에는 건강 자료의 분석, 투입 자원의 확보, 목표 집단(예: 자전거 도로를 건설하는 경우 자전거 이용자들)과 이해관계자들의 필요 평가, 설문조사 시행 등이 포함된다. 필요 평가는 프로그램 개발(그리고 그에 대한 평가결과)을 정당화하는데 이용된다. 필요 평가는 표준화된 설문지 또는 전문가의 의견을 구하는 방식 등으로 수행된다. 신체활동 프로그램은 목표 집단의 요구와 최종 목적에 대한 명확한 이해 없이 개발되거나 수행되어서는 안 된다.

신체활동 프로그램 개발의 마지막 고려 사항은 통제 불가능한 외부 요인이다. 프로그램 인력이나 참여자의 통제 밖 요소들은 논리모형의 어떤 단계에서도 부정적인 결과를 초래할 수 있다. 비록 프로그램 운영자들은 외부 영향을 통제할 수 없지만(예: 경쟁 프로그램 또는 신체활동 참가에 영향을 미칠 수 있는 날씨) 외부 요인에 대한 사전 인식과 대안을 마련해 두면 이들의 영향을 최소화할 수 있다.

프로그램마다 구체적인 논리모형은 달라진다. 마찬가지로 상황에 따라 각각의 과정과 필요에 대한 평가도 달라진다. 따라서 [그림 15-2]에 제시된 평가 체계는 각 프로그램의 필요에 따라 수정되어야 한다. 현실에서는 논리모형이 복잡할 수 있기 때문에, 프로그램 평가자는 가장 기본적인 요소부터 논리모형을 구성하고, 프

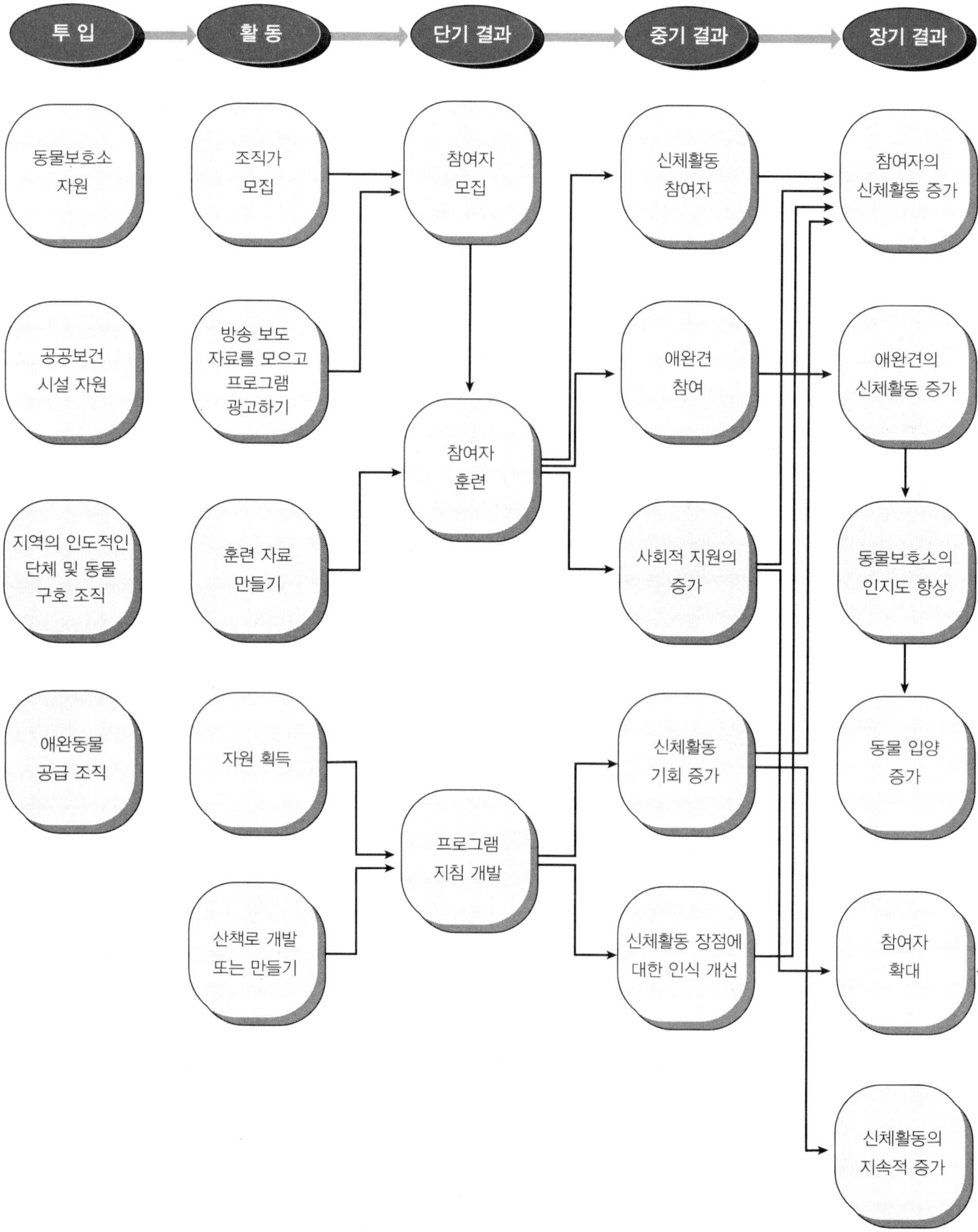

[그림 15-3] '애완견과의 산책으로 체중 감량하기' 사업 논리모형

로그램 기획과 활동 계획이 수립됨에 따라 평가 체계를 지속적으로 수정하고 발전시켜야 한다.

[그림 15-3]은 신체활동 증진 프로그램에 대한 논리모형의 실제 사례이다. '애완견과의 산책으로 체중 감량하기(Walk a Hound, Lose a pound)' 사업은 지역사회에서 애완견과 산책하는 것을 촉진하여, 신체활동 참여를 증가시키는 것을 목적으로 하였다(USDHHS 2010). 여러분은 다른 모형과 구별되는 이 논리모형만의 특징을 찾아 볼 수 있는가?

3. 평가 설계

신체활동 프로그램이나 정책의 성공은 상당 부분 평가 설계에 달려있다. 평가 설계는 일반적으로 실험적인 것과 관찰적인 것으로 나뉜다. 실험적 평가 연구는 관찰적 평가 연구에 없는 확률할당이 수행되기 때문에 보다 타당한 연구방법으로 여겨진다. 실험적 평가 연구는 확률할당을 통해 연구대상, 연구집단 또는 연구지역을 실험군과 대조군으로 확률적으로 배분한다. 확률할당은 연구 면에서 많은 장점을 가지고 있지만, 실험군과 대조군에 알 수 없는 오류를 확률적으로 분배하기 때문에 두 집단의 비교가능성을 높여 준다는 것이 가장 큰 장점이다. 알 수 없는 오류는 프로그램 평가결과에 영향을 주어 평가로부터 얻은 추론에 영향을 미치지만, 확률할당은 이러한 오류를 최소화시킬 수 있다.

불행히도 확률할당은 신체활동 공중보건 영역의 극히 일부에서만 이루어질 수 있다. 자기의 의사에 반해 실험군 또는 대조군에 배정할 수 없고, 신체활동을 하지 않는 대조군에 참여자를 배정하는 것은 비윤리적일 수 있다. 왜냐하면 우리는 신체활동의 유익함을 이미 알고 있기 때문이다. 또한 실험연구는 상대적으로 비용이 많이 소요된다. 따라서 실험적 평가 연구는 이러한 문제를 최소화할 수 있는 단기 프로그램이나 특정 소규모 인구집단을 대상으로 자주 수행된다.

윤리 또는 비용 등과 같은 장애요인으로 인해 실험 평가 연구가 가능하지 않거나 실용적이지 않을 경우에는 관찰적 평가 연구를 고려할 수 있다. 관찰적 평가 연구는 준실험 연구라고도 하는데, 확률할당을 하지 않았다는 점에서 실험적 평가 연구와 구별된다. 실험군과 대조군은 임의적으로 감수성과 실험목적에 따라, 또는 결과에 영향을 미치는 다른 요인들을 고려하여 배정된다. 일반적으로 대조군(예: 프로그램 비참여자)은 실험군 대상자의 나이, 성, 인종, 기본 신체활동량과 짝지어 배정된다. 실험적 연구는 확률할당을 통해 실험군과 대조군에 알 수 없는 오류들을 동등하게 분산시키지만, 관찰적 실험 연구는 통계적으로 이러한 과정을 수행하는 것이다. 이러한 배정 과정을 통해 분석 과정에서 알 수 없는 변동성을 감소시킨다.

> **용량-반응 분석**
>
> 신체활동 연구에서 실험군-대조군 두 집단의 비교 연구는 세 집단 이상을 비교하는 용량-반응 분석 연구로 발전하였다. 용량-반응 분석의 핵심 질문은 '프로그램이나 정책에 참여한 횟수(양)가 신체활동 정도(반응)와 비례하는가?'이다. 따라서 용량-반응 분석을 위해서는 셋 혹은 그 이상의 평가집단이 필요하다. 보통 용량-반응 분석은 고용량, 중간 용량, 용량이 없는 세 집단으로 나누어 이 집단들의 반응을 비교한다. 만약 결과가 받은 용량과 비례하여 나타난다면 원인과 결과를 더 설득력 있게 주장할 수 있을 것이다.

대조군을 명확하게 정의하고 설정하는 것은 실제 공중보건 분야에서 쉬운 일이 아니다. 예를 들어, 초등학생에게 체육 수업을 매일 제공하는 것이 정책으로 실시된다면, 해당 지역에서는 대조군을 설정할 수 없게 된다. 이 경우에는 시차를 이용하는 연구설계가 고려될 수 있다. 예를 들면, 처음부터 모든 학교에서 체육 수업을 제공하는 정책을 시행하는 것이 아니라 일부 학교에서 먼저 시행하여 나머지 학교를 대조군으로 확보하고 평가 연구 종료 후 모든 학교에 확대 시행하는 것이다. 이렇게 시차를 이용하면 대조군을 확보할 수 있어 평가자들은 프로그램의 효과를 분석할 수 있게 된다.

4. 자료수집과 분석

자료가 없다면 프로그램에 대한 의견만 제시될 뿐 평

사례 연구 : west virginia에서의 걷기

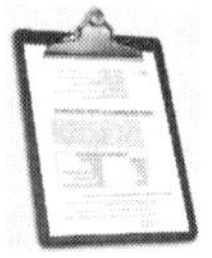

Regar-Nash와 동료들은 지역사회에서 수행된 신체활동 증진 프로그램인 '서(西) 버지니아(West Virginia) 걷기'의 평가결과를 발표하였다. 이것은 이전의 북쪽 중앙 서(西)버지니아 12개 지역에 살고 있는 주민들의 걷기 행태가 증가되도록 설계한 사회적 마케팅 프로그램이었다. 프로그램을 시행할 때 목표지역의 인구는 36만 명 이상이었다. 이 프로그램의 목적은 신체적으로 비활동적인 40~65세 거주자들의 걷기 행태를 증가시키는 것이었다. 이를 위해 대중매체를 이용하여 지역사회 차원에서 관련 캠페인을 실시하였다(제11장 참고).

서(西) 버지니아 걷기에 대한 평가 설계는 프로그램으로 인한 신체활동(특히 설문을 통해 조사된 걷기 행태)의 변화를 알아보는데 초점을 맞췄다. 실험군은 목표 지역의 거주자들로 구성되었다. 대조군은 프로그램이나 해당 대중매체에 노출되지 않고, 서(西) 버지니아의 다른 지역에 살고 있는 거주자들로 구성되었다. 관심 있는 과정 평가 지표로 자가 등록률, 그들의 행태를 기입하는 웹 기반 추적 도구에 대한 참여율, 그리고 가장 중요하게는 프로그램에 대한 대중매체의 집중보도 정도를 평가하였다. 대중매체의 집중보도 정도는 중요한 과정 평가 항목이었다. 왜냐하면 대중매체(예: 텔레비전, 라디오, 인쇄물)가 프로그램 인지도나 참여율에 강한 영향을 주기 때문이다. 또 다른 과정 평가 항목으로 지자체 수준에서의 정책변화, 프로그램과 연관된 신체활동을 가능하게 하는 환경변화 여부를 포함하였다.

평가결과에서 몇 가지 긍정적인 변화가 분석되었다. 첫 번째로 실험군 지역에서 프로그램 인지율이 매우 높아졌다. 실험군 지역의 거주민들은 대조군 지역에 사는 거주민들보다 프로그램에 대한 내용을 더 많이 인지하고 더 많이 알고 있었다. 이 과정 평가결과는 프로그램이 목표 집단의 접근도를 향상시켰다는 것을 나타낸다.

걷기 행태에 대한 단기 변화는 일차적인 결과 평가 지표로서 사용될 수 있다. 프로그램을 시행한 지역의 가구와 대조군에서의 가구는 사업 전에 확률적으로 선정되었다. 이렇게 선정된 가구원들의 걷기 등의 신체활동 변화를 캠페인 시작 이전과 이후에 전화로 조사하였다. 확률추출된 실험군과 대조군의 신체활동의 차이는 실험군에서만 진행된 캠페인의 효과로 해석될 수 있을 것이다.

8주 간 지역사회 차원 캠페인이 끝난 후의 평가결과, 프로그램은 매주 5일 이상을 30분 이상으로 활동한 사람들을 12% 증가시킨 것으로 분석되었다. 그리고 실험군 지역사회의 주당 걷기 시간을 평균 30분 증가시켰다. 이러한 변화가 대조군 지역사회에서는 관찰되지 않았다. 이러한 결과는 프로그램이 서(西) 버지니아 지역사회 전반에 걸쳐 신체활동을 증가시켰다는 것을 나타낸다.

가를 통한 실증적인 결과를 얻을 수 없다. 각 단계 항목의 신체활동 프로그램 효과를 평가하기 위해서는 이에 대한 자료가 필요하다. 이러한 자료는 양적인 자료(예: 설문지, 출석부, 시행 일지, 프로그램 일정, 훈련 지침)와 질적인 자료(예: 인터뷰)로 나뉜다. 자료를 수집하는 일은 자원이 많이 소요되고 모든 자료를 무작위로 수집해 두는 것이 불가능하기 때문에, 사전 계획에 의해 평가항목과 관련된 자료를 수집해야 한다. 예를 들어, 노인을 위한 균형감 향상 프로그램에 대한 과정 평가 항목에 수업 이행(예: 매주 일정에 따라 균형감 운동 강습이 진행되고 있는지)이 존재한다면, 그것에 대한 정보를 저장 및 수집하는 자료수집 체계가 사전에 계획되고 실행되어야 한다. 또한 균형감에 관한 지표와 낙상 감소의 변화가 사업의 중기 및 장기 결과라면, 자료수집 체계는 미리 계획되어 이에 대한 자료를 확보할 수 있어야 한다. 따라서 자료수집 체계의 구축과 이를 통한 자료의 수집도 프로그램 과정 평가항목에 해당될 수 있다.

평가 결론을 얻기 위해서는 자료를 분석하고 해석해야 한다. 자료 분석은 반드시 평가 계획 시 논리모형에 제시되었던 항목들과 밀접히 연관되어야 한다. 예를 들어, 프로그램 참여율의 변화가 평가항목이었다면 프로그램 전후 관련 자료를 수집해 두었어야 한다. 이렇게 수집된 프로그램 사전 · 사후 참여율의 변화는 프로그램의 효과로 해석될 수 있다.

결과의 변화는 참여자 전수를 대상으로 평가할 수도 있고, 전체 집단을 대표할 수 있는 확률추출에 의해 선정된 소규모 집단을 대상으로 평가할 수도 있다. 만약 프로그램 대상자들이 소규모이고 평가 예산이 충분하다면, 결과 평가를 위해 프로그램 전후(때로는 그 중간에도)에 참여자 전수를 평가할 수 있을 것이다. 예를 들어, 앞서 소개한 노인 균형감 향상 프로그램의 경우에는 모든 과정에서 참여자 모두에게 신체활동 행태와 낙상 발생 여부를 조사할 수 있을 것이다. 그러나 지역사회 전체 혹은 많은 인구집단에 영향을 주는 더 큰 규모의 신체활동 프로그램과 정책의 평가를 위해서는 적절한 표본을 선정하는 표본추출 방법이 필요하다. 적절한 확률추출 방법을 통해 선정된 표본에서 관찰된 변화는 모집단인 지역사회 인구에서의 변화로 해석될 수 있을 것이다.

자료 분석으로부터 나온 결론은 평가 설계에 따라 달라질 수 있다. 따라서 프로그램 효과를 평가하기 위해 비교가능한 대조군의 설정이 매우 중요하다. 실험군의 변화를 대조군 또는 비교군의 변화와 비교해보지 않으면, 신체활동 변화가 프로그램에 의해 발생된 것인지 또는 자연적으로 발생된 것인지를 구별할 수 없다. 대조군은 양적 자료 분석은 물론 질적 자료 분석에서도 동일하게 중요하다. 대조군의 분석결과가 평가에 포함될 때, 그 결과는 더욱 분명해진다.

평가결과를 해석할 때 다른 비슷한 프로그램의 평가결과들과 비교해 보는 것도 매우 중요하다. 다른 프로그램의 목표 인구집단, 프로그램의 종류, 측정한 결과의 유형, 다른 변수들, 또는 이러한 항목들의 조합에 따라 평가결과가 어떻게 같고 달라지는지 비교해 보아야 한다. 자료 분석 통계의 전문가(지역 대학의 협력자)에게 자문을 구해 본다면 평가의 질을 더 높일 수 있을 것이다.

5. 발표하기 그리고 결과 소통하기

평가결과를 활용하지 않는다면 평가계획과 자료 분석은 무의미하다. 평가결과를 소통해야 하는 대상에는 자금 제공자뿐만 아니라 직접적인 프로그램의 이해당사자들이 포함되어야 한다. 프로그램 핵심 참여자에게 평가결과를 잘 알려주는 것은 매우 중요함에도 불구하고 자주 간과되고 있다. 신체활동 증진 프로그램의 핵심 이해당사자로서의 참여자들(또는 목표 집단)에게는 사업 결과를 세세하게 알려주는 것은 물론 모든 진행과정마다 관련 정보를 제공해야 한다. 비록 모든 참여자들이 세세한 결과에 관심을 갖지 않겠지만, 일부는 관심을 갖고 있다. 관계자들의 지속적인 지원을 얻기 위해서도 이러한 소통과정은 매우 중요하다.

참여자의 필요에 따라 의사소통 형식은 다를 수 있다. 예를 들어, 기금 관련 기관은 형성, 과정, 산출, 비용-효과 평가결과 모두를 포함한 자세한 최종 보고서가 필요하다. 사업 진행자도 이러한 자세한 자료가 필요할 것이다. 그러나 프로그램 참여자와 협력자는 보고서의 요약만으로 충분할 수도 있고, 다른 관심 있는 구성원들은 사업의 중요 발견사항을 요약한 웹사이트나 유인물의 표만으로도 충분할 수 있다. 정책결정자는 비용-효과 분석 결과와 핵심적인 제안 내용에만 관심을 갖기도 한다. 그러나 평가결과를 소통하는 것은 아무리 강조해도 지나치지 않는다.

무엇이든지 시도해라!

연구결과를 곧바로 실천으로 옮길 수 있다는 점에서 공중보건 분야는 다른 과학 분야와 구별된다. 공중보건뿐만 아니라 어떤 분야에서나 새로운 지식은 잘 설계된 조사 연구로부터 도출된다. 공중보건은 행동 지향적이기 때문에, 조사 연구에서 새롭게 발견된 것이 곧바로 실천되는 것은 바람직하다. 새로운 백신, 작업 현장의 상해를 줄이기 위한 새로운 정책, 식수의 질을 개선시키는 새로운 전략들은 연구결과와 실천이 결합되어 건강을 증진시켰던 사례들이다. 당신도 사람들의 건강을 향상시킬 수 있는 새로운 지식을 알고 있다면 그것을 바로 시도해야 한다.

핵심 리더 소개

Willem van Machelen, MD, PhD

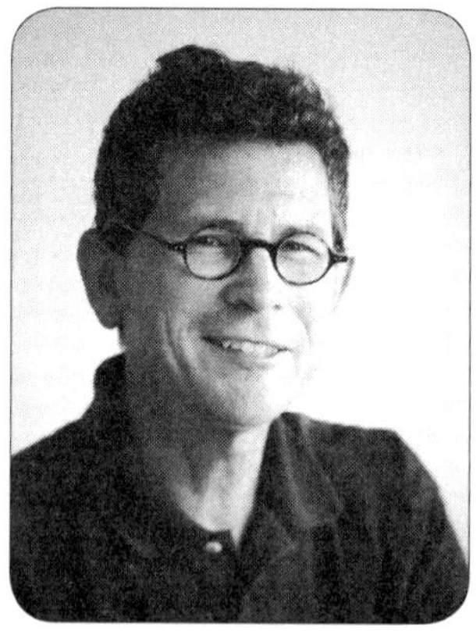

왜 그리고 어떻게 이 분야에서 일하게 되었나?

18세에 암스테르담 고등 직업 교육기관에서 체육 교사가 되기 위해 수련을 시작하였다. 5년의 수련 기간 동안 근육–심장 반응에 대한 박사 논문 실험에 참여하였다. 수련 3년차 말 수련 이후에도 신체활동, 운동, 건강에 대해 더 전문적인 연구를 하고 싶다는 생각을 하게 되었다. 나는 일 년 전에 시작한 의학공부 비용을 마련하기 위해 1975년(23세)에 체육 교사로서 일을 시작했다. 1982년에 나는 의사 시험을 통과했고 내과 의사가 되었다. 1983년부터 암스테르담에 있는 VU대학에서 인체 행동 과학 교수진의 운동 생리와 건강에 관해 폭 넓은 연구를 수행하는 연구원이 되었고, 산업의학 의사가 되기 위해 수련 과정을 함께 병행하였다. 두 과정을 병행한 이유는 운동과 신체활동을 통한 질병 예방이 질병 발생 후의 의학적 치료보다 가치 있다고 생각했기 때문이다.
이후 1988년 나는 산업의학 의사가 되었고 1992년에 인체 행동 과학 박사학위를 취득하였으며, 1993년에 역학 전문가로 등록되었다. 1999년 암스테르담 VU대학에서 산업 및 스포츠 의학 전임교수가 되기까지 산업의학과 운동생리 두 분야를 모두 연구하였다. 나는 VU대학에서 신체활동, 운동, 체조, 일, 건강 분야 모두를 통합하는 연구진 그룹을 만들기 시작하였다.

당신에게 영향을 미친 사람들은 누구인가?

수많은 사람들이 나에게 영향을 주었다. 나는 A. Peter Hollander 교수의 박사 과정 연구에 참여 했었고, 1983년에 Han Kemper 교수는 나를 연구원으로 일할 수 있도록 해주었다. 1992년에 그는 나의 박사 과정 지도교수가 되어 주었다. 나는 상대적으로 선도적인 연구자임을 인정받아 Polar Electro Oy의 과학 자문 위원회 일원이 되는 행운을 얻었다. 이 위원회에는 Steve Blair, Neil Armstrong, Tim Noakes, Barry Franklin과 Ilkka Vuori가 포함되어 있었는데, 이들 모두 나에게 좋은 영감을 주었다. 핀란드 탐페레에 있는 UKK 기관의 관리자 중 한명인 Pekka Oja도 나에게 좋은 영감을 주었다.

현재 연구하고 있는 주제는 무엇인가?

우리는 신체활동과 운동생리학, 신체활동과 운동이 건강에 미치는 영향을 알고 있으며, 사람들을 단기간에 더욱 활동적이게 만들 수 있는 방법도 알고 있다. 그러나 우리는 아직 인구집단의 장기적인 신체활동을 증진시키고 유지하는 방법을 잘 알지 못한다. 이것이 나의 현재 연구 주제이다.

무엇을 위해 당신은 연구하고 활동하는가?

신체활동을 통해 건강을 지키고 유지한다면, 개인뿐 아니라 사회 전체적으로 삶의 질을 높일 수 있다. 이러한 사실이 나를 연구와 활동으로 이끌고 있다.

2022년까지의 주된 핵심 이슈 한두 가지는?

더 많은 사람들을 더욱 활동적으로 만들 수 있는 방법은 무엇인가? 신체활동과 운동에 대한 정책을 가장 잘 실현시킬 수 있는 방법은 무엇인가? 즉, 누구를 대상으로, 무엇을, 어디서, 어떻게 할 것인가?

이 장을 마치며

핵심정리

- 신체활동 프로그램에는 4가지 평가 전략이 중요하다. 형성 평가, 과정 평가, 결과 평가와 비용-효과 평가는 각기 다른 형태의 질문과 관련되어 있고 각각 개념화되어 있어야 한다.
- 신체활동 프로그램을 평가하기 위한 연구설계는 실험연구 또는 관찰연구일 수 있으며, 각각 장단점을 가지고 있다.
- 논리모형은 평가 전략을 가이드할 뿐만 아니라 프로그램 설계 및 구현에 대한 전반적인 계획에 도움이 되는 유용한 도구이다.
- 프로그램 평가를 위한 핵심적인 6단계가 평가의 성공을 촉진시킬 것이다.
- 잘 계획된 신체활동 평가사업에서 나온 자료는 원인과 결과에 대한 우리의 이해를 탄탄하게 해준다.

핵심용어

프로그램 평가, 이해관계자, 형성 평가, 필요 평가, 과정 평가, 전달 대안, 결과 평가, 비용-효과 평가, 논리모형, 실험 평가 연구, 무작위, 관찰 평가 연구, 용량-반응 분석

연습문제

1. 신체활동 증진 프로그램 평가를 언제 시작해야 하는가?
2. 미국 질병관리본부의 신체활동 기본 평가 6단계는 무엇인가?
3. 이해관계자의 정의는 무엇인가?
4. 형성 평가 시 사용되는 두 가지 주요 자료원은 무엇인가?
5. 과정 평가는 형성 평가와 어떻게 다른가?
6. 종종 결과 평가를 영향 평가라고도 하는데 그 이유는 무엇인가?
7. 신체활동 개입의 비용 효과를 결정하는데 이용되는 두 가지 고려 사항은 무엇인가?
8. 논리모형은 무엇이며, 신체활동 개입에도 적용되는가?
9. 실험 평가 연구와 관찰 평가 연구 사이의 근본적인 차이점 한 가지는 무엇인가?
10. 용량-반응 분석은 무엇인가? 양적 · 질적 자료원에서 어떤 형태의 자료를 수집할 수 있는가?

인터넷 자료

신체활동, 건강 및 공중보건과 관련된 이슈는 다음의 웹사이트에서 검색할 수 있다.

Human Kinetics	www.HumanKinetics.com
U.S. Department of health and Human Services: Physical Activity Guidelines for Americans	www.health.gov/PAGuidelines
World Health Organization	www.who.int
International Society for Physical Acitivity and Health	www.ispah.org
U.S. Centers for Disease Control and Prevention	www.cdc.gov/physicalactivity
American College of Sports Medicine	www.acsm.org
President's Council on Fitness, Sports & Nutrtion	www.fitness.gov
West Virginia Walks	www.wvwalks.org

참고문헌

Reger–Nash B, Bauman A, cooper L, Chey T, Simon KJ, Brann M, Leyden KM, 2008. WVWalks: Replication with expanded reach. Journal of Physical Activity and Health 5:19–27.

Roux L, Pratt M, Tengs TO, et al. 2008. cost effectiveness of community–based physical activity interventions. Ameracan Journal of Preventive Medicine 35(6):578–588

U.S. Department of Health and Human Services. 2002. Physical Activity Evaluation Handbook. Atlanta, GA: US department of Health and Human Services, Centers for Disease control and Prevention. www.cdc.gov/nccdphp/dnpa/physical/handbook/pdf/handbook.pdf.Accessed 1 June 2010.

U.S. Department of Health and Human Services, Public Health Service, Centers for Disease Control and Prevention, National Center for Chronic Disease Prevention and Health promotion, Division of Nutrition and Physical Activity. 2010, Promoting physical Activity: A Guide for Community Action, 2nd ed. Brown DR, Health GW, Martin SL, eds. Champaign, IL: Human Kinetics

---

공중보건 전문가의 신체활동

이 장의 내용은 미국 공중보건 분야의 신체활동 지도자 협회에서 제시한 역량 분야 코드 중 다음에 해당한다.

2.1.1, 2.1.3, 2.3.1, 2.3.2, 2.3.3, 3.1.1, 3.1.2, 3.1.3, 3.2.1, 3.2.2, 3.4.1, 3.4.2, 3.7.1, 3.8.1, 3.8.2, 3.8.3, 5.5.1, 5.5.5, 5.5.6

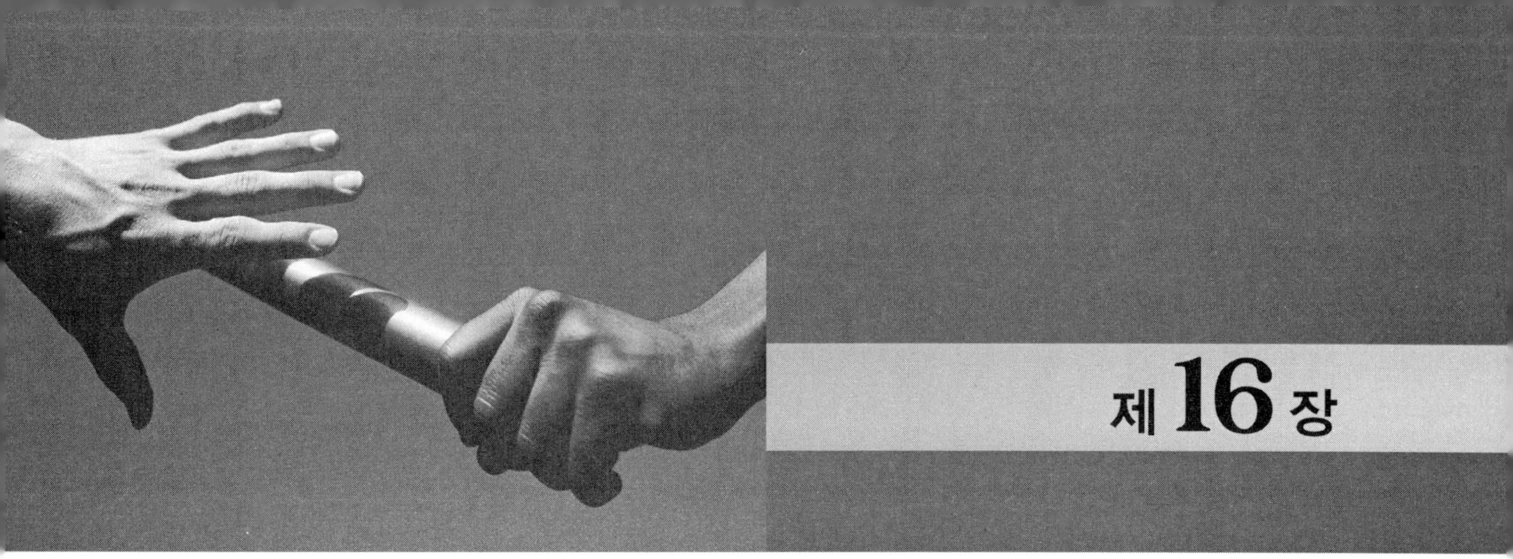

제 16 장

파트너십 개발과 옹호

학습목표

이 장을 마치면, 다음을 설명할 수 있어야 한다.

- 파트너십의 정의와 공중보건을 향상시키는 방법
- 신체활동 및 운동 증진을 위한 공중보건 파트너십 개발의 중요성
- 효과적인 공동체정신 개발을 위한 9개의 주요 질문
- 외부 협력자원을 어떻게 교육시키고 협업하고 참여시킬 것인가?
- 건강을 옹호한다는 것은 어떤 의미를 갖고 있으며, 공중보건 영역에서 중요성은 무엇인가?
- 신체활동 및 운동의 세계적인 옹호를 위한 전략
- 대규모 인구집단에서 신체활동과 운동 향상을 위해 개발한 파트너십의 구체적인 사례

들어가기에 앞서

- 당신이 '파트너십'이라는 단어를 듣게 될 때 드는 생각은 무엇인가?
- 파트너십의 다른 종류가 있는가?
- 신체활동과 운동 증진에 도움이 되는 협업적인 공중보건 파트너십을 어떻게 형성할 수 있는가?
- 신체활동과 운동 증진을 위해 효과적이고 협업적인 파트너십을 개발하거나 이를 위한 실행 전략은 무엇인가?

파트너십. 파트너십이라는 단어는 많은 이미지를 연상시킨다. 사업에서의 파트너십, 춤을 추기 위한 파트너십, 일상생활, UN과 같이 국가 간 파트너십 등 파트너십이란, 공동 목표 달성을 목적으로 둘 이상의 사람 또는 조직의 결합을 의미한다. 이와 같은 정의에는 파트너 간 합작으로 인한 보상과 위험을 공유한다는 의미가 함축되어 있다.

공중보건 영역이 발전하면서 질병예방과 건강증진을 포함한 인구집단의 건강향상은 개인수준보다 확장된 수준에 초점을 맞추어야 한다는 것이 확실해지고 있다. 보건의료시스템 중 환자 치료가 주가 되는 생의학적 모형으로 인구집단과 사회의 건강문제를 해결하는 것은 부적절하다. 생의학적 모형과는 달리 공중보건 영역에서 건강과 질병은 환경, 사회적 힘과 규범, 규정 및 규칙 등을 고려하게 된다. 이러한 요인은 차례대로 인구집단과 개인적 수준에서 건강 행태와 질병 결과에 영향을 미친다. 이러한 중요한(모든 것을 포함하고 있는) 영향으로 인해, 공중보건은 시스템 변화에 영향을 미칠 수 있도록 영역의 범위를 넘어 일을 하는 파트너십에 의존한다. 목표는 인구집단의 건강을 향상시키기 위하여 위험과 보상이라는 책임을 공유하는 것이다.

파트너십은 신체활동과 공중보건 분야에서 필수적이다. 여가시간, 작업에 따른 신체활동, 교통관련 신체활동 및 학교체육 등 일상의 모든 일이 신체활동일 수 있는 반면에 신체활동의 장애가 될 수도 있다. 이러한 영역은 신체활동에 참여할 기회를 갖고 있으나, 여전히 공통 목표를 이루기 위해 함께 참여하는 것은 드물다. 체육관, 피트니스 센터와 같은 민간 헬스클럽 업계는 어린이 신체활동 증진을 위한 학교체육의 역할을 혼자 힘으로 하려하지 않는다. 교통부는 자동차 통행능력의 향상과 이에 따른 교통정체 감소를 강조하기 때문에 이런 부서 특성상 자전거 및 보행과 같은 능동적인 수송능력의 증가에는 관심을 적게 갖고 있다.

증가한 신체활동의 폭넓은 사회적 영향 때문에 파트너십은 신체활동과 공중보건에서 중요하게 여겨진다. 파트너십의 발전은 개인보다 협업을 통한 조직과 더 많은 일을 하는 것을 의미한다. Calise, Moeti와 Epping(2010)은 성공적인 파트너십의 개발 방법에 대해 자세히 설명하고 있다. 기본 개념은 다음과 같다.

모든 파트너십은 똑같이 만들어지지 않는다. 파트너십은 협력, 조정 또는 협업 등 3종류 중 하나에 해당한다. **협력**(cooperation)는 일반적으로 다른 형태의 파트너십보다 덜 정형화되어 있고 덜 구조화되어 있다. 예를 들어, 지역사회 내 2개 조직이 신체활동 증진을 위해 파트너로서 협력하기로 동의할 수 있지만, 여전히 각각의 일을 진행시킨다. 이들은 정기적으로 자원을 공유하고 연락을 유지할 수 있지만 그렇지 않은 것이 많을 수 있다.

조정(coordination)은 모든 파트너의 미션을 구현하는데 좀 더 정형화 및 구조화되어 있다. 그 예로, 신체활동 증진을 위해 2개 이상 그룹이 연합하여 공통목표(예, 지역사회 신체활동 증진 캠페인)에 대해 인력, 재원, 그 외 지원과 같은 자원을 공유하는 것이다. 이러한 조정(coordination)은 협력(cooperation)보다 좀 더 깊이가 있고 정형화되어 있다.

마지막으로, **협업**(collaboration)은 신체활동의 가장 조직적이고 구조화된 형태로, 공통의 원인 또는 임무를 위해 집단이나 개인들이 통합한 형태(예: 신체활동

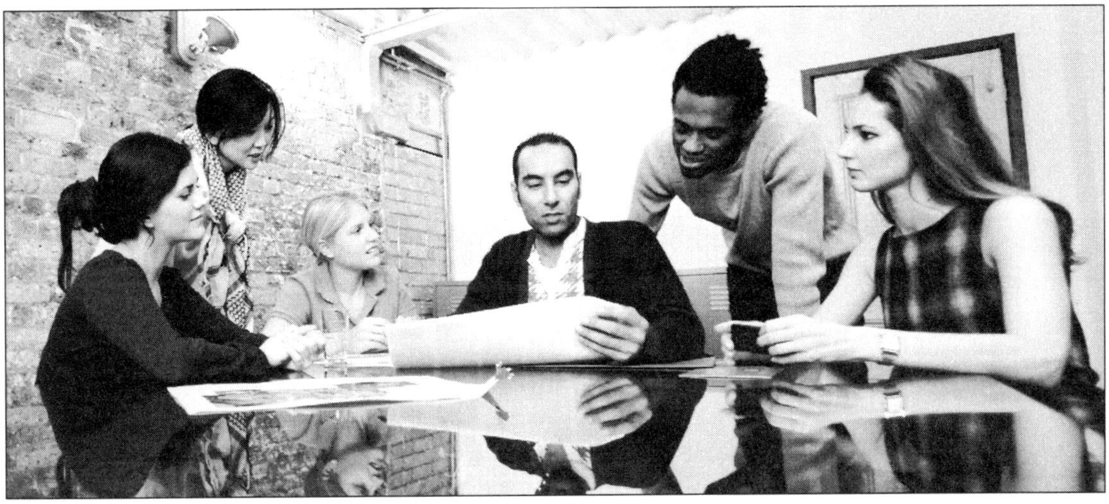

당신은 어떤 종류의 파트너십에 포함되어 있는가? 이 파트너십이 성공하거나 실패한 이유는 무엇인가?

과 운동의 글로벌 프로모션)이다. 협업(collaboration)은 파트너십의 가장 정형화된 유형으로, 파트너 간에 문서화된 협의와 장기목표의 공유가 필요하다. 협업(collaboration)의 특징은 실질적인 자원공유(예, 인력, 시설, 장비, 재원), 목표공유 그리고 작업공유와 상호책임 등이다. 분명한 것은 각기 다른 파트너십은 서로 다른 기대 및 효과 수준을 가지고 있다는 점이다. 그러나 모든 조직이 협업(collaboration)을 지원하는 기능이나 자원을 가지고 있는 것은 아니다. 해결방법(Key)은 파트너가 공통 원인–신체활동 증진–을 위해 협력하는 것이다.

1. 파트너십 구축에 중요한 요소

파트너십은 어떻게 구축할 것인가? 잠재적 파트너에게서 무엇을 찾아야 하는가? 파트너십이 작동되는 것을 어떻게 확인할 것인가? 이러한 질문에 대한 답은 쉽지 않을 것이고, 이는 각기 다른 파트너십에 따라 다를 수 있다. 공중보건 및 신체활동 증진을 위한 성공적인 파트너십의 기회를 늘릴 수 있는 9가지 중요한 질문은 [표 16-1]에 나타냈다. 이 질문에 대한 답변이 효과적인 파트너십을 보장하지 않더라도, 파트너십이 의도한 대로 작동할 확률이 높아질 것이다.

1) 신체활동 증진을 위한 협력관계를 개발 ACTIVE TEXAS 2020

Active Texas 2020은 대규모 인구집단에서 신체활동 수준을 증가시킬 수 있도록 설계한 신체활동 분야의 파트너십이다. 이 계획은 2009년 현재 2,400만 여 명의 인구를 가진 텍사스에서 2020년까지 신체활동 분야를 건강의 최우선으로 만들고자 하는 주정부 계획의 발전된 형태이다.

2008년 1월에 파트너십은 주지사와 시장의 사무실 및 지역 대학에서 시작하였다. 이 파트너십은 신체활동 증진을 위한 국가 계획을 개발하는데 명시적 목표를 가지고 있었다. 파트너십은 협업적이었으며, 각 파트너는 협력 관계에 특별한 전문지식과 자원을 가지고 있었다. 2009년 1월 텍사스 Fit City 대표회의에서 계획이 수립되었다. 건강과 피트니스에 대한 전략은 텍사스 주 전 지역에서 선발된 관료, 도시 관리기구, 보건 및 피트니스 전문가들로부터 모았다. 이들은 건강한 생활습관을 장려하고 신체활동을 통하여 건강한 공동체를 만드는 목표를 공유하고 있었다.

텍사스 Fit city 대표회의에서 텍사스 주 및 지역 지도자와 보건전문가들은 다음과 같은 질문에 대답하기 위해 구성된 포커스 그룹에 참여하였다. 어떤 도구 및

[표 16-1] 효과적인 공중보건 협력 관계에 대한 주요 질문

주요 질문	중요성
본인의 신체활동과 공중보건 목적을 달성하기 위해 파트너십이 필요한가?	대답이 부정적이면 파트너십이 효과적이지 않을 수도 있으며, 최악의 경우에는 방해가 될 수 있다.
누구를 모집해야 하는가?	효과적인 파트너십은 각 파트너가 독창적인 기술과 자원을 가졌을 때 가장 도움이 된다. 파트너끼리 자원이 중복되면 도움정도가 감소되고, 자원이 없는 파트너는 파트너가 아니다.
파트너십이 형성되면, 누가 리드해야 하는가?	강한 협업이 이루어지는 리더십과 그 계획은 성공적인 공중보건 파트너십에 절대적이다. 또한 파트너 개개인의 목표뿐만 아니라 파트너십 전반적인 목표를 확실히 이해하는 것 또한 중요하다.
파트너십의 목표는 무엇인가?	확실하게 정의되고 합의가 이루어진, 그리고 소통이 이루어진 목표는 파트너 간에 다른 기대와 잘못된 소통을 최소화하는데 절대적으로 필요하다
각 파트너의 참여와 협력 수준은 어느 정도인가?	본문에 설명된 바와 같이, 파트너의 관심과 자원에 따라 협력(cooperation), 조정(coordination), 협업(collaboration)의 수준으로 결정될 수 있다.
파트너십은 어떻게 운영해야 할 것인가?	성공적인 파트너십은 대개 조직구조가 명확하다. 모든 파트너들은 그들의 목표와 전망을 확실하게 하고 자원을 배치하기 위해 필요한 자원을 가져오거나 도움을 줌으로써 목표를 달성하고자 한다.
어떤 파트너십에 집중해야 하는가?	매일 이루어지는 의사결정과 단기 목표는 에너지를 필요로 하는 과정이지만, 장기목표를 관리하는데 중요하며, 이것이 파트너십을 만든 이유이다.
어떻게 해야 장기적인 목표에 도달할 수 있는가?	성공적인 협력 관계는 항상 장기목표에 초점을 둘 필요가 있다고 하더라도, 달성 가능한 단기목표를 설정한다. 여러 단기목표를 달성하면 장기 목표에 도달할 수 있다.
협력 관계는 작동하고 있는가?	평가는 효과적인 파트너십에 절대적이다. 공통의 목표를 향해 진행되고 있는가? 파트너십의 어느 분야가 효과적인가? 개선을 위해 무엇이 필요한가? 다른 파트너는 필요한가? 공중보건 파트너십의 평가는 파트너십의 한 구성으로 융화되고 지속되어야 한다.

Calise, Moeti, and Epping, 2010에서 인용함.

자원이 우리 신체활동 증진에 도움이 되는가? 이를 추진하는데 있어 어떤 장벽이 있는가? 우리 지역사회의 신체활동 증가를 위한 성공적인 전략은 무엇인가?

Active Texas 2020 회담의 결과로서 신체활동 증진과 모든 텍사스 주 주민의 건강 향상에 관심이 있는 텍사스 공중보건 지도자, 기관, 단체들의 연대를 통해 지역사회가 건강을 지향하게 되었다.

Active Texas 2020은 주정부 수준의 계획으로 측정가능한 계획과 틀을 제공하며, 지역사회 리더들이 우선순위, 자산, 필요, 위험, 기회 및 도전 등을 바탕으로 한 커뮤니티 계획을 구상할 때 적용가능한 도구이다. 지역수준에서 모든 텍사스 주민이 좀 더 신체활동을 많이 하여 건강해지도록 도울 수 있는 신체활동 행태 개선 노력을 집중하고 가능할 수 있는 것은 희망적이다.

Active Texas 2020(2011)은 광범위한 파트너를 위한 다음 8개 원칙을 기초로 만들어졌다.

1. 신체활동으로 건강을 향상시킨다.
2. 인구집단의 건강을 증진시키기 위해서는 신체활

동 증가를 위한 공중보건학적 접근이 필요하다.
3. 건강해지도록 하는 선택이 더 쉬운 선택이 되도록 하자.
4. 모든 사람의 건강은 지역적인 상황, 여건 등에 달려있다.
5. 건강은 모든 사람에게 해당한다.
6. 리더십, 협업, 파트너십에 우선순위를 두자.
7. 근거에 기반을 두어 일을 하자.
8. 효과를 평가하자.

Active Texas 2020의 리더십 전략이 신체활동 증진을 위한 리더십 전략을 담은 다음 표에 강조되어 있다.

Active Texas 2020은 주 단위 및 지역단위에서 공동의 목표–신체활동 증진을 위한 텍사스주의 계획을 발전시키고 확대하기–를 위해 협력하는 파트너십의 좋은 사례이다. 계획은 2010년 9월에 출간되었다.

2) 미국 국가 신체활동 계획(U.S. National Physical Activity Plan)

〈U.S. National Physical Activity Plan〉은 공중보건을 위해 신체활동 증가를 목표로 하는 파트너십의 좋은 사례다. 신체활동 부족이 건강에 미치는 결과에 대한 연구는 많이 발표되었지만(그리고 계속 발표되고 있다), 2008년 이전까지 미국인들의 신체활동 수준을 향상시키기 위해 통일된 접근방식은 없었다. 금연이나 심장질환 통제, 그리고 다른 보건 문제들에 대한 국가적 활동계획은 있었지만, 신체활동에 대한 국가적 접근은 없었다. 그리고 다른 6개 국가에는 이미 신체활동에 구체적으로 초점을 맞춘 국가적 계획이 존재한다(호주,

신체활동 증가를 위한 리더십 전략, ACTIVE TEXAS 2020

1. 리더십과 협업(collaboration)을 위해 필요한 것
신체활동 증가를 통해 지역사회 건강을 효과적으로 향상시키기 위해 중요한 첫 단계는 지역사회 내 자원의 공동 투자가 가능하도록 조정하고, 리더십 노력을 확립하는 것이다. 특정 지역사회에 의해 선택된 접근방식은 지역사회의 크기, 자원, 요구와 관심에 의해 형성되어야 한다.

2. 지역사회의 목표와 도구를 달성하고 이를 측정
자원과 노력을 효과적으로 조정하기 위한 리더십 전략을 세우면, 커뮤니티는 우선순위 선정, 목적과 목표 설정, 진행과정을 추적하기 위한 측정도구를 정의할 것이다.

3. 커뮤니티의 목적과 목표를 달성하기 위한 전략과 자원
증거기반 전략. 효과적인 건강향상의 목적과 재원마련을 위한 우수한 제안서를 돕기 위해 근거기반 지역사회개입이라는 도구는 제한된 자원을 사용하는 방법 중 가장 효과적이다. 건강수준 향상과 더불어 투자된 자원과 노력에 대한 환원을 최대한 이끌어 낼 수 있는 지역사회개입 도구가 많이 있으며, 그것들은 이미 증명되었거나 성공가능성이 높은 도구들이다.
우선순위에 해당하는 인구집단에 대한 접근. 인구집단을 기반으로 하는 접근방식 사용의 중요한 이유는 커뮤니티 리더의 능력을 증가시켜 커뮤니티 다른 분야에 부정적 영향을 미치는 문화적 차이와 경제적 장벽을 넘어서기 위한 것이다. 계획수립 과정은 지역사회진단, 목표와 목적 설정, 전략선택과 평가를 포함한다. 이러한 과정은 우선순위에 해당하는 인구집단의 필요에 지속적으로 초점을 맞춰야 한다.
자원확보와 주도권 유지. 명확한 목표와 이를 달성하기 위한 계획과 함께 커뮤니티 리더십 팀과 프로그램 운영 단체의 대표들은 재원확보를 위한 설명을 충분히 할 수 있도록 준비되어 있어야 한다.
투자 환원. 신체활동 증진을 위한 커뮤니티 리더가 그들의 주도권을 옹호할 때 매우 강한 위치에 놓이게 된다. 건강향상을 위해 신체활동을 증가시켜야 한다는 것은 과학적인 사실이며, 신체활동을 통한 건강향상을 이루기 위한 투자가 개인을 넘어 고용주와 그 상위수준에 대해서도 비용이 절감된다는 강력한 증거가 있기 때문이다.

4. 신체활동 증가를 위한 계획의 실천과 평가
리더십 팀이 지역사회 필요, 우선순위 선정, 목적과 목표 설정, 평가도구 선정, 증거기반 전략 선정, 목적을 위해 일할 자원 획득을 마친 후, 계획을 실행에 옮기게 된다.

Active Texas 2020, 2011: pp. 3–4에서 재인용함.

북아일랜드, 노르웨이, 스코틀랜드, 스웨덴, 영국). 미국인들의 신체활동 부족의 심각성을 고려하면, 더 많은 미국인들이 신체활동을 증가시킬 때 얻을 수 있는 전체적 보건향상과 함께 포괄적인 전략이 꼭 필요하다. 이러한 전략에는 미국인들의 신체활동 참여를 증가시키기 위한 정책과 법률, 프로그램 등을 망라해야 한다. 여기서 파트너십이 탄생했다.

리더십이 미국 질병관리본부에 부여되었으며 조정위원회(coordinating committee)가 구성되었다. 미국에서 신체활동(그리고 그 부족)은 매우 광범위하기 때문에 다양한 영역을 포괄하는 파트너십이 이루어졌다. 이는 운송과 도시계획, 교육, 비영리기구, 매스미디어, 보건의료, 공중보건, 레크리에이션, 피트니스, 스포츠 조직 등의 대표들을 화합하게 했다.

파트너십의 장기적인 목표는 국가 전체에 걸쳐 신체활동의 참여수준을 획기적으로 끌어올릴 사회적 움직임을 만들어 내는 것이었다. 다양한 관련자들과 함께 전체적 목표 달성에 기여할 수 있을 것으로 생각되는 여러 영역을 여기에 참여시켰다. 마지막으로, 평가 전략을 수립하여 파트너십 활동 초기부터 반영하였다. 이것은 파트너십의 효과와 파트너들, 발전상황을 모니터링하기 위한 목적이었다.

미국 국가 신체활동 계획(U.S. National Physical Activity Plan)은 2010년 5월에 출범하였다. 그와 같은 프로그램을 수행하고 성공적인 결과를 얻어내기 위해서는 파트너십이 유일한 방법이었다. 파트너십은 이제 전략개발과 계획의 실행 단계로 접어들었다. 좀 더 상세한 내용과 업데이트 상황은 국가 신체활동 계획 웹사이트를 방문하면 찾아볼 수 있다(www.physicalactivityplan.org).

2. 신체활동 옹호(advocacy)를 위한 전략

신체활동 옹호를 위한 대중 활동에는 권고, 증진, 특정 원인이나 정책에 대한 지지 등이 포함된다. 따라서 신체활동 증가를 통해 건강향상을 지원하고 이를 발전시키는 것이 신체활동 옹호라 할 수 있다. 이와 같이 방대한 과제는 여러 가지 방향으로 추진할 수 있는데, 학교 체육교육 확대로부터 활동적인 장소에 접근성 향상이나 신체활동 지원 환경을 조성해 주는 도시계획에 이르기까지 다양하다.

Shilton(2008)은 신체활동 증진을 위한 공중보건 프로그램이 명확한 과학적 증거를 가지고 있으며, 보편적으로 옹호활동을 해야 할 필요성을 보여주는 사례를 제시하였다. 그의 보고처럼 WHO(1995)는 건강을 위한 옹호활동을 "개인적 · 사회적 활동을 통해, 특정 보건 목표와 프로그램에 대한 정치적 의지와 정책적 지지, 사회적 승인, 그리고 지지시스템을 얻는 것"으로 정의하였다(Shilton, 2006). Shilton 역시 공중보건학적 주제(개인에 초점을 맞추는 의학적 모델에 반대되는 개념으로)를 반영하여, "신체활동 옹호의 목표는 개인적 차원의 행동변화가 아니라 정치적 의지와 정책적 지지, 인프라 구조, 재정, 그리고 시스템의 변화를 달성하는 것이다."라고 지적하였다(Shilton, 2006 : 766).

효과적인 신체활동 옹호 프로그램을 새로 만들어 낼 필요는 없다. 효과적이었던 공중보건 프로그램에서 얻은 교훈을 통해 신체활동을 옹호하기 위한 노력을 강화할 수 있다. 예를 들어, Shilton(2008)은 공중보건 정책

리더십과 지속성

공중보건 파트너십 개발에 있어 강력한 리더십의 중요성을 간과해서는 안 된다. 리더십은 한 사람에게서만 나오는 것은 아니며, 팀이나 실행위원회를 통해 발휘될 수도 있다(U.S. National Physical Activity Plan이 그 예다). 파트너십은 그 정의에서부터 포괄적이다. 관계된 모든 파트너들의 의견을 듣는다. 모든 파트너들을 장기적인 목표에 집중하도록 도와주는 강력한 리더십이 없으면 각 파트너들의 관심과 기여는 점차 약화될 것이다. 신체활동 증가의 목표는 전국, 주, 그리고 지방의 지역사회 혹은 사업장 차원, 어디든 마찬가지일 것이다. 리더십 팀은 끈기를 갖고 지속적으로 장기목표를 추구해야 하며, 재평가와 재사정, 우선과제 재설정, 새로운 우선과제 달성을 위한 새로운 전략 선택 등의 과정을 반복해야 한다.

재정 확보

공중보건 파트너십의 재정확보는 언제나 어려운 과제다. 재정적 지지를 어디에서 구할 것인가? 지원 방법을 어떻게 요청하는가? 사업 예산은 어떻게 구성하는가? 이와 같은 질문에 대한 대답은 각각의 프로젝터와 파트너십에 따라 달라진다. 교부금과 관련된 상세 사항은 여기서 다루는 범위를 넘는다. 하지만 재정지원은 파트너십 조직의 구성원들로부터 찾는 것이 좋다. 협업 파트너들이 시작 자금을 가지고 참가한다면 초기 작업이 쉬워진다.

주정부 및 지방정부의 보건담당 부서는 자금이 풍부하지 않지만 재정확보를 시작하기 좋은 곳이다. 지역사회의 파트너인 협조적인 지원자, 공원과 위락담당 부서, 교육과 운송담당 부서 등 모두 다 찾아 볼만한 곳이다. 민간 기금과 지역사회 기금도 보건 및 건강증진에 큰 관심을 보일 때가 많다. 재정지원자들은 파트너십에 매우 호의적인데 이는 파트너십의 포괄적 특성 때문이다. 대학에서도 재정지원이 가능하다. 대학의 구성원들은 재정 확보와 관련해 더 좋은 생각을 가진 경우가 많다. 다시 말하면, 신체활동 강화와 공중보건의 파트너십에 재정은 어느 한 곳으로부터, 어느 한 가지 방법만으로 확보할 수 있는 것이 아니다. 당신은 자신의 에너지와 창의력에 의해서만 제한된다.

에 폭넓게 긍정적인 영향을 끼친 금연 프로그램의 결과를 요약한 바 있다(Yach, McKee, Lopez와 Novotny 등에 의해 2005년 처음 보고됨). 미국에서 흡연율이 큰 폭으로 떨어진 것은 다방면에 걸친 수년 동안의 노력의 결과이며, 옹호활동은 이 과정을 강력히 지원하였다.

성공적인 금연 프로그램에서 얻은 교훈

1. 열성적 · 지속적이며 미디어를 잘 다루고, 정치적 수완을 가진 지도자와 운동원으로 구성된 소규모 집단이 공중보건 정책에 지대한 영향을 미칠 수 있다.
2. 광범위한 지지기반과 잘 작동하는 협조체계가 필요하다.
3. 포괄적인 종합정책에 대한 의지가 필수적이다. 이 경우에는 10점 계획이다.
4. 효과적이라 알려진 프로그램은 적극적으로 실행한다.
5. 개인에 대비한 환경적 행동의 문제는 일찍부터, 자주, 그리고 잘 다루어야 한다.
6. 해악의 증거를 알리는 활동은 필요하지만 정책적 변화를 가져오기에 충분한 것은 아니다.
7. 수십 년에 걸친 노력이 요구된다.

신체활동이 건강을 향상시킨다는 과학적 증거와 인구집단의 건강을 위한 신체활동 지원 프로그램 및 정책의 부재 사이에 괴리가 있는 한 설득력 있는 사례가 만들어 질 수 있다. 이에 신체활동 증진을 위한 옹호 전략은 우선 과제가 되어야 한다. 이 책의 앞 단원들에서 다루었듯이 신체활동이 건강을 향상시킨다는 증거는 많으며, 또한 계속 발표되고 있다. 우리는 어떤 유형의 전략들이 신체활동을 증진시킬 수 있는지 알고 있다. 파트너십은 공중보건 향상을 위한 그와 같은 전략에 대해 장기적 의지가 필요하다는 옹호활동을 해야 한다.

우리는 어떻게 옹호활동가가 되기 시작하는가? 공중보건에 있어 옹호활동은 과학이기 보다 기술이지만 여기에는 몇 가지 중요한 단계가 있다. [그림 16-1]은 신체활동을 효과적으로 옹호하기 위해 필수적인 5가지 단계를 보여준다.

효과적인 공중보건 옹호활동의 첫 번째 단계는 의사

누가 옹호활동가인가?

그 대답은 '누구나' 이다. 신체활동의 기회와 장소 그리고 접근성을 높이기 위한 변화를 옹호하는 활동은 누구나 가능하다. 영향력 있는 의사결정자가 꼭 선출된 대표만은 아니다. 학교 교장이나 직장 감독, 마을협의회도 가능하다. 가족구성원이 의사결정자가 될 수도 있다. 변화는 우연히 일어나지 않는다. 옹호활동가들은 일어나는 변화를 자연스럽게 앞당길 수 있다. 한 예로, 텍사스 오스틴에서 진행된 Active Life Movement 프로그램은 청소년들에게 어떻게 하면 건강한 변화를 위한 옹호활동가가 될 수 있는지 가르쳤다(www.activelifemovement.org).

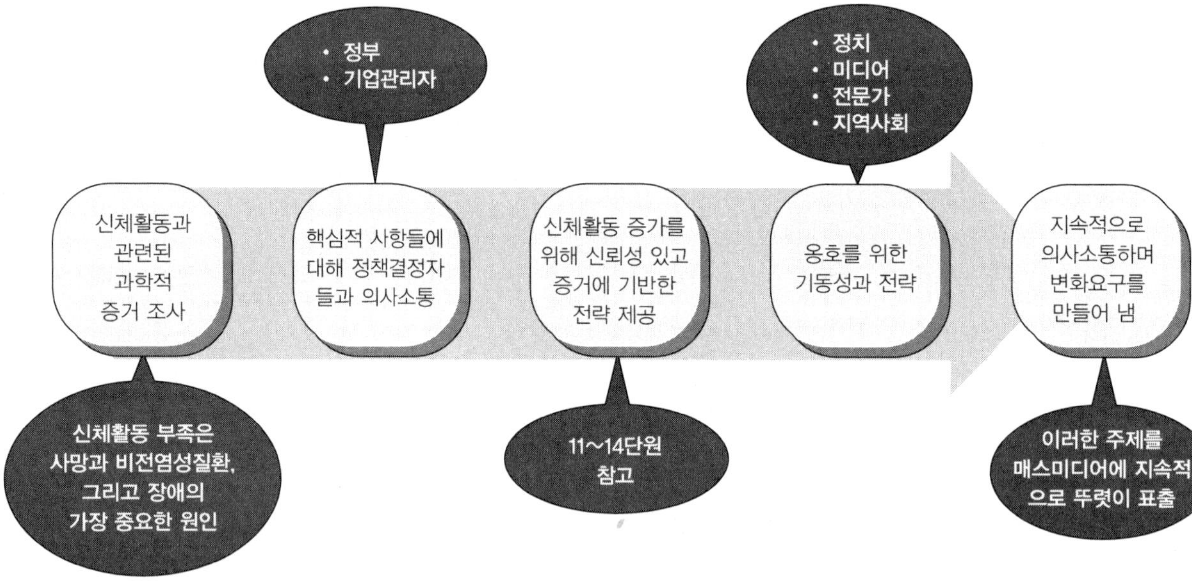

[그림 16-1] 성공적인 신체활동 옹호를 위한 5단계
Shilton, 2008에서 인용함.

결정자들과 다른 옹호활동가들이 이해할 수 있도록 문제의 긴급성을 정립하는 것이다. 긴급성은 특정한 문제에 대한 연구에 과학적 토대와 같은 분명한 토대를 두었을 때 신뢰성을 가질 수 있다. 과학적 토대가 굳건할수록 긴급성의 사례가 잘 만들어진다. 신체활동과 공중보건의 경우에는 신체활동 부족이 범세계적으로 사망과 여러 가지 비전염성질환 그리고 장애의 가장 중요한 원인이라는 과학적 증거가 긴급성을 나타내는 출발점이 될 수 있다.

하지만 과학적 증거를 모으는 것만으로는 변화의 사례를 만들어 낼 수 없다. 이것은 필요하지만 충분하지는 않다. 가장 강력한 공중보건학적 증거도 의사결정자들이나 정책결정자들, 다른 옹호활동가들이 이를 이해하지 못하면 소용없게 된다. 자치단체 정책결정자들이 과학 잡지에 실린 신체활동 결정요인에 관한 최신 논문들을 읽어볼 가능성은 별로 없지만 자료표나 웹사이트, 간단히 요약한 문서 등은 읽을 것이고, 이를 통해 문제의 긴급성을 신뢰성 있게 전달할 수도 있다.

문제의 긴급성이 이해 가능한 형태로 정리된 다음에는 변화를 이룰 수 있는 사람들과 창조적인 방법으로 의사소통 해야 한다. 이것은 회사의 총무과장에게 회사에서 신체활동 증진 프로그램을 시작하면 보건의료 비용이 얼마나 절감될 수 있는지 보여줄 프레젠테이션을 만드는 것처럼 간단할 수도 있지만, 문제를 정부기관에게 알리기 위해 다방면에 걸쳐 체계적인 접근방법을 취해야 하는 경우도 있다. 예를 들어, 보건 및 건강증진에 관련된 사람들에게는 신체활동 기준을 충족하는 사람들의 비율이 몇 % 증가하면 건강이 얼마나 향상된다는 식의 요약을 가지고 접근할 수 있다. 그리고 운송 및 도시계획에 관련된 사람들에게는 신체활동을 강화하기 위해 자전거도로와 보도를 설치하면 특정 지역의 교통 혼잡이 얼마나 감소된다는 추계를 가지고 접근할 수 있다.

변화를 위해 무엇인가를 할 수 있는 사람과 문제의 긴급성에 대해 커뮤니케이션 하는 것으로는 변화에 영향을 주기에 충분하지 않다. 옹호활동가들은 다른 곳에서 잘 작동했던 신뢰성 있는 해결책을 제시해야 한다. 의사결정자들이 무엇인가를 해야 할 필요성을 갖게 되면, 그것이 무엇인지에 대한 지침을 제시해 주어야 한다. 이 책의 제11~14장에서 신체활동을 증가시키는 것으로 나타난 증거기반 전략들에 대해 검토했다.

다른 신체활동 프로그램들이 성공을 거둔 증거도 옹

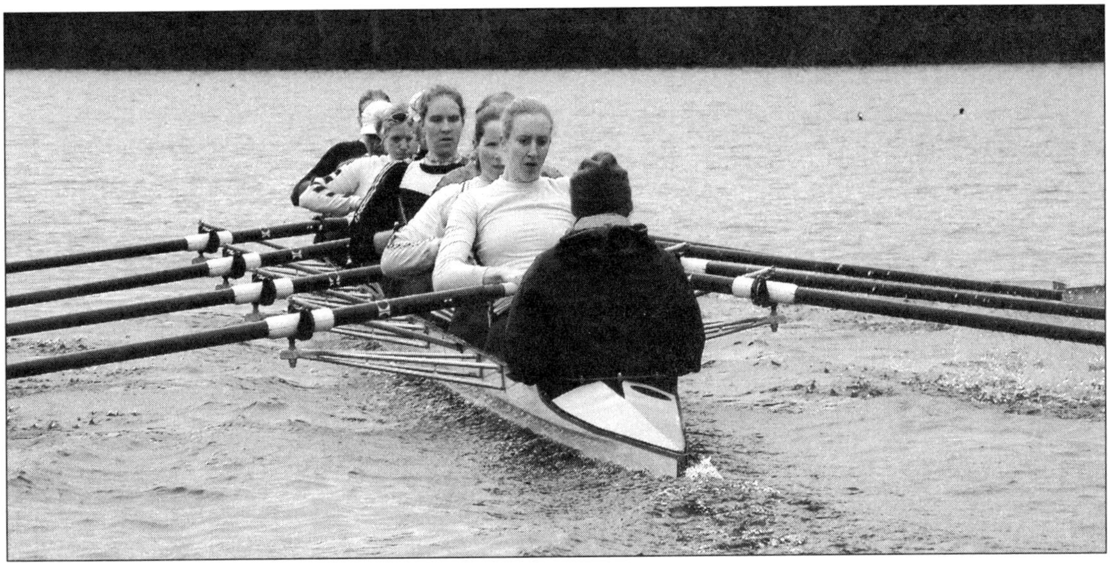

조정경기(漕艇競技)에서 조수(漕手) 한두 명이 빠진다면 팀워크와 성적이 어떻게 될 것인가?

호활동에 도움이 된다. 다른 사람들은 신체활동 부족 문제에 어떻게 대처하고 있는가? 옹호활동의 리더십을 배울 수 있는 다른 사례는 어떤 것이 있는가? 신체활동을 위한 토론토선언(Toronto Charter for Physical Activity)이 좋은 사례다. 2010년에 작성된 토론토선언은 건강증진의 신체활동을 지원하기 위해 국가적 차원에서 좀 더 많은 정치적 · 사회적 의지를 요구했다. 선언에서는 다음과 같은 4가지 영역의 실천을 옹호한다: (1) 신체활동 증진을 위한 국가적 계획을 실행한다. (2) 신체활동 지원 정책을 도입한다. (3) 서비스와 재정 지출의 방향을 재설정하여 교육과 운송, 그리고 도시계획에 신체활동을 우선과제로 설정하도록 하며 사업장, 스포츠, 공원, 그리고 레크리에이션과 보건의료 등에 신체활동 증진을 위한 환경을 조성한다. (4) 실천을 위한 효과적인 파트너십을 개발한다. 토론토선언은 신체활동의 부족을 범세계적인 문제로 규정하고 사회 전체에서 관심을 기울여야 한다고 강조한다.

변화는 저절로 일어나지 않는다. 그러므로 신체활동 옹호를 위한 4번째 단계는 옹호활동 전략을 개발하고 이를 정착시키는 것이다. 그와 같은 전략은 정치적 영역과 미디어 영역 모두를 포함한다. 이러한 영역에 있는 조직들과 자주 의사소통해야 문제를 계속 인식시키고 변화를 위한 요구를 만들어낼 수 있다. 자주 참여하지 않지만 비슷한 관심을 가진 전문직들의 네트워크와 지역사회 조직도 메시지를 확대시키는데 기여할 수 있다. 옹호활동가들이 많을수록 도움이 된다.

마지막으로, 의사결정자들에게 긴급성을 전달하여 이해시키는 것만으로는 충분하지 않다. Shilton은 이 주제를 언론에 뚜렷하고 끊임없이 노출시킬 수 있는 창조적이고 설득력 있는 커뮤니케이션 기술이 요구된다고 하였다. TV나 인터넷, 인쇄물과 같은 대중 미디어를 창조적으로 이용하여 의사결정자들과 정책결정자들의 관심을 지속적으로 끌어들여야 한다. 변화의 요구를 이끌어 냄으로써 열정적인 옹호활동보다 더 빠르게 변화를 이루는 경우가 많다.

신체활동 강화를 위한 토론토선언

토론토선언 PDF 파일은 다음 사이트에서 얻을 수 있다 : www.globalpa.org.uk/pdf/torontocharter-eng-20may2010.pdf.

토론토선언과 관련된 더 많은 자료를 원하면 〈Journal of Physical Activity and Public Health〉의 웹사이트에서 무료로 얻을 수 있다 : http://journals.humankinetics.com/jpah-supplementsspecial-issues.

핵심 리더 소개

Jacqueline N. Epping, MS

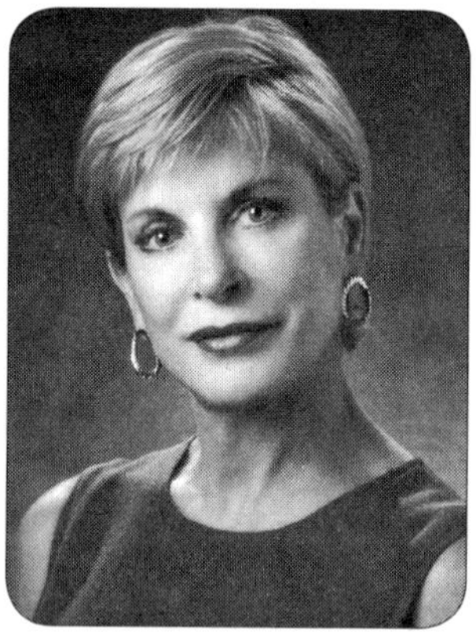

왜, 어떻게 이 분야에 들어오게 되었습니까?

저는 체육교육과 관련된 교육을 받았기 때문에 교사가 되려고 마음먹었습니다. 그러나 제가 대학원을 마칠 때 쯤, 공중보건 연구에서 신체활동과 만성질환 예방 및 건강증진의 관계가 주목받기 시작했습니다. 특히, 국립보건원(NIH)은 학교 환경에서 신체활동 증가 효과를 조사하는 여러 연구에 재정적 지원을 했습니다. 국립심장, 폐, 혈액연구소(NHLBI)는 심혈관 건강을 위한 아동 및 청소년 실험(CATCH) 연구를 지원했는데, 이는 아동들의 신체활동 증가와 영양개선이 심장질환 위험요인에 미치는 영향을 조사하는 연구였습니다.

그 경험을 바탕으로, 저는 NHLBI가 지원하는 신체활동 강화를 위한 생활양식 개선 프로젝터(Lifestyle Intervention for Activity Project, LEAP)의 일환인 학교에서의 신체활동 프로그램을 개발하고 운영하는데 참가하게 되었습니다. 여고생들의 신체활동 증가를 위한 다방면적 접근 프로그램이었습니다. 이러한 프로그램 연구 경험을 토대로 저는 1999년부터 미국 질병관리본부의 신체활동 및 보건 분과(Physical Activity and Health Branch)에서 일할 수 있었습니다.

귀하에게 큰 영향을 준 사람이 있었습니까?

제게 영향을 준 동료와 멘토들은 많이 있었습니다만 특히 두 분의 영향이 컸습니다. 그 중 체조 담당 교수이신 Mr. Lloyd Huval은 내가 원하는 것이 두렵더라도 성취할 수 있게 가르쳤습니다(뒤로 돌아 넘기나 안마를 생각하면 됩니다). 이것은 나에게 큰 교훈이 되었습니다. 이를 통해 내가 자신감을 갖고 여러 가지 목표를 향해 나아갈 수 있었을 뿐만 아니라, 신체활동이 누구에게나 가능한 것이라 생각하게 되었습니다. 신체적으로 활동 가능한 사람이라면 누구나 운동에서 자신감을 얻어 생활의 다른 영역들에도 적용할 수 있습니다.

다른 한 분은 저의 훈련과 활동 과정의 초기에 많은 영향을 준 Dr. Bobbie Eason입니다. 그는 제 대학원 논문주제를 정하는 데 확신을 주었으며, 그 주제에 대해 임상연구를 수행할 수 있게 해 주었습니다. 이것은 임상연구를 수행 시 매 단계를 이해하는 데 필요한 귀중한 경험이 되었습니다.

현재 관심을 가진 연구 주제는 무엇입니까?

개와 함께 산책하는 것으로 신체활동과 건강을 증진하는 프로그램입니다. 이것은 비교적 새로운 연구 영역으로 최근 활발한 연구가 이루어지고 있습니다. 미국 가정의 40%에 개가 있지만 그 중 절반은 개와 함께 규칙적으로 산책하지 않습니다. 이와 같은 산책은 인구집단 차원에서 신체활동을 늘리고 건강을 증진하는 큰 효과를 나타낼 수 있을 것입니다.

연구자겸 활동가로 이끈 동기는 무엇입니까?

저는 신체활동에서 얻을 수 있는 많은 효과가 우리를 건강한 행동으로 이끄는 가장 중요한 한 가지 요인이라 생각합니다.

2022년까지 다루어야 할 중요한 주제 한두 가지를 지적한다면 무엇입니까?

하나의 사회적 영역–정부도 포함하여–의 노력만으로는 쉽고 활발한 신체활동이 가능하도록 환경을 조성하는데 필요한 모든 일을 할 수 없습니다. 이러한 변화는 사회의 다양한 수준에서–국가, 주, 지역– 모든 영역에 걸쳐 지속적인 노력이 있어야만 달성될 수 있습니다.

질병부담 면에서, 핵심 주제는 인구군 중 신체활동이 가장 적은 집단들을 움직이게 하는 것입니다.

이 장을 마치며

핵심정리

- 신체활동과 운동을 늘리기 위해서는 파트너십(상호협력과 책임을 강조하는 관계)이 필요하다.
- 파트너십은 협력(cooperation), 조정(coordination), 또는 협업(collaboration)으로 분류할 수 있다.
- 신체활동과 공중보건의 파트너십을 구축하기 위한 몇 가지 단계가 있다.
- 신체활동 옹호의 목표는 개인적 행동변화보다 정치적 의지와 정책적 지지, 인프라 구조, 재정 등의 발전과 시스템의 변화에 초점을 둔다.
- Active Texas 2020은 주차원의 계획으로 측정 가능한 목표와 틀을 제시한다. 이것은 변경 가능한 도구모음으로, 이를 이용하여 지역의 지도자는 자신들의 특수한 우선과제, 자원, 요구, 위험성, 기회, 그리고 어려움 등을 토대로 자신의 지역사회 계획을 설계한다.
- 지역사회 신체활동 계획에는 리더십과 협동, 목표 및 이를 측정할 도구, 전략, 목표와 목표의 달성을 위한 자원, 그리고 계획의 실행과 평가 등이 포함되어야 한다.
- 신체활동의 옹호는 문제의 긴급성에 대한 커뮤니케이션과 해결책 제시, 관련된 다른 프로그램의 성공에 대한 증거 제시, 효과적인 옹호 전략, 그러한 전략의 원활한 의사소통 등의 활동이 진행되어야 한다.
- 토론토선언은 신체활동을 옹호하는 도구로서 지역, 지방, 국가 차원에서 정치지도자와 의사결정자, 동료 등에게 영향을 줄 수 있는 귀중한 자원이다.

핵심용어

파트너십(partnerships), 협력(cooperation), 조정(coordination), 협업(collaboration), 옹호(advocacy)

연습문제

1. 신체활동과 공중보건에서 흔히 볼 수 있는 3가지 유형의 파트너십에 대해 설명하시오.
2. 공중보건 파트너십의 효과를 높이는 5가지 핵심적 질문은 무엇인가?
3. 〈Active Texas 2020〉이 무엇인가?
4. 〈Active Texas 2020〉의 8가지 원칙은 무엇인가?
5. 〈Active Texas 2020〉에서 지역지도자들이 자신의 지역사회에서 신체활동을 증가시키기 위해 이용할 수 있는 4가지 리더십 전략은 무엇인가?
6. 〈U.S. National Physical Activity Plan〉이 무엇인가?
7. 금연캠페인으로부터 얻은 교훈을 신체활동 옹호에 어떻게 적용할 수 있는가?
8. 신체활동 옹호란 무엇인가?
9. 효과적 신체활동 옹호가 되기 위한 5가지 요건은 무엇인가?
10. 〈신체활동 증진을 위한 토론토선언(Toronto Charter for Physical Activity)〉이 무엇이며, 신체활동 증진 요원들이 이를 어떻게 활용할 수 있는가?

인터넷 자료

신체활동, 건강 및 공중보건과 관련된 이슈는 다음의 웹사이트에서 검색할 수 있다.

U.S. Department of Health and Human Services: Physical Activity Guidelines for Americans	www.health.gov/PAGuidelines
International Society for Physical Activity and Health	www.ispah.org

Active Texas 2020	www.ActiveTexas2020.org
The Toronto Charter for Physical Activity	www.globalpa.org.uk/pdf/torontocharter-eng-20may2010.pdf
U.S. National Physical Activity Plan	www.physicalactivityplan.org
Active Life–Organizing the Movement for Healthy Change	www.activelifehq.org

참고문헌

Active Texas 2020. 2011. Taking Action to Improve Health by Promoting Physical Activity. www.shapingpolicyforhealth.org/resources/pageContent.aspx?ID=7. Accessed 15 August 2011.

Bull FC, Gauvin L, Bauman A, Shilton T, Kohl HW Ⅲ, Salmon A, 2010. The Toronto Charter for Physical Activity: A global call for action. Journal of Physical Activity and Health 7: 421–422.

Calise TV, Moeti R, Epping JE. 2010. Developing partnerships. In Brown DR, Heath GW, Martin SL, eds. Promoting Physical Activity: A Guide for Community Action, 2nd ed. U.S. Department of Health and Human Services, Public Health Service, Centers for Disease Control and Prevention, National Center for Chronic Disease Prevention and Health Promotion, Division of Nutrition and Physical Activity. Champaign, IL: Human Kinetics.

Pate RR. 2009. A National Physical Activity Plan for the United States. Journal of Physical Activity and Health 6(Suppl2): S157–158.

Shilton, T. 2006. Advocacy for physical activity: From evidence to influence. International Union for Health Promotion and Education 13(2):118–126.

Shilton, T. 2008. Creating and making the case: Global advocacy for physical activity. Journal of Physical Activity and Health 5 : 765–776.

World Health Organization. 1995. Report of the inter-agency meeting on advocacy strategies for health and development: Development communication in action. Geneva, Switzerland: World Health Organization.

Yach D, McKee M, Lopez AD, Novotny T. 2005. Improving diet and physical activity: 12 lessons from controlling tobacco smoking. British Medical Journal 330:898–900.

공중보건 전문가의 신체활동

이 장의 내용은 미국 공중보건 분야의 신체활동 지도자 협회에서 제시한 역량 분야 코드 중 다음에 해당한다.
1.1.1, 1.1.2, 1.1.5, 1.1.6, 1.2.1, 1.2.2, 1.4.3, 2.2.1, 2.2.2, 3.4.1, 3.4.2, 3.4.3, 3.6.2, 3.6.3, 3.6.4, 4.2.5, 4.3.3, 4.5.1, 4.5.4, 4.6.4

부 록 Appendix

미국 공중보건 분야의 신체활동 지도자 협회에서 제시한 역량 분야, 지식, 술기, 기량

COMPETENCY 1 : PARTNERSHIPS

1.1: **Educate, collaborate and engage with external partners from a variety of disciplines to promote physical activity at multiple settings and in a variety of populations.**

1.1.1: Skills to engage and collaborate with diverse partners including governmental and non-governmental agencies and non-public health partners (e.g. transportation, advocacy groups, biking/walking clubs, parks and recreation organizations, conservancy groups, education, city planning, voluntary organizations, professional organizations) to influence multiple levels of the socioecological model, in all behavioral settings and in a variety of populations.

1.1.2: Skill to facilitate communication among partners by leading physical activityrelated coalitions or groups.

1.1.3: Ability to identify and make contact with appropriate agencies and individuals as potential partners for promoting physical activity through face-to-face meetings or via phone calls.

1.1.4: Skills to provide written information and deliver oral presentations to educate non-public health partners about physical activity as a public health issue and the role that each partner can play to promote physical activity.

1.1.5: Knowledge of appropriate settings in which partners may successfully implement population-based physical activity promotion initiatives.

1.1.6: Ability to coordinate diverse partners' efforts to promote physical activity among defined target populations.

1.2: **Work with organizations and individuals to capitalize on complementary strengths, capabilities, resources and opportunities for the promotion of PA.**

1.2.1: Ability to identify complementary strengths, goals and resources among partners to coordinate physical activity promotion efforts across organizations.

1.2.2: Ability to recommend partnership activities among organizations based on interests, strengths, capabilities and resources of the organizations.

1.3: **Communicate appropriate public health physical activity messages to intended audiences through a variety of media channels.**

1.3.1: Knowledge of how to work with a variety of media (e.g. print, electronic) to create and/or communicate appropriate physical activity information messages to intended audiences.

1.3.2: Ability to work with a variety of media (e.g. print, electronic) to increase exposure to intended audiences of physical activity programs and interventions.

1.3.3: Ability to work with a variety of media to deliver relevant aspects of social marketing campaigns to promote physical activity among intended audiences.

1.4: **Educate partners on the distinction between advocacy and lobbying, and how they can take appropriate action to influence policy change.**

1.4.1: Knowledge of the historical and scientific basis of public health policies and practice needed to implement effective physical activity programs.

1.4.2: Skills to educate partners on the historical and scientific basis of public health policies and practice.

1.4.3: Ability to educate partners on the distinction between advocacy and lobbying and to advise partners on appropriate action.

COMPETENCY 2 : DATA AND SCIENTIFIC INFORMATION

2.1: **Identify and use public health data as a tool to develop and prioritize community-based interventions, including policies, to promote physical activity.**

2.1.1: Ability to identify various public health sources of data to justify and support the development of prioritizations of community-base interventions, including policies, to promote PA.

2.1.2: Skill to access and navigate the BRFSS, YRBS, NHANES, and specific state level data sources to justify and support community-based PA interventions, including policies.

2.1.3: Ability to translate PA-related data to stakeholders to justify and support community-based PA interventions, including policies.

2.2: **Maintain professional knowledge of current trends, developments, guidelines, recommendations, and research in the field.**

2.2.1: Knowledge of current developing trends to accurately inform the process of interventions, including policy development.

2.2.2: Ability to translate PA guidelines and recommendations to persuade (inform and increase awareness of) stakeholders during the process of intervention, including policy development.

2.2.3: Knowledge of current PA guidelines and recommendations to accurately inform the process of intervention, including policy development.

2.3: **Review and recommend best and evidence-based practices and procedures for the development and**

implementation of PA promotion efforts.

2.3.1: Ability to review and recommend appropriate practices and procedures for the development and implementation of population based PA programs through formative and process evaluation methods.

2.3.2: Knowledge of evidence-based strategies for promoting PA among specific, identified target audiences to recommend appropriate practices and procedures.

2.3.3: Ability to translate appropriate scientific information and data of evidence-based strategies to recommend PA strategies for the development and implementation of population-based PA programs.

2.4: **Summarize data to illuminate public health issues in terms of disparity or access as well as other ethical, political, scientific, or economic determinations associated with physical activity.**

2.4.1: Ability to summarize data to illuminate ethical, social, political, scientific, economic, and public health issues to identify target audiences for focused interventions, including policies.

2.4.2: Ability to translate data to report ethical, social, political, scientific, economic, and public health issues to stakeholders to justify and support evidence-base PA interventions, including policies.

2.4.3: Knowledge of how scientific information and data illuminates and involves ethical, political, scientific and economic issues related to PA promotion within a public health framework.

2.4.4: Knowledge of protecting confidentiality of information that can harm an individual or community of made public.

2.4.5: Ability to improve overall community health in a way that respects the rights of individuals in the community.

2.4.6: Ability to provide communities information needed for decisions on PA policies or programs and obtain communities consent for their implementation.

2.5: **Understand sources of data from professions outside of public health to address program needs (e.g., transportation data).**

2.5.1: Ability to understand and interpret sources of data from professions outside of public health to inform program and policy development.

2.5.2: Knowledge of how to identify, understand, and interpret related data from professions outside of public health to justify, support and inform the development and implementation of PA interventions, including policies.

2.5.3: Skill to access and navigate non public health data sources (e.g., FHWA/USDOT, American's Use of Time, US Census, National Park Service, Trust for Public Land, etc.) to inform, justify and support interventions, projects, and policies that promote PA.

2.6: **Use measurement and surveillance mechanisms to assess PA levels across populations.**

2.6.1: Ability to navigate measurement and surveillance mechanisms to determine PA levels across populations to develop and prioritize community-based interventions, including policy development.

2.6.2: Knowledge of the strengths and limitations of objectively and subjectively measuring and surveying PA across populations to analyze and determine PA levels.

2.6.3: Skill to implement appropriate measurement and surveillance mechanisms to evaluate PA interventions and policies to determine impact across populations.

COMPETENCY 3 : PLANNING AND EVALUATING

3.1: **Use theoretical frameworks and models to plan and evaluate physical activity interventions.**

3.1.1: Knowledge of at least one evaluation framework, such as CDC's Framework for Program Evaluation in Public Health for evaluating physical activity interventions

3.1.2: The ability to evaluate physical activity intervention using Theory Based frameworks, such as CDC's Framework for Program Evaluation in Public Health

3.1.3: Knowledge of at least 2 behavioral strategies, such as goal setting or selfmonitoring to be considered in planning physical activity interventions

3.1.4: The ability to apply behavioral models, such as PRECEDE-PROCEED in physical activity intervention planning

3.2: **Serve as a technical advisor in the design, implementation, and evaluation of physical activity interventions to address chronic disease.**

3.2.1: The ability to advise in the design, implementation and evaluation of physical activity interventions associated with chronic disease

3.2.2: Knowledge of design, implementation and evaluation physical activity interventions to address chronic disease

3.3: **Address cultural, social, behavioral, and environmental factors that contribute to disease progression and health promoting behaviors as part of a physical activity program or intervention.**

3.3.1: Knowledge of cultural, social and behavioral factors that contribute to chronic disease progression

3.3.2: Knowledge of cultural, social and behavioral factors that affect physical activity promotion

3.3.3 Ability to incorporate a variety of approaches for physical activity programs that anticipate and respect diverse values, beliefs, and cultures in the community

3.4: **Identify internal and external issues, such as changes and trends in financing, regulation, legislation and policies that may impact delivery of public health physical activity services.**

3.4.1: Skill to identify internal and external issues in planning physical activity services that impact the delivery of these services

3.4.2: Knowledge of potential internal and external issues that may impact the delivery of public health physical activity services

3.4.3: Knowledge of the how the ten public health essential services are related to the promotion of physical activity

3.5: **Use social marketing principles to target and learn specifically about the population for physical activity intervention.**

3.5.1: Knowledge of social marketing principles to assist in planning and evaluating physical activity interventions

3.5.2: Skill to apply social marketing in planning and evaluating physical activity interventions

3.6: Oversee the development and implementation of a state physical activity plan, which includes goals, SMART objectives and strategies.

3.6.1: Knowledge of creating goals, SMART objectives and strategies to develop a population based physical activity plan

3.6.2: Ability to monitor and evaluate a state physical activity plan

3.6.3: Ability to incorporate the socio-ecological model in the development of the state physical activity plan for different settings

3.6.4: Ability to use a multidisciplinary approach and stakeholders in the development of the state physical activity plan

3.7: Work with key staff to develop an evaluation plan for all physical activityrelated interventions.

3.7.1: Knowledge of methods to evaluate physical activity intervention strategies that focuses on environmental, policy or individual behavior change

3.8: Use both quantitative and qualitative analysis to determine process, impact and outcome measures of physical activity programs.

3.8.1: Knowledge of process, impact, and outcome evaluation methods

3.8.2: Skill to analyze and interpret physical activity quantitative and qualitative data to validate conclusions

3.8.3: Ability to produce an evaluation report and disseminate findings to stakeholders and decision makers

COMPETENCY 4 : INTERVENTION

4.1: Recommend and translate effective intervention strategies to partners and other constituents.

4.1.1: Knowledge of the uses and limitations of the Community Guide to Preventive Services

4.1.2: Knowledge of and ability to apply health promotion theories and planning models

4.1.3: Ability to synthesize evidence base (e.g., scientific information (research) and practical application) to recommend appropriate interventions

4.1.4: Apply research methods and statistical procedures to determine effective intervention strategies

4.1.5: Knowledge of predisposing, enabling and reinforcing factors for physical activity

4.2: Coordinate the efforts of local and community organizations (e.g. worksites, coalitions, agencies, schools, etc.) to create local policy and environmental changes that increase opportunities for physical activity.

4.2.1: Knowledge of and ability to collect quantitative and qualitative data to determine and prioritize health concerns.

4.2.2: Knowledge of information sources for building a rationale for physical activity interventions (needs assessments, epidemiological data, values and benefits important to stakeholders, etc.)

4.2.3: Knowledge of how partnerships facilitate population-based strategies for behavior change

4.2.4: Knowledge of methods to and the ability to leverage networks and collaborative partnerships

4.2.5: Facilitative leadership skills

4.3: Educate key stakeholders (participants, partners, implementers, and decision-makers) to influence and effect policy and environmental change.

4.3.1: Knowledge of and ability to produce communication documents

4.3.2: Ability to identify key stakeholders who can influence or effect policy and environmental change

4.3.3: Ability to apply the policy process to influence physical activity policy

4.3.4: Knowledge of how governing bodies such as school boards, local planning boards, state governmental agencies function

4.4: Understand and communicate the importance of utilizing ecological approaches, and advise on evidence-based strategies to impact each of these levels.

4.4.1: Knowledge of ecological approaches to promote physical activity

4.4.2: Ability to employ strategies to influence different levels of ecological models

4.4.3: Knowledge of measuring impact on different levels of influence on ecological models

4.5: Understand and communicate theories and mechanisms of policy development and appropriations, including how political and organizational agendas are set and pursued, to impact public health.

4.5.1: Knowledge of policy theories

4.5.2: Ability to set policy agendas for physical activity

4.5.3: Knowledge of the legislative process

4.5.4: Knowledge of state and national data to support policy agenda

4.6: Collaborate with the media to communicate appropriate public health and physical activity messages to intended audiences.

4.6.1: Ability to write press releases

4.6.2: Ability to develop media toolkits

4.6.3: Knowledge of developing appropriate physical activity message for the intended audience

4.6.4: Knowledge of media advocacy

COMPETENCY 5 : ORGANIZATIONAL STRUCTURE

5.1: Identify appropriate resources and continuing education for the implementation of a personal professional development plan, which includes training and ongoing technical assistance for promoting physical activity.

5.1.1: Knowledge of training opportunities available in Physical Activity and Public Health

5.1.2: Ability to understand how specific training and technical assistance opportunities address components outlined in a professional development plan

5.2: Establish partnerships with relevant partners at the federal, state, and local levels and other public and private sectors to promote physical activity as a critical health behavior.

5.2.1: Knowledge of government structure and process

5.2.2: Ability to effectively interact and communicate with multi-level public health professionals and other public partners to promote physical activity

5.2.3: Ability to effectively interact and communicate with the private sector to promote PA

5.2.4: Ability to build partnerships with representatives of public and private organizations and to maintain a professional relationship

5.2.5: Use knowledge of exercise science and public health concepts, principles, risk factors and diseases associated with physical activity and special concerns related to physical activity to elevate physical activity as an essential multidisciplinary component for promoting health.

5.3: **Understand the budget management process related to policy and department budgetary processes (e.g., how funding allocations are made), budget appropriations, required budgetary reporting and documentation.**

5.3.1: Knowledge of departmental budgetary processes

5.3.2: Skill to effectively manage budget and provide budgetary reports

5.3.3: Ability to understand the legislative budgetary processes and the policy effects of budget appropriations

5.3.4: Ability to maintain accurate records, comprehend and record financial data correctly

5.4: **Demonstrate/Maintain knowledge in the roles of federal, state, and local government and specific legislative processes to address policy changes that impact physical activity.**

5.4.1: Knowledge of the legislative process, including the relationship between legislatures, executive agencies, and courts at all levels (local, state, and federal government) as it relates to PA policy.

5.5: **Write and submit grant applications, reports, and manuscripts for professional and other publications, and deliver presentations for programmatic and scientific meetings.**

5.5.1: Ability to compile information for professional presentations and publications

5.5.2: Ability to effectively deliver presentations for programmatic and scientific meetings

5.5.3: Ability to write and submit grant applications

5.5.4: Ability to secure funding and resource support through grants and other sources

5.5.5: Ability to define problems, collect data, establish facts and draw valid conclusions

5.5.6: Ability to gather, collate and classify information about data, people or things

5.5.7: Ability to use proper research methods in gathering data

5.5.8: Skills in word processing, spreadsheet, database and presentation software

COMPETENCY 6 : EXERCISE SCIENCE IN PUBLIC HEALTH SETTING

6.1: **Understand exercise physiology and related exercise science.**

6.1.1: Knowledge of anatomy and physiology of the circulatory, respiratory, muscular, and skeletal systems

6.1.2: Knowledge of heart rate, blood pressure, and oxygen consumption responses to physical activity

6.1.3: Knowledge of the role of aerobic and anaerobic energy systems as related to the performance of moderate-intensity and vigorous intensity physical activities

6.1.4: Knowledge of the health benefits associated with muscular strength, muscular endurance, balance, flexibility, and body composition (including muscle mass, body fatness, and bone density)

6.1.5: Knowledge of physiological changes that occur through the lifespan and implications for physical activity recommendations

6.2: **Understand health promotion and disease prevention.**

6.2.1: Knowledge of the effects of physical activity on promoting general health

6.2.2: Knowledge of the effects of physical activity on primary and secondary prevention of chronic diseases (heart disease, stroke, diabetes mellitus, cancer, arthritis, asthma, osteoporosis, obesity)

6.2.3: Knowledge of the effects of physical activity on reducing chronic disease risk factors (hypertension, dyslipidemia, triglycerides, insulin sensitivity, body fatness)

6.2.4: Knowledge of the effects of physical activity to treat chronic diseases (heart disease, stroke, diabetes mellitus, cancer, arthritis, asthma, osteoporosis, obesity)

6.3: **Understand physical activity assessments.**

6.3.1: Knowledge of and ability to utilize assessment tools to determine physical, social, cultural, and environmental supports and barriers to physical activity

6.3.2: Skill in assessment of physical activity at the population level utilizing tools and techniques such as pedometers, accelerometer, surveys, and diaries

6.3.3: Ability to utilize assessment tools to determine individuals' readiness for change in adopting physical activity behaviors

6.3.4: Knowledge of the physical activity readiness questionnaire (PAR-Q)

6.3.5: Knowledge of various methods for establishing and monitoring levels of physical activity intensity including heart rate, rating of perceived exertion (RPE), and metabolic equivalent (METs)

6.3.6: Knowledge of and ability to analyze and interpret information obtained from physical activity assessments for determining the major components of physical fitness to include flexibility, cardiorespiratory fitness, muscular strength, muscular endurance, and body composition

6.3.7: Knowledge of the advantages, disadvantages and limitations of various body composition assessment techniques available in non-clinical settings including but not limited to air displacement plethysmography ("BOD POD," dual energy x-ray absorptiometry (DEXA), bioelectrical impedence, skinfolds, waist circumference, and body mass index

6.4: **Understand physical activity recommendations and programming.**

6.4.1: Knowledge of and ability to describe physical activity recommendations required for health benefits and fitness development

6.4.2: Knowledge of and ability to describe the four domains of physical activity: activities of daily living, active transportation, recreation or leisure activities, and occupational activities

6.4.3: Knowledge of benefits and considerations associated with physical activity across the lifespan for apparently healthy people, people with controlled chronic disease (e.g., heart disease, diabetes mellitus, obesity, hypertension), musculoskeletal limitations (including fatigue), pregnancy and/or postpartum, and exercise-induced asthma

6.4.4: Ability to select or modify physical activity programs that are appropriate to meet the needs of a specific community or population

6.4.5: Knowledge of and ability to describe the benefits, limitations, and safety precautions of various physical activity equipment such as treadmills, stair climbers, elliptical trainers, bicycles, inline skates, stability balls, and hand weights

6.5: **Understand caloric balance and weight management related to physical activity.**

6.5.1: Knowledge of the role of carbohydrates, fats, proteins, and alcohol in weight management and the number of kilocalories in one gram of carbohydrate, fat, protein, and alcohol

6.5.2: Knowledge of the following terms: obesity, overweight, percent body fat, body mass index (BMI), waist-to-hip ratio, lean body mass, metabolic syndrome and body fat distribution

6.5.3: Knowledge of the relationship between body composition and health at the various BMI classifications

6.5.4: Knowledge of the relationship between diet, physical activity and behavior modification as methods for modifying body composition

6.5.5: Knowledge of the national nutrition recommendations such as the USDA Food Guide Pyramid and the U.S. Dietary Guidelines

6.5.6: Knowledge of the myths and consequences associated with inappropriate weight loss methods (e.g. fad diets, dietary supplements, excessive physical activity, starvation diets)

찾아보기 Index

ㄱ

가속도계 56
간접 칼로리 측정법 55
감염성질환 5
강도 23
개시 140
개인별 맞춤형 건강행태 변화 프로그램 211
개입 46, 49
거식증 152
건강 관련 체육 196, 198
건강증진 2020 190, 191
건강증진 원칙 9
건축 환경 222, 223, 224, 225, 226, 227, 228
검은 시궁쥐 4
결과 평가 239, 240, 246, 247
결정 균형 208, 212
결정 시점에서의 정보 제공 211
경구 당부하 검사 86, 89
경제성 21
계보기 57
고려 단계 208, 212
고려 전 단계 208
골관절염 116, 117, 118
골다공증 116, 117
골밀도 116, 124
공복혈당 85, 86, 89
공중보건감시 46
공중보건 감시체계 62
공중보건기능 프로젝트 9
공중보건법 12
과부하 167
과정 평가 239, 240, 242, 246
과체중 94, 95, 98, 99, 101, 102, 103, 104, 105, 108, 109, 111, 112
과훈련 23
관찰적 평가 연구 245
광범위 지역사회 캠페인 178, 179, 180, 181
교습 모형 23
교정 23
국가공중보건성과 표준프로그램 11
국민건강 면접조사 63
국제 신체활동 설문 62
근감소증 119
근거기반 공중보건 176
근골격계 손상 165
근골격계 손상의 원인 164
근육량 116
근육 스트레칭 167
근육추형 152
급작스러운 돌발성 심장 사건 167
기능적 건강 22, 128
기능적 능력 129
기분부전증 151
기분장애 151, 155
기초대사에너지소비 55

ㄴ

낙상의 결과 166
낙제아동방지법 191
노동조건 5
노화에 따른 인지기능 저하 151, 152
논리모형 238, 241, 242, 243, 245, 246

ㄷ

당뇨병 73, 74, 82, 83, 84, 85, 86, 87, 88, 89
대사증후군 73, 74, 75, 82, 84, 85, 86, 87, 88, 89
대사활동량 24, 28
대중매체 캠페인 179, 180, 181, 182
도구적 일상생활활동 129
도시계획 223, 224, 225, 226, 227, 229
돌발성 심장 사건 167
동기부여 23
동작과학 21
동적 신체활동 또는 운동 25
디트레이닝 23

ㄹ

런던 열대의학위생대학원 6

ㅁ

만성질환 5
면접법 60
무산소성 능력 25
무산소 운동 25
무산소 파워 25
무작위 246
물리적 환경 222, 223, 224, 225, 226, 227, 228
미국 신체활동지침 57
미국 신체활동지침 자문위원회 169

ㅂ

발생률 139
발암 작용의 다단계 모형 140
범이론적 모형 206, 207, 208, 212, 213
보건교육 178, 182, 183
보건행정과 정책 9
보호 장비 165
복합적 신체운동 25
부문간 협력 9
분자 괴물 163
비대 121
비만 94, 95, 98, 99, 101, 102, 103, 104, 105, 108, 109, 111, 112
비용-효과 평가 238, 240, 241, 242, 247
빈도 23

ㅅ

사망원인 6
사회정의 8
산업혁명 5
상대강도 26
상대 근력 31
상태불안 151
생정통계 5, 9
생체역학 21
생체임피던스분석법 107, 111, 112
설문 조사 60
세계 신체활동 설문 62
세균설 4, 5
손상 유형 166
손상의 과거력 165
손상의 정의 163
수업 중 신체활동 휴식 190, 199
수중체중측정 105
수중체중측정법 106, 107, 111, 112

순 에너지 소비량 24
순응 23
스테로이드 사용 170
스포츠 및 운동심리학 21
시간 23
신체구성 95, 102, 105, 106, 107, 111
신체운동학 19
신체적성 18, 38
신체적성 평가 23
신체활동 18
신체활동 감시체계 62
신체활동에너지소비 55
실천목표 설정 23
실험 평가 연구 245
심리적 고통 151
심사 227, 228
심장마비 위험 169
심장학에 대한 예방적 접근 듀크대학 프로그램 170
심혈관 질환 72, 73, 74, 75, 78, 79, 80, 81, 82, 84, 85, 88, 89

ㅇ

암 138
양-반응 24
에이즈 유행사례 9
역량강화와 포괄성 9
역학 6, 7
역할 능력 129
영양관련질환 5
예방연구센터 10
옹호 256, 257, 259
용량-반응 분석 245
용적 24
운동 18
운동관련 손상의 유병률 163
운동생리학 20
운동조절 21
운동학습 21
위험 요인 75, 84, 85, 89, 164
위험 인자 73, 74, 75
유병률 139
유산소성 능력 26
유산소 운동 25
유산소 파워 26
유전적 변이와 개인적 변이 23
유지 단계 208
유형 23
음식의 열효과 55
이상지질혈증 73, 74, 75, 77, 81, 85, 88, 89
이중에너지 X선 촬영 107
이중에너지 X선 촬영법 106, 111, 112
이중표지수분법 56
이해관계자 237, 238, 241, 242, 243
인슐린 143
인슐린저항성 143
인터벌 트레이닝 25
일상생활활동 129
일지 59
임의 혈장 포도당 검사 86, 89

ㅈ

자기공명영상 105, 107, 111, 112
자기효능감 208, 212
자존감 151, 152, 153, 154, 157
저항훈련 25
적응 167
전달 대안 239
전산화단층촬영 105, 107, 111, 112
전이 138
절대강도 26
절대 근력 31
점진적 과부하 23

접근성 223, 224, 228
정보 제공 전략 177, 178, 180, 182
정적 신체활동 또는 운동 25
조절된 학교보건 197
조정 252, 255
존스홉킨스 공중보건대학원 6
주기화 23
죽상경화성 심장병 167
죽상경화성 심장병으로 인한 심장돌연사 168
준비 단계 208
지리정보시스템 226, 227, 228
지속시간 23
지역사회 생활 터에서의 사회적 지지 중재 212, 214
지역사회 예방서비스 특별위원회 176
지역사회 지침 176, 177, 180, 182
지역사회 차원의 도시계획 225
진드기 4
진행 141
질병예방보건증진국의 공동프로젝트 9

ㅊ

체질량지수 94, 95, 103, 104, 105, 107, 111, 112
촉진 141
총에너지소비 55
총 에너지 소비량 24
총 칼로리 소비량 24
축적 24

ㅌ

토지용도 지정 224, 230, 231
토지이용 223, 224, 225, 226
특성불안 151, 153
특이도 23
특이성 167

ㅍ

파트너십 252, 253, 255, 256, 257
폭식증 152
프레지던트 챌린지 193, 194
프로그램 평가 236, 237, 241, 243, 245
피부주름측정 105, 106
피부주름측정법 107, 111, 112
피트니스그램 193
필요 평가 239, 243

ㅎ

행동 단계 208
행동위험요인 감시체계 63
허리둘레 104, 105, 107, 111, 112
허리-엉덩이 비율 107, 108, 111, 112
협력 252, 253, 255
협업 252, 253, 255
형성 평가 238, 239, 240, 242, 243
환경보건 7, 8
환경 조건 165
회복 23
효과연구 46
효능시험 46
훈련 소강상태 35
흑사병 4
흡연 165

A

absolute strength 31
accumulation 24
advocacy 256
Andy Wallace 170
audits 227

B

Basal Metabolic Energy Expenditure 55
biomechanics 21
Black death 4
BMEE 55
built environment 222

C

Carlson 166
classroom activity break 190
collaboration 252, 253
Compliance 23
cooperation 252
coordinated school health 197
coordination 252
CSH 197
CT 105, 112

D

decisional balance 208
Detraining 23
Duke University Preventive Approach to Cardiology 170
DUPAC 170
DXA 106, 112

E

effectiveness studies 46
efficacy trials 46
epidemiology 6
exercise 18

F

Fick equation 76
Fick 등식 76, 77
Fitnessgram 193

G

germ theory 4
GIS 226, 227, 228
GPAQ 62

H

health-related PE 196
Herman Hellerstein 170
HRPE 196

I

interval training 25
IPAQ 62

K

Ken cooper 170
kinesiology 19

M

MET 24, 28
Mittleman 168
Motivation 23
motor control 21
motor learning 21
Movement Sciences 21
MRI 105, 112

N

No Child Left Behind legislation 191

O

OGTT 86, 89

P

PAEE 55
PAR 60
physical activity 18
Physical Activity Energy Expenditure 55
Physical Activity Recall 60
physical fitness 18
President's Challenge 193, 194

R

relative strength 31
R. Sanders(Sandy) Williams 170

S

self-efficacy 208
SOPLAY 58
STRRIDE 연구 170
system for observing play and leisure activity in youth 58
system for observing play and recreation in community 58

T

Teaching model 23
TEE 55
TEF 55
Thermic Effect of Food 55
total caloric expenditure 24
Total Energy Expenditure 55
transtheoretical model 206

U

USDHHS 57

V

VO_2 max 76, 77, 79, 80, 89
VO_2 peak 79, 89
Volume 24

W

William E. Kraus 170

X

Xenopsylla cheopis 4

Z

zoning 224

7

7일 신체활동 회상법 60

신체활동과 공중보건 값 25,000원

2016년 4월 20일 제1판1쇄 발행
2020년 2월 20일 제1판2쇄 발행

저 자 : Harold W. (Bill) Kohl, III &
Tinker D. Murray
역 자 : 지 역 보 건 연 구 회
발행인 : 주 영 일
발행처 : **계 축 문 화 사**

서울특별시 종로구 통일로12길 16-17
우편번호 : 03029
TEL : 735-2257 · 738-9746
FAX : 723-9025
E-mail : gyechuk@hanmail.net
홈페이지 : http://gyechuk.co.kr
1973. 10. 31 등록번호 제300-1973-8호
ISBN 978-89-5629-426-1 93510